Kohlhammer

Die Herausgeber

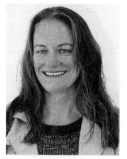

© eickhoff/fhdd.de

Prof. Dr. Anne Meißner, Professorin für Pflege und Versorgungsorganisation am Institut für Sozial und Organisationspädagogik der Universität Hildesheim, Leiterin des Lehr- und Forschungsclusters Pflege und Versorgungsorganisation, Sprecherin der Sektion Entwicklung und Folgen von Technik in der Pflege der Deutschen Gesellschaft für Pflegewissenschaft und Mitglied des Scientific Advisory Boards der Joint Programming Initiative »More Years, Better Lives«.

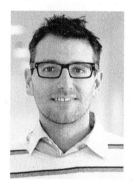

Prof. Dr. Christophe Kunze, Professor für Assistive Gesundheitstechnologien in der Fakultät Gesundheit, Sicherheit, Gesellschaft an der Hochschule Furtwangen, Vorstand des Forschungsinstituts Mensch, Technik und Teilhabe (IMTT) an der Hochschule Furtwangen, Mitglied in der Fachgruppe »Mensch-Technik-Interaktion« im BW Centre for Applied Research (BW-CAR) und Mitgründer der nubedian Software GmbH.

Anne Meißner/Christophe Kunze (Hrsg.)

Neue Technologien in der Pflege

Wissen, Verstehen, Handeln

Verlag W. Kohlhammer

Dieses Werk einschließlich aller seiner Teile ist urheberrechtlich geschützt. Jede Verwendung außerhalb der engen Grenzen des Urheberrechts ist ohne Zustimmung des Verlags unzulässig und strafbar. Das gilt insbesondere für Vervielfältigungen, Übersetzungen, Mikroverfilmungen und für die Einspeicherung und Verarbeitung in elektronischen Systemen.

Die Wiedergabe von Warenbezeichnungen, Handelsnamen und sonstigen Kennzeichen in diesem Buch berechtigt nicht zu der Annahme, dass diese von jedermann frei benutzt werden dürfen. Vielmehr kann es sich auch dann um eingetragene Warenzeichen oder sonstige geschützte Kennzeichen handeln, wenn sie nicht eigens als solche gekennzeichnet sind.

Es konnten nicht alle Rechtsinhaber von Abbildungen ermittelt werden. Sollte dem Verlag gegenüber der Nachweis der Rechtsinhaberschaft geführt werden, wird das branchenübliche Honorar nachträglich gezahlt.

Dieses Werk enthält Hinweise/Links zu externen Websites Dritter, auf deren Inhalt der Verlag keinen Einfluss hat und die der Haftung der jeweiligen Seitenanbieter oder -betreiber unterliegen. Zum Zeitpunkt der Verlinkung wurden die externen Websites auf mögliche Rechtsverstöße überprüft und dabei keine Rechtsverletzung festgestellt. Ohne konkrete Hinweise auf eine solche Rechtsverletzung ist eine permanente inhaltliche Kontrolle der verlinkten Seiten nicht zumutbar. Sollten jedoch Rechtsverletzungen bekannt werden, werden die betroffenen externen Links soweit möglich unverzüglich entfernt.

1. Auflage 2021

Alle Rechte vorbehalten
© W. Kohlhammer GmbH, Stuttgart
Gesamtherstellung: W. Kohlhammer GmbH, Stuttgart

Print:
ISBN 978-3-17-036779-1

E-Book-Formate:
pdf: ISBN 978-3-17-036780-7
epub: ISBN 978-3-17-036781-4
mobi: ISBN 978-3-17-036782-1

Geleitwort

Anja Karliczek

Wer krank oder aufgrund seines Alters pflegebedürftig ist, wünscht sich eine professionelle und einfühlsame Versorgung. Über 3,4 Millionen Menschen in Deutschland sind auf Pflege angewiesen. Aufgrund der stetig steigenden Lebensdauer wird diese Zahl in Zukunft wachsen. Für unsere Gesellschaft ist das eine besondere Herausforderung. Schon jetzt fordern die schwere körperliche Arbeit und der Zeitdruck den Pflegefachkräften und pflegenden Angehörigen viel ab. Die Frage, wie technologische Innovationen sie unterstützen könnten, rückt daher zunehmend in den Fokus – insbesondere im Hinblick auf die Förderung nachhaltiger und sozialer Versorgungsstrukturen in der Pflege.

Das Bundesministerium für Bildung und Forschung unterstützt die Entwicklung und Erforschung neuer Pflegetechnologien: Im Mittelpunkt der Initiative Pflegeinnovationen 2030 stehen vielfältige technische Unterstützungsmöglichkeiten für Pflegefachkräfte und pflegebedürftige Menschen, aber auch für die vielen pflegenden Angehörigen, deren Zahl in Deutschland auch wächst. Es geht uns darum, Menschen durch Technik zu entlasten.

Die Forschungsprojekte haben eine Menge vielversprechender neuer technischer Ideen entwickelt und ausgebaut. Was noch fehlt, ist der Sprung in die Praxis. Dafür gibt es vielfältige Gründe: Die Strukturen der pflegerischen Versorgung sind komplex. Vielerorts sind die Technologien gar nicht bekannt oder die Erfahrungen im Umgang mit innovativer Technik in der Praxis reichen noch nicht aus. Der Einsatz neuer Technologien gelingt nur dann, wenn neben fundiertem Wissen auch die Bedürfnisse der Betroffenen, der Pflegebedürftigen und der Pflegenden verstanden und berücksichtigt werden. Der Mensch muss bei der Entwicklung, Erprobung und Bewertung von Innovationen im Mittelpunkt stehen.

Die Pflege ist eine Aufgabe, die wir als Gesellschaft nur gemeinsam bewältigen werden. Wir benötigen zugleich eine kritische Reflexion vorhandener Strukturen und Offenheit für Veränderung. Unter dem Motto »Der Mensch im Mittelpunkt« rufen wir Pflegende und Pflegebedürftige auf, sich selbstbestimmt einzubringen. Dieses Buch bietet dafür eine wichtige Grundlage. Es veranschaulicht aktuelle Entwicklungen und zeigt Handlungsmöglichkeiten auf.

Geleitwort

Pflege ist ein besonderer Ausdruck von Mitmenschlichkeit. Ich wünsche allen, die sich in und für die Pflege engagieren Erfolg und Erfüllung bei ihrer wertvollen Arbeit.

Anja Karliczek
Mitglied des Deutschen Bundestages
Bundesministerin für Bildung und Forschung

Inhalt

Geleitwort 5
Anja Karliczek

Teil I   Struktur schaffen und das Feld erschließen: Einführung

1   Vorwort 13
    Anne Meißner & Christophe Kunze

2   Besonderheiten rund um COVID-19 16
    Anne Meißner & Christophe Kunze

3   Hinweise und Aufbau 18
    Anne Meißner & Christophe Kunze

4   Pflege(n) mit Technik – Wie passt das zusammen? 25
    Anne Meißner & Christophe Kunze

Teil II   Den Pflegealltag mit Technik gestalten: Einsatzfelder heute

1   Digitale Medien und soziale Betreuung von Menschen
    mit Demenz 39
    Beate Radzey

2   Chancen und Herausforderungen neuer Pflegetechnologien
    in der Akutpflege – Beispiele aus dem Pflegepraxiszentrum
    Freiburg 60
    Sven Ziegler & Johanna Feuchtinger

3   Videokommunikation in der Pflege – Chancen und
    Hindernisse 81
    Ulrike Lindwedel, Jennifer Kuhlberg & David Czudnochowski

4   Neue Technik in der ambulanten Versorgung 97
    Verena Münch, Katja Michael & Christophe Kunze

| 5 | Digitale Vermittlungsplattformen in Pflege und Betreuung 113
Anna Hegedüs, Lara Nonnenmacher, Christophe Kunze & Ulrich Otto |

| 6 | Pflegeüberleitung als digitaler Prozess 131
Björn Sellemann |

| 7 | Deus ex machina? Klinische Entscheidungsfindung in Zeiten digitaler Dokumentation und KI 147
Dirk Hunstein |

Teil III Potenziale erkennen und Herausforderungen verstehen: Zukünftige Technologien in der Pflege

| 1 | Künstliche Intelligenz in Pflege und Versorgung 163
Christophe Kunze & Anne Meißner |

| 2 | Robby, hilf mir mal! 180
Anne Meißner |

| 3 | Zwischen Hype und disruptiver Innovation: Neue Technologien als Treiber für Veränderungen in der Pflege 198
Christophe Kunze |

Teil IV Reflektiert handeln: Neue Aufgaben und Handlungsfelder

| 1 | Soziale Akzeptanz und ethische Angemessenheit 211
Julia Petersen & Arne Manzeschke |

| 2 | Ethische und soziale Implikationen des Technikeinsatzes in der Pflege: Trackingsysteme für den Umgang mit Wandering 225
Christine Moeller-Bruker, Johanna Pfeil & Thomas Klie |

| 3 | Hürde Datenschutz? Neue Technologien rechtskonform & sicher einsetzen 244
Thomas Althammer |

| 4 | Der Digitale Nachlass – Hinterm Horizont geht's weiter 262
Anne Meißner und Stephanie Herzog |

| 5 | Technikberatung für Pflegebedürftige und An- und Zugehörige 280
Peter König & Christophe Kunze |

Teil V   Couragiert nach vorne blicken: Vision und Ausblick

1 Gestern, heute, morgen: Neue Technologien in der Pflege...... 297
   Anne Meißner & Christophe Kunze

Verzeichnis der Autorinnen und Autoren 303

Teil I Struktur schaffen und das Feld erschließen: Einführung

1 Vorwort

Anne Meißner & Christophe Kunze

Die Digitalisierung und Technisierung des Privaten wie Beruflichen ist in aller Munde. Die verwendeten Begrifflichkeiten sind je nach Blickwinkel unterschiedlich. Die einen sprechen von Technik, Technologie, Technisierung oder Digitalisierung. Wieder andere verwenden Begriffe wie disruptive Innovation oder Zukunftstechnologien. Die einen zeichnen ein warmes und freundliches Bild der Zukunft, die anderen werfen ein bedrohliches Szenario in düsteren Farben auf. Aber wie auch immer man es benennt oder betrachtet, die Entwicklung schreitet unaufhörlich voran und findet sich auf allen Ebenen: Digitalisierung verändert die Lebenswelt und das Verhalten von Individuen. Wir kommunizieren mit Freunden und Kollegen über Messengerdienste, machen »Selfies« mit dem Handy, kaufen online ein, viele Menschen lernen sogar ihre Partner online kennen. Auf der Mesoebene verändert Digitalisierung die Organisation von Prozessen in den Institutionen und krempelt ganze Wirtschaftszweige um, wie etwa den Buchhandel, die Reisevermittlung oder das Bankwesen. Und auch der Blick auf die Gesellschaft (Makroebene) zeigt Veränderungen. Diese werden z. B. bei der Diskussion um die Gefahren von »fake news« in sozialen Medien für die Demokratie oder bei der Suche nach ethischen Leitplanken für selbstfahrende Autos deutlich.

Gleichzeitig schreitet sie unterschiedlich eilig voran. Einzelne Branchen nutzen die Digitalisierung schneller und besser als andere. Das Gesundheitswesen zeigt sich eher gemächlich. Und nicht alle Menschen profitieren von Digitalisierung in gleichem Maße. Eine »digitale Kluft« tut sich auf. Die Gründe dafür sind vielfältig. Einigen widmen sich die Beiträge dieses Buches.

Insgesamt fordern die bekannten demografischen, epidemiologischen und gesellschaftlichen Veränderungen dazu auf, Lösungen zu finden. Allerdings geht es nicht darum, irgendeine Lösung für die derzeitigen oder zukünftig zu erwartenden Probleme zu finden. So sind z. B. technische »Waschstraßen« für Menschen in Krankenhäusern analog zu Autowaschstraßen zwar faktisch eine Lösung für das Fehlverhältnis von Angebot und Nachfrage in der beruflichen Pflege. Es wäre technisch möglich. Gleichzeitig stimmt dieses Bild nicht mit dem Verständnis einer würdevollen Pflege überein. Es gilt also vielmehr, einen Weg zu finden, den Herausforderungen auf wohlgesonnene Weise zu begegnen und lebensdienliche Vorgehensweisen mit oder ohne Technik zu gestalten, die sowohl gesellschaftlich akzeptiert, bezahlbar und auch umsetzbar sind. Die Digitalisierung mit ihren innovativen technischen Systemen eröffnet grundsätzlich solch einen Lösungsweg. Schließlich können neue Technologien ein Weg sein, um zukünftige Herausforderungen in der pflegerischen Versorgung und Betreuung zu bewältigen. Gleichzeitig ist Technik nicht immer die beste Lösung. Daneben ist das

Konzept von Würde und die Vorstellung, was eine würdevolle pflegerische Versorgung ausmacht, in den kulturellen Kontext zu betten und damit wandelbar.

Sicher ist, dass der Einsatz neuer Technologien den pflegerischen Versorgungsalltag verändern wird. Das ist auf der einen Seite erklärtes Ziel. Wir wollen Problemlösung und damit Veränderung. Wie Albert Einstein eindrücklich und unmissverständlich formulierte, ist die reinste Form des Wahnsinns, alles beim Alten zu belassen und gleichzeitig zu hoffen, das sich etwas ändert. Es gilt also, etwas zu ändern und nicht zu erwarten, dass alles bleibt wie es ist.

Auf der anderen Seite ist zu bedenken, dass die Digitalisierung und damit zusammenhängende Veränderungsprozesse komplex sind und weit mehr als nur die Entwicklung neuer Technologien bedingen. Auch von der Funktionalität her einfach erscheinende digitale Technologien können eine enorme Komplexität aufweisen, die sich z. B. aus Gründen der IT-Sicherheit, der Skalierbarkeit, der langfristigen Wartbarkeit oder aus Abhängigkeiten von anderen Systemen ergeben können. Aber die Entwicklung funktionierender technischer Lösungen ist nur der eine (und oft leichtere) Teil der Arbeit. Die Möglichkeiten technischer Systeme ausgehend von Bedürfnissen und Bedarfen neu zu denken, diese interdisziplinär zu gestalten, umfänglich auszuschöpfen und so lebensdienliche Technik für Menschen zu entwickeln, die sich in menschliche Prozesse einfügt (und nicht umgekehrt) – das ist die hohe Kunst!

Wenn technische Systeme wirksam und nachhaltig Einzug in die pflegerische Versorgungswelt halten sollen, dann muss der Ausgangspunkt für Entwicklung, Erprobung, Implementierung und Bewertung der Versorgungsauftrag und die Bedürfnis- und Bedarfslage betroffener Zielgruppen sein. Diesen Fokus wirkungsvoll zu setzen, kann nur gelingen, wenn Pflegende sich entschlossen mit den neuen Möglichkeiten beschäftigen.

Gleichzeitig ist zu betonen, dass alles rund um die Entwicklung, Erprobung, Implementierung und Bewertung neuer Technologien interdisziplinär und partizipativ zu betrachten ist. Schließlich gilt, sich aus verschiedenen Perspektiven anzunähern, die effektive und effiziente Erfüllung des Versorgungsauftrags im Blick zu haben und umfassend den eigenen Gegenstandsbereich zu vertreten, um dadurch umfassende und wünschenswerte Lösungen zu finden. Damit dies gelingen kann, ist eine vertiefende Auseinandersetzung für alle im Gesundheitswesen Beteiligten nicht nur erforderlich, sondern geboten.

Derzeit sprießen Publikationen zur Digitalisierung im Gesundheitswesen, so scheint es, wie Pilze aus dem Boden. Der vorliegende Band fokussiert auf den pflegerischen Versorgungsalltag. Gleichwohl gibt es weit mehr Themen, die es zu behandeln gälte. Allerdings ist solch ein Projekt immer einzugrenzen und es gilt, den Ausgangspunkt zu definieren. Für den einen mag das zu viel, für den anderen zu wenig sein. Die Frage bleibt: Wovon gehen wir aus, wo fangen wir an? Wir haben uns bemüht, einen Ausgangspunkt zu legen, der vorwiegend in wichtige Aspekte einer neuen Thematik einführt. Gleichzeitig fehlen bereits jetzt relevante Themen, z. B. Mixed Reality oder Gesundheits- und Medizin-Apps (siehe dazu auch Besonderheiten rund um COVID-19). Die Kernmessage ist: Es gibt noch weit mehr zu sagen. Dieses Buch ist ein guter Anfang für eine erste Auseinandersetzung.

1 Vorwort

Mit dieser Edition rufen wir dazu auf, sich aktiv mit der Thematik auseinanderzusetzen, in die neue Themenwelt einzutauchen, zugleich offen und kritisch für Veränderungen zu sein und dabei den pflegerischen Gegenstandsbereich und »pflegerischen Blick« als Perspektivschirm zu spannen.

Das Herausgeberteam selbst ist interdisziplinär aufgestellt. So ist einerseits praktische Pflegeerfahrung in Verbindung mit Pflegewissenschaft und andererseits eine technikwissenschaftliche Perspektive vertreten. Die Autorinnen und Autoren vervollständigen die Interdisziplinarität, und machen »ein Ganzes« draus. So sind Pflegende aus Wissenschaft und Praxis vertreten, genauso wie juristische oder gerontologische Kolleginnen und Kollegen oder Kolleginnen und Kollegen mit Schwerpunkt Informatik.

Die Realisierung eines solch umfangreichen Projekts bedarf der vertrauensvollen und verbindlichen Zusammenarbeit. Für dieses erfolgreiche – und in Corona-Zeiten besonders wichtig –, auch freudvolle Zusammenwirken möchten wir uns bei allen Autorinnen und Autoren herzlichst bedanken. Bleiben Sie gesund!

Hildesheim, im Mai 2020　　　　　　　　　　Furtwangen, im Mai 2020
Anne Meißner　　　　　　　　　　　　　　　Christophe Kunze

2 Besonderheiten rund um COVID-19

Anne Meißner & Christophe Kunze

Der Ausbruch der COVID-19-Pandemie stellt uns alle vor neue Herausforderungen. Und sowohl wir als Herausgeberteam wie auch die Autorinnen und Autoren wurden nicht davor verschont.

Im Versorgungsalltag waren nie dagewesene Herausforderungen zu bewältigen: Kliniken oder Klinikstationen wurden für COVID-19-Patienten umgerüstet, Pandemie- und Hygienepläne umgesetzt und die Beschaffung von Schutzausrüstung organisiert oder neue Wege für den Umgang mit Kontaktbeschränkungen erarbeitet. Daneben galt es, zusätzlich zum Berufsalltag plötzlich Kinder zuhause zu betreuen und Homeschooling zu gestalten. Oder es waren neue, kontaktlose Wege zu finden, um sich in dieser besonderen Situation um Eltern und Großeltern zu kümmern. Oder Nachbarn waren in das persönliche soziale Netz fester als zuvor zu umschließen oder mit befreundeten Künstlern gemeinsam zu überlegen, wie diese vor dem wirtschaftlichen Ruin gerettet werden können und mehr. Wir als Hochschulprofessorin und Hochschulprofessor waren vor die Aufgabe gestellt, innerhalb kürzester Zeit eine umfangreiche Anzahl an Vorlesungen und Seminaren auf Online-Lehre und eine sinnvolle und freudvolle Lernumgebung umzustellen. Insgesamt hat diese neue und ungewöhnliche Situation dazu geführt, dass privater wie beruflicher Alltag vollständig umzustellen waren. Diese Umstellung wurde von einigen »Ecken und Kanten« begleitet. Dies wiederum hat dazu geführt, dass wir einige Beiträge herausgelassen oder gekürzt haben. Denn wir haben uns entschieden, den Band dennoch wie geplant Ende 2020 herauszugeben. Zwar spricht derzeit niemand von etwas anderem als »Corona«, d. h. dem SARS-CoV-2-Virus und der COVID-19 Erkrankung, gleichzeitig macht die Implementierung von Technik in Zeiten von Corona nicht halt, sondern wird vielmehr in besonderem Maße durch diese herausfordernden Umstände vorangetrieben. Zum Beispiel erleben Bewohnerinnen und Bewohner in Pflegeheimen erstmals die Möglichkeit, mit Angehörigen per Videotelefonie zu kommunizieren. Oder Telepräsenz-Systeme ermöglichen in Kliniken kontaktlose Interaktionen. (Technische) Innovationen mit Blick auf die Auswirkungen einer Pandemie werden zurzeit in besonderem Maße gefördert. Viele neue Innovationen werden entstehen. Daneben erkennen wir als Gesellschaft gerade die Nützlichkeit der Digitalisierung in Zeiten von Kontaktbeschränkungen oder auch mit Blick auf die weitere Eindämmung der Pandemie, z. B. durch eine sog. Corona-Tracing-App, auch wenn die Meinungen zur App auseinander gehen. Die Implementierung von Technik ist durch Corona weiter fortgeschritten, neue technische Systeme werden entstehen. Technik hält unabwendbar in dieser Zeit Einzug in unser aller Lebensprozesse. Die Beiträge dieses

Buches zeigen Möglichkeiten auf und regen zur Auseinandersetzung, und zwar auch in Zeiten von Corona, an.

3 Hinweise und Aufbau

Anne Meißner & Christophe Kunze

Sprache gestaltet Wirklichkeit. Wir haben deshalb davon abgesehen, auf ein Geschlecht in der Sprache zu fokussieren und auf andere zu verzichten oder diese allgemein mit einzubeziehen. Wir haben uns bemüht, Gendergerechtigkeit in der Sprache abzubilden (z. B. Pflegende, Betroffene, Beteiligte). In Sätzen, in denen dies schwer verständlich gewesen wäre, umfassen wir alle Geschlechter und schreiben z. B. von Kolleginnen und Kollegen. Verweise im Buch, z. B. auf Kapitel oder Abbildungen, werden in Klammern angezeigt und mit einem Verweisdreieck (▶) auf das Kapitel versehen. Fallbeispiele werden mit einem grauen Balken am Rand kenntlich gemacht, wichtige Aussagen wie Definitionen mit einer grauen Fläche hinterlegt.

Die Edition ist thematisch in fünf Abschnitte unterteilt:

Teil I: Struktur schaffen und das Feld erschließen: Einführung

Das Herausgeberteam beginnt mit einem einführenden Beitrag rund um Entwicklung, Bewertung und Implementierung technischer Systeme. Der Beitrag fragt, wie Pflege(n) mit Technik zusammenpasst und welchen Beitrag technische Systeme zu »guter« Pflege und damit zum »guten« Leben leisten (können). Das Autorenteam legt Herausforderungen dar, die damit verbunden sind. Die Besonderheiten der pflegerischen Interaktionsarbeit und ihre Bedeutung für den Einsatz technischer Systeme in der pflegerischen Versorgungssituation werden herausgestellt. Die weitere Entwicklung und der regelhafte Einzug technischer Systeme in die versorgungsnahe Praxis hängt auch von deren Finanzierung und damit von der politischen Gestaltung ab. Deshalb zeigt der Aufsatz grundsätzliche Herausforderungen auf. Ausführungen zur Rolle der Pflegenden in diesem dynamischen Innovations- und Gestaltungsprozess schließen den Beitrag ab.

Teil II: Den Pflegealltag mit Technik gestalten: Einsatzfelder heute

Techniknutzung in der Pflege ist keine Zukunftsmusik. Digitale Technologien werden heute schon in der Praxis eingesetzt und können dort Mehrwerte in der Versorgung schaffen. In diesem Buchteil stellen die Autorinnen und Autoren praktische Erfahrungen und Befunde zu ausgewählten technischen Lösungsansätzen in pflegerischen Anwendungsfeldern vor. Die vorgestellten Beispiele bilden ein großes Spektrum des Technikeinsatzes in der Pflege ab: Es finden sich darin technische Assistenzsysteme ebenso wie reine IT-Lösungen, Anwendungen in der Akutpflege ebenso wie in der Langzeitpflege und im stationären Bereich ebenso wie in der häuslichen Versorgung. Die Beispiele zeigen auf, was heute schon möglich ist und welche Mehrwerte sich daraus ergeben, ohne Herausforderungen und Probleme in der Umsetzung zu verschweigen.

Radzey (▶ Teil II, Kap. 1) widmet sich zu Beginn des zweiten Teils der rasanten Entwicklung digitaler Medien in der sozialen Betreuung von Menschen mit Demenz. Sie legt dar, dass technische Lösungen und technikgestützte Betreuungskonzepte das Potenzial haben, einen wertvollen Beitrag für dementiell erkrankte Menschen zu leisten. Sie zeigt Gründe auf, warum dennoch eine regelhafte Verbreitung bisher kaum zu verzeichnen ist. Daneben identifiziert die Autorin gegensätzliche Bedürfnislagen von Menschen mit Demenz, den Zugehörigen wie beruflich Pflegenden und fokussiert im Folgenden auf die Bedürfnisse von Menschen mit Demenz. Sie stellt technische Systeme vor, die diese Bedürfnisse erfüllen und dadurch Wohlbefinden generieren können. Sie differenziert drei Richtungen technischer Systeme aufgrund der Zielsetzung: Zeitvertreib, Training zur Gesundheitsförderung und Erinnerungspflege. Abschließend nennt die Autorin relevante Aspekte, die notwendig sind, damit Menschen mit Demenz zukünftig besser durch technische Systeme unterstützt werden können.

Ziegler und Feuchtinger (▶ Teil II, Kap. 2) zeigen auf, dass Anforderungen an technische Systeme im klinischen Setting sich in vielen Punkten von denjenigen in anderen Settings unterscheiden (müssen), da es in diesem Setting primär um die Bewältigung eines oder mehrerer akuter (gesundheitlicher) Probleme geht und der Auftrag ein anderer ist. Das Autorenteam berichtet in diesem Zusammenhang aus dem vom Bundesministerium für Bildung und Forschung (BMBF) geförderten Pflegepraxiszentrum Freiburg, das sich diesem Fokus widmet. Verschiedene Projekte werden erläutert. Dies sind z. B. Projekte, die sich mit der Unterstützung der Dekubitusprophylaxe durch integrierte Bettsensorik beschäftigen oder solche, die sich der Lärmreduktion auf Intensivstationen widmen. Auch Ziegler und Feuchtinger greifen das Thema Demenz auf und zeigen einmal mehr die unterschiedlichen Ausgangslagen verschiedener Settings auf. Abschließend berichten sie hilfreich von »Lessons Learned« und beziehen sich zur systematischen Bearbeitung übergreifender Aspekte für die Einbettung von Technik in die klinische Akutpflege auf das NASSS-Framework.

Lindwedel, Kuhlberg und Czudnochowski (▶ Teil II, Kap. 3) berichten darüber, wie sich Videokommunikation im Setting der ambulanten Palliativversorgung einsetzen lässt. Sie zeigen auf, dass die Nutzung von Videokommunikation die Versorgungssituation über räumliche Distanz hinweg und insbesondere im ländlichen Raum unterstützen kann. Das Autorenteam führt grundlegend in die Thematik ein und differenziert Videokommunikationsstrategien der ärztlichen Kolleginnen und Kollegen von denen der beruflichen Pflege auf Distanz. Anhand dreier Fallstudien in verschiedenen Settings identifiziert das Autorenteam förderliche wie hinderliche Faktoren beim Einsatz von Videokommunikation in der pflegerischen Versorgung (Arbeitsorganisation, technische Hürden, Änderungen in der Kommunikation, Akzeptanz der Beteiligten, Schulungsbedarfe). Das Autorenteam verweist ferner auf neue Handlungsfelder für beruflich Pflegende, die sich durch die technischen Möglichkeiten ergeben.

Münch, Michael und Kunze (▶ Teil II, Kap. 4) berichten über eine ambulante Versorgung, die sich im Wandel befindet. Sie beschreiben einerseits Herausforderungen einer zunehmend ambulanten Versorgung und identifizieren andererseits Möglichkeiten technischer Unterstützung. Zwar kommen technische Systeme in der ambulanten Versorgung bisher nur vereinzelt zum Einsatz. Gleichwohl wird deutlich, dass technische Systeme in diesem Setting zu einer Stabilisierung der Situation beitragen können. Aber auch im ambulanten Setting sind Notwendigkeiten und Herausforderungen mit der Zielerreichung verbunden. Zur Vertiefung greifen sie verschiedene Aspekte auf und ergänzen diese durchgehend am Beispiel häuslicher Monitoringsysteme. Abschließend zeigt auch dieser Beitrag, dass jedes neue technische System lebensdienlich in Versorgungsprozesse einzupassen ist, damit es akzeptiert und genutzt wird und mit dem System die gesetzten Ziele erreicht werden können.

Hegedüs, Nonnenmacher, Kunze und Otto (▶ Teil II, Kap. 5) widmen sich digitalen Vermittlungsplattformen in Pflege und Betreuung. Im ersten Blick scheint diese Art technischer Systeme fern von Pflege und Betreuung im näheren Sinn zu liegen. Ein zweiter Blick lohnt jedoch. Denn es werden unverkennbar die Bedeutung digitaler Plattformen für die pflegerische Versorgung aufgezeigt. Eingangs erläutert das Autorenteam verschiedene Formen, Geschäfts- und Marktmodelle, die für das weitere Verständnis hilfreich sind. Sie beschreiben nachvollziehbar zwei Anwendungsfelder. Das sind einmal digitale Plattformen zur Vermittlung ambulanter Pflege- und Betreuungsleistungen (in Anlehnung an das bekannte Unternehmen zur Vermittlung von Fahrdienstleistungen manchmal auch »Pflege-Uber« genannt). Daneben werden digitale Plattformen im Anwendungsfeld Entlassungsmanagement vorgestellt. Den veränderten Anforderungen, z. B. durch reduzierte Verweildauer, wird auch hier durch ein steigendes Angebot digitaler Plattformen begegnet. Ähnlich dem Uber-Phänomen sind mit dem veränderten Struktursystem Vorteile wie Nachteile verbunden. Diese arbeitet das Autorenteam praxisnah heraus. Das Autorenteam zeigt insgesamt die Potenziale solcher Plattformen für eine effektive und effiziente Versorgung auf und lässt gleichzeitig die andere Seite der Medaille nicht außen vor.

Dem Entlassungsmanagement und der Pflegeüberleitung widmet *Sellemann* (▶ Teil II, Kap. 6) sich aus einer anderen Perspektive als das vorige Autorenteam. Der Autor fokussiert auf Nutzen und Herausforderungen von Informations- und Kommunikationstechnologie für das Überleitungsmanagement. Er führt übergreifend in das Feld ein. Im Folgenden macht der Autor deutlich, dass eine multiprofessionelle, intersektorale Informationskontinuität erforderlich ist, um den Versorgungsauftrag erfüllen und Versorgungskontinuität innerhalb eines Behandlungsverlaufes gewährleisten zu können. Er zeigt in diesem Zusammenhang rechtliche Rahmenbedingungen genauso wie aktuelle Entwicklungen auf. Ferner erläutert er den ePflegebericht als digitales Überleitungsinstrument. Auch geht er auf den ePflegebericht als Abschlussdokument einer pflegerischen Versorgungsepisode und Kommunikationsbasis für nachgelagerte Leistungsanbieter ein. Er resümiert, das politische und gesetzliche Entwicklungen Hoffnung geben, dass die Instrumente bald Einzug in den pflegerischen Versorgungsalltag halten werden.

Hunstein (▶ Teil II, Kap. 7) wiederum widmet sich ebenfalls der digitalen Pflegedokumentation und gleichzeitig einem eher unsichtbaren Aspekt der Digitalisierung in diesem Zusammenhang, der klinischen Entscheidungsfindung. Er zeigt auf, dass mit einer digitalen Pflegedokumentation mehr möglich ist als nur die reine Informationsübermittlung. Der Autor erläutert in diesem Zusammenhang Möglichkeiten und Grenzen einer KI-gestützten klinischen Entscheidungsfindung und verweist auf die Bedeutung von Big Data als ein Glied in der KI-Kette. Anhand von Beispielen stellt er ein wichtiges Forschungsgebiet von KI im Gesundheitswesen vor, die prädiktive (vorhersagende) Analyse. Ebenfalls mithilfe praxisnaher Beispiele erläutert der Autor daneben die Herausforderung, die mit dem Einsatz von Algorithmen zur Entscheidungsfindung verbunden sind. Er verdeutlicht die Notwendigkeit der Operationalisierung und diskutiert die Fragen der Verantwortung, die damit verbunden sind. Er macht deutlich, dass die Entwicklung von KI im Gesundheitswesen neue Regeln nötig machen wird, die von einer offenen gesellschaftlichen Diskussion zu flankieren sind.

Teil III: Potenziale erkennen und Herausforderungen verstehen: Zukünftige Technologien in der Pflege

Digitale Technologien entwickeln sich mit einer großen Dynamik weiter. Viele neue Technologien werden voraussichtlich auch die Pflege in Zukunft stark verändern. Aber in welche Richtung? Und welche Rahmenbedingungen sind dabei zu beachten? In diesem Teil werden mit Künstlicher Intelligenz und Robotik zunächst zwei ausgewählte Technologiefelder ausführlich analysiert, denen ein besonders starkes Veränderungspotenzial zugeschrieben wird. Im abschließenden Beitrag werden Ansätze vorgestellt, wie die Bedeutung neuer Technologien für die Pflege allgemein betrachtet werden kann.

Kunze und *Meißner* (▶ Teil III, Kap. 1) eröffnen den dritten Teil der Edition mit Potenzialen und Herausforderungen rund um die sog. Künstliche Intelligenz. Das Autorenteam zeigt zunächst KI auf, die mitunter unbemerkt bereits Einzug in unseren Alltag gehalten hat. Sie differenzieren Künstliche Intelligenz nachvollziehbar und erläutern verschiedene Formen des maschinellen Lernens. Im Folgenden zeigen sie das Potenzial von KI beispielhaft für Einsatzfelder in Pflege und Medizin auf und machen so Nutzen wie Grenzen deutlich. Im Anschluss stellen sie anhand von Beispielen dar, welche Chancen und Herausforderungen mit dem Einsatz von KI verbunden sind, welche ethischen Fragen der Einsatz von KI aufwirft und welche Verantwortung Pflegenden in diesem Kontext zukommt. Sie schließen ab mit der Bedeutung von KI für den pflegerischen Versorgungsalltag.

Meißner (▶ Teil III, Kap. 2) führt im folgenden Kapitel des dritten Teils praxisnah in das Feld der Robotik und damit verbundene Überlegungen im Kontext Pflege und Versorgung ein. Sie beginnt mit einem Fallbeispiel, erläutert, welche Parameter robotische Systeme ausmachen, welche unterschiedlichen Formen existieren, wie Roboter agieren und welche Voraussetzungen dafür erforderlich sind. Sie wirft ferner sowohl einen Blick auf den wachsenden Robotermarkt als auch einen ernüchternden Blick Richtung Japan. Die Autorin widmet sich der Frage, ob robotische Systeme pflegerisches Handeln unterstützen. Sie differenziert Handlungsoptionen und unterscheidet in Systeme, die im Alltag ergänzen, entlasten, unterstützen und solche Systeme, die proaktiv auf Menschen reagieren und die Interaktion in den Mittelpunkt stellen. Sie zeigt aus dieser Perspektive beispielhaft drei robotische Systeme auf und erläutert jeweilige Handlungsweisen, Herausforderungen und Implementierungsgrade im pflegerischen Versorgungsalltag. Die abschließende Übersicht zum Forschungsstand macht deutlich, dass im Zusammenhang mit robotischen Systemen im realen Umfeld noch viele Fragen offen sind.

Kunze (▶ Teil III, Kap. 3) stellt im abschließenden Kapitel dieses Teils die Frage, welche Rolle neue Technologien für Innovationen im Gesundheitswesen spielen und welche Faktoren die Nachhaltigkeit technikbasierter Innovationen im Gesundheitswesen beeinflussen. Der Autor zeigt praxisnah Beispiele unterschiedlicher Innovationen auf und erläutert, wie sich diese aus dem Zusammenspiel neuer technischer Möglichkeiten und konkreter Anwendungsbedarfe und Rahmenbedingungen ergeben. Er legt dar, dass »Hypes« zu unrealistischen Vorstellungen davon führen können, was eine Technologie tatsächlich in der Lage zu leisten ist. Dies kann zu problematischen Entscheidungen im Innovationsmanagement führen. Um »gehypte« Technologien realistischer einschätzen zu können, verweist er auf das praktikable Instrument des »Technology Hype Cycle«. Anschließend geht er auf die Bedeutung von Komplexität für die Implementierung und Nachhaltigkeit technischer Innovationen im Gesundheitswesen ein und stellt mit dem NASSS-Framework einen bewährten theoretischen Ansatz zur Analyse vor. Er hebt abschließend hervor wie wichtig es ist, das Pflegende sich aktiv in die Gestaltung technikbezogener Veränderungen einbringen.

Teil IV: Reflektiert handeln: Neue Aufgaben und Handlungsfelder

Die digitale Transformation führt schon heute zu starken Veränderungen in der Pflege und damit auch zu neuen Anforderungen an Pflegende. Dabei geht es bei weitem nicht nur um die Bedienung und Nutzung von technischen Systemen. Im Mittelpunkt steht die Forderung nach einem reflektierten Umgang mit technischen Systemen bei der Gestaltung von Pflege. Mit der Digitalisierung werden sich Aufgabenbereiche verändern, neue kommen hinzu. Perspektivisch werden neue berufliche Rollen von Pflegenden entstehen. Dieser Buchteil beleuchtet daher ausgewählte Aufgabenbereiche, die im Kontext neuer Technologien auf Pflegende zukommen.

Zwar haben alle Beiträge dieser Edition ethische Überlegungen nicht gänzlich außen vorgelassen. *Petersen und Manzeschke* (▶ Teil IV, Kap. 1) widmen sich im ersten Beitrag des vierten Abschnitts exklusiv den wichtigen Aspekten der sozialen Akzeptanz und ethischen Angemessenheit. Übergreifend stellen sie die Frage, welchen Beitrag Technik zum guten Leben und insbesondere zur guten Pflege leisten kann. Sie differenzieren dazu einerseits den in vielen Beiträgen dieser Edition gebräuchlichen Begriff der Akzeptanz und zeigen nachvollziehbar auf, dass soziale Akzeptanz technischer Systeme nicht allgemein betrachtet werden kann, sondern kontextspezifisch einzubetten ist. Anderseits verweisen sie auf den Begriff der ethischen Angemessenheit und Probleme, die mit der ethischen Urteilsbildung verbunden sind. Sie reflektieren konfligierende Werte, stellen ethische Aspekte in den Kontext der politischen Dimension und erläutern das MEESTAR Modell zur ethischen Evaluation von sozio-technischen Arrangements. In diesen ethischen Diskurs betten sie abschließend Überlegungen zum Beitrag von Technik zur guten Pflege ein.

Moeller-Bruker, Pfeil und Klie (▶ Teil IV, Kap. 2) stellen ebenfalls ethische Implikationen im Kontext der Technikgestaltung und der Techniknutzung in der Pflege in den Mittelpunkt ihres Beitrags. Am Beispiel von Trackingtechnologien für den Umgang mit sog. Wandering von Menschen mit Demenz zeigen Sie auf, wie Techniknutzung pflegerische Tätigkeiten definiert und welche Rolle dabei bereits in der Entwicklungsphase in die Technik eingeschriebene Wertvorstellungen und Rollenbilder spielen. Damit lenken sie den Blick auf die Bedeutung ethischer Reflexion und Evaluation im Alltag der beruflichen Pflege. Am Beispiel des Einsatzes von Trackingsystemen bei Wandering stellen Sie dar, wie eine Analyse ethischer und sozialer Implikationen beim reflektierten Technikeinsatz in der Pflege durchgeführt werden kann.

Althammer (▶ Teil IV, Kap. 3) macht das oftmals als trocken erlebte Thema Datenschutz schmackhaft und setzt dieses in einen konkreten Bezug zum pflegerischen Versorgungsalltag. Einleitend zeigt er mit dem Einzug neuer Technologien zusammenhängende wichtige Fragen im Datenschutz auf. Der neue Wert von Daten wird durch den Autor nachdrücklich dargestellt. Im Folgenden hebt der Autor praxisnah wichtige Aspekte hervor, die Datenschutz verstehbar und für den Versorgungsalltag gestaltbar machen. Er zeigt anhand nachvollziehbarer Beispiele auf, wie die wachsende Komplexität und zunehmende Heterogenität unserer Netzwerke zu einem deutlichen Anstieg möglicher Angriffsmuster auf die IT-Sicherheit in Pflege und Gesundheitswesen führen. Gleichzeitig hebt er unmissverständlich das vielfach angebrachte Argument, man habe nichts zu verstecken, aus den Angeln und zeigt damit verbundene Gefahren auf. Er erörtert übersichtlich und für den Laien nachvollziehbar datenschutzrechtliche Rahmenbedingungen genauso wie Anforderungen, die sich in Hinblick auf die Sicherheit und Verfügbarkeit der Systeme ergeben. Eine Management-Checkliste komplettiert den Beitrag und macht ihn direkt nutzbar.

Meißner und Herzog (▶ Teil IV, Kap. 4) eröffnen das recht neue Thema des Digitalen Nachlasses. Sie zeigen auf, dass die Regelungen rechtlicher, finanzieller und sozialer Fragen mit zu den wichtigsten Bedürfnissen sterbender Menschen zählen und durch die Digitalisierung zu unserem leiblichen Leben das digitale Leben nun noch dazu kommt. Der Beitrag widmet sich den Fragen und Herausforderungen, die mit diesem neuen Feld einhergehen. Praxisnahe Fallbeispiele verdeutlichen die Relevanz. Gleichzeitig zeigt das Zusammenspiel pflegerischer und rechtlicher Perspektiven und Fragen die Herausforderungen im Versorgungsalltag auf. Ein Blick auf die gesundheitliche Vorsorgeplanung im Allgemeinen und § 132g SGB V im Besonderen fügt den Digitalen Nachlass in bestehende Regelungen und Vorgehensweisen ein. Der Beitrag macht insgesamt deutlich, was dies für die berufliche Pflege bedeutet und warum das Thema für beruflich Pflegende relevant ist. Das Autorinnenteam zeigt eindrücklich, dass der Zusammenhang von leiblichem und digitalem Wohl (am Lebensende) nicht trivial ist. Es wird deutlich, dass das Thema zunehmend an Relevanz gewinnen wird.

Der Beitrag von *König und Kunze* (▶ Teil IV, Kap. 5) widmet sich der Technikberatung von Pflegebedürftigen sowie deren An- und Zugehörigen. Fehlende Informations- und Beratungsangebote sowie mangelnde Unterstützung bei der Technikaneignung stehen einer erfolgreichen Nutzung hilfreicher Technik in der häuslichen Versorgung oftmals im Weg. Ausgehend von Erfahrungen aus der Begleitung kommunaler Beratungsangebote stellen die Autoren typische Aufgaben und Instrumente im Beratungsprozess vor. Dabei geben sie Hinweise zum Aufbau von lokalen Beratungsangeboten und stellen dazu verschiedene Praxisbeispiele zu möglichen Beratungsstrukturen vor.

Teil V: Couragiert nach vorne blicken: Vision und Ausblick

Das einzig Konstante ist der Wandel. Das gilt auch für neue Technologien in der Pflege. Das sollte uns nicht beunruhigen und schon gar keine Angst machen. Niemand kann vorhersagen, wie die Welt in 5 oder 10 Jahren aussehen wird. Gleichzeitig haben wir alle die Möglichkeit, diese Zukunft mitzugestalten. In diesem abschließenden Beitrag fasst *das Herausgeberteam* Aspekte zusammen, die im Themenfeld herausragen und im Abschluss der vielen interessanten und anregenden Beiträge von besonderer Bedeutung sind.

4 Pflege(n) mit Technik – Wie passt das zusammen?

Anne Meißner & Christophe Kunze

4.1 Technik und Pflege

Historisch betrachtet ist es nicht neu, Technik in der Pflege zu nutzen. Schon Florence Nightingale hätte ihre nächtlichen Rundgänge nicht ohne Petroleumlampe vornehmen können oder zumindest wohl erschwerend mit Wachskerzen. Wer weiß, ob ihre Leistung ohne Petroleum dokumentiert und sie ebenso berühmt geworden wäre? Petroleumlampen wurden erst zu Zeiten des Krimkrieges populär, durch den auch Florence Nightingale Bekanntheit erlangt hat. Im 20. Jahrhundert wiederum wurden Petroleum- durch Stromlampen abgelöst. Die fortlaufende Entwicklung technischer Systeme gehört zu unserer modernen Welt.

Und auch, wenn es uns mitunter nicht bewusst ist, alltagsweltliche Gegenstände unterschiedlichster Art begleiten uns seit jeher im pflegerischen Versorgungsalltag, z. B. Näh-/Injektionsnadel oder »Nachttopf« (Toiletteneimer). Durch situative und kreative Verwendung wurden diese Alltagsgegenstände bis Anfang des 20. Jahrhunderts für individuelle pflegerische Zielsetzungen verwertet. Mit Ende des Zweiten Weltkriegs und der zunehmend spezialisierten Gesundheitsversorgung werden technische Systeme im späten 20. Jahrhundert stark ausdifferenziert, industriell gefertigt, ihre Funktion zertifizierend geprüft und z. B. als Medizingerät oder Hilfsmittel klassifiziert (Manfred Hülsken-Giesler 2015; vgl. Sandelowski 2005). Technische Systeme sind zunehmend und nicht nur auf der Intensivstation (z. B. Beatmungsgerät) im pflegerischen Alltag verortet, z. B. Thermometer, Rollator, Trinkhilfen, Haarwaschbecken, O_2-Geräte und vieles mehr. Seit einiger Zeit ermöglichen neue Innovation erweiterte technische Systeme. Erweiterte technische Systeme im Sinne des 21. Jahrhundert sind anders. Viele Beiträge dieses Bandes greifen diese Andersartigkeit auf und verorten diese neuen Systeme in der Pflege.

4.2 Digitaler Wandel als Alltagsphänomen

Technik ist aus unserem Alltag nicht mehr wegzudenken. Unterschiedlichste technische Systeme haben Einzug gehalten. Einige fallen als solche gar nicht mehr auf, z. B. das Smartphone. Anderen blicken wir gespannt entgegen, z. B. Mixed Reality und den dazu gehörenden Brillen. Soziale Netzwerke kommen und gehen, einige bleiben. In unterschiedlichem Maß, wollen, brauchen und nutzen wir sie. Die mit dem Wandel einhergehende digitale Verfügbarkeit hat ganze Branchen auf den Kopf gestellt. Und wie es der Soziologe Hartmut Rosa auf den Punkt gebracht beschreibt: Sie verändern unser Beziehungs-, Zeit- und Raumgefüge fundamental (Rosa 2005). So buchen wir bargeldlos mit einer Regional-App ein S-Bahn-Ticket, eine Übernachtung im Wellnesshotel, bei Unbekannten auf dem Sofa oder den Flug auf die andere Erdhalbkugel. Wünschen wir uns die Zeit zu vertreiben, streamen wir die Musik, die gerade in unser Lebensgefühl passt. Dating-Apps umschmeicheln unser Beziehungsgefüge. Alexa, Cortana oder Siri dienen uns im derzeit möglichen Rahmen und in virtuellen Welten können wir sein, wer immer wir wollen. Seit COVID-19 lernen und lehren wir dazu digital und bestellen und bezahlen vermehrt online oder persönlich und bargeldlos, bisweilen sogar beim Bäcker um die Ecke. Und auch, wenn sich einiges mit der Bewältigung von COVID-19 vermutlich wieder ändern wird, nimmt die Nutzung technischer Systeme in unserem Alltag insgesamt und stetig zu. Die Welt und Deutschland sind digital in Bewegung. COVID-19 hat diesen Prozess dynamisch beschleunigt.

Die fundamentale Bedeutung des digitalen Wandels beruht jedoch weniger auf digitalen Geräten und Diensten, sondern vielmehr in den gesellschaftlichen Veränderungen, die mit Ihrer Nutzung einhergehen. Die Verfügbarkeit digitaler Anwendungen gibt uns neue Handlungsoptionen und verändert so indirekt unseren Alltag. Mit veränderten individuellen Gewohnheiten gehen auch Veränderungen in Unternehmen und Institutionen einher, die mitunter ganze Branchen umkrempeln. Beispiele dafür finden sich u. a. im Buchmarkt (Amazon), im Transportwesen (Uber), in der Reisevermittlung (Airbnb) oder auch im Finanzwesen (Fintech-Unternehmen). Im Gesundheitswesen sind solche sog. disruptiven Entwicklungen bisher ausgeblieben, was u. a. mit hohen Anforderungen an gesundheitsbezogene Dienstleistungen z. B. in Bezug auf den Datenschutz (vgl. Althammer; ▶ Teil IV, Kap. 3) und einer starken (i. d. R. nationalen) Regulierung zusammenhängt. Dennoch zeichnen sich auch hier tiefgreifende Änderungsprozesse ab, etwa durch Videokonsultationen (vgl. Lindwedel; ▶ Teil II, Kap. 3), durch sog. Gesundheits- und Medizin-Apps (Kramer et al. 2019) oder durch den im Rahmen des Digitale-Versorgung-Gesetzes (DVG) geplanten Anspruch auf eine elektronische Patientenakte.

Mit den genannten Veränderungen auf individueller und institutioneller Ebene ist daneben ein tiefgreifender Wandel auf gesellschaftlicher Ebene verbunden, der auch hier vielfältige Fragen aufwirft: Wie lässt sich etwa das Urheberrecht auf neue Mediendienste übertragen? Wie verändern digitale Dienste unsere Privatsphäre? Inwiefern bedrohen soziale Netzwerke, sog. Fake-News, die demokratische Meinungsbildung? Brauchen wir ethische Leitplanken für Algorithmen und wenn ja, wie lassen sich diese gestalten?

4.3 Technik hat Potenzial – und Grenzen

Wir alle kennen die vieldiskutierten Herausforderungen der Zukunft. Dazu gehört allen voran die demografische Veränderung, die dazu führt, dass der Anteil älterer Menschen stetig zu-, der Anteil Jüngerer abnimmt. Daneben zeigen sich epidemiologische Veränderungen, d. h. gesundheitliche Zustände in der Bevölkerung verändern sich. Zum Beispiel kommt es zu einer erhöhten Multimorbidität, chronische Erkrankungen und dementielle Erkrankungen nehmen in der älteren Generation zu. Und auch bei den Jüngeren zeigen sich Veränderungen. Chronische Erkrankungen greifen vermehrt um sich, wie z. B. Diabetes mellitus. Andererseits können Erkrankungen, die noch vor einigen Jahrzehnten zum frühzeitigen Tod führten, heute bis ins hohe Erwachsenenalter überlebt werden, z. B. Cystische Fibrose. Dazu kommen soziale Veränderungen, die unsere Gesellschaft und unser Zusammenleben massiv beeinflussen. Beispielsweise zeigen sich veränderte Strukturen im Zusammenleben. Dyadische Konstellationen (1 Kind – 1 Elternteil), sog. Patchwork-Familien und Einzelhaushalte nehmen zu. Beruflich verändert sich unsere Mobilität. Wir werden insgesamt mobiler und pendeln mitunter täglich von Stadt zu Stadt. »Steigende Frauenerwerbstätigkeit«, der »mündige Patient« oder »zunehmende Ökonomisierung« sind weitere beispielhafte Schlagworte. Hinzu kommt das negative Image sorgender Berufe in Deutschland und der auch und nicht nur damit zusammenhängende Fachkräftemangel. Und auch neuartige Veränderungen, wie COVID-19 sind an dieser Stelle zu nennen. Viele dieser Veränderungen haben Auswirkungen auf die pflegerische Versorgung der Bevölkerung im Allgemeinen und auf sorgende Tätigkeiten im Besonderen. Die damit verbundenen Herausforderungen gilt es zu bedenken und gesellschaftlich zu lösen. Neue Technologien und ihr Beitrag zur Problemlösung werden in diesem Zusammenhang als Hoffnung und Erwartung gleichermaßen gesehen. Viele politische Initiativen sind auf Digitalisierung in diesem Zusammenhang ausgerichtet. Gleichzeitig hat Deutschland in Bezug auf die lückenhafte Breitbandversorgung noch einige Hausaufgaben zu erledigen. Insgesamt sind in den letzten Jahren gleichwohl Millionen in die Forschungsförderung geflossen. Daraus resultierten die unterschiedlichsten technischen Systeme, die heute teilweise als Produkte erwerbbar sind. Gleichzeitig haben eher wenige technische Produkte Eingang in die reguläre Versorgung gefunden. Dafür gibt es unterschiedliche Gründe. Sicher ist, dass technische Produkte ein Treiber für Veränderungen in Pflege und Versorgung sind. Zu den besonderen Herausforderungen der Technikentwicklung im Gesundheitswesen siehe Kunze (▶ Teil I, Kap. 4).

Insgesamt kämpft das Gesundheits- und Pflegesystem in Deutschland mit vielen Herausforderungen. Gute Pflege ist gefährdet. Technik hat Potenzial. Gleichwohl ist nicht jedes technische System wirksam und sinnvoll für und in der Pflege. Es gilt, »die guten ins Töpfchen und die schlechten ins Kröpfchen« zu sortieren. Nicht jede digitale Innovation hat auch beim Hilfe- oder Pflegebedürftigen anzukommen. Schließlich kann am Ende des Tages die Erkenntnis auch lauten, dass das technische System eben nicht das richtige ist, entgegen vorheriger Annahmen und Hypothesen. Insgesamt sollten die Vorstellungen »guter« Pflege und Versorgung verstärkt in die Diskussion aufgenommen werden. Welche Vorstellungen haben wir von »guter« Pflege und Versorgung in Deutschland? Welche politischen Rahmenbedingungen unterstützen die Umsetzung dieser Vorstellung? Und, welcher Technik bedarf es, um diese »gute« Pflege und Versorgung unter bekannten Herausforderungen zukünftig leisten zu können?

4.4 Pflegerisches Handeln

Technik soll dazu beizutragen, dass »gute« Pflege geleistet werden kann und dies einem »guten« Leben zuträglich ist, Technik damit lebensdienlich ist. Welche Teile von Pflege können technische Systeme nun also (gut) übernehmen? Grundsätzliche Überlegungen sind notwendig.

Pflege ist eine personenbezogene Dienstleistung. Interaktionsarbeit ist Bestandteil jeder personenbezogenen Dienstleistung. In der Pflege wiederum ist die soziale Interaktion ein elementares »Arbeitsmittel«. Im pflegerischen Alltag ist dabei kontinuierlich mit Unwägbarkeiten und Grenzen der Planung umzugehen. Böhle et al. (2015) nennen das Resultat subjektivierendes Arbeitshandeln. Der Erfolg der Dienstleistung hängt maßgeblich von der Kooperation der Beteiligten untereinander ab, z. B. gehören dazu sowohl die pflegeabhängige Person als auch Zugehörige genauso wie Angehörige der Gesundheitsberufe und je nach Setting auch weitere, z. B. Verwaltungsmitarbeitende. Wechselseitiger Respekt ist dabei Voraussetzung, genauso wie die Arbeit an und mit Gefühlen (Böhle, Weihrich & Stöger 2015; Dunkel & Weihrich 2010; Hülsken-Giesler & Daxberger 2018). Als Pflegende gilt es bspw. eigene Emotionen mitunter situationsangemessen zu unterdrücken, z. B. Ekel oder Scham, oder auch diese zu explizieren und zu reflektieren. Ferner sind mitunter eigene Emotionen zu offenbaren, z. B. Freundlichkeit, Aufrichtigkeit, Sanftheit. Daneben gilt es, die Gefühle der Betroffenen zu erkennen und mit diesen umzugehen, wenn nötig auf sie einzuwirken, immer mit dem Ziel den Versorgungsauftrag zu erfüllen. Pflege ist dabei nicht allein auf dieser Ebene anzusiedeln und ein rein empfindungsbezogenes pflegerisches Handeln findet eher selten statt. Vielmehr sind die durchgeführten pflegerischen Maßnahmen auf der instrumentell-aufgabenbezogenen Ebene anzusiedeln. Und diese instrumentell-aufgabenbezogenen Tätigkeiten werden immer von einer empfindungsbezogenen Ebene begleitet (vgl. Hülsken-Giesler & Daxberger 2018). Um den Versorgungsauftrag zu erfüllen, ist Kooperation nötig. Belange von Betroffenen, Zugehörigen, Beschäftigten und beteiligten Wirtschaftsunternehmen können schließlich miteinander im Konflikt stehen.

Die instrumentell-aufgabenbezogenen pflegerischen Tätigkeiten lassen sich augenscheinlich operationalisieren. Die empfindungsbezogene Tätigkeit dagegen ist weder vertraglich zu regeln noch standardisierbar und zudem »endlos«. Denn letztlich kann immer noch mehr Zuwendung erwartet, verlangt oder gegeben werden. Grundsätzlich ist jede personenbezogene Dienstleistung Interaktionsarbeit. Dazu gehören folgerichtig auch die Tätigkeiten anderer Gesundheitsberufe wie z. B. die logopädischen oder ärztlichen Kolleginnen und Kollegen. Durch die gelebte Nähe in allen Lebensbereichen des Alltags ist die pflegerische Arbeit jedoch in besonderer Ausprägung durch diese Eigenheiten der Interaktionsarbeit beansprucht. Der Kontext, so Böhle (2015) ist maßgeblich. Die folgende Abbildung (▶ Abb. I.4.1) zeigt die Merkmale pflegerischen Handelns als Interaktionsarbeit unter Zugrundelegung des Kontextes (hier: Pflegeberufegesetz und Pflegebedürftigkeitsbegriff) auf.

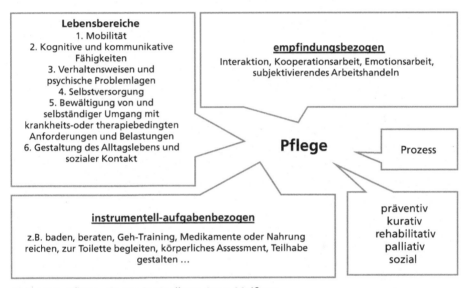

Abb. I.4.1: Pflege, eigene Darstellung Anne Meißner

Bei der Gestaltung technischer Systeme und deren Implementierung in Versorgungsprozesse ist es daher wichtig, pflegerisches Handeln ganzheitlich zu betrachten und nicht etwa auf instrumentell-aufgabenbezogene Aspekte zu reduzieren – nur dann kann Technik zu »guter« Pflege beitragen.

4.5 Technik nutzen und Techniknutzen

Die Diskussion um Ziele und Wirksamkeit, Kosten-Nutzen, mögliche Auswirkungen und moralische Fragen kann nicht allgemein für alle Technologien der Welt gemeinsam geführt werden. Schließlich stellen sich bspw. im Zusammenhang mit emotionaler Robotik (vgl. Meißner; ▶ Teil II, Kap. 2) völlig andere Fragen als im Zusammenhang mit digitalen Plattformen in der Pflege (vgl. Hegedüs et al.; ▶ Teil II, Kap. 5). Gleichwohl betreffen die folgenden Aspekte den erfolgreichen Einsatz eines jeden technischen Systems in Pflege und Versorgung.

4.6 Ethische Überlegungen

Technische Systeme entwickeln sich kontinuierlich weiter. Ethische Überlegungen begleiten sie dabei. Deshalb handelt es sich um einen fortlaufenden Prozess. Damit unerwünschte Folgen vermieden werden, sind vielfältige Fragen mit dem Einsatz technischer Systeme in Pflege und Versorgung verbunden. Gleichzeitig sind mögliche Folgen nicht immer absehbar und damit auch nur bedingt gestaltbar (Manzeschke 2013). Insgesamt betten ethische Überlegungen das technische System, Nutzen wie Folgen, in den Kontext gesellschaftlicher Normen. Die ausgeprägte Diskussion soll hier nicht aufgegriffen werden. Vielmehr finden sich ethische Überlegungen in jedem Beitrag in diesem Band. Zusammenführend wird an dieser Stelle auf Ausführungen des Deutschen Ethikrats (2020) verwiesen: Entscheidend dafür in welcher Weise und in welchem Umfang technische Produkte in Pflege und Versorgung zur Anwendung gelangen, muss das Wohl der auf Pflege oder Versorgung angewiesenen Menschen sein (Deutscher Ethikrat 2020).

Weiteren grundsätzlichen Überlegungen widmen sich Petersen und Manzeschke (▶ Teil IV, Kap. 1).

4.7 Anwenderakzeptanz

Der Begriff Anwenderakzeptanz wird vielförmig verwendet. Im Wesentlichen geht es um die Annahme oder Ablehnung von Technik. Erwartungen, Überzeugungen und Gefühle sind dabei ein maßgeblicher Schlüsselfaktor (Kohnke 2015). Eine ausreichend hohe Akzeptanz neuer Technologien wird gemeinhin als Voraussetzung für deren erfolgreichen Einsatz im Kontext Pflege angesehen. Der erwartete oder wahrgenommene Nutzen spielt dabei eine große Rolle. Deshalb ist die Akzeptanz aus Perspektive der beteiligten Personengruppen zu differenzieren (Pflegeabhängige, Zugehörige, Pflegende etc.). Eine gelegentlich angenommene generelle Ablehnung technischer Unterstützungssysteme durch professionell Pflegende oder ältere Menschen ist inzwischen empirisch vielfach widerlegt.

Eine aktuelle Befragung zur Technikakzeptanz von professionell Pflegenden (Zöllick et al. 2019) spricht diesen eine hohe allgemeine Technikbereitschaft zu.

Daneben wurden in der Studie spezifische Einstellungen zur Technikunterstützung in vier verschiedenen Funktionsbereichen erfragt. Dabei zeigt sich, dass Pflegende einer Techniknutzung im Bereich »soziale und emotionale Unterstützung« deutlich kritischer gegenüberstehen als technischen Systemen zur körperlichen Unterstützung, zum Monitoring oder zur Dokumentation. Die Autoren schlussfolgern, »dass eine Technisierung zwischenmenschlicher Interaktion dem professionellen Selbstverständnis der Pflegenden widerspricht« (ebd.).

Den vorgestellten Befragungen ist gemein, dass sie die Einstellung der Befragten zu technischen Systemen erheben, mit denen diese in der Regel keine eigenen Nutzungserfahrungen haben und die zum Teil noch gar nicht existieren – man spricht dabei von Einstellungsakzeptanz. Dabei ist zu berücksichtigen, dass die tatsächliche Nutzungsakzeptanz, also die Bereitschaft, zur Verfügung stehende technische Systeme auch zu nutzen, deutlich von der Einstellungsakzeptanz abweichen kann, und zwar in beide Richtungen. Derartige Befragungen sind deshalb mit Vorsicht zu betrachten. Deren Ergebnisse können stark von der Art der Darstellung der vorgestellten Lösungen und dem Befragungskontext abhängen. Erhebungen zur Nutzungsakzeptanz sind im Vergleich zur Einstellungsakzeptanz eher rar. Das liegt daran, dass digitale technische Systeme mit wenigen Ausnahmen bisher wenig Verbreitung gefunden haben und noch weniger wissenschaftlich evaluiert sind.

Überraschend wenig betrachtet wurde bisher der Umstand, dass Anwenderakzeptanz keine konstante Eigenschaft ist, sondern sich – eigentlich naheliegend – abhängig von vielen Kontextfaktoren mit der Zeit ändern kann. Die Nutzungsbereitschaft für technische Unterstützungssysteme durch ältere Menschen hängt beispielsweise u. a. von deren Passung auf konkrete Versorgungsbedarfe, den zur Verfügung stehenden Alternativen (z. B. Unterstützung durch Zugehörige), der Unterstützung durch das soziale Umfeld oder finanzieller Unterstützung ab (Peek 2017). Brüche im bestehenden Versorgungsarrangement, wie z. B. eine Verschlechterung der funktionalen Gesundheit oder wegfallende Unterstützung durch Zugehörige können nachvollziehbar zu einer veränderten Bewertung technischer Systeme führen (ebd.).

4.8 Wirksamkeit

Digitalen Technologien werden in vielen Anwendungskontexten der Pflege hohe Potenziale zur Verbesserung der Versorgung zugeschrieben – nicht zuletzt von deren Herstellern und Anbietern. Aber können technische Systeme diese Versprechen auch einhalten? Im Sinne einer evidenzbasierten Pflege wäre es wünschenswert, die Wirksamkeit technischer Systeme anhand wissenschaftlicher Studien zu bewerten. Tatsächlich liegen belastbare wissenschaftliche Ergebnisse zu Pflegeassistenzsystemen nur in sehr geringem Maße vor. Ein in Deutschland durchgeführtes aktuelles systematisches Review (Krick et al. 2019) stellt fest, dass

Pflegetechnologien, wenn überhaupt nur in Nutzerstudien mit kleinen Fallzahlen und ohne Kontrollgruppe evaluiert wurden. Hochwertige randomisierte Studien sind selten, insgesamt konnten im Review nur 34 solcher RCTs für alle Formen der Techniknutzung in der Pflege in allen Kontexten identifiziert werden. Besonders schlecht ist die Evidenzlage für die Techniknutzung im häuslichen Setting und durch pflegende An- und Zugehörige (ebd.).

Zudem bilden Studien meist nur einen Ausschnitt der Versorgungssituation ab und sind häufig kaum vergleichbar. Pflegetechnologien betreffen praktisch immer mehrere Stakeholder (z. B. Pflegeempfänger, professionell und informell Pflegende, Angehörige anderer Gesundheitsberufe, Institutionen des Gesundheitswesens), für die jeweils mehrere mögliche Outcomes (wie z. B. funktionale Gesundheit, Gesundheitsverhalten, Lebensqualität, psychische Belastungen) betrachtet werden können. Diese wiederum können auf sehr verschiedene Arten gemessen werden. Für die Erfassung von Lebensqualität z. B. existieren unzählige Erhebungsinstrumente, die je nach Anwendungskontext mehr oder weniger geeignet sind. In der Vergangenheit orientierten sich Evaluationsansätze häufig auch eher an technischen oder medizinischen Forschungsfragen. Gleichwohl werden Untersuchungen aus pflegewissenschaftlicher Perspektive in jüngerer Zeit verstärkt betrachtet (vgl. Krick, Huter, Seibert, Domhoff & Wolf-Ostermann 2020).

Der spärliche Forschungsstand zur Wirksamkeit von Technologien in der Pflege steht in Kontrast zu den umfassenden Aktivitäten im Bereich der Technikentwicklung und zur Nutzung von Pflegetechnologien in der Praxis. Als Beispiel kann auf digitale häusliche Monitoringsysteme verwiesen werden, die einen Beitrag zur Entlastung von pflegenden Angehörigen und zur Stabilisierung von häuslichen Pflegearrangements leisten sollen – wissenschaftliche Nachweise für entsprechende Effekte liegen aber bisher kaum vor.

Viele Pflegetechnologien sind aber auch noch nicht sehr lange verfügbar, und qualitativ hochwertige Evaluationsstudien benötigen Zeit und sind sehr aufwändig. Für eine fundierte und belastbare Entscheidung zum Einsatz von technischen Lösungen in der Pflege sind dennoch für die Zukunft mehr und qualitativ bessere Studien wichtig.

4.9 Wissensmobilisierung

Um neue Technologien mit Pflege und Versorgung zusammenzubringen, braucht es digitale Kompetenzen und eine systematische Wissensmobilisierung. Auch das ist ein Ziel dieses Buches. Wissensmobilisierung ist ein Oberbegriff, der ein breites Spektrum von Bedürfnissen und Tätigkeiten im Zusammenhang mit dem Informationsbedarf potenzieller Nutzerinnen und Nutzer umfasst. Er ist in verschiedene Aspekte unterteilt: Auf der einen Seite besteht ein Bedarf an Informationsverarbeitung über Möglichkeiten, Auswirkungen und Alternativen (zwischen Pflegetechnologien einerseits und zu Pflegetechnologien andererseits). Potenzielle Nutzerinnen und Nutzer sind in die Lage zu versetzen zu entscheiden, ob, wann und welche Technologie für ihre Bedürfnisse am besten geeignet ist. Gleichzeitig ist die Wissensmobilisierung für Pflegende relevant. Denn es werden Kompetenzen benötigt, um mit Technik zu pflegen, Pflegeempfänger über Technik zu informieren, Pflegeempfänger und informell Pflegende im Kontext Technik anzuleiten und zu schulen und eine effektive Beratung zu gestalten, Diskussionen zu ermöglichen, und Betroffene zu befähigen, lebensdienliche Entscheidungen zu treffen (Meißner 2018). Daneben sind auch Kompetenzen nötig, um Technik betriebsfähig zu halten und an die eigenen Bedürfnisse anzupassen (Pols 2017).

Die Förderung digitaler Kompetenzen hat aus unterschiedlichen Gründen bis heute nur vereinzelt Einzug in die Pflege gefunden. Gleichzeitig ändern sich Tätigkeitsfelder und damit Qualifikationsanforderungen (▶ Teil IV, Kap. 4). In diesem Zusammenhang hat sich in den letzten Jahren das Konzept der digitalen Kompetenzen in der Diskussion um neue Qualifikationsanforderungen bezüglich neuer Technologien etabliert (Meißner 2018). Die umfangreiche Diskussion dazu wird hier nicht aufgegriffen. Betont werden soll aber, dass die Integration solch digitaler Kompetenzen zukünftig verstärkt an einschlägige nationale Gesetze anzupassen ist. Das neue Pflegeberufegesetz hat einen ersten kleinen Schritt in die richtige Richtung unternommen. So beschreibt § 37 (3) 3 in diesem Gesetz, dass die Ausbildung dazu befähigen soll, »[...] neue Technologien in das berufliche Handeln übertragen zu können sowie berufsbezogene Fort- und Weiterbildungsbedarfe zu erkennen«. Die Förderung digitaler Kompetenzen hat erfahrungsgemäß in die neuen Curricula, mal mehr mal weniger, Einzug gehalten.

4.10 Technikgestaltung und Rolle von Pflegenden

Eine Besonderheit digitaler Technologien (Internet, Smartphone, Cloud-Dienste etc.) ist ihre Flexibilität. Während die Nutzung und der Nutzen früherer technischer Geräte stark in ihnen eingeschrieben ist, d. h. durch den bei Entwicklung verfolgten Zweck definiert wird, ergibt sich die Bedeutung digitaler Technologien erst durch die Art ihrer Verwendung (vgl. Kerres 2020). Mit digitalen Technologien sind dementsprechend vielfältige Gestaltungsoptionen verbunden, deren Wahrnehmung oder Nicht-Wahrnehmung erst Veränderungsprozesse prägt.

Häufig gehen Gestaltungsprozesse von neuen technischen Möglichkeiten aus. Technikgetriebene Entwicklungsprojekte suchen nach neuen Anwendungsfeldern und werden ausgehend von den gesellschaftlichen Herausforderungen regelmäßig in Anwendungsfeldern der Pflege fündig. Viele der dabei vorgeschlagenen technischen Lösungsansätze werden von deren Zielgruppen aber als nicht zielführend empfunden, etwa weil sie als stigmatisierend wahrgenommen werden oder schlicht an den Bedarfen der Betroffenen vorbeigehen. Als Ursache hierfür wird im Diskurs zu Technik in der Pflege meist eine unzureichende Einbindung der Betroffenen in Forschungs- und Entwicklungsprojekte gesehen. In öffentlich geförderten Forschungsprojekten werden daher inzwischen interdisziplinäre Verbunde unter Einbindung pflegewissenschaftlicher Expertise sowie partizipative Entwicklungsprozesse grundsätzlich eingefordert. Pflegenden kommt dabei eine aktive Rolle als »Co-Designer« der technischen Systeme zu. Häufig sind sie zusätzlich für die Einbindung von Betroffenen verantwortlich. In der Forschung haben sich inzwischen vielfältige methodische Ansätze zur nutzerorientierten Gestaltung sowie zur Partizipation von Betroffenen in Entwicklungsprojekte etabliert (vgl. Kunze, in press). Dennoch müssen entsprechende Vorgehensweisen in der Entwicklungspraxis immer wieder eingefordert, ausgehandelt und reflektiert werden. Häufig müssen diese Methoden an die besonderen Rahmenbedingungen pflegerischer Arbeitskontexte angepasst werden. Auch für die Planung und Moderierung von Gestaltungsprozessen wird daher pflegerische Expertise benötigt.

Technologien entfalten ihre Wirkung in der Pflege nicht allein aufgrund ihrer Funktionen und ihres Designs, sondern erst durch Ihre Einbettung in Versorgungspraktiken und -strukturen (sog. sozio-technische Arrangements). Diese Einbettung erfolgt in der Regel durch eine wechselseitige Anpassung von Technik und Anwendungskontext in einem dynamischen Veränderungsprozess, der von Pflegenden (mit-)gestaltet wird. Für die dabei notwendigen Aushandlungs- und Entscheidungsprozesse ist die Anpassbarkeit von Technologien von zentraler Bedeutung. Im Bereich der Mechanik gehören pragmatische Anpassungen (z. B. kürzen, verbiegen, verbinden) in vielen Fällen zur täglichen Praxis. Für derartige Konfigurationsarbeit sind Pflegende heute im Bereich digitaler Systeme aber auch für einfache Anpassungen (z. B. Veränderung von Formularen und Datenfeldern) in der Regel auf Techniker angewiesen. Für die Frage, was »möglich ist« und was nicht, spielen neben technischen Aspekten auch regulatorische Fragen (z. B. Datenschutz, Patientensicherheit) eine große Rolle. Mit der zunehmenden Digitalisierung des Gesundheitswesens werden daher entsprechende Kompetenzen zur Anpassung technischer Versorgungsarrangements für Pflegende zunehmend an Bedeutung gewinnen (Kunze 2017).

4.11 Fazit

Der Einsatz von Technik in Pflege und Versorgung ist nicht trivial. Passen sich die technischen Systeme in das Alltagsleben Betroffener ein, werden sie akzeptiert und genutzt, erreichen sie überhaupt das gesetzte Ziel, sind sie ethisch akzeptabel? Das sind nur einige Fragen, die es in diesem Diskurs zu stellen gilt. Sicher ist:

- Technik hat Potenzial

und

- Technik hat Grenzen.

Diese Grenzen lebensdienlich auszuloten ist unsere Aufgabe. Dabei bedarf es eines vorausschauenden Weitblicks einerseits und einer stabilen Bodenhaftung andererseits. Die folgenden Beiträge haben zum Ziel, Potenzial aufzuzeigen, Wissen zu ermitteln, um Verständnis zu ermöglichen, Grenzen auszuloten und so zum Diskurs anzuregen.

Literatur

Böhle, F., Weihrich, M. & Stöger, U. (2015). *Interaktionsarbeit gestalten. Vorschläge und Perspektiven für humane Dienstleistungsarbeit* (Forschung aus der Hans-Böckler-Stiftung, Bd. 168). Berlin: Edition Sigma. https://doi.org/10.5771/9783845268279

Deutscher Ethikrat. (2020). *Robotik für gute Pflege. Stellungnahme* (Deutscher Ethikrat, Hrsg.). Verfügbar unter https://www.ethikrat.org/fileadmin/Publikationen/Stellungnahmen/deutsch/stellungnahme-robotik-fuer-gute-pflege.pdf

Dunkel, W. & Weihrich, M. (2010). Kapitel II Arbeit als menschliche Tätigkeit: Arbeit als Interaktion. In G. G. Voß, G. Wachtler & F. Böhle (Hrsg.), *Handbuch Arbeitssoziologie* (S. 177–200). Wiesbaden: VS Verl. für Sozialwiss. https://doi.org/10.1007/978-3-531-92247-8_6

Hülsken-Giesler, M. & Daxberger, S. (2018). Robotik in der Pflege aus pflegewissenschaftlicher Perspektive. In O. Bendel (Hrsg.), *Pflegeroboter* (S. 125–140). Wiesbaden: Springer Gabler.

Hülsken-Giesler, M. (2015). Technik und Neue Technologien in der Pflege. In H. Brandenburg & S. Dorschner (Hrsg.), *Pflegewissenschaft* (3., überarbeitete und erweiterte Auflage, S. 262–279). Bern: Hogrefe Verlag.

Huter, K., Krick, T., Domhoff, D., Seibert, K., Wolf-Ostermann, K. & Rothgang, H. (2020). *Effectiveness of digital technologies to support nursing care: results of a scoping review.* https://doi.org/10.21203/rs.2.24344/v1

Kerres, M. (2020). Jahrbuch Medienpädagogik 17: Lernen mit und über Medien in einer digitalen Welt. *MedienPädagogik: Zeitschrift für Theorie und Praxis der Medienbildung, 17* (Jahrbuch Medienpädagogik), 1–32. https://doi.org/10.21240/mpaed/jb17/2020.04.24.X

Kohnke, O. (2015). *Anwenderakzeptanz unternehmensweiter Standardsoftware. Theorie, Einflussfaktoren und Handlungsempfehlungen* (Research). Zugl.: Mannheim, Univ., Habil-Schr. Wiesbaden: Springer. https://doi.org/10.1007/978-3-658-08206-2

Kramer, U., Borges, U., Fischer, F., Hoffmann, W., Pobiruchin, M. & Vollmar, H. C. (2019). DNVF-Memorandum – Gesundheits- und Medizin-Apps (GuMAs). *Gesundheitswesen* (Bundesverband der Ärzte des Öffentlichen Gesundheitsdienstes (Germany)) [DNVF-Memorandum – Health and Medical Apps], 81(10), e154-e170. https://doi.org/10.1055/s-0038-1667351

Krick, T., Huter, K., Domhoff, D., Schmidt, A., Rothgang, H. & Wolf-Ostermann, K. (2019). Digital technology and nursing care: a scoping review on acceptance, effectiveness and efficiency studies of informal and formal care technologies. *BMC Health Services Research, 19*(1), 400. https://doi.org/10.1186/s12913-019-4238-3

Krick, T., Huter, K., Seibert, K., Domhoff, D. & Wolf-Ostermann, K. (2020). Measuring the effectiveness of digital nursing technologies: development of a comprehensive digital nursing technology outcome framework based on a scoping review. *BMC Health Services Research*, *20*(1), 243. https://doi.org/10.1186/s12913-020-05106-8

Kunze, C. (in press). Nutzerorientierte und partizipative Ansätze in Gestaltungs- und Aneignungsprozessen von teilhabefördernder Technik. In M. Schäfers & F. Welti (Hrsg.), *Barrierefreiheit – Zugänglichkeit – Universelles Design*. Bad Heilbrinn: Klinkhard.

Kunze, C. (2017). Technikgestaltung für die Pflegepraxis: Perspektiven und Herausforderungen. *Pflege & Gesellschaft*, (2), 130–145.

Meißner, A. (2018). *How can new care technologies support equality & wellbeing of older people? unveröffentlichter Bericht zur Joint Programming Initiative »More years Better Lives – The Potenzial and Challenges of Demographic Change«*.

Peek, S.T.M. (2017). *Understanding technology acceptance by older adults who are aging in place: A dynamic perspective*. PhD Thesis. Ipskamp.

Pols, J. (2017). Good relations with technology: Empirical ethics and aesthetics in care. *Nursing Philosophy: an International Journal for Healthcare Professionals*, *18*(1). https://doi.org/10.1111/nup.12154

Rosa, H. (2005). *Beschleunigung. Die Veränderung der Zeitstrukturen in der Moderne*. Frankfurt am Main: Suhrkamp.

Sandelowski, M. (2005). *Devices & desires. Gender, technology, and American nursing* (Studies in social medicine, Repr). Chapel Hill, SC: Univ. of North Carolina Press. Retrieved from http://www.loc.gov/catdir/description/unc041/00032588.html

Zöllick, J. C., Kuhlmey, A., Suhr, R., Eggert, S., Nordheim, J. & Blüher, S. (2019). Zwischenergebnisse einer Befragung unter professionell Pflegenden. In K. Jacobs, A. Kuhlmey & S. Greß (Hrsg.), *Mehr Personal in der Langzeitpflege – aber woher?* (Pflege-Report, S. 211–218).

Teil II Den Pflegealltag mit Technik gestalten: Einsatzfelder heute

1 Digitale Medien und soziale Betreuung von Menschen mit Demenz

Beate Radzey

1.1 Der Kontext: Technische Hilfen für Menschen mit Demenz

Demenzen sind eine der häufigsten Erkrankungsformen, die im höheren Lebensalter auftreten können. Daneben verändern Demenzen das bisherige Leben am einschneidensten von allen Erkrankungen. Aktuelle Zahlen der Deutschen Alzheimer Gesellschaft gehen davon aus, dass derzeit ca. 1,7 Millionen Menschen in Deutschland von einer demenziellen Erkrankung betroffen sind (Bickel 2018). Neben den primären kognitiven Symptomen treten im Krankheitsverlauf auch motorische und funktionale Einbußen auf. Diese haben großen Einfluss auf die Progredienz und damit auch auf die Fähigkeit zu einer selbständigen Lebensführung der Betroffenen. Um so gut wie möglich im Alltag zurechtzukommen, brauchen Menschen bei kognitiven Einschränkungen Beistand in vielerlei Form.

Auch in der Betreuung und Pflege von demenziell erkrankten Menschen haben bedarfsgerechte technische Lösungen und technikgestützte Betreuungskonzepte das Potenzial einen wertvollen Beitrag zu leisten (Ienca et al. 2017). Die Entwicklung neuer Technologien schreitet aktuell rasch voran. Es ist sogar die Sprache von einer technischen Revolution im Feld von Demenz. So hat sich die Zahl der entwickelten Technologien innerhalb der letzten fünf Jahre verdoppelt mit weiter steigender Tendenz (Ienca et al. 2017). Allerdings steht diesem technischen Innovationsschub die Tatsache entgegen, dass die tatsächliche Verbreitung dieser Produkte in Pflege und Versorgung noch vergleichsweise gering ist. Dies wird in der Regel mit einem fehlenden Wissenstransfer sowie unzureichenden Strategien für die Verbreitung dieser Produkte begründet (ebd.).

Ebenso fehlt es an Studien, die zuverlässig die Wirksamkeit der entwickelten technischen Lösungsansätze untersuchen. Die wenigen vorhandenen Studien weisen oft erhebliche methodische Mängel, wie z. B. geringe Fallzahlen auf. Bisher zeigt sich, dass der Weg der neuen Technologien aus den Forschungs- und Entwicklungslaboren in die realen Lebenssituationen von Menschen mit Demenz mühsam ist (Fleming & Sum 2014).

Ein weiteres, aber nicht zu unterschätzendes Problem mag auch der bisher fehlende Fokus auf die eigentlichen Bedürfnisse der Betroffenen sein. In einer seit längerer Zeit vorliegenden Studie haben Sixsmith et al. (2007) auf der Basis von Interviews mit Menschen mit Demenz eine »Technik-Wunschliste« erarbeitet. Dabei stehen Unterstützungsbereiche wie die Förderung der Erinnerung und des Erhalts der eigenen Identität, die Unterstützung bei der Aufrechterhaltung sozialer Beziehungen, die Unterstützung bei Konversationen oder auch die Förderung der Nutzung von Musik im Vordergrund. Diese Zielsetzungen fanden bisher bei den meisten technischen Entwicklungen für Menschen mit Demenz nur wenig Berücksichtigung.

Tab. II.1.1: Die Top 5 Nennungen der Technologiewunschliste von Sixsmith et al. 2007, eigene Übersetzung

Wunschthema	Beschreibung der Unterstützungsmöglichkeit	Erzielter Wert
Mündliche/persönliche Geschichte	Förderung von Reminiszenz/Erinnerung über Aktivitäten oder (technische) Hilfsmittel	11
Soziale Teilhabe	Unterstützung bei der Aufnahme neuer, aber auch der Aufrechterhaltung bestehender Beziehungen mit Freunden und Familie	9
Anregung von Gesprächen	Unterstützung der Kommunikation mit anderen Personen z. B. durch das Erinnern an eine frühere Aussage	7
Ermunterung zur Nutzung von Musik	Förderung der Freude an und der Nutzung von Musik, entweder als eine spezifische Aktivität oder als passiver Genuss	7
Förderung von Beziehungen in der Gemeinde/Öffentlichkeit	Förderung von Aktivitäten und Beziehungen mit oder innerhalb der lokalen Gemeinde	7

Im Gegensatz zu diesen genannten Wünschen der eigentlichen Zielgruppe zeigen aktuelle Überblicksarbeiten, dass die größte Anzahl der eingesetzten Technologien immer noch darauf ausgerichtet ist, die Sicherheit von Menschen mit Demenz, die in der eigenen Häuslichkeit leben, zu erhöhen. Technische Lösungsansätze, die darauf ausgerichtet sind, Erinnerungen zu beflügeln oder schlicht Spaß und Freude zu bereiten, finden nur wenig Verbreitung (Lorenz et al. 2019). Auch Forschungsarbeiten zu Technologien, die vergnügliche Freizeitaktivitäten von Menschen mit Demenz unterstützen, liegen kaum vor (Evans et al. 2011; Smith & Mountain 2012). Obwohl diese die Chance bieten, die Lebensqualität der Betroffenen direkt zu verbessern, haben sie bis dato nur wenig Aufmerksamkeit erfahren. Das besondere Potenzial dieser technischen Lösungen wird somit bisher nur wenig genutzt (Smith & Mountain 2012).

1.2 Ausgangsüberlegungen: Wohlbefinden durch individuell bedeutsame Aktivitäten (meaningful activities)

Das Vorliegen einer Demenzdiagnose führt häufig dazu, dass sich die Betroffenen aus dem Leben zurückziehen. Dies hat wiederum zur Folge, dass Menschen mit Demenz egal, ob sie zu Hause oder in einer Einrichtung leben, oft unterstimuliert sind und nur in geringem Maß am Leben teilnehmen. Daher ist es im Hinblick auf das Wohlbefinden dieser Personengruppe sehr wichtig, dass Wege gefunden werden, wie sie aktiv und eingebunden bleiben können, mit dem Ziel, bestehende Fähigkeiten zu erhalten und soziale Beziehungen weiterzuführen. Im Verlauf der Erkrankung kann es dazu kommen, dass die betroffenen Personen die Fähigkeit verlieren selbst bzw. aus eigenem Antrieb, angenehme und unterhaltsame Aktivitäten auszuüben, was wiederum zu sozialer Isolation und Unsicherheit führen kann (Topo 2009). Als weitere Folge treten häufig depressive Verstimmungen auf. Das Fehlen von angenehmen Aktivitäten steht in einer engen Verbindung mit Depressionen (Teri 2003). Zusammenfassend liegen viele Belege dafür vor, dass Passivität, geringe Stimulation und fehlendes soziales Eingebundensein zu depressiven Verstimmungen führen und den Krankheitsfortschritt dadurch beschleunigen kann. Insbesondere Personen in frühen Krankheitsstadien verbringen sehr viel Zeit untätig zu Hause (Phinney & Moody 2011).

Aber auch in Pflegeeinrichtungen gehört das Erleben von Langeweile und Passivität zum Alltag der Bewohner (Müller-Hergl 2012; Wood et al. 2009). Für ein positives Lebensgefühl ist es jedoch wichtig, sich aktiv, kompetent und handlungsfähig zu erleben. Sinnvolle bzw. für die Person bedeutsame Aktivitäten, die die Aufmerksamkeit der Person binden, haben daher ein hohes Potenzial im Hinblick auf das Wohlbefinden und sind daher ein wichtiger Bestandteil einer guten Pflege und Begleitung von Menschen mit Demenz.

Das Leitthema im Hinblick auf sinnvolle Aktivitäten ist Verbundenheit (Han et al. 2016). Gemeint ist dabei sowohl eine Verbundenheit mit sich selbst. Diese macht sich fest an den Aktivitäten, die in Bezug zu einer Kontinuität des bisherigen Lebens stehen, Gesundheit und Wohlbefinden fördern und das Verfügen über persönliche Zeit ermöglichen. Darüber hinaus geht es aber auch um das Verbundensein mit anderen Menschen sowie das Eingebundensein in die Umgebung, in der man lebt. Dabei unbenommen ist, dass die Aktivitäten eine individuelle Bedeutsamkeit für die demenzbetroffene Person haben und ihren Bedürfnissen entsprechen.

Gelänge es entsprechende subjektiv bedeutsame Aktivitäten anzubieten, dann kann es gelingen, dass Menschen mit Demenz Vergnügen und Freude erleben, sie das Gefühl von Dazugehörigkeit und Eingebundensein erfahren sowie Autonomie und Selbst-Identität gestützt werden (Phinney et al. 2007).

Für Bewohner von Pflegeeinrichtungen scheinen dabei vier Felder an Aktivitäten besonders bedeutsam: Reminiszenz bzw. Erinnerungspflege, soziale Kontakte insbesondere mit der Familie und mit Freunden, musikalische Aktivitäten (Singen, Tanzen und Musik hören) sowie individuelle Tätigkeiten wie z. B. Hobbys, die im bisherigen Leben für die Person wichtig waren (Harmer & Orrell 2008). Im Wesentlichen geht es darum, dass die Aktivitäten die psychologischen und sozialen Bedürfnisse ansprechen.

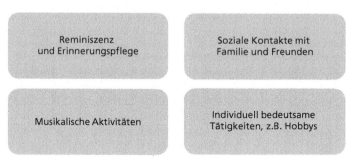

Abb. II.1.1: Vier bedeutsame Themenfelder für Aktivitäten aus der Perspektive von Menschen mit Demenz (vgl. Hamer & Orrell 2008)

Die Qualität des Erlebens der Aktivität steht dabei stärker im Vordergrund als das spezifische Angebot. In stationären Einrichtungen scheint es aber einen Mangel an genau dieser Art von Aktivitäten im Alltag zu geben. Während bei Menschen mit Demenz also eher das momentane Erleben und positive Emotionen im Hier und Jetzt die Qualität einer Aktivität bestimmen, sehen Pflegende und auch Angehörige die Förderung und den Erhalt von Kompetenzen durch Aktivierungen als zentrale Zielsetzung und dabei insbesondere die Förderung von Mobilität.

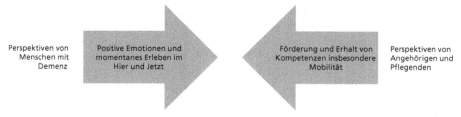

Abb. II.1.2: Unterschiedliche Perspektiven von Menschen mit Demenz und deren Angehörigen/Pflegenden, eigene Darstellung

Im Folgenden wird der Frage nachgegangen, inwieweit digitale Medien neue Möglichkeiten dafür eröffnen, Menschen mit Demenz, aber auch Pflegenden für sie bedeutsame Aktivitäten anzubieten und damit deren Wohlbefinden zu fördern. Dabei werden drei übergeordnete Richtungen vorgestellt, die bei der Entwicklung der digitalen Medien handlungsleitend sind:

- Digitaler Zeitvertreib: Spiele, die Aktivität fördern und Freude hervorrufen
- Training, das Spaß macht: Serious Gaming als Kombination von Spiel und Gesundheitsförderung
- Erinnerungspflege: neue Möglichkeiten und Zugangswege durch die Nutzung digitaler Medien

Die vorgestellten technischen Lösungen können nicht immer trennscharf einer der drei Richtungen zugeordnet werden, da sie oft Elemente aus verschiedenen Bereichen zusammenführen. Es ist aber eine Tendenz der primären Ausrichtung erkennbar. Neben der Vorstellung von technischen Beispielen wird zu jedem Bereich der aktuelle Forschungs- bzw. Wissensstand dargestellt.

1.3 Digitaler Zeitvertreib: Spiele, die Aktivität fördern und Freude hervorrufen

Eine Einsatzmöglichkeit digitaler Medien in der Begleitung von Menschen mit Demenz sind spielerische Elemente, die vornehmlich dem vergnüglichen Zeitvertreib dienen. Diese digitalen Lösungen sollen in erster Linie Spaß vermitteln und die Stimmung verbessern.

Gemäß des niederländischen Kulturhistorikers Huizinga (1949) ist das Spiel ein wesentliches Element menschlicher Aktivität, da der Mensch im Spiel und durch spielerisches Tun seine individuellen Fähigkeiten und Eigenschaften entdeckt. Vom ihm wurde der Begriff des »Homo ludens« (der spielende Mensch) geprägt als die Antwort auf die Frage nach der essentiellen Qualität des menschlichen Seins. Er steht im Gegensatz zum Homo sapiens (der wissende Mensch) oder Homo faber (der Mensch als Handwerker). Das Spielerische ist seiner Meinung nach im Herzen jeder menschlichen Tätigkeit und ein wesentlicher kulturgebender Faktor. Daraus folgt, dass es »das Spiel ist und nicht die Weisheit, was dem Leben Sinn gibt« (Huizinga 1949, S. 1)

Im Kontext der Begleitung von Demenz ist das Thema Spiel bzw. Spielen eine relativ neue Idee (Swinnen & de Medeiros 2018). Daher gibt es bisher auch nur wenige grundlegende Erkenntnisse zum Erleben von Menschen mit Demenz im Spiel (Anderiesen et al. 2015). Das Potenzial, das Spielen für Menschen mit Demenz hat, wird ausgehend vom oben genannten Zitat von Huizinga jedoch sehr schnell offensichtlich. Da vor allen Dingen beim zweckfreien Spiel im Gegensatz zum spielerischen Wettbewerb nicht die Kognition im Vordergrund steht, sehen Experten die Chance, dass Spielen das Leben von Menschen mit Demenz bereichern kann. Über das Erleben von Spaß und Spiel ist es möglich, dass Menschen einfach nur eine »gute Zeit« haben und im Hier und Jetzt versinken (Killick 2013).

Dabei sollen spielerische Zugänge Menschen mit Demenz keineswegs infantilisieren oder trivialisieren, sondern es soll vielmehr ein Weg aufgezeigt werden, um neue Möglichkeiten für Ausdruck, Sinngebendes und den Aufbau von Beziehungen im späteren Alter zu entwickeln (Swinnnen & de Medeiros 2018).

Spielen kann dazu beitragen, Langeweile und Spannungen abzubauen. Im Alltag nutzen viele Menschen digitale Spiele auf Smartphones oder Tablets um genau dies zu erreichen. Entsprechende Spiele werden mittlerweile durch alle Generationen hindurch zum Zeitvertreib genutzt. Es handelt sich meist um sogenannte Casual Games (Gelegenheitsspiele). Dies sind einfache elektronische Spiele, die intuitiv zu bedienen sind und schnelle Erfolgserlebnisse zeigen. Sie können alleine oder auch gemeinsam mit anderen ausprobiert werden.

Als technisches Medium für diese Spiele erwiesen sich vor allem die weit verbreiteten Touchscreentechnologien als vielversprechend, wie sie z. B. bei Computertablets zum Einsatz kommen. Es gibt zunehmend mehr Belege dafür, dass diese Form der Technologie auch für Menschen mit Demenz aufgrund der einfachen Bedienbarkeit gut zu nutzen ist (Upton et al. 2011; Joddrell & Astell 2016). Die Homepage AcToDementia bietet in englischer Sprache einen Überblick zu Touchscreen Apps für Menschen mit Demenz und gibt auch Empfehlungen zu deren Nutzung (https://www.actodementia.com/).

Eine aktuelle Studie aus den USA mit über 1.000 Teilnehmenden untersucht, inwieweit sich durch den Gebrauch von Computer-Tablets die Stimmung von Menschen mit Demenz verbessern lässt. Gemeinsam mit der pflegenden Person wurden unterschiedliche digitale Medien bzw. Apps genutzt wie z. B. Musik, YouTube, Spiele (Puzzle, Kartenspiele etc.). Die deutlichsten Effekte konnten bei den musikbezogenen Interventionen festgestellt werden. Von Pflegenden wurden die Sitzungen besonders dann gut bewertet, wenn bei den Menschen mit Demenz eine klare Stimmungsverbesserung erkennbar war (Gilson 2019).

Im Projekt »In Touch« wurde der Fragestellung nachgegangen, ob das Spielen von einfachen Spielen nur zum Spaß (sogenannte »Happy Games«) auf einem I-Pad die Stimmung und das Verhalten von Menschen mit Demenz beeinflusst. Weiter wurde untersucht, ob diese Form der Betätigung auch als Mittel zur Verbesserung der Kommunikation eingesetzt werden kann. Die Ergebnisse zeigen, dass das Spielen dieser einfachen elektronischen Spiele das Potenzial dazu hat, eine angenehme und bedeutungsvolle Beschäftigung für Menschen mit Demenz zu sein. Auch die Bewertung durch die Pflegenden fiel sehr positiv aus. Sie sehen diese Art der Betätigung als Ergänzung zu den traditionellen Beschäftigungsangeboten zumindest für einen Teil der Bewohner von Pflegeeinrichtungen. Als wichtige Voraussetzung für einen erfolgreichen Einsatz der digitalen Spiele, erwies sich, dass sich die Pflegenden mit der Technik auskennen und den Bewohnerinnen und Bewohnern ein einfaches Tool zur Verfügung steht, um das gewünschte Spiel auszuwählen (Groenewoud & de Lange 2014; Groenewoud et al. 2017). Aus Sicht der Autoren wäre es wünschenswert, dass Einrichtungen aber auch Pflegenden zu Hause eine Datenbank zur Verfügung stünde, in der geeignete Spiele zur Auswahl stehen würden.

Mittlerweile gibt es eine Reihe digitaler Angebote, die auch auf dem deutschen Markt für den spielerischen Einsatz und den Zeitvertreib in der Begleitung von Menschen mit Demenz erhältlich sind und verschiedenste digitale Inhalte umfassen.

Beispielprodukte in der Kategorie »digitaler Zeitvertreib«

Memocare (https://memocare.aktivieren.net/)

Memocare umfasst ein technisches System, über das mehr als 200 digitale Inhalte für den Einsatz in der sozialen Betreuung von Menschen mit Demenz online abrufbar sind. Mit Hilfe dieser internetbasierten Plattform lassen sich Angebote für Gruppen- und Einzelbetreuung zusammenstellen. Das System arbeitet auf Tablets, kann aber für Gruppenaktivitäten auch am Großbildschirm oder über Beamer eingesetzt werden. Das System ist damit nicht an ein bestimmtes Endgerät gebunden. Die Inhalte umfassen Fotos, Musik sowie Spiele und Rätsel. Die unterschiedlichen digitalen Betreuungsangebote variieren im Niveau und können damit in unterschiedlichen Stadien der Erkrankung eingesetzt werden. Es sind auch individuelle Anpassungen möglich, indem eigene Fotos oder Inhalte, wie zum Beispiel die Lieblingsmusik einer Person, ergänzt werden können.

Media4care (https://www.media4care.de)

Ein weiteres Angebot auf dem deutschen Markt ist das Tablet Media4care. Dies wurde speziell für die individuelle Betreuung von Menschen mit Demenz entwickelt. Es handelt sich dabei um ein vorinstalliertes Tablet, das eine umfassende Sammlung an demenzgerechten Medien (Filme, Spiele etc.) umfasst, die in der Einzelbetreuung genutzt werden können. Neben den vorhandenen Inhalten ist es auch möglich, individuelle Profile mit persönlichen Inhalten anzulegen. Es gibt zwei Varianten: Das sogenannte Betreuertablet ist für den Einsatz in der sozialen Betreuung in Pflegeeinrichtungen konzipiert. Neben der Einzelbetreuung ist es technisch möglich, die Inhalte über eine Schnittstelle auf einen Fernseher zu übertragen und so für Gruppen nutzbar zu machen. Das sogenannte Seniorentablet ist für die Nutzung in der Häuslichkeit konzipiert und bietet eine Auswahl aus 700 Inhalten wie z. B. gedächtnisfördernde Spielen, Videos und Musik.

Tovertafel (https://tovertafel.de)

Eine andere Technik, die explizit mit der Zielsetzung entwickelt wurde, Menschen mit Demenz das Erleben von Freude und Spaß, aber auch gemeinsame Interaktionen in der Gruppe zu ermöglichen ist die Tovertafel. Sie wird von der niederländischen Firma »active cues« vertrieben. Das Grundprinzip dieser technischen Lösung ist eine Tischpräsentation über Beamertechnik. Die Lichtprojektionen auf dem Tisch reagieren auf Hand- und Armbewegungen. Mittels verschiedener Spielemöglichkeiten sollen die Nutzer zur Bewegung animiert werden. Was wieder dazu führen soll, dass Apathie durchbrochen wird und die Teilnehmer sich körperlich und geistig stimuliert fühlen.

Die ursprüngliche Version der Tovertafel wurde im Rahmen einer Promotion mit der sogenannten Co-Design-Methode entwickelt. Dabei handelt es sich um einen nutzerorientierten Designprozess, in den der bzw. die Endnutzer intensiv eingebunden werden. Im Prozess der Entwicklung der Tovertafel konnten sowohl Angehörige und Pflegende als auch Menschen mit Demenz erfolgreich eingebunden werden (Anderiesen 2017). Dies führte zum Beispiel dazu, dass sich die eigentliche Zielsetzung des technischen Designprozesses weg von einer Unterstützung der Aktivitäten des täglichen Lebens hin zum reinen Spielerlebnis veränderte. Die Co-Design-Methode findet auch bei der Neu- und Weiterentwicklung der Spiele Anwendung. Neben Gesprächen mit Pflegenden und Familienangehörigen werden die neuen Spiele immer wieder gemeinsam mit den Demenzbetroffenen ausprobiert. Im Rahmen einer kleinangelegten Evaluationsstudie mit sechs Teilnehmenden zeigte sich, dass es durch den Einsatz der Tovertafel insbesondere möglich war, die physische Aktivität zu erhöhen und es gibt auch Hinweise darauf, dass durch diese Intervention Apathie verringert werden kann.

Qwiek.up (https://qwiek.eu)

Qwiek.up wurde in den Niederlanden auf der Basis des Ansatzes der erlebnisorientierten Pflege entwickelt. Es handelt sich um einen mobilen Projektor, der aus jedem Zimmer eine Art Snoezel- oder Erlebnisraum machen kann, indem audiovisuelle Stimuli erzeugt werden. Der Projektor ist so konzipiert, dass er wahlweise an die Wand oder Decke projizieren kann. Die Inhalte werden auf sogenannten USB-Erlebnismodulen zur Verfügung gestellt. Diese sind thematisch mit digitalen Fotos, Musik oder Umgebungsgeräuschen bestückt. Die Inhalte umfassen z. B.: einen Spaziergang durch einen Wald, Urlaub, Jahreszeiten, Haustiere oder Konzerte mit André Rieu. Es können auch leere Erlebnismodule erworben werden, die dann selbst mit individuellen Inhalten (Bilder, Videos etc.) gefüllt werden können. Das Qwiek.up ist sehr leicht zu bedienen und kann von der Familie, Begleitern und Betreuern genutzt werden.

1.4 Training, das Spaß macht: Serious Gaming als Kombination von Spiel und Gesundheitsförderung

Unter dem Begriff Serious Games (englisch für *ernsthafte Spiele*) versteht man digitale Spiele, die nicht primär oder ausschließlich der Unterhaltung dienen. Zwar können sie entsprechende Unterhaltungsteile enthalten, der eigentliche Fokus liegt aber darin Informationen oder Bildung zu vermitteln. Dieses Spielekonzept, das Spaß mit ernsten Inhalten verbindet, findet im Gesundheitsbereich und hier auch im Feld Demenz immer häufiger Anwendung. Konkrete Anwendungsbereiche sind hier das kognitive Training, die Bewegungsförderung sowie Spiele, die die soziale Interaktion stützen. Viele der eingesetzten Spiele wurden ursprünglich eigentlich für Unterhaltungszwecke entwickelt, dann aber mit der Zielsetzung, etwas für die Gesundheit zu tun, in ihrer Nutzung beispielsweise auch zum Einsatz bei Menschen mit Demenz adaptiert wie z. B. Wii Sports der Firma Nintendo® oder Kinect Sports von Microsoft™ (McCallum & Boletsis 2013). Die beiden Autoren führten eine erste Überblicksarbeit zur Nutzung von »Serious Games« im Kontext von Demenz durch. Ihr Ergebnis ist die vorsichtige Vermutung, dass der Einsatz dieser Spieleform bei der Zielgruppe mit Demenz einen positiven Effekt hat. Ungewiss ist jedoch, ob dieser länger anhält bzw. ob sich dadurch insgesamt ein positiver Einfluss auf die Ausführung von Alltagsaktivitäten erzielen lässt (ebd.).

In einer aktuellen Überblicksarbeit, deren Fokus in der Auswertung sich hauptsächlich auf die Ausführbarkeit von Serious Games bei Demenz richtet, stellen Dietlein et al. (2018) zusammenfassend fest, dass die wenigen vorliegenden Studienergebnisse insbesondere aufgrund verschiedener methodischer Probleme nur bedingt aussagefähig sind. Generell zeigt sich, dass diese Form der Spiele unter Begleitung problemlos von Menschen mit Demenz ausgeübt werden können. Allerdings lässt die aktuelle Studienlage keine abschließende Aussage zu deren Effektivität zu, wobei es Tendenzen in der Verbesserung von kognitiven Fähigkeiten zu geben scheint.

Prinzipiell gibt es bei der Nutzung von Serious Games zwei Ansätze. Zum einen liegt der Fokus darin, mit Hilfe von interaktiven Übungen und Spielen eine Verbesserung der kognitiven Leistungsfähigkeit, das heißt eine Form des Gehirntrainings auszuüben. Eine weitere Zielrichtung liegt eher im physischen Bereich. Bei dieser Form des Trainings soll durch Bewegungsübungen in erster Linie die physische Leistungsfähigkeit verbessert werden.

Generell werden Interventionen in der Begleitung von Menschen mit Demenz als besonders erfolgversprechend angesehen, wenn diese multidimensional ausgerichtet sind, das heißt, sowohl kognitive als auch physische Akzente setzen. Ein in Deutschland seit vielen Jahren erfolgreich in der sozialen Betreuung eingesetztes Interventionskonzept, das nach diesem Anspruch arbeitet ist SimA (kurz für »Selbständigkeit im höheren Lebensalter«). Mittlerweile sind die für das Gedächtnistraining sowie das psychomotorische Training entwickelten Übungen auch digital erhältlich (Oswald et al. 2006 a und b).

Auch die finnische FINGER-Studie, der eine multidimensionale Intervention zugrunde liegt, zeigt, dass mit einem digitalisierten kognitiven Trainingsprogramm positive Effekte insbesondere in der Reduktion des Demenzrisikos erreicht werden können (Ngandu et al. 2015).

Generell zeigen die vorliegenden Studienergebnisse, dass digitale kognitive Trainingsprogramme ihre Wirksamkeit eher bei Menschen in frühen Stadien oder bei Vorliegen von leichten kognitiven Störungen (Mild Cognitive Impairment MCI) erzielen können, auch wenn die vorliegenden Studien aufgrund von methodischen Schwächen nur begrenzt aussagefähig sind (Gates et al. 2019).

Dennoch werden aktuell umfassende kognitive Trainingsprogramme für Menschen mit Demenz entwickelt, deren erste Ergebnisse durchaus positive Tendenzen zeigen (Burdea at al. 2015; Walton et al. 2019).

1.5 Exergaming: Digital in Bewegung kommen

Ein weitaus größerer Trend in der aktuellen Entwicklung ist allerdings das Design von Technologien, die in erster Linie bewegungsfördernd sind. Generell gibt es eine Vielzahl von Studien, die in mehreren neueren Metaanalysen bzw. systematischen Überblicksarbeiten zusammengefasst sind, die die Evidenz der Wirkung von Bewegung ausreichend gesichert belegen. Es liegen vielfältige Studienergebnisse vor, die aufzeigen, dass der Demenzverlauf und viele der damit einhergehenden Symptomatiken durch ein entsprechendes körperliches Training/spezifische Trainingsprogramme positiv beeinflusst werden können (Radzey 2019).

Dem gegenüber steht jedoch die Tatsache, dass im Alltag von Demenzbetroffenen Bewegungsarmut eher die Regel ist. Menschen mit Demenz verbringen den größten Teil des Tages ortsgebunden, in der Regel sitzend. Dies gilt insbesondere für Bewohnerinnen und Bewohner von Pflegeeinrichtungen, bei denen häufig körperliche Aktivität nur am Morgen beim Aufstehen festgestellt werden konnte. Hier ist ein Perspektivenwechsel dringend notwendig (van Alphen et al. 2016).

Mit dem Ansatz der zur Bewegungsförderung entwickelten technischen Lösungen, den sogenannten Exergames, versucht man hier neue Impulse und Ansätze zu etablieren. Bei dem Begriff Exergames handelt es sich um ein Kunstwort, das sich aus den Begriffen Exercise (Übung) und Game (Spiel) zusammensetzt. Exergaming ist ein neuer Weg, um Bewegungsübungen entweder in einer virtuellen Welt oder einer Spielumgebung auszuführen. Ziel ist es, neben der Bewegung auch Anregungen für eine kognitive Stimulation zu bieten (van Santen et al. 2018). Wichtige technische Elemente für die Ausübung dieser Spielform sind Bewegungssensoren oder 3D-Bilderkennungsverfahren, die Bewegungen erfassen können.

In einer ersten Überblicksarbeit zu den Effekten von Exergames im Kontext von Demenz wurden drei Studien einbezogen. Die Auswertung zeigte bei zwei von ihnen leicht signifikante physische, kognitive und emotionale Effekte bei den Studienteilnehmern. Generell gilt aber auch hier, dass die Studien insbesondere aufgrund der geringen Fallzahlen wenig aussagekräftig sind (van Santen et al. 2018).

Eine umfassendere systematische Überblicksarbeit und Metaanalyse, die sich mit Exergames im Kontext neurologischer Behinderungen u. a. auch der Alzheimererkrankung befasste, kommt trotz der auch hier vorliegenden methodischen Einschränkungen zu der Folgerung, dass Exergames ein hochflexibles Werkzeug in der Rehabilitation von Menschen mit neurologischen Beeinträchtigungen darstellen und in die Behandlungsprozesse der Betroffenen einbezogen werden sollten (Mura et al. 2018)

In der Praxis finden entsprechende digitale Bewegungsprogramme schon seit längerer Zeit eine immer umfangreichere Anwendung. Im Folgenden werden einige Beispiele beschrieben.

Beispielprodukte in der Kategorie »Training, das Spaß macht«

Silver Fit (https://silverfit.com/en/)

Silver Fit ist ein interaktives physiotherapeutisches Konzept, das in den Niederlanden für ältere Menschen insbesondere zum rehabilitativen Training z. B. von Schlaganfallpatienten sowie zur Sturzprophylaxe entwickelt wurde. Das System koppelt über eine 3D-Kameratechnologie Bewegung und Bild. Es gibt verschiedene Trainingsprogramme für unterschiedliche Zielgruppen. Speziell für Menschen mit Demenz wurde das Programm SilverFit Alois entwickelt. Neben der Bewegungsförderung soll das System den Nutzerinnen und Nutzern aber auch Spaß vermitteln, kognitiv stimulieren und die soziale Interaktion beispielsweise mit Angehörigen fördern. Ziel ist es in erster Linie freudige Momente zu gestalten und damit die Lebensqualität zu verbessern. Neben Bewegungsübungen bietet das System die Möglichkeit auch mit persönlichen Erinnerungen zu arbeiten oder zu entspannen z. B. mit Hilfe eines virtuellen Aquariums.

MemoMoto (https://www.memomoto.de)

MemoMoto bietet eine Kombination aus Bewegungsförderung und Erinnerungspflege. Der erste MemoMoto wurde im Jahr 2009 in den Niederlanden von einem Expertenteam entwickelt und ist speziell für Menschen mit Demenz konzipiert. Grundidee ist, dass die Person mit Demenz ein Bewegungsgerät wie beispielsweise ein stationär installiertes Fahrrad oder ein Laufband nutzt. Dieses Gerät ist verknüpft mit einem Bildschirm, einem Computer und einem Bewegungssensor. Dieser überträgt die Bewegung auf den Computer, der wiederum auf dem Bildschirm eine für den Nutzer bekannte Route (Straße, Waldweg etc.) abspielt. In der Regel handelt es sich um Routen aus der Region. Diese aufgenommenen Streckenbilder laufen, sobald die Person sich bewegt. Die Geschwindigkeit der Streckenaufnahmen variiert in Abhängigkeit der Bewegung des Nutzers. Damit wird der visuelle Eindruck vermittelt, dass sich die Person durch eine vertraute Umgebung bewegt. Es wird erhofft, dass die Routen durch bekannte Umgebungen die Person zu Bewegung animieren und auch für eine Stimulation der Kognition durch das Auslösen von Erinnerungen sorgen. Im Idealfall wird die Person während der Ausführung der Bewegungsübung therapeutisch begleitet und kann sich über das Erlebte austauschen.

memoreBox (https://www.retrobrain.de/)

Die memoreBox der Firma Retro Brain R&D GmbH ist eine in Deutschland entwickelte gestengesteuerte Spielebox, die an den Fernseher angeschlossen werden kann. Sie bietet den Teilnehmenden therapeutische Videospiele in Verbindung mit leichten Körperbewegungen. Die Teilnehmenden können kegeln, Motorrad fahren und die Rolle eines Briefträgers übernehmen, der Post in Häuser verteilt. Die Spiele sind so konzipiert, dass sie leicht durchzuführen sind, aber auch Spaß machen. Die memoreBox befindet sich aktuell in der Modellerprobung. Die Evaluationsstudie wird von der Barmer Krankenkasse finanziert. Zwischen 2016 und 2018 erfolgte eine erste Testung in zwei Pflegeeinrichtungen in Hamburg und Berlin. In eine aktuell laufende zweite Testphase sind bundesweit 100 Einrichtungen einbezogen. Bisherige Ergebnisse können zwar nur Tendenzen aufzeigen, diese scheinen jedoch positiv zu sein. Bislang konnten positive Effekte für die Stand- und Gangsicherheit, eine Verbesserung der Motorik, Ausdauer und Koordinationsfähigkeit sowie die Stärkung der sozialen Bindungen und der Kommunikation beobachtet und partiell nachgewiesen werden (GKV 2019).

1.6 Erinnerungspflege: neue Möglichkeiten und Zugangswege durch die Nutzung digitaler Medien

Erinnerungspflege (im Englischen oft als »reminiscence« bezeichnet) stellt von jeher einen zentralen Stützpfeiler einer person-zentrierten Begleitung von Menschen mit Demenz dar. Bei der Erinnerungspflege geht es darum, auf der Basis von biografischem Wissen sowie des Erlebens des Bewohners im Alltag bewusst Situationen zu gestalten, in denen angenehme Erinnerungen geweckt werden. Diese können eine wichtige Rolle dabei spielen, die Selbstvergewisserung und Identität der Person im Hier und Jetzt zu stärken. Wenn sich das eigene gelebte Leben nicht mehr ohne weiteres vergegenwärtigen lässt, beginnt die Gewissheit darüber zu bröckeln, wer man »im Erkennen und Fühlen« (Kitwood 2000) ist. Sich die eigene Vergangenheit zu vergegenwärtigen und Ereignisse oder Erfahrungen ins Bewusstsein zurückbringen zu können, die die eigene lebensgeschichtliche Entfaltung ausmachen, hilft dabei, sich selbst zu bestätigen und als vom unmittelbaren sozialen Umfeld angenommen und wertgeschätzt zu erfahren. Damit ist im Kern das Konzept von Erinnerungspflege markiert, die versucht, durch gezielte Interventionen im Alltag die Ich-Identität zu stärken und letztlich das Wohlbefinden von Menschen mit Demenz zu fördern.

Bislang wurden in der Erinnerungspflege vor allem konventionelle Medien (wie Fotos u. a.) verwendet. Inzwischen spielen aber auch neue interaktive Medien eine immer wichtigere Rolle dabei, Menschen mit Demenz und ihre Erinnerungen anzusprechen. Mit den neuen, digitalen Medien bieten sich innovative Einsatz- und Anwendungsmöglichkeiten, welche das Potenzial beinhalten, Erinnerungspflege im Rahmen einer Medienkultur und -gesellschaft angemessen zu modifizieren und neu zu formen. Generell eröffnen die neuen Medien andere Möglichkeiten in Bezug auf den Zugang zu Inhalten und die Umsetzung von Erinnerungspflege im Alltag. Ob zu Hause oder im Pflegeheim: das klassische Erinnerungsalbum wird ergänzt, erweitert, wenn nicht ersetzt durch neue Formen und Möglichkeiten, die auch den Zugriff auf bislang nicht nutzbare Erinnerungsmaterialien erlauben. Die technischen Lösungen erlauben es, neben persönlichen Erinnerungsmaterialien auf den breiten Fundus medialer Artefakte/Materialien zurückzugreifen, die im Erleben der heute alten Menschen eine wichtige Rolle gespielt haben. Damit bieten die neuen Medien große Potenziale für eine Erweiterung und Neuausrichtung von Erinnerungspflege, indem eine Vielzahl neuer Inhalte erschlossen werden kann. Die bereits erwähnten Produkte *memocare* bzw. *media4care* bieten eine erste Auswahl entsprechender digitalisierter Medien auf dem Markt an.

Aufgrund der vorliegenden Studienlage wird Erinnerungspflege grundsätzlich als eine vielversprechende Intervention für Menschen mit Demenz gesehen, die das Potenzial hat, Stimmung, Kognition und Verhalten zu verbessern (Woods et al. 2018).

Eine Überblicksarbeit, die sich explizit mit den Effekten der technikgestützten Erinnerungspflege befasst, sieht die Vorteile im Zugang zu reichhaltigen und die Beteiligung fördernden multimedialen Erinnerungsmaterialien. Ebenso wird angeführt, dass diese Form der Begleitung soziale Interaktion befördert und es den Betroffenen leichter zu fallen scheint, Gespräche zu bestimmen. Dies kann vor allen Dingen durch die Anregung des emotionalen und musikalischen Gedächtnisses gelingen. Ebenso bieten technikgestützte Lösungen eine Reduzierung von Barrieren, so dass sie zum Teil (motorische) Einschränkungen kompensieren. Generell fehlt es jedoch noch an Wissen dazu, welche Arten von Medien besonders geeignet sind und wie diese aufbereitet werden sollten (Lazar et al. 2014).

Die umfangreichsten Erkenntnisse und Erfahrungen zur technikgestützten Erinnerungspflege gibt es aus dem Projekt CIRCA – Computer Interactive Reminiscence und Conversation Aid[1]. Die ersten Schritte mit CIRCA wurden bereits Anfang des Jahrtausends unternommen. Eine Forschergruppe um Gary Gowans an der Universität Dundee entwickelte CIRCA mit der Zielsetzung Kommunikation zwischen Pflegenden und Menschen mit Demenz zu verbessern. Erinnerungspflege/Reminiszenz schien hierfür das geeignete Potenzial zu haben. Es entstand die Idee durch die Bereitstellung digitaler Medien den Prozess zu vereinfachen und damit den Aufwand für die Pflegenden zu reduzieren. Das System ist einfach zu bedienen und hilft vielfältige Quellen zu kollektiven Gedächtnisinhalten einer Generation zu erschließen. Es gibt Filme, Fotos und Musik mit zeitgeschichtlicher Bedeutung, die vielen Älteren vertraut sind (Gowans et al 2004). CIRCA wurde von seinen Anfängen in allen Entwicklungsstufen bis heute wissenschaftlich begleitet. Die Ergebnisse zeigen zum Beispiel, dass sich durch die Nutzung von CIRCA die Interaktion zwischen Pflegenden und Bewohnerinnen und Bewohnern deutlich verbessern lässt. Die Begegnung findet auf Augenhöhe statt, was bei den Bewohnerinnen und Bewohnern zu einer erlebten Verbesserung des Status und bei den Pflegenden zu einer Erhöhung der Arbeitszufriedenheit führt (Astell et al. 2010). In einer neueren Evaluationsstudie

---

[1] Siehe auch http://staff.computing.dundee.ac.uk/nalm/CC_website_at_Dec_2016/index.html

zur Nutzung von CIRCA in Gruppensitzungen zeigte sich bei den Teilnehmenden sowohl Verbesserungen in der Kognition als auch in der Lebensqualität (Astell et al. 2018).

Die im Rahmen der Testung von CIRCA gesammelten Erfahrungen und Erkenntnisse bestätigen sich auch in einem kürzlich in Deutschland abgeschlossenen Projekt zur digitalen Erinnerungspflege, auf das im Folgenden eingegangen werden soll.

1.7 Das Projekt InterMem: Neue Impulse für die Erinnerungspflege

Interactive Memories – Technikgestützte Biografiearbeit und Erinnerungspflege, kurz InterMem, heißt ein Forschungs- und Entwicklungsprojekt, das im Rahmen des Förderschwerpunkts »Pflegeinnovationen für Menschen mit Demenz« vom Bundesministerium für Bildung und Forschung zwischen Juni 2015 und September 2018 gefördert wurde (www.intermem.org). Daran beteiligt waren Universitäten, Hochschulen, mittelständische Unternehmen, Experten aus dem Bereich Wissenstransfer sowie zwei Pflegeeinrichtungen. Im Rahmen von InterMem wurde untersucht, wie sich – ausgehend vom person-zentrierten Ansatz im Umgang mit Menschen mit Demenz – digitale Medien und neue Interaktionstechnologien nutzen lassen, um neue Ansätze zur Biografiearbeit und Erinnerungspflege bei Demenz zu entwickeln.

Ein gemeinsamer Nenner des Verbundprojekts war seine von den beteiligten Akteuren ins Zentrum gestellte Nutzerzentrierung. Besonderes Kennzeichen von InterMem war die Erprobung und Entwicklung innovativer technikgestützter Lösungen in realen Kontexten und Situationen mit Hilfe einer sensiblen Einbindung der künftigen Nutzergruppen.

Vor dem Hintergrund der ermittelten Bedürfnisse und Anforderungen wurde ein sich ergänzendes Arrangement technischer Demonstratoren entwickelt, das unterschiedliche Facetten bzw. Elemente der Biografiearbeit und Erinnerungspflege unterstützte. Ziel war nicht die Entwicklung einer technischen Lösung, sondern vielmehr die Erkundung einer abgestimmten Palette modellhafter Umsetzungen einer den Bedingungen und Möglichkeiten der Zeit angepassten, technisch gestützten Erinnerungspflege.

So bietet beispielsweise die internetbasierte Plattform »CareShare« eine Chat- und Dokumentationsmöglichkeit, mit Hilfe derer Angehörige und Pflegende/Betreuende sich zu bewohnerbezogenen biografischen Themen austauschen und themenbezogene Bilder, Videos, Texte etc. in das System einstellen können, die eine hohe Bedeutsamkeit für den Bewohner/die Bewohnerin besitzen (sogenannte »Herzensöffner«).

Als weitere Demonstratoren wurden eine Reihe unterschiedlicher Ausgabemedien erprobt, die entweder gut in der Gruppe (z. B. eine interaktive Monitorwand) oder in Einzelinterventionen (z. B. ein dreidimensionales, pyramidenförmiges Objekt), u. a. auch bei bettlägerigen Menschen eingesetzt werden können. Alle Demonstratoren wurden in den Pflegeheimen erprobt. Im Fall der interaktiven Monitorwand fand dies über mehrere Monate statt. Im Rahmen der Evaluationssitzungen wurden bei den teilnehmenden Bewohnerinnen und Bewohnern insbesondere verbale oder nonverbale Reaktionen erfasst, die mit einer (mutmaßlichen) emotionalen Bedeutsamkeit assoziiert waren. Dokumentiert wurden außerdem Kompetenzen, die bei den Teilnehmenden während der Sitzungen beobachtet werden konnten – wie etwa Lesen, Kommentieren oder auch das Ausführen gezielter Handlungen (Kreutzner & Radzey 2019; Kienzler et al. 2018).

Im Zuge der kontinuierlichen Erprobungen fanden bemerkenswerte Entwicklungen mit Blick auf Interaktion, Kontakt und Beziehung zwischen den demenziell veränderten Bewohnerinnen und Bewohnern und den sie Begleitenden statt. Dies zeigte sich vor allem in einer Belebung der (nicht nur verbalen) Kommunikation und der Zunahme erkennbar positiver Momente auf Seiten der Teilnehmenden. In den Sitzungen war eine Vielzahl positiver Emotionen beobachtbar, die eng mit dem Erinnern an vergangene Ereignisse und Erlebnisse verknüpft waren und oft auch über einen längeren Zeitraum nachwirkten.

Neben diesen eher im Bereich des emotionalen Erlebens angesiedelten Wirkungen konnten Belege dafür gesammelt werden, dass die entwickelten technischen Lösungen durch die Ansprache mehrerer Sinne (Multimodalität) und eine hohe Qualität der Darstellung (Auflösung, Kontraste, Schriftgröße) vorhandene Kompetenzen der Bewohner stützten und deren Handlungsfähigkeit förderten. Hier erwies sich die Bestätigung vorhandener Kompetenzen als eine wichtige Dimension der Stärkung und Rückversicherung des Selbstwertes der teilnehmenden Person (z. B. funktionierende Erinnerung; erfolgreiches »Interagieren« mit der Wand etc.).

Das Projekt ging damit technisch und inhaltlich weit über den bisherigen Stand der Forschung und Praxis hinaus. Wesentlich war es, dass es mit Hilfe dieser Technologien gelang, auf vielfältige Weise, neue Aktivierungsimpulse zu setzen, die den Personen positive Anregung und Bestätigung im Hier und Jetzt und damit ein Stück Lebensqualität bieten konnten (Kreutzner & Radzey 2019; Pfändler & Radzey 2019; Kienzler & Bejan 2018).

1.8 Geplante Weiterentwicklungen: Das sogenannte »Recommendersystem«

Um die Auswahl und Verwaltung der medialen Inhalte für die Erinnerungspflege mit einer technischen Lösung zu unterstützen, entstand im Rahmen des Projekts die Idee eines sogenannten »Recommendersystems« (engl. to recommend = empfehlen) (Bejan et al. 2018). Dies soll einer Einrichtung ermöglichen, sämtliche als hilfreich erachtete und gesichert einsetzbare Materialien digital vorzuhalten. Dieser Materialfundus soll perspektivisch durch ein Archiv relevanter biografischer Details ergänzt werden, die für die Erinnerungspflege relevant sind und Aufschluss über Vorlieben, Interessen oder Lebensthemen der einzelnen Bewohnerinnen und Bewohner geben. Die beiden Informationsquellen lassen sich verknüpfen und bewohnerbezogen abgleichen, so dass Empfehlungen für Erinnerungsinhalte abgeleitet werden können. Den Mitarbeiterinnen und Mitarbeitern steht somit eine stets aktuelle Grundlage zur digitalen Erstellung gezielter Erinnerungsaktivitäten zur Verfügung. Technisch soll das System als Software in der Einrichtung installierbar und dort mobil mittels Tablet-PCs überall einsetzbar sein. Mit dieser Lösung stehen erhebliche Erleichterungs- und Entlastungspotenziale für die Vorbereitung gezielter mediengestützter Erinnerungsaktivitäten in Aussicht. Die Vorarbeiten aus dem Projekt InterMem werden in einem Folgeprojekt der Projektpartner an der HS Furtwangen derzeit zu einem marktreifen System weiterentwickelt, welches den gesamten Betreuungsprozess von der Biografieerfassung bis zur Planung, Durchführung und Reflexion von Betreuungsaktivitäten unterstützt[2].

1.9 Ausblick: Chancen und Grenzen digitaler Medien in der sozialen Betreuung von Menschen mit Demenz

Die neuen, digitalen Medien bieten innovative Einsatz- und Anwendungsmöglichkeiten in der sozialen Betreuung von Menschen mit Demenz. Auch wenn die Datenlage aus wissenschaftlichen Studien noch zu wünschen lässt und hier noch ein deutlicher Nachholbedarf besteht, deuten die bisherigen Ergebnisse darauf hin, dass der Einsatz digitaler Medien in unterschiedlichen Kontexten und Anwendungsszenarien das Potenzial hat, eine sinnvolle Betätigungsmöglichkeit zu bieten und damit einen Beitrag zum Wohlbefinden von Menschen mit Demenz leisten kann.

Der Markt hat darauf deutlich reagiert und in den letzten Jahren einen klaren Bedarf der pflegerischen Praxis ausgemacht. Die technischen Entwicklungen und Neuerungen in diesem Bereich schreiten rasant voran. Der Einsatz unterschiedlichster digitaler Medien in der Begleitung von Menschen mit Demenz ist aktuell im Trend. Die Praxis reagiert mit zunehmender Begeisterung auf die angebotenen Produkte, so dass die mittlerweile auf dem Markt befindlichen Angebote recht schnell einen hohen Verbreitungsgrad erreicht haben. So gibt zum Beispiel Media4Care auf seiner Homepage an, dass die von ihnen vertriebenen Tablets

---

2 Siehe https://imtt.hs-furtwangen.de/imtt/en/portfolio/rememti/

mittlerweile in über 3.500 Pflegeheimen und Privathaushalten zum Einsatz kommen.

Auffallend ist, dass viele der auf dem Markt befindlichen Produkte in den Niederlanden entwickelt wurden. In der Regel entstanden diese in enger Kooperation mit Universitäten und Fachleuten. Dabei kamen unterschiedliche nutzerorientierte Designentwicklungsverfahren zum Einsatz. Ein entsprechender Ansatz wurde auch bei dem Projekt InterMem umgesetzt. Die hierbei gesammelten Erfahrungen zeigen deutlich, wie wichtig bei der Entwicklung von digitalen Medien eine solche Vorgehensweise ist. Dabei gilt es den Fokus nicht nur auf die Demenzbetroffenen zu legen, sondern auch auf deren Begleiter. Im Hinblick auf die Nutzerfreundlichkeit für Demenzbetroffene gilt es, neben kognitiven Einschränkungen besonders auch häufig gleichzeitig auftretende altersbedingte Defizite wie Seheinschränkungen oder feinmotorische Beeinträchtigungen zu berücksichtigen. In einer aktuellen Forschungsarbeit haben Dietlein & Bock (2019) profunde Empfehlungen zum nutzerorientierten Design von Serious Games für Menschen mit Demenz entwickelt. Dazu zählen beispielsweise gut kontrastierende Icons, Gestensteuerung, Kombination von maximal einer kognitiven Fähigkeit mit einer motorischen, personalisierte Inhalte der Spiele und eine Implementierung der Aktivität in der Gruppe unter Anleitung durch eine Betreuungskraft. Die letztgenannte Empfehlung zeigt auch auf, dass bei der Gestaltung entsprechender digitaler Ansätze auch die Begleiter und deren Anforderungen in den Designprozess einbezogen werden müssen. Aus deren Sicht müssen die Produkte ohne große Rüst- und Vorbereitungszeiten einsetzbar (plug and play) und am besten mobil sein. Des Weiteren gilt auch für diese Nutzergruppe, dass die Bedienbarkeit möglichst einfach ist.

Ebenso wichtig wie die Nutzerorientierung ist bei der sensiblen Zielgruppe von Menschen mit Demenz auch die Berücksichtigung ethischer Überlegungen. Experten fordern hier einen proaktiven Ansatz (Ienca et al. 2018; Baldwin 2005). Damit ist gemeint, dass nicht im Nachhinein nach Fertigstellung der technischen Entwicklung eine ethische Beurteilung erfolgen soll, sondern dass eine ethische Perspektive von Anfang an begleitend in den Entwicklungsprozess integriert ist. In Deutschland wurde zur Umsetzung einer solchen Vorgehensweise im Bereich altersgerechter Assistenzsysteme das Verfahren *MEESTAR* entwickelt. Anhand von sieben ethischen Dimensionen ist es möglich, sowohl die an der Entwicklung als auch dem Einsatz entsprechender Technologien Beteiligten ihr Tun im Rahmen eines normativen Prüfungsprozesses ethisch zu reflektieren (Manzeschke et al. 2013; Weber 2014; ▶ Teil IV, Kap. 1).

Eine wichtige Forderung, die auch in vielen der zitierten Forschungsprojekten als zentrale Bedingung für einen erfolgreichen Einsatz von digitalen Medien in der Betreuung von Menschen mit Demenz genannt wird, ist die Unterstützung durch entsprechend qualifizierte Begleiter. Viele der genannten technischen Lösungen entfalten ihr Potenzial nur dann, wenn die Demenzbetroffenen entsprechend begleitet werden. Das heißt, für den erfolgreichen Einsatz der digitalen Medien braucht es auch ein den Interaktionsprozess stützendes Gegenüber.

Letztlich formuliert auch der aktuell in Deutschland veröffentlichte Expertenstandard »Beziehungsgestaltung in der Pflege von Menschen mit Demenz« deutlich, dass menschliche Begegnung auf der Basis einer person-zentrierten Pflege die Grundlage dafür bilden, dass sich die Betroffenen gehört, verstanden und angenommen fühlen (DQNP 2019). Erst auf der Basis eines solchen Erlebens ist es für Menschen mit Demenz möglich, Wohlbefinden und ein relatives Maß an Lebensqualität zu erleben. Wie im Rahmen dieses Beitrages mehrfach aufgezeigt, können technische Hilfen einen Beitrag dazu leisten, Beziehungsgestaltung zu erleichtern, ersetzen können sie sie jedoch keinesfalls.

Literatur

Anderiesen, H. (2017): Playful Design for Activation: Co-designing serious games for people with moderate to severe dementia to reduce apathy: Dissertation. Delft University of Technology.

Anderiesen, H.; Scherder, E.; Goossens, R.; Visch, V.; Eggermont, L. (2015): Play Experiences for People with Alzheimer's Disease. International Journal of Design 9(2): 155–165.

Astell, A. J.; Ellis, M. P.; Bernardi, L.; Alm, N.; Dye, R.; Gowans, G.; Campbell, J. (2010): Using a touch screen computer to support relationships between people with dementia and caregivers. Interacting with Computers 22(4): 267–275.

Astell, A. J.; Smith, S. K.; Potter, S.; Preston-Jones, E. (2018): Computer Interactive Reminiscence and Conversation Aid groups-Delivering cognitive stimulation with technology. Alzheimer's & Dementia 4: 481–487.

Baldwin, C. (2005): Technology, Dementia and Ethics: Rethinking the Issues. Disability Studies Quarterly 25: Online.

Bejan A., Plotzky C., Kunze C. (2018): MemoRec – Towards a Life-Theme-Based Reminiscence Content Recommendation System for People with Dementia. In: Miesenberger K., Kouroupetroglou G. (eds) Computers Helping People with Special Needs. ICCHP 2018. Lecture Notes in Computer Science, Vol 10896. Springer, Cham

Bickel, H. (Hrsg.) (2018): Informationsblatt 1: Die Häufigkeit von Demenzerkrankungen. Berlin: Deutsche Alzheimer Gesellschaft e. V.

Burdea, G.; Polistico, K.; Krishnamoorthy, A.; House, G.; Rethage, D.; Hundal, J.; Damiani, F.; Pollack, S. (2015): Feasibility study of the BrightBrainer integrative cognitive rehabilitation system for elderly with dementia. Disability and Rehabilitation. Assistive Technology 10(5): 421–432.

DNQP: Deutsches Netzwerk für Qualitätsentwicklung in der Pflege (Hrsg.) (2019): Expertenstandard Beziehungsgestaltung in der Pflege von Menschen mit Demenz. Osnabrück: Deutsches Netzwerk für Qualitätsentwicklung in der Pflege (DNQP).

Dietlein, C.; Eichberg, S.; Fleiner, T.; Zijlstra, W. (2018): Feasibility and effects of serious games for people with dementia: A systematic review and recommendations for future research. Gerontechnology 17: 1–17.

Dietlein, C. S.; Bock, O. L. (2019): Recommendations on the Design of Serious Games for People with Dementia. EAI Endorsed Transactions on Game-Based Learning 5: 159528.

Evans, J.; Brown, M.; Coughlan, T.; Lawson, G.; Craven, M. P. (2011): A systematic review of dementia focused assistive technology. International Conference on Human-Computer Interaction. HCI 2015. Lecture Notes in Computer Science, vol 9170, Cham: Springer. 406–417.

Fleming, R.; Sum, S. (2014): Empirical studies on the effectiveness of assistive technology in the care of people with dementia: a systematic review. Journal of Assistive Technologies 8(1): 14–34.

Gates, N. J.; Vernooij, R. W. M.; Di Nisio, M.; Karim, S.; March, E.; Martínez, G.; Rutjes, A. W. S. (2019): Computerised cognitive training for preventing dementia in people with mild cognitive impairment. Cochrane Database of Systematic Reviews DOI: 10.1002/14651858.CD012279.pub2 (Issue 3).

Gilson, A.; Dodds, D.; Kaur, A.; Potteiger, M.; Ford Ii, J. H. (2019): Using Computer Tablets to Improve Moods for Older Adults With Dementia and Interactions With Their Caregivers: Pilot Intervention Study. JMIR Form Res 3(3): e14530.

GKV-Spitzenverband (Hrsg.) (2019): Digitalisierung und Pflegebedürftigkeit – Nutzen und Potenziale von Assistenztechnologien. Schriftenreihe Modellprogramm zur Weiterentwicklung der Pflegeversicherung. Band 15. Berlin: GKV-Spitzenverband.

Gowans, G.; Campbell, J.; Alm, N.; Dye, R.; Astell, A.; Ellis, M. (2004): Designing a multimedia conversation aid for reminiscence therapy in dementia care environments. CHI '04 Extended Abstracts on Human Factors in Computing Systems. Vienna, Austria: ACM: 825–836.

Groenewoud, H.; De Lange, J. (2014): Evaluatie van individuele happy games op de iPad voor mensen met dementie. Rotterdam: Kenniscentrum Zorginnovatie.

Groenewoud, H.; Lange, J.; Schikhof, Y.; Astell, A.; Joddrell, P.; Goumans, M. (2017): People with dementia playing casual games on a tablet. Gerontechnology 16: 37–47.

Han, A.; Radel, J.; McDowd, J. M.; Sabata, D. (2016): Perspectives of People with Dementia About Meaningful Activities: A Synthesis. American Journal of Alzheimer's Disease & Other Dementias 31(2): 115–123.

Harmer, B. J.; Orrell, M. (2008): What is meaningful activity for people with dementia living in care homes? A comparison of the views of older people with dementia, staff and family carers. Aging & Mental Health 12(5): 548–558.

Huizinga, J. (1946): Homo Ludens: Versuch einer Bestimmung des Spielelementes der Kultur. Basel: Akademische Verlagsanstalt Pantheon.

Ienca, M.; Fabrice, J.; Elger, B.; Caon, M.; Pappagallo, A. S.; Kressig, R. W.; Wangmo, T. (2017): Intelligent Assistive Technology for Alzheimer's Disease and Other Dementias: A Systematic Review. Journal of Alzheimer's Disease 56(4): 1301–1340.

Ienca, M.; Wangmo, T.; Jotterand, F. a.; Kressig, R. W.; Elger, B. (2018): Ethical Design of Intelligent Assistive Technologies for Dementia: A Descriptive Review. Science and Engineering Ethics 24(4): 1035–1055.

Joddrell, P.; Astell, A. J. (2016): Studies Involving People with Dementia and Touchscreen Technology: A Literature Review. JMIR Rehabilitation and Assistive Technologies 3(2): e10.

Kienzler, R.; Bejan, A. (2018): Wie Technik dementen Menschen bei der Erinnerung hilft: SocietyByte: Wissenschaftsmagazin des BFH-Zentrums Digital Society, April: https://www.societybyte.swiss/2018/04/01/technikgestuetzte-biografiearbeit-und-erinnerungspflege-am-beispiel-der-interaktiven-monitorwand-als-chance-fuer-die-versorgung-von-menschen-mit-demenz/.

Kienzler, R.; Bejan, A.; Manske, J.; Kunze, C.; König, P. (2018): Potenziale technikgestützter Biografiearbeit und Erinnerungspflege bei Menschen mit Demenz. In: S. Boll, A. Hein, W. Heuten & K. Wolf-Ostermann (Hrsg.), Zukunft der Pflege – Innovative Technologien für die Pflege: Tagungsband der 1. Clusterkonferenz 2018. Oldenburg: BIS Verlag: 66–71.

Killick, J. (2013): Playfulness and Dementia: A Practice Guide. London: Jessica Kingsley Publishers.

Kitwood, T. (2000): Demenz: Der personenzentrierte Ansatz im Umgang mit verwirrten Menschen. Bern: Huber.

Kreutzner, G.; Radzey, B. (2019): Neue Möglichkeiten. Technikgestützte Gestaltung von Erinnerungspflege und Biografiearbeit. Dr. Med. Mabuse 44(240): 36–38.

Lazar, A.; Thompson, H.; Demiris, G. (2014): A Systematic Review of the Use of Technology for Reminiscence Therapy. Health Education & Behavior 41(1 suppl): 51S–61S.

Lorenz, K.; Freddolino, P. P.; Comas-Herrera, A.; Knapp, M.; Damant, J. (2019): Technology-based tools and services for people with dementia and carers: Mapping technology onto the dementia care pathway. Dementia 18(2): 725–741.

Manzeschke, A.; Weber, K.; Rother, E.; Fangerau, H. (2013): Ethische Fragen im Bereich Altersgerechter Assistenzsysteme. Berlin.

McCallum, S.; Boletsis, C. (2013): Dementia Games: A Literature Review of Dementia-Related Serious Games. In: M. Ma, M. F. Oliveira, S. Petersen & J. B. Hauge (Hrsg.), Serious Games Development and Applications: Springer Berlin Heidelberg: 15–27.

Müller-Hergl, C. (2012): Die Hölle der Langeweile. pflegen: Demenz(23): 8–14.

Mura, G.; Carta, M. G.; Sancassiani, F.; Machado, S.; Prosperini, L. (2018): Active exergames to improve cognitive functioning in neurological disabilities: a systematic review and meta-analysis. European Journal of Physical and Rehabilitation Medicine 54(3): 450–462.

Ngandu, T.; Lehtisalo, J.; Solomon, A.; Levalahti, E.; Ahtiluoto, S.; Antikainen, R.; Backman, L.; Hanninen, T.; Jula, A.; Laatikainen, T.; Lindstrom, J.; Mangialasche, F.; Paajanen, T.; Pajala, S.; Peltonen, M.; Rauramaa, R.; Stigsdotter-Neely, A.; Strandberg, T.; Tuomilehto, J.; Soininen, H.; Kivipelto, M. (2015): A 2 year multidomain intervention of diet, exercise, cognitive training, and vascular risk monitoring versus control to prevent cognitive decline in at-risk elderly people (FINGER): a randomised controlled trial. Lancet 385(9984): 2255–2263.

Oswald, W. D.; Ackermann, A.; Gunzelmann, T. (2006): Effekte eines multimodalen Aktivierungsprogrammes (SimA-P) für Bewohner von Einrichtungen der stationären Altenhilfe. Zeitschrift für Gerontopsychologie & -psychiatrie 19(2): 89–101.

Oswald, W. D.; Gunzelmann, T.; Rupprecht, R.; Hagen, B. (2006): Differential effects of single versus combined cognitive and physical training with older adults: the SimA study in a 5-year perspective. European Journal of Ageing 3(4): 179.

Pfändler, R.; Radzey, B. (2019): Gemeinsam neue Wege in der Erinnerungspflege erkunden. Aktivieren 2019(5): 12–17.

Phinney, A.; Chaudhury, H.; O'connor, D. L. (2007): Doing as much as I can do: The meaning of activity for people with dementia. Aging & Mental Health 11(4): 384–393.

Phinney, A.; Moody, E. M. (2011): Leisure Connections: Benefits and Challenges of Participating in a Social Recreation Group for People With Early Dementia. Activities, Adaptation & Aging 35(2): 111–130.

Radzey, B. (2019): Bewegung und Demenz. In: E. Schlesselmann (Hrsg.), Bewegung und Mobilitätsförderung. Bern: Hogrefe: 123–134.

Radzey, B. (2019): Was sollen wir trinken? Wie verlässlich sind Studienergebnisse zur Prävention von Demenz? pflegen: Demenz 2. Quartal 2019(51): 54–56.

Sixsmith, A. J.; Gibson, G.; Orpwood, R. D.; Torrington, J. M. (2007): Developing a technology ‹wish-list› to enhance the quality of life of people with dementia. Gerontechnology 6(1): 2–19.

Smith, S. K.; Mountain, G. A. (2012): New forms of information and communication technology (ICT) and the potenzial to facilitate social and leisure activity for people living with dementia. International Journal of Computers in Healthcare 1(4): 332–345.

Swinnen, A.; de Medeiros, K. (2018): »Play« and People Living With Dementia: A Humanities-Based Inquiry of TimeSlips and the Alzheimer's Poetry Project. Gerontologist 58(2): 261–269.

Teri, L.; Gibbons, L. E.; McCurry, S. M.; Logsdon, R. G.; Buchner, D. M.; Barlow, W. E.; Kukull, W. A.; LaCroix, A. Z.; McCormick, W.; Larson, E. B. (2003): Exercise Plus Behavioral Management in Patients With Alzheimer DiseaseA Randomized Controlled Trial. JAMA 290(15): 2015–2022.

Topo, P. (2009): Technology Studies to Meet the Needs of People With Dementia and Their Caregivers:A Literature Review. Journal of Applied Gerontology 28(1): 5–37.

Upton, D.; Upton, P.; Jones, T.; Jutlla, K.; Brooker, D.; Grove, H. (2011): Evaluation of the impact of touch screen technology on people with dementia and their carers within care home settings. Worcester.

van Alphen, H. J. M.; Volkers, K. M.; Blankevoort, C. G.; Scherder, E. J. A.; Hortobagyi, T.; van Heuvelen, M. J. G. (2016): Older Adults with Dementia Are Sedentary for Most of the Day. PLoS ONE 11(3): e0152457.

van Santen, J.; Droes, R.-M.; Holstege, M.; Henkemans, O. B.; van Rijn, A.; de Vries, R.; van Straten, A.; Meiland, F. (2018): Effects of Exergaming in People with Dementia: Results of a Systematic Literature Review. Journal of Alzheimer's Disease 63(2): 741–760.

Walton, C. C.; Lampit, A.; Boulamatsis, C.; Hallock, H.; Barr, P.; Ginige, J. A.; Brodaty, H.; Chau, T.; Heffernan, M.; Sachdev, P. S.; Fiatarone Singh, M. A.; Valenzuela, M. (2019): Design and Development of the Brain Training System for the Digital »Maintain Your Brain« Dementia Prevention Trial. JMIR Aging 2(1): e13135.

Weber, K. (2014): Normative Herausforderungen an Technik für die Pflege im Alter. Hauswirtschaft und Wissenschaft. Europäische Zeitschrift für Haushaltsökonomie, Haushaltstechnik und Sozialmanagement 62: 116–121.

Wood, W.; Womack, J.; Hooper, B. (2009): Dying of Boredom: An Exploratory Case Study of Time Use, Apparent Affect, and Routine Acitvity Situations on Two Alzheimer's Special Care Units. American Journal of Occupational Therapy 63(3): 337–350.

Woods, B.; O'Philbin, L.; Farrell, E. M.; Spector, A. E.; Orrell, M. (2018): Reminiscence therapy for dementia. Cochrane Database of Systematic Reviews(3): 112.

2 Chancen und Herausforderungen neuer Pflegetechnologien in der Akutpflege – Beispiele aus dem Pflegepraxiszentrum Freiburg

Sven Ziegler & Johanna Feuchtinger

2.1 Hintergrund und Herausforderungen des Technikeinsatzes in der Akutpflege

Wenn wir unter dem Fokus der Technisierung auf die Akutpflege blicken, zeigt sich ein »gespaltenes« Bild: Einerseits findet die Akutpflege in einem hochtechnisierten Umfeld statt, in welchem der Einsatz technischer Hilfsmittel, wie etwa Systeme zur Überwachung von Körperfunktionen, elektrische Pflegebetten und elektronische Dokumentationssysteme (vgl. z. B. Dorfmeister et al. 2018; Müller-Mielitz 2018) inzwischen weit verbreitet ist.[3] Andererseits spielt die Akutpflege in der aktuell »boomenden« Diskussion sowie der dynamischen Forschungs- und Entwicklungsförderung zu innovativen Technologien in der Pflege (vgl. Hülsken-Giesler 2019) bislang eine eher untergeordnete Rolle. Dies verwundert deshalb, weil der aktuelle Diskurs in Deutschland entscheidend durch die Arbeiten zum Verhältnis von Technik und Pflege auf Intensivstationen (vgl. z. B. Manzei 2005) mitinitiiert wurde. Zwar wird die klinische Pflege auf abstrakter Ebene häufig (mit)angeführt, allerdings bezieht sich dies in vielen Fällen stärker auf die (Mit-)Gestaltung zukünftiger Szenarien (vgl. exemplarisch Deiters et al. 2018; Fuchs-Frohnhofen et al. 2018; Augurzky et al. 2016) und weniger auf einen derzeitigen Einsatz im »Regelbetrieb«. Fachinger & Mähs (2019, S. 120) konstatieren dazu, dass »[…] Informations- und Kommunikationstechnologien, Roboter und technische Assistenzsysteme in den nächsten Jahren vermehrt verwendet bzw. eingesetzt werden [dürften]«, derzeit allerdings in deutschen Kliniken eher einen geringen Verbreitungsgrad haben.

Dies ist bei der bisher eher starken Fokussierung der Diskussion auf technische Optionen im häuslichen Bereich, die unter dem Sammelbegriff »Ambient Assisted Living« (AAL) verhandelt werden, kaum verwunderlich. Dabei geht es, auch mit Blick auf die im SGB XI verankerte Prämisse *ambulant vor stationär*, um eine Unterstützung eines möglichst langen und möglichst »selbständigen«[4] Le-

---

3 Genau genommen sind Pflege und Technik zumindest seit der Etablierung der beruflichen Pflege »untrennbar verbunden« (Schultz 1980, S. 211; zit. n. Sandelowski 1999, S. 198), unser Fokus wird hier jedoch auf die aktuelle Diskussion, die z. B. unter dem Schlagwort *Pflege 4.0* geführt wird, gelegt (vgl. für einen Überblick z. B. Fehling 2019).
4 Inwiefern durch technologische Systeme tatsächlich die Selbständigkeit (auch im Sinne von Selbstbestimmung) erhalten und/oder verbessert werden kann – oder ob es (viel) mehr um eine Erhöhung der Sicherheit bzw. des Sicherheitsempfindens für ältere Menschen und (insbesondere) von Angehörigen geht, ist eine zentrale Frage, die an dieser

bens in den eigenen vier Wänden (vgl. z. B. Braun et al. 2016; Hülsken-Giesler & Krings 2015). Hinzu kommt, dass Pflegende gemeinsam mit Pflegebedürftigen und ihren Angehörigen in der ambulanten Pflege wie auch der stationären (Langzeit-)Pflege in vielerlei Hinsicht einen größeren Entscheidungsspielraum haben, als dies im klinischen Umfeld der Fall ist. Damit ist gemeint, dass die Fokussierung in der ambulanten und stationären Langzeitpflege längerfristig ausgelegt und sehr eng an der Bewältigung des Alltags ausgerichtet ist. Bei aller (geforderten) *Person-Zentrierung* (vgl. zu diesem Begriff Kitwood 2013) und Ressourcen-Orientierung, steht im klinischen Setting primär doch die Bewältigung eines oder mehrerer (akuter) medizinischer Probleme in einem immer kürzer werdenden Zeitraum im Fokus. Dies hat zur Folge, dass sich Anforderungen, die an technische Unterstützungssysteme im klinischen Setting gestellt werden (müssen), in vielen Punkten von denjenigen in anderen Settings unterscheiden. Gemeint sind damit zum Beispiel die rasche Adaptionsmöglichkeit an unterschiedliche (Gruppen von) Patientinnen und Patienten, hygienische Aspekte, ggf. Einbindung in eine bestehende Dateninfrastruktur, Berücksichtigung rascher Patientenwechsel, interner Patiententransporte und Verlegungen, die Robustheit der Systeme und vieles weiteres mehr. Anders formuliert muss die Technik dazu geeignet sein, ohne allzu große Reibungsverluste in den schnelllebigen Klinikalltag integrierbar zu sein.

Diesen Herausforderungen widmet sich das vom Bundesministerium für Bildung und Forschung (BMBF) geförderte Pflegepraxiszentrum Freiburg (PPZ-Freiburg)[5], das im folgenden Kapitel vorgestellt wird.

2.2 Erprobung neuer Pflegetechnologien – Projektbeispiele aus dem Pflegepraxiszentrum Freiburg

Das BMBF fördert für 5 Jahre (2018–2022) im Rahmen des Clusters »Zukunft der Pflege – Mensch-Technik-Interaktion in der Pflege« ein Pflegeinnovationszentrum (Oldenburg) und vier Pflegepraxiszentren (Freiburg, Hannover, Nürnberg, Berlin).[6] Dem Motto des Clusters »Technik zum Menschen bringen« liegt die Erkenntnis zugrunde, dass eine Vielzahl technischer Ansätze »[...] noch das Etikett ›Forschung und Entwicklung‹ [trägt]« (Lutze 2017, S. 45) und (noch)

Stelle allerdings nicht weiter verfolgt werden kann (für eine exemplarische Auseinandersetzung mit Sicherheitstechniken und der Pflege von Personen mit Demenz vgl. Hergesell 2017).
5 Förderkennzeichen: 16SV7886K, für weitere Informationen siehe https://www.ppz-freiburg.de/ (geprüft am 04.03.2020).
6 Für weitere Informationen zum Cluster Zukunft der Pflege siehe http://cluster-zukunft-der-pflege.de/ (geprüft am 04.03.2020).

kaum eine breite Rezeption in der Pflegepraxis stattfindet. Die Zentren des Clusters widmen sich daher dem Technikeinsatz in unterschiedlichen Settings und Schwerpunkten der Pflege (Lutze 2018). Im PPZ-Freiburg werden von den Partnern Universitätsklinikum Freiburg (Pflegedienst, Projektleitung), Universität Freiburg (Institut für Pflegewissenschaft), Hochschule Furtwangen (Institut Mensch, Technik und Teilhabe) und dem Institut Alter, Gesellschaft, Partizipation (AGP) an der Evangelischen Hochschule Freiburg, im Pflegesetting des Universitätsklinikums Freiburg innovative Technologien in der Akutpflege erprobt.

Neben themenübergreifenden Arbeiten, wie der Erarbeitung eines Innovationsmanagementkonzepts für den Technikeinsatz in der Pflege, der Integration der Aktivitäten in die Aus-, Fort- und Weiterbildung, dem regionalen und überregionalen Wissenstransfer sowie der Bearbeitung ethischer, rechtlicher und sozialer Implikationen (ELSI) zum Technikeinsatz (vgl. Moeller-Bruker et al.; ▶ Teil IV, Kap. 2) werden drei thematische Schwerpunkte aufgegriffen, die im Folgenden kurz dargelegt werden.[7]

2.2.1 Unterstützung der Dekubitusprophylaxe durch integrierte Bettsensorik

Die Einführung eines pflegerischen Expertenstandards zur Dekubitusprophylaxe (DNQP – Deutsches Netzwerk für Qualitätsentwicklung in der Pflege 2017)[8] hat zweifelsohne zu einer Verbesserung der Versorgung geführt (Schmidt 2016), wenngleich eine genaue Datenlage zur Dekubitushäufigkeit in deutschen Krankenhäusern, z. B. aufgrund heterogener Erfassungsmethoden und Klassifikationssysteme, nach wie vor nicht vorliegt (Tomova-Simitchieva et al. 2019). Tomova-Simitchieva et al. (2019) gehen davon aus, dass die Möglichkeiten der Prophylaxe noch lange nicht ausgeschöpft sind. Auch die finanziellen Auswirkungen sind, wenn auch schwer zu beziffern (Jordan 2012), gravierend. Unabhängig davon sind nach Kolb & Schanz (2012, S. 46) »[…] das Leid, der Verlust an Lebensqualität, die Schmerzen und soziale Isolation der Patienten [nicht quantifizierbar].«

Die Dekubitusentstehung ist ein hochkomplexer und individueller Vorgang, bei dem Druck und individuelle Drucktoleranz, individuelle Gewebsreaktionen, Scherkräfte, das autonome Nervensystem (und dessen Veränderungen) und die Erholungskapazität des Gewebes eine Rolle spielen (Scheel-Sailera et al. 2016; vgl. auch Manorama et al. 2010; Mak et al. 2010). Die Vereinigungen European

---

7 Die Projekte zu den Schwerpunkten weisen jeweils einen unterschiedlichen Arbeitsstand auf und sind zum größten Teil noch nicht abgeschlossen. Die Zielsetzung liegt daher nicht auf einer vertieften inhaltlichen Auseinandersetzung mit den in den Projekten aufgegriffenen Fragestellungen, sondern soll vielmehr beispielhaft aufzeigen, welche Fragestellungen und Projektansätze zum Einsatz innovativer Technologien im Akutkrankenhaus bearbeitet werden könn(t)en und welche Implikationen sich daraus für die Forschungspraxis und für die klinische Pflege andererseits ergeben können.
8 Der Expertenstandard Dekubitusprophylaxe in der Pflege wurde ab 1998, im Jahr 2000 erstmals konsentiert und liegt seit 2017 in der 2. Aktualisierung vor (DNQP – Deutsches Netzwerk für Qualitätsentwicklung in der Pflege 2019).

Pressure Ulcer Advisory Panel (EPUAP), National Pressure Ulcer Advisory Panel (NPUAP) und Pan Pacific Pressure Injury Alliance (PPPIA) haben 2014 in der Guideline »Prevention and Treatment of pressure ulcers« der Prävention des Dekubitus schwerkranker Patientinnen und Patienten besondere Aufmerksamkeit geschenkt. Die druckentlastende Positionierung hat für alle dekubitusgefährdeten Patientinnen und Patienten einen hohen Empfehlungsgrad, wobei die Häufigkeit der Positionierung abhängig von der individuellen Situation und der Reaktion des Gewebes auf Druck ist (National Pressure Ulcer Advisory Panel/European Pressure Ulcer Advisory Panel/Pan Pacific Pressure Injury Alliance 2014). Im genannten Nationalen Expertenstandard Dekubitusprophylaxe in der Pflege sind Positionswechsel und Druckentlastung von Gewebe ebenfalls zentrale Elemente (Kottner et al. 2017). Allerdings ergibt die Studienlage ein uneinheitliches Bild, in welchen Zeitabständen diese erfolgen sollten (Kottner et al. 2017). Einen signifikanten Nachweis gibt es lediglich dazu, dass ein Positionswechsel, unabhängig vom Zeitintervall, *generell* eine präventive Wirkung auf die Dekubitusentstehung hat (Lozano-Montoya et al. 2016). Gegen eine standardisierte Festlegung eines Zeitintervalls spricht auch die genannte Individualität und Komplexität der Dekubitusentstehung. Gleichwohl gilt zur Prävention von Dekubitus derzeit der konsequente zweistündige Positionswechsel als *Richtwert* zur effizienten Entlastung des Gewebes (Pickham et al. 2016). Im Intensivbereich zeigen Untersuchungen allerdings, dass dieser Positionswechsel lediglich zu 38–51 % realisiert wird (Pickham et al. 2016; Schallom et al. 2005; Krishnagopalan et al. 2002). Als Erklärungsansätze werden eine suboptimale Pflege-Patienten-Ratio, eine nachgeordnete Priorisierung der druckentlastenden Positionierung, Schwierigkeiten im Monitoring der Positionierung der Patientinnen/Patienten und ineffektive Erinnerungen/Alarme bzgl. der Positionierung diskutiert (Pickham et al. 2016). Im Sinne einer Unterstützung des Positionierungsmonitorings, auch durch den Einsatz geeigneter Erinnerungs- und Alarmsysteme, wird daher im PPZ-Freiburg ein Beitrag zur Klärung der Frage geleistet, inwiefern der Einsatz technischer Hilfsmittel zum Erkennen von Bewegungen der Patientin/des Patienten im Bett beitragen kann. Die folgende Tabelle (▶ Tab. II.2.1) charakterisiert ein solches Hilfsmittel.

Tab. II.2.1: Charakterisierung Bettsensorik, eigene Darstellung

Hilfsmittelkategorie	Bettsensorik zur Unterstützung des Mobilitätsmanagements
Datenausgabe	Bewegungsprofil mit Differenzierung von • Makrobewegungen (druckentlastende Umpositionierung), • Mikrobewegungen und • Bettbelegung/Bettausstiegen. Optional über die Rufanlage: • Bettausstiegsinformation, • Information über Überschreitung einer definierten Zeit ohne druckentlastende Umpositionierung.

Tab. II.2.1: Charakterisierung Bettsensorik, eigene Darstellung – Fortsetzung

Hilfsmittelkategorie	Bettsensorik zur Unterstützung des Mobilitätsmanagements
Betroffene Pflegephänomene (Auswahl)	• Dekubitusprophylaxe, • Unruhe, • Sturz.
Mögliche Konsequenzen im Pflegeprozess (Beispiele)	• Individualisierte Anpassung der pflegerischen Unterstützung im Rahmen der Dekubitusprophylaxe zur Vermeidung von Über- und Unterversorgung. • Planung, Umsetzung und Evaluation von Interventionen bei Unruhe (z. B. bei Schmerzen, Angstzuständen, Delir, etc.). • Schnellere Reaktion bei Unterstützungsbedarfen im Rahmen der Sturzprophylaxe und im Einzelfall Vermeidung Freiheitseinschränkender Maßnahmen.
Produkt	Bettsensorik Mobility Monitor[9]

Die *Bettsensorik Mobility Monitor* ist ein Hilfsmittel, welches die Bewegungen von Patientinnen und Patienten im Bett aufzeichnet und auf einen Monitor überträgt (▶ Abb. II.2.1).

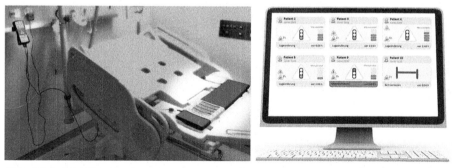

Abb. II.2.1: Mobility Monitor: Sensormatte und Bedienteil (links) und Überwachungsmonitor im Pflegestützpunkt. Quelle: compliant concept AG

Das System liefert Informationen zur Häufigkeit der Bewegungen, differenziert in Mikrobewegungen und druckentlastende Bewegungen, sowie optional eine 360°-Bettausstiegsinformation. Es besteht aus einer 730 x 20 x 160 mm großen Sensormatte, die unter der Matratze im Bett positioniert wird, einem Bedienteil am Bett und einer Software, mit deren Hilfe die Messdaten auf einem Monitor angezeigt werden können. Eine Ampelfunktion auf dem Bediengerät am Bett sowie dem Monitor zeigt an, wenn ein definiertes Zeitlimit[10] ohne druckentlasten-

---

9 Hersteller ist die Schweizer Firma compliant concept AG; für weitere Informationen siehe https://www.compliant-concept.ch/ (geprüft am 04.03.2020).
10 Einstellbar sind zwei, drei und vier Stunden.

de Bewegung erreicht wird. Die Pflegenden können erkennen, in welcher Häufigkeit die Patientin oder der Patient eigene Bewegungen durchführt und ob diese Bewegungen druckentlastend wirken. Ziel ist es, Pflegende in der zeitgerechten druckentlastenden Positionierung von Patientinnen und Patienten zu unterstützen und damit Über- und Unterversorgung zu vermeiden (vgl. Wendland 2016). Der Einsatz des Mobility Monitors wurde im Rahmen erster Untersuchungen in Pflegeheimen und bei normalstationären Patientinnen und Patienten in der Inneren Medizin und Chirurgie erfolgreich getestet (Gattinger et al. 2017; Heilbronner 2014).

Im PPZ-Freiburg wurde der Mobility Monitor zunächst für zwei Monate im Rahmen einer Pilotierung auf je einer neurologischen und einer neurochirurgischen Normalstation erprobt. Dabei wurde das System zunächst für vier Wochen verblindet eingesetzt, das heißt, dass der Mobility Monitor in den Patientenbetten eingesetzt wurde, die Pflegenden allerdings keinen Zugriff auf die Messdaten hatten und auch die Ampelfunktion am Bedienteil deaktiviert war. Im Anschluss wurde das System für weitere vier Wochen offen eingesetzt, das heißt, die Bewegungsdaten und das Ampelsystem waren für die Pflegenden sicht- und nutzbar. Insgesamt wurde der Mobility Monitor bei 108 Patientinnen und Patienten eingesetzt. Belastbare Zahlen zum Outcome konnten in diesem kurzen Zeitraum und der geringen Anzahl von Patientinnen und Patienten nicht generiert werden. Zumindest kann aber festgehalten werden, dass im Zeitraum des offenen Einsatzes des Systems keine Stürze (Blindphase n = 3) und keine Patientinnen und Patienten mit in der Klinik erworbenen Dekubitus (Blindphase n = 1) dokumentiert wurden. Viel bedeutender sind jedoch die Rückmeldungen der Pflegenden (n = 12), die sich an einer Online-Befragung beteiligt haben. Zum überwiegenden Teil (83,3 %) haben sie sich für eine Anschaffung des Mobility Monitors für die Regelversorgung ausgesprochen. Ebenfalls 83,3 % der Pflegenden waren der Ansicht, dass das System insgesamt einen positiven bzw. sehr positiven Einfluss auf den Pflegeprozess/die Pflegeplanung/die Pflege im Bereich der Dekubitus- und Sturzprophylaxe hatte. In Freitextantworten wurde beispielsweise festgehalten, dass der Mobility Monitor dazu beitragen kann,

- die Arbeit zur Sturz- und Dekubitusprophylaxe effektiver und zielgerichteter zu gestalten,
- die Sicherheit für Patientinnen und Patienten wie auch für Pflegende zu erhöhen,
- kritische Situationen, wie etwa (schmerzbedingte) Unruhezustände, schneller zu erkennen oder
- längere unterbrechungsfreie Schlafphasen für Patientinnen und Patienten zu ermöglichen.

Aufbauend auf diesen Ergebnissen wurde der Mobility Monitor im Rahmen eines größer angelegten *Evaluationsprojekts* bei Patientinnen und Patienten auf einer neurochirurgischen und einer neurologischen Intensivstation am Universitätsklinikum Freiburg eingesetzt. Diese Bereiche wurden deshalb ausgewählt, weil Patientinnen und Patienten dort aufgrund der neurochirurgischen und neurologischen Krankheitsbilder und aufgrund der Therapien (z. B. Sedierung, Beatmung, etc.) potenziell stark in ihrer Mobilität eingeschränkt sowie dekubitusgefährdet sind.

Ziel des Projekts war zu eruieren, inwiefern durch den Einsatz des Mobility Monitors der inaktive Anteil an der Gesamtliegezeit (d. h. Überschreitung von zwei Stunden ohne druckentlastende Umpositionierung) gesenkt werden kann (primärer Endpunkt). Daneben (sekundäre Endpunkte) wurde erfasst, inwiefern durch den Einsatz des Mobility Monitors die Dekubitusinzidenz gesenkt und der druckentlastende Anteil der durch das pflegerische, ärztliche und weitere therapeutische Personal vorgenommenen Umpositionierungen erhöht werden kann. Die Erforschung der Perspektive der Mitarbeitenden erfolgte im Rahmen einer begleitenden formativen Evaluation (Hempler et al. 2019). Das Projekt wurde im »Stepped Wedge Design« (vgl. z. B. Köberlein-Neu & Hoffmann 2017) mit zwei Schritten und zwei Clustern durchgeführt (▶ Abb. II.2.2). Dabei stellte eine Station jeweils ein Cluster dar. Im sechsmonatigen Erhebungszeitraum von November 2018 bis Mai 2019 waren sämtliche 33 Betten der beiden Intensivstationen mit einem Mobility Monitor ausgestattet. Nicht ausgestattet wurden Betten, die den Einsatz des Systems nicht zulassen (z. B. Betten mit fest verbauten (Luft-) Matratzen). Konkret bedeutet das, dass beide Stationen mit einer verblindeten Phase starteten – das heißt, der Mobility Monitor zeichnete die Bewegungsdaten der Patientinnen und Patienten auf, die Pflegenden hatten allerdings keinen Zugriff auf die Daten. Nach zwei Monaten ging eine Intensivstation randomisiert in die offene Phase über (d. h. die Pflegenden konnten die Bewegungsdaten der Patientinnen und Patienten einsehen). Nach weiteren zwei Monaten ging auch die zweite Intensivstation in die offene Phase über (Schepputat et al. 2019).

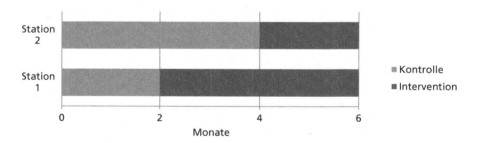

Abb. II.2.2: Stepped Wedge Design im Projekt Mobility Monitor, eigene Darstellung

Insgesamt konnten so über 800 Patientinnen und Patienten in das Projekt eingeschlossen werden, wobei die Anzahl in der Blind- und Interventionsphase nahezu identisch war. Die Auswertung der Daten ist noch nicht abgeschlossen. Erste Analysen zeigen eine, aufgrund nicht gegebener statistischer Signifikanz sehr vorsichtig zu interpretierende, Tendenz zu einer geringeren Immobilitätsrate (Schepputat et al. 2019) und einer geringeren Dekubitusinzidenz. Die Rückmeldungen der Mitarbeitenden fokussieren insbesondere das Setting. Sie sprechen dem Mobility Monitor insgesamt ein hohes Potenzial zu, aus ihrer Sicht aber eher bei Patientinnen und Patienten auf Normalstationen. Dies begründen sie mit dem auf Intensivstationen sehr viel längeren direkten Patientenkontakt, wodurch aus ihrer Sicht eine umfassende Beobachtung des Bewegungsverhaltens von Patientinnen und Patienten ohnehin gegeben ist. Darüber hinaus konnten erste Anregungen zur Weiterentwicklung der Technik herausgearbeitet werden, wie z. B. die Reduktion als störend empfundener Kabel (Hempler et al. 2019).

Insgesamt kann als ein ganz wesentlicher Benefit des Projektes hervorgehoben werden, dass es gelungen ist, einen umfangreichen Datensatz zur Mobilität und der Positionierung von Patientinnen und Patienten auf neurologischen und neurochirurgischen Intensivstationen zu generieren, der eine wertvolle Basis gleichermaßen für weitere Forschungsaktivitäten wie auch Praxisentwicklungsprojekte darstellen kann.

2.2.2 Personen mit Demenz und kognitiven Beeinträchtigungen im Akutkrankenhaus

Laut der Robert Bosch Stiftung GmbH weisen knapp 20 % der Patientinnen und Patienten im Akutkrankenhaus über 65 Jahre eine Demenz und sogar 40 % eine kognitive Beeinträchtigung auf (Robert Bosch Stiftung 2016). Dabei handelt es sich keineswegs nur um Personen, die aufgrund ihrer kognitiven Beeinträchtigung stationär aufgenommen werden, sondern diese tritt häufig *neben* einer akuten Erkrankung (wie z. B. Frakturen, Infektionen, Neubildungen, Herz-Kreislauf- und Stoffwechselerkrankungen) auf. Dass die organisatorischen Abläufe meist jedoch nicht auf die Situation älterer und/oder kognitiv eingeschränkter Patientinnen und Patienten ausgerichtet sind, ist bereits seit längerem ein Gegenstand in der pflegewissenschaftlichen Diskussion (vgl. z. B. Büter et al. 2017; Quack 2015; Kleina & Wingenfeld 2007). Ebenfalls hinlänglich bekannt ist, dass dadurch Risiken für unerwünschte Folgen wie Stürze, Malnutrition oder Dehydration steigen. Darüber hinaus kommt es bei den Betroffenen zu Lauftendenzen, Widerstand oder mangelnder Mitarbeit bei pflegerischen Handlungen/Operationsvorbereitungen, zu Verständigungsproblemen oder Fixierungen und damit verbundenem aggressivem Verhalten (vgl. z. B. Riedel et al. 2015).

Folgerichtig wird auch der Einsatz technischer Unterstützungssysteme für Personen mit kognitiven Beeinträchtigungen (meist mit dem Fokus Demenz) seit einigen Jahren ebenfalls vermehrt in der wissenschaftlichen Diskussion und in Forschungsprojekten aufgegriffen. Allerdings bezieht sich die Auseinandersetzung bislang meist auf den Bereich der häuslichen Pflege und/oder die stationäre Langzeitpflege (vgl. exemplarisch Hergesell 2017; Weinberger & Decker 2015; Beer et al. 2015; Hülsken-Giesler & Krings 2015). Dieser Lücke nimmt sich das PPZ-Freiburg im Rahmen eines weiteren inhaltlichen Schwerpunkts an. Konkret werden dabei technische Möglichkeiten fokussiert, die (a) unterstützend in der Pflege von Personen mit *Lauftendenz und/oder Bettausstiegstendenz* sein können, wie z. B.

- Bettausstiegsinformationssysteme,
- Informationssysteme für das Betreten bzw. Verlassen bestimmter Bereiche oder
- Ortungssysteme.

Oder welche (b) einen Beitrag zur *Betreuung, Aktivierung und Orientierungsgabe* für Personen mit Demenz/kognitiven Beeinträchtigungen leisten können, wie z. B.

- (biographiebezogene) multimediale Techniken, wie Tablets, Monitore oder Projektionssysteme,
- Systeme, die einen Kontakt mit Angehörigen ermöglichen, z. B. Telepräsenzsysteme oder
- Systeme, die im Rahmen von Beschäftigungsangeboten eingesetzt werden können.

In vorbereitenden Workshops mit Pflegenden und Wissenschaftlerinnen und Wissenschaftlern unterschiedlicher Fachdisziplinen, die teilweise auch über persönliche Erfahrungen zu Personen mit Demenz im Krankenhaus im familiären Umfeld verfügen, wurden erste Schritte unternommen, sowohl bedeutende Phänomene (begrifflich) zu fassen als auch besonders relevante Ansatzpunkte für technische Unterstützungssysteme zu identifizieren. In diesem Rahmen wurde insbesondere deutlich, dass eine Zuspitzung der Aktivitäten auf Personen mit Demenz im Krankenhaus zu kurz greift, da bei einer Vielzahl der betroffenen Personen eine Demenzdiagnose (noch) nicht vorliegt oder der kognitiven Beeinträchtigung andere Ursachen, wie z. B. neurologische und neurochirurgische Erkrankungen, zugrunde liegen. Des Weiteren zeigte sich, dass in vielen Fällen nicht (nur) das Phänomen der Lauftendenz bei Patientinnen und Patienten eine Belastung für die Pflegenden darstellt. Es geht oftmals darum, dass Patientinnen und Patienten aus unterschiedlichen Gründen das Bett verlassen (möchten), sie dazu aber (a) physisch nicht in der Lage sind und/oder (b) ein unbegleitetes Aufstehen aus medizinischen Gründen nicht intendiert ist. Diese »dilemmatische« Situation zwischen der Selbstbestimmung Pflegebedürftiger und pflegerischem Versorgungsauftrag, zu dem auch der Schutz vor Gefährdungen zu zählen ist (vgl. exemplarisch Kotsch & Hitzler 2013), stellt für die Pflegenden häufig eine große Belastung dar. Darüber hinaus ist eine klare Trennung zwischen den beiden Schwerpunkten kaum möglich, denn es ist beispielsweise immer die Frage zu stellen, warum Personen die Tendenz entwickeln zu »laufen«. Dies können beispielsweise die Sorge um ein Haustier oder um Angehörige sein, Langeweile, Toilettendrang oder das Bedürfnis sich zu bewegen. Daher ist es durchaus plausibel zu erwarten, dass sich Angebote im Rahmen der Betreuung, Aktivierung und Orientierungsgabe auch positiv auf die Lauftendenz auswirken können. Umgekehrt sollte auch das mit technischer Unterstützung gewonnene Wissen um das Bewegungsverhalten von Menschen mit kognitiven Beeinträchtigungen dazu führen, die individuelle Situation genauer in den Blick zu nehmen und entsprechende pflegerische Maßnahmen einzuleiten (vgl. zur ethischen Auseinandersetzung mit dem Phänomen Wandering und darauf ausgerichtete technische Systeme auch Moeller-Bruker et al.; ▶ Teil IV, Kap. 2).

Im PPZ-Freiburg werden Projekte vorbereitet, die sich diesen Problemstellungen widmen. In einem ersten Schritt soll eine Sensormatte getestet werden, die Pflegenden signalisiert, wenn eine Patientin oder ein Patient das Bett verlässt oder sich an die Bettkante setzt. Der Einsatz von Sensorsystemen wird, insbesondere unter dem Fokus der Sturzprophylaxe sowie der Vermeidung freiheitsentziehender Maßnahmen, schon länger diskutiert (vgl. z. B. Capezuti et al. 2009; Hubbartt et al. 2011; White & Cuavers 2018; Klie 2006). Nach Cameron et al. (2018) ist es allerdings aufgrund einer nicht ausreichenden Studienlage nach wie vor als unsicher einzuschätzen, inwiefern solche Systeme Auswirkungen auf die Anzahl von Sturzereignissen im Krankenhaus haben.

Im Gegensatz zu Matten, die vor dem Bett positioniert werden, handelt es sich bei dem im PPZ-Freiburg fokussierten System (Actilog Basic S)[11] um eines, das unter der Matratze positioniert und per Funkempfänger mit der Rufanlage verbunden wird. Das verspricht, dass das System diskreter eingesetzt werden kann und dass keine zusätzlichen »Stolperfallen« durch eine Matte auf dem Fußboden entstehen. Der Fokus im PPZ-Freiburg richtet sich primär auf den Nutzen im Pflegeprozess für Pflegende und für Patientinnen und Patienten aus Sicht der Pflegenden. Dies soll im Rahmen eines Projekts im Jahr 2020 auf unterschiedlichen Stationen im Universitätsklinikum Freiburg erforscht werden.

Daneben wird das Projektorsystem Qwiek.up[12] in den Blick genommen. Qwiek.up ist ein bisher hauptsächlich in der Langzeitpflege und der Unterstützung von Menschen mit Behinderung eingesetzter, mobiler Tageslichtprojektor mit verschiedenen audiovisuellen Funktionen, welcher großflächige Projektionen an unterschiedliche Flächen, wie die Wand oder die Decke ermöglicht.

Mit Hilfe dieser Funktionen sollen Unruhe, Anspannung, herausfordernde Verhaltensweisen und Desorientierung, insbesondere bei Personen mit kognitiver Beeinträchtigung, reduziert und das Wohlbefinden gesteigert werden. Es steht eine Auswahl unterschiedlicher Module zur Verfügung, die entsprechend der Zielsetzung (z. B. Beruhigung oder Aktivierung der Patientin/des Patienten) ausgewählt werden können. Jedes Modul befindet sich auf einem separaten USB-Stick, welcher in das Gerät eingesteckt werden kann. Eine Zusatzoption bietet die Möglichkeit, USB-Sticks mit eigenen Video- oder Bilddateien zu bespielen, um individuelle Inhalte, welche z. B. von Angehörigen zur Verfügung gestellt werden, zu vermitteln (vgl. Qwiek 2019). Forschungsergebnisse zu Qwiek.up sind noch spärlich, allerdings gibt es ernst zu nehmende Hinweise darauf, dass Personen mit kognitiven Beeinträchtigungen davon profitieren können (vgl. Brankaert & den Ouden 2017; Qwiek 2019). In einem Qualitäts- und Entwicklungsprojekt am Universitätsklinikum Freiburg ergaben sich ebenfalls Hinweise für ein hohes Potenzial des Systems (Walzer et al. 2019). Diese Ansätze werden

---

11 Hersteller ist die Schweizer Firma Acticom; für weitere Informationen siehe http://www.acticom.ch/ (geprüft am 04.03.2020).
12 Hersteller ist die niederländische Firma Qwiek; für weitere Informationen siehe https://www.qwiek.eu/ (geprüft am 04.03.2020).

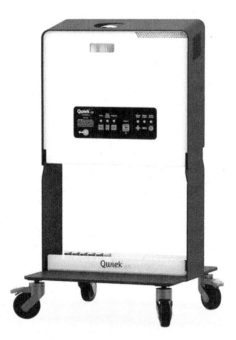

Abb. II.2.3: Projektorsystem Qwiek.up, Quelle: Qwiek

im Rahme einer Beobachtungsstudie ab dem zweiten Halbjahr 2020 aufgegriffen.

2.2.3 Lärmreduktion auf Intensivstationen

Intensivstationen sind aufgrund vielfältiger Alarme von intensivmedizinischen Geräten, aber auch anderer Lärmquellen, laute Umgebungen. So zeigte sich in einer Untersuchung von Darbyshire & Young (2013) auf fünf Intensivstationen in Großbritannien, dass die WHO-Empfehlungen von maximal 40 dBA[13] in keinem Fall auch nur annähernd eingehalten werden konnte und Lärmspitzen über 85 dBA auf allen untersuchten Stationen keine Seltenheit waren. Eine Arbeit von Schneider (2016) in Deutschland lieferte ähnliche Ergebnisse. Die hohe Lärmbelastung (auch nachts) beeinträchtigt die Gesundheit von Patientinnen und Patienten genauso wie die der Beschäftigten (Darbyshire 2016). Zudem führen falsch-positive Alarme zu Belastungen durch Unterbrechung von Arbeitsprozessen sowie zu einer Desensibilisierung der Beschäftigten, wodurch wiederum

---

13 Die Geräuschbelastung sollte laut WHO-Empfehlungen in Krankenhäusern generell 35 dBA nicht überschreiten und in Bereichen, in denen Patientinnen und Patienten behandelt oder überwacht werden, nicht über 40 dBA steigen (Darbyshire & Young 2013).

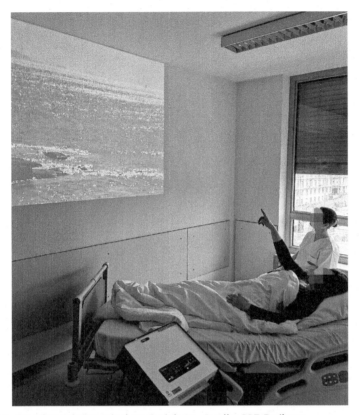

Abb. II.2.4: Wandprojektion mit dem Qwiek.up, Quelle: PPZ-Freiburg

die Sicherheit von Patientinnen und Patienten gefährdet werden kann. Dies wird unter dem Begriff *Alarm Fatigue* diskutiert (vgl. z. B. Ruskin & Hueske-Kraus 2015).

Im PPZ-Freiburg werden erste Ansätze zur Lärmmessung und -reduktion am Universitätsklinikum Freiburg (Rapp 2019) aufgegriffen und fortgesetzt. Dabei geht es beispielsweise um eine zuverlässige Erfassung von Lärmquellen, ein technisches Monitoring des Lärmpegels und die (Weiter-)Entwicklung von Strategien zur Lärmreduktion. Infrastrukturelle und prozessorientierte Ansätze spielen dabei ebenso eine Rolle wie technische Möglichkeiten eines intelligenten Alarmmanagements.

2.2.4 Weitere Innovationsprojekte

Neben den genannten Hilfsmitteln werden im PPZ-Freiburg während der gesamten Projektlaufzeit auch weitere technische Innovationen im Setting Akutkrankenhaus erprobt. Die Hilfsmittel kommen über Mitarbeitende, über Messen, über gezielte Recherchen oder über die PPZ-Partner zur Vorstellung. Die nachfolgend aufgeführten Innovationen konnten bereits in der Praxis pilotiert werden:

- Das *Active Mobilisation System* (AMS)[14] ist eine Schaumstoffmatratze, welche eine sanfte seitliche Wiegebewegung vollführt, um z. B. Dekubitus bei Patientinnen und Patienten vorzubeugen, welche nicht positioniert werden können. Im Rahmen einer Erprobung auf zwei Normalstationen zeigte sich, dass insbesondere Patientinnen und Patienten mit chronischen Schmerzen davon profitieren können. Dies vor allem deshalb, weil eigenständige oder durch Pflegende unterstützte Umpositionierungen, die mit starken Schmerzen verbunden sein können, nicht mehr so häufig durchgeführt werden mussten (Reichmann & Feuchtinger 2018).
- Beim *Xsensor OR*[15] handelt es sich um ein Messsystem, welches den Auflagedruck von Patientinnen und Patienten z. B. während mehrstündiger Operationen erfassen kann. Die Ausgabe erfolgt sowohl graphisch zur Identifikation besonders druckbelasteter Körperstellen wie auch mit konkreten Messwerten. Dieses einfach zu handhabende Hilfsmittel liefert damit objektive Daten zur Druckentlastung von Schaumstoffen etc. und ist insbesondere in der Auswahl von neuen Hilfsmitteln zur Druckentlastung von Bedeutung. Darüber hinaus verfügt der *Xsensor OR* über ein hohes Potenzial im Bereich der Aus- Fort- und Weiterbildung, da z. B. die »Folgen« bestimmter Positionierungen direkt *sichtbar* gemacht werden können.
- Die *App* »Go talk Pflege«[16] gibt kommunikationseingeschränkten Patientinnen und Patienten die Möglichkeit zur Kommunikation mit den Mitgliedern im therapeutischen Team. Eine erste Testung auf Intensivstationen zeigte das Potenzial zur Unterstützung in der Kommunikation deutlich auf. Dies soll im Rahmen weiterer Untersuchungen vertieft werden.

2.3 Übergreifende Aspekte für die Einbettung von Technik in die klinische Pflege – Lessons Learned

Die nachhaltige Implementierung neuer Techniken in die klinische Pflege ist vielfachen Herausforderungen unterworfen. Im PPZ-Freiburg wird dem Innovationsmanagement eine besondere Bedeutung gegeben. Die Evaluation der Ein-

---

14 Hersteller ist die Schweizer Firma compliant concept AG; für weitere Informationen siehe https://www.compliant-concept.ch/ (geprüft am 04.03.2020).
15 Hersteller ist die kanadische Firma Xsensor Technology Corporation; für weitere Informationen siehe https://xsensor.com/ (geprüft am 04.03.2020).
16 Hersteller ist die deutsche Firma Rehavista GmbH; für weitere Informationen siehe https://www.rehavista.de/ (geprüft am 04.03.2020).

flüsse auf die Akzeptanz, den Verzicht, die Ausbreitung, den Ausbau und die Nachhaltigkeit von Technologien in der klinischen Pflege ist eine wesentliche Aufgabe in der Auswahl und Testung neuer technischer Hilfsmittel.

Das NASSS-Framework[17] (Greenhalgh et al. 2017) bietet mit seinen sieben Domänen einen adäquaten, in einem breiten methodischen Ansatz empirisch erprobten (Greenhalgh et al. 2018), theoretischen Rahmen, um Beobachtungen und Erfahrungen in diesem Bereich festzuhalten, zu ordnen und zu bewerten (▶ Abb. II.2.5).

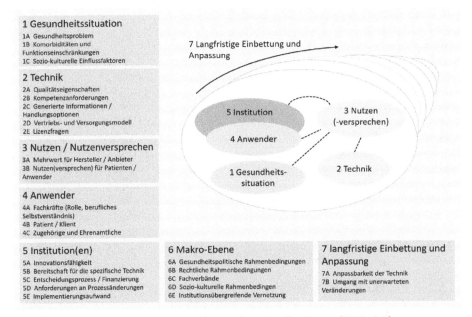

Abb. II.2.5: NASSS-Framework, deutsche Version. Quelle: Kunze (2020, S. 2).

Eine zentrale Aussage liegt darin, dass (unterschätzte) Komplexität auf unterschiedlichen Ebenen als eine wesentliche Ursache betrachtet werden kann, wenn assistive Hilfsmittel nicht genutzt werden (Greenhalgh & Abimbola 2019).

Im PPZ-Freiburg können bereits erste *Lessons Learned* auf der Basis des NASSS-Frameworks festgehalten werden, wovon einige exemplarische Überlegungen im Folgenden kurz dargestellt werden. Diese sind an dieser Stelle jedoch keineswegs als vollständig oder abgeschlossen zu betrachten, da zu einigen Domänen, wie etwa der *Makro-Ebene* oder der *langfristigen Einbettung und Anpassung* noch nicht genügend Erfahrungen gesammelt werden konnten.

---

17 NASSS steht für »nonadoption, abandonment, and challenges to the scale-up, spread, and sustainability of health and care technologies« (Greenhalgh et al. 2017, S. 12). Die deutsche Übersetzung lautet »(Nicht-)Nutzung, Transfer, Verbreitung und Nachhaltigkeit von Gesundheitstechnologien« (Kunze 2020, S. 1)

2.3.1 Entwicklung von Entscheidungskriterien für den Technikeinsatz

Die Zunahme an neuen Technologien in der Versorgungspraxis erfordert spezifische Kompetenzen in der *Institution*, wenn es um die Auswahl von Produkten geht. Mögliche Fragestellungen, die dabei zu berücksichtigen sind, können sein:

- Gibt es Zuständigkeiten für die Auswahl und Entscheidung zu technischen Hilfsmitteln?
- Ist der Prozess der Testung von möglichen Produkten festgelegt?
- Ist der Implementierungsprozess beschrieben?
- Wie ist die Ressourcenzuteilung gestaltet?

Diese Fragen und andere mehr sind in der Einrichtung zu klären.

Auf der Ebene der *Gesundheitssituation* geht es um die Entscheidung des Einsatzes eines Hilfsmittels bei der individuellen Patientin/beim individuellen Patienten. Der Einsatz einer Technik ist von der individuell spezifischen Situation abhängig. Dabei ist als ein Charakteristikum der Akutversorgung zu berücksichtigen, dass sich diese Situation in rascher Folge verändern kann. Hat eine Person bei der Aufnahme ins Krankenhaus beispielsweise noch kein Risiko, einen Dekubitus zu entwickeln, kann sich das aufgrund einer Operation oder einer Verschlechterung der Situation ändern. Daher sind Algorithmen notwendig, welche die Pflegenden in ihrer Entscheidungsfindung in der jeweiligen Situation unterstützen – beispielsweise, wenn es um den Einsatz einer Bettsensorik zur Erfassung von Bewegungsdaten, wie dem Mobility Monitor geht.

2.3.2 Eignung von Technik für das Akutkrankenhaus

Die *Technik* selbst muss hinsichtlich des Materials, den technischen Anforderungen zum Einsatz, dem notwendigen Wissen der Mitarbeitenden und der zu generierenden Daten geprüft werden. Herausforderungen sind z. B. ein ausreichendes WLAN, die Möglichkeit der Datennutzung in der elektronischen Patientenakte und die Datenarchivierung. Auch einfache technische Anforderungen, wie die Passung zur Rufanlage, sind Hemmschwellen, die den Einsatz einer neuen Technik erschweren und verteuern. Im schnelllebigen Alltag des Krankenhauses mit viel Bewegung rund um das Bett sind z. B. Hilfsmittel mit vielen Kabeln und Steckverbindungen oder zusätzlichem Platzbedarf problematisch. Mitarbeitende reagieren schnell mit Ablehnung eines Produktes, wenn es sich im Einsatz als aufwendig und fehleranfällig zeigt.

2.3.3 Qualifikation und Akzeptanz von Mitarbeitenden

Vorhandene oder zu erwerbende Kompetenzen für den Einsatz innovativer Technologien werden primär ebenfalls der Domäne der *Technik* zugerechnet. Hier zeigt sich allerdings auch eine große Schnittmenge mit Aspekten der Domäne der *Anwenderinnen/Anwender*. So hängt etwa die Bereitschaft Pflegender zum Einsatz innovativer Technologien und damit verbundener Qualifikationsmaßnahmen gewiss vom jeweiligen Rollenverständnis ab. Umgekehrt kann daraus auch ein adaptiertes Rollenverständnis resultieren.

Konkret bieten der Deutsche Qualifikationsrahmen für Lebenslanges Lernen (Arbeitskreis Deutscher Qualifikationsrahmen 2011) und Empfehlungen einschlägiger Fachgesellschaften der Pflegeinformatik (Hübner et al. 2017) einen theoretischen Hintergrund für die Konkretisierung der Anforderungen.

Wesentliche Voraussetzungen für die curriculare Einbindung in pädagogischen Settings sind Kenntnisse

- zur Technik, zu den Kontra-/Indikationen, zur Handhabung und zu den Risiken;
- zu den patientenbezogenen Assessmentinformationen, welche für die Entscheidung über den Einsatz der Technik die notwendigen Informationen liefern sowie
- zur Nutzung erhobener Daten und Informationen durch das Hilfsmittel und zur Ableitung geeigneter Interventionen für die Patientin/den Patienten.

Den Anforderungen an Curricula und an Lehrpläne in der Aus-, Fort- und Weiterbildung und im Bachelor- und Masterstudiengang Pflegewissenschaft ist im Zusammenhang mit dem Technikeinsatz in der Pflege im PPZ-Freiburg ein eigenes Arbeitspaket gewidmet. Erste Erkenntnisse werden bereits in die Lehre eingebracht. Neben der Praxistauglichkeit technischer Hilfsmittel in der Akutversorgung ist die Kenntnis der Mitarbeitenden zum richtigen Einsatz in der richtigen Situation bei der Patientin/beim Patienten eine Grundvoraussetzung für die Akzeptanz. Technologien werden potenziell dann abgelehnt, wenn das Wissen und die Fähigkeit zum Umgang mit dem Hilfsmittel nicht ausreichend sind.

2.3.4 Pflegetechnik und interprofessionelle Zusammenarbeit

In der Akutversorgung ist die Zusammenarbeit vieler Professionen Alltag – was ebenfalls den Domänen der *Technik* sowie der *Anwenderinnen/Anwender* zuzuordnen ist. Eine neue Technologie in Diagnostik, Therapie und in der Versorgung von Patientinnen und Patienten betrifft fast ausnahmslos alle beteiligten Berufsgruppen. Die Vertreterinnen und Vertreter der Berufsgruppen müssen für ihre jeweilige Tätigkeit bei der Patientin/beim Patienten hinsichtlich der Bedeutung für den Einsatz des Hilfsmittels eingewiesen sein. Eine Ärztin/ein Arzt oder eine Physiotherapeutin/ein Physiotherapeut müssen z. B. wissen, dass sie beim Einsatz eines Bettausstiegsinformationssystems im Rahmen der unterstützten Mobilisation einer Patientin/eines Patienten vor das Bett, einen Klingelruf auslösen. Sie müssen wissen, wie sie das vermeiden können und wie sie das Hilfsmittel zur

Bettausstiegsinformation wieder aktivieren, nachdem die Patientin/der Patient wieder im Bett liegt. Ein technisches Hilfsmittel in der Pflege kann auch wertvolle Informationen für die medizinische Therapie liefern. Als weiteres Beispiel liefern die Daten des Mobility Monitors das Bewegungsmuster von Patientinnen/Patienten und zeigen deren Anspannung, die Zahl der Mikrobewegungen und der Bettausstiege auf. Daraus sind potenziell Rückschlüsse zu Schmerzen oder einem Delir möglich, welche im Rahmen diagnostischer und/oder therapeutischer Intervention genutzt werden können.

2.4 (Zwischen-)Fazit und Ausblick

Abschließend ist festzuhalten, dass sich nach etwa einem Drittel der Laufzeit der Förderung des PPZ-Freiburg bereits deutlich abzeichnet, dass es lohnend ist, den Einsatz neuer Technologien in der Pflege unter besonderer Fokussierung der Akutversorgung zu betrachten. So ergeben sich z. B. aus der Organisation, den Aufgabenstellungen und den charakteristischen Abläufen besondere Anforderungen an technische Hilfsmittel, die sich von solchen in anderen Pflegesettings unterscheiden können. Beispielsweise dürfte es in einer stationären Langzeitpflegeeinrichtung eine eher untergeordnete Rolle spielen, ob ein Mobility Monitor über einen Akku verfügt oder drahtlos mit dem Bedienteil verbunden ist, da die Betten dort eher selten und auch nicht über größere Strecken bewegt werden. In der Akutversorgung kennzeichnet dies allerdings den Versorgungsalltag, weshalb solche »Features« von großer Bedeutung sein können. Ebenso können Zimmer oder Wohneinheiten in der häuslichen Pflege langfristig auch technisch entlang der Bedürfnisse der dort lebenden pflegebedürftigen Personen angepasst werden. Bei der Heterogenität der Patientinnen und Patienten ist dies in der Akutpflege nur sehr begrenzt möglich. So finden sich beispielsweise Personen mit sehr unterschiedlichen Formen bzw. Ausprägungen von Demenz/kognitiven Beeinträchtigungen in nahezu allen klinischen Bereichen, die allerdings kaum flächendeckend auf alle potenziellen Anforderungen adaptiert werden können. So sind Lösungen und Algorithmen notwendig, im Bedarfsfall rasch und adäquat reagieren zu können – beispielsweise mit mobilen und universell einsetzbaren Hilfsmitteln.

Auf dieser Basis ist zu erwarten, dass im PPZ-Freiburg auch weiterhin Erkenntnisse zum Einsatz technischer Hilfsmittel gewonnen werden, die wertvolle Impulse für die Nutzung und (Weiter-)Entwicklung solcher Systeme geben können. Darüber hinaus werden Erkenntnisse zur Organisation, zu ethischen, rechtlichen und sozialen Fragen wie auch pädagogischen Implikationen erwartet, die sowohl in der konkreten Versorgung als auch in der Forschung von Nutzen sein dürften.

Literatur

Arbeitskreis Deutscher Qualifikationsrahmen (2011): Deutscher Qualifikationsrahmen für lebenslanges Lernen. [Online unter: https://www.dqr.de/media/content/Der_Deutsche_Qualifikationsrahmen_fue_lebenslanges_Lernen.pdf, geprüft am 04.03.2020].

Augurzky, B./Bünnings, C./Dördelmann, S./Greiner, W./Hein, L./Scholz, S./Wübker, A./ Techniker Krankenkasse (2016): Die Zukunft der Pflege im Krankenhaus Forschungsprojekt im Auftrag der Techniker Krankenkasse. Essen: Rheinisch-Westfälisches Institut für Wirtschaftsforschung.

Beer, T./Bleses, H. M./Ziegler, S. (2015): Personen mit Demenz und robotische Assistenzsysteme. In: Pflege und Gesellschaft 20 (1), S. 20–36.

Brankaert, R./den Ouden, E. (2017): The Design-Driven Living Lab: A New Approach to Exploring Solutions to Complex Societal Challenges. In: Technology Innovation Management Review 7 (1), S. 44–51.

Braun, A./Kirchbuchner, F./Wichert, R. (2016): Ambient Assisted Living. In: Fischer, F./Krämer, A. (Hrsg.): eHealth in Deutschland. Berlin, Heidelberg: Springer Vieweg, S. 203–222.

Büter, K./Motzek, T./Dietz, B./Hofrichter, L./Junge, M./Kopf, D./von Lützau-Hohlbein, H./ Traxler, S./Zieschang, T./Marquardt, G. (2017): Demenzsensible Krankenhausstationen: Expertenempfehlungen zu Planung und Gestaltung. In: Zeitschrift für Gerontologie und Geriatrie 50 (1), S. 67–72.

Cameron, I. D./Dyer, S. M./Panagoda, C. E./Murray, G. R./Hill, K. D./Cumming, R. G./ Kerse, N. (2018): Interventions for preventing falls in older people in care facilities and hospitals. In: Cochrane Database of Systematic Reviews (8). [Online unter: https://www.cochranelibrary.com/cdsr/doi/10.1002/14651858.CD005465.pub4/epdf/full, geprüft am 04.03.2020].

Capezuti, E./Brush, B. L./Lane, S./Rabinowitz, H. U./Secic, M. (2009): Bed-exit alarm effectiveness. In: Archives of Gerontology and Geriatrics 49 (1), S. 27–31.

Darbyshire, J. L. (2016): Excessive noise in intensive care units. In: BMJ 353, S. i1956.

Darbyshire, J. L./Young, J. D. (2013): An investigation of sound levels on intensive care units with reference to the WHO guidelines. In: Critical Care 17 (5), S. R187.

Deiters, W./Burmann, A./Meister, S. (2018): Digitalisierungsstrategien für das Krankenhaus der Zukunft. In: Der Urologe 57 (9), S. 1031–1039.

DNQP – Deutsches Netzwerk für Qualitätsentwicklung in der Pflege (2019): Aktuelle Projekte. [Online unter: https://www.dnqp.de/de/projekte/, geprüft am 04.03.2020].

DNQP – Deutsches Netzwerk für Qualitätsentwicklung in der Pflege (Hrsg.) (2017): Expertenstandard Dekubitusprophylaxe in der Pflege. 2. Aktualisierung 2017. Osnabrück: Hochschule Osnabrück, Fakultät für Wirtschafts- und Sozialwissenschaften.

Dorfmeister, G./Rabe, J./Jürgens, S./Bechtold, P. (2018): EDV- gestützte Patientendokumentation in der Intensivpflege – Aspekte des Qualitäts- und Risikomanagements sowie Zukunftspotentiale. In: Pfannstiel, M. A./Krammer, S./Swoboda, W. (Hrsg.): Digitale Transformation von Dienstleistungen im Gesundheitswesen IV. Wiesbaden: Springer Gabler, S. 277–291.

Fachinger, U./Mähs, M. (2019): Digitalisierung und Pflege. In: Klauber, J./Geraedts, M./ Friedrich, J./Wasem, J. (Hrsg.): Krankenhaus-Report 2019. Berlin, Heidelberg: Springer Open, S. 115–128.

Fehling, P. (2019): Entwicklungsstand der gegenwärtigen und künftigen technischen Assistenzsysteme. In: Pflege & Gesellschaft 24 (3), S. 197–205.

Fuchs-Frohnhofen, P./Blume, A./Ciesinger, K.-G./Gessenich, H./Hülsken-Giesler, M./Isfort, M./Jungtäubl, M./Kocks, A./Patz, M./Weihrich, M. (2018): Arbeit und Technik 4.0 in der professionellen Pflege. In: Pflegewissenschaft 20 (7-8), S. 282–289.

Gattinger, H./Hantikainen, V./Ott, S./Stark, M. (2017): Effectiveness of a mobility monitoring system included in the nursing care process in order to enhance the sleep quality of nursing home residents with cognitive impairment. In: Health and Technology 7 (2-3), S. 161–171.

Greenhalgh, T./Abimbola, S. (2019): The NASSS Framework – A Synthesis of Multiple Theories of Technology Implementation. In: Studies in Health Technology and Informatics, S. 193–204.

Greenhalgh, T./Wherton, J./Papoutsi, C./Lynch, J./Hughes, G./A'Court, C./Hinder, S./Procter, R./Shaw, S. (2018): Analysing the role of complexity in explaining the fortunes of technology programmes: empirical application of the NASSS framework. In: BMC Medicine 16.

Greenhalgh, T./Wherton, J./Papoutsi, C./Lynch, J./Hughes, G./A'Court, C./Hinder, S./Fahy, N./Procter, R./Shaw, S. (2017): Beyond Adoption: A New Framework for Theorizing and Evaluating Nonadoption, Abandonment, and Challenges to the Scale-Up, Spread, and Sustainability of Health and Care Technologies. In: Journal of Medical Internet Research 19 (11), S. e367.

Heilbronner, A. (2014): Mobilität messen. In: f&w – führen und wirtschaften im Krankenhaus 31 (12), S. 1184–1185.

Hempler, I./Schäfer, J./Ziegler, S./Feuchtinger, J./Farin-Glattacker, E. (2019): Einsatz einer neuen Pflegetechnologie (Mobility Monitor) auf der neurologischen und neurochirurgischen Intensivstation. Erste Ergebnisse der formativen Evaluation. Posterpräsentation auf der 2. Clusterkonferenz 2019 – Innovative Technologien für die Pflege, Berlin. [Online unter: https://www.uniklinik-freiburg.de/fileadmin/mediapool/10_andere/pflegepraxiszentrum/pdf/CZdP_Isabelle_Hempler2019.pdf, geprüft am 04.03.2020].

Hergesell, J. (2017): Assistive Sicherheitstechniken in der Pflege von an Demenz erkrankten Menschen. In: Biniok, P./Lettkemann, E. (Hrsg.): Assistive Gesellschaft. Wiesbaden: Springer VS, S. 203–223.

Hubbartt, B./Davis, S. G./Kautz, D. D. (2011): Nurses' Experiences with Bed Exit Alarms May Lead to Ambivalence About Their Effectiveness (CE). In: Rehabilitation Nursing 36 (5), S. 196–199.

Hübner, U./Egbert, N./Hackl, W./Lysser, M./Schulte, G./Thye, J./Ammenwerth, E. (2017): Welche Kernkompetenzen in Pflegeinformatik benötigen Angehörige von Pflegeberufen in den D-A-CH-Ländern? Eine Empfehlung der GMDS, der ÖGPI und der IGPI. In: GMS Medizinische Informatik, S. Biometrie und Epidemiologie; 13(1). [Online unter: https://www.egms.de/static/pdf/journals/mibe/2017-13/mibe000169.pdf, geprüft am 04.03.2020].

Hülsken-Giesler, M. (2019): Schwerpunkt: Neue Technologien in der Pflege. In: Pflege & Gesellschaft 24 (3), S. 195–196.

Hülsken-Giesler, M./Krings, B.-J. (2015): Technik und Pflege in einer Gesellschaft des langen Lebens. In: Technikfolgenabschätzung – Theorie und Praxis 24 (2), S. 4–11.

Jordan, X. (2012): Decubitus, Störfall im Gesundheitswesen. In: de Roche, R. (Hrsg.): Störfall Decubitus. Handbuch zur gesundheitsökonomischen Bedeutung, Prävention, konservativen und chirurgischen Therapie. Basel: REHAB Basel, S. 24–37.

Kitwood, T. (2013): Demenz: Der person-zentrierte Ansatz im Umgang mit verwirrten Menschen. 6., ergänzte Auflage. Bern: Huber.

Kleina, T./Wingenfeld, K. (2007): Die Versorgung demenzkranker älterer Menschen im Krankenhaus. Bielefeld: IPW.

Klie, T. (2006): Der Einsatz von Sensormatten als Hilfsmittel in Pflege und Betreuung unter haftungs-, betreuungs- und heimrechtlichen Gesichtspunkten. In: Pflegerecht 10 (4), S. 152–159.

Köberlein-Neu, J./Hoffmann, F. (2017): Das Stepped Wedge Design: Stufenlos regelbar? In: Zeitschrift für Evidenz, Fortbildung und Qualität im Gesundheitswesen 126, S. 1–3.

Kolb, P./Schanz, M. (2012): Strukturelle Defizite in der Dekubitusversorgung und rechtliche Konsequenzen. In: RDG – Rechtsdepesche für das Gesundheitswesen 9 (1), S. 46–51.

Kotsch, L./Hitzler, R. (2013): Selbstbestimmung trotz Demenz? Ein Gebot und seine praktische Relevanz im Pflegealltag. Weinheim; Basel: Beltz Juventa.

Kottner, J./Balzer, K./Bauernfeind, G./Dorin, L./Duwe, M./Feuchtinger, J./Krieger, K./Rickert, K./Schlüer, A.-B./Sedlmayr, M./Skiba, T./Wachs, H./Wittebock (2017): Der Expertenstandard Dekubitusprophylaxe in der Pflege, 2. Aktualisierung 2017. In: Expertenstandard Dekubitusprophylaxe in der Pflege. 2. Aktualisierung 2017 einschließlich Kommentierung und Literaturstudie. Osnabrück: DNQP, S. 13–49.

Kottner, J./Hahnel, E./Lichterfeld-Kottner, A. (2017): Literaturstudie. In: Deutsches Netzwerk für Qualitätsentwicklung in der Pflege (Hrsg.): Expertenstandard Dekubitusprophylaxe in der Pflege. 2. Aktualisierung 2017 einschließlich Kommentierung und Literaturstudie. Osnabrück: DNQP, S. 50–95.
Krishnagopalan, S./Johnson, E. W./Low, L. L./Kaufman, L. J. (2002): Body positioning of intensive care patients: clinical practice versus standards. In: Critical Care Medicine 30 (11), S. 2588–2592.
Kunze, C. (2020): (Nicht-)Nutzung, Transfer, Verbreitung und Nachhaltigkeit von Gesundheitstechnologien: Deutsche Version des NASSS-Frameworks. Furtwangen: Hochschule Furtwangen. [Online unter: https://opus.hs-furtwangen.de/files/6230/Kunze_2020_NASSS_framework_deutsche_Version.pdf, geprüft am 04.03.2020].
Lozano-Montoya, I./Vélez-Díaz-Pallarés, M./Abraha, I./Cherubini, A./Soiza, R. L./O'Mahony, D./Montero-Errasquín, B./Correa-Pérez, A./Cruz-Jentoft, A. J. (2016): Nonpharmacologic Interventions to Prevent Pressure Ulcers in Older Patients: An Overview of Systematic Reviews (The Software ENgine for the Assessment and optimization of drug and non-drug Therapy in Older peRsons [SENATOR] Definition of Optimal Evidence-Based Non-drug Therapies in Older People [ONTOP] Series). In: Journal of the American Medical Directors Association 17 (4), S. 370.e1–10.
Lutze, M. (2017): Digitalisierung: Wo steht die Pflege? In: Heilberufe 69 (7-8), S. 45–47.
Lutze, M. (2018): Ressourcen und Effizienz gewinnen durch innovative Technik. In: Pflegezeitschrift 71 (4), S. 16–18.
Mak, A. F. T./Zhang, M./Tam, E. W. C. (2010): Biomechanics of Pressure Ulcer in Body Tissues Interacting with External Forces during Locomotion. In: Annual Review of Biomedical Engineering 12 (1), S. 29–53.
Manorama, A. A./Baek, S./Vorro, J./Sikorskii, A./Bush, T. R. (2010): Blood perfusion and transcutaneous oxygen level characterizations in human skin with changes in normal and shear loads – Implications for pressure ulcer formation. In: Clinical Biomechanics 25 (8), S. 823–828.
Manzei, A. (2005): Die Technisierung der Medizin und ihre Bedeutung für die (Intensiv-)Pflege. In: Meyer, G./Friesacher, H./Lange, R. (Hrsg.): Handbuch der Intensivpflege: Ein Lehr- und Arbeitsbuch für Mitarbeiter auf Intensivstationen. o.O: o. V., S. 1–22. [Online unter: https://www.ssoar.info/ssoar/bitstream/handle/document/31165/ssoar-2005-manzei-die_technisierung_der_medizin_und.pdf?sequence=1&isAllowed=y&lnkname=ssoar-2005-manzei-die_technisierung_der_medizin_und.pdf, geprüft am 04.03.2020].
Müller-Mielitz, S. (2018): Digitalisierung von Papier: Vorteile für die Prozesse. In: Pfannstiel, M. A./Krammer, S./Swoboda, W. (Hrsg.): Digitale Transformation von Dienstleistungen im Gesundheitswesen IV. Wiesbaden: Springer Gabler, S. 257–275.
National Pressure Ulcer Advisory Panel/European Pressure Ulcer Advisory Panel/Pan Pacific Pressure Injury Alliance (2014): Prevention and treatment of pressure ulcers: quick reference guide. Edited by Emily Haesler. Deutsche Version. Osborne Park: Cambridge Media. [Online unter http://www.epuap.org/wp-content/uploads/2016/10/german_quick-reference-guide.pdf, geprüft am 04.03.2020].
Pickham, D./Ballew, B./Ebong, K./Shinn, J./Lough, M. E./Mayer, B. (2016): Evaluating optimal patient-turning procedures for reducing hospital-acquired pressure ulcers (LS-HAPU): study protocol for a randomized controlled trial. In: Trials 17(1). [Online unter: https://trialsjournal.biomedcentral.com/track/pdf/10.1186/s13063-016-1313-5, geprüft am 04.03.2020].
Quack, E. (2015): Menschen mit Demenz im Krankenhaus. Im Spannungsfeld zwischen Systemlogik und Lebenswelt. In: Internationale Zeitschrift für Philosophie und Psychosomatik 7 (2), S. 1–12.
Qwiek (2019): Qwiek.up | Das pflegeunterstützende Produkt für mehr Lebensqualität. [Online unter: https://www.qwiek.eu/de/up, geprüft am 04.03.2020].
Rapp, S. (2019): Silent ICU – Pflegepraxisentwicklungsprojekt der neurologischen Intensivstation. Vortrag auf der Pflegefachtagung Neurologie – 10 Jahre Qualifikationskurs Stroke Unit am Neurozentrum am 04.06.2019. Freiburg im Breisgau (unveröffentlicht).

Reichmann, A./Feuchtinger, J. (2018): Sanfte Druckentlastung: technikunterstütze Dekubitusprophylaxe. In: Die Schwerster Der Pfleger 57 (10), S. 86–88.
Riedel, A./Schmidt, K./Siegle, A./Wolke, R. (2015): Demenzgerechte Pflege im Krankenhaus: Konzeptentwicklung und Evaluation in der Pflegepraxis. Lage: Jacobs Verlag.
Robert Bosch Stiftung (2016): General Hospital Study – GHoSt. Zusammenfassung einer repräsentativen Studie zu kognitiven Störungen und Demenz in den Allgemeinkrankenhäusern von Baden-Württemberg und Bayern. Stuttgart: Robert Bosch Stiftung. [Online unter: https://www.bosch-stiftung.de/sites/default/files/publications/pdf_import/Studie_Demenz_im_Akutkrankenhaus.pdf, geprüft am 04.03.2020].
Ruskin, K. J./Hueske-Kraus, D. (2015): Alarm fatigue: impacts on patient safety. In: Current Opinion in Anaesthesiology 28 (6), S. 685–690.
Sandelowski, M. (1999): Troubling distinctions: a semiotics of the nursing/technology relationship. In: Nursing Inquiry 6 (3), S. 198–207.
Schallom, L./Metheny, N. A./Stewart, J./Schnelker, R./Ludwig, J./Sherman, G./Taylor, P. (2005): Effect of Frequency of Manual Turning on Pneumonia. In: American Journal of Critical Care 14 (6), S. 476–478.
Scheel-Sailera, A./Plattnerb, C./Flückigera, B./Lingc, B./Schaeferc, D./Baumbergera, M./Wettsteinc, R. (2016): Dekubitus–ein Update. In: Swiss Medical Forum 16 (23), S. 489–499.
Schepputat, A./Ziegler, S./Grotejohann, B./Steinbrenner, I./Takem, E./König, P./Kunze, C./Feuchtinger, J. (2019): Cluster Zukunft der Pflege – PPZ-Freiburg: Einsatz einer Bettsensorik zur Bewegungsüberwachung (Mobility Monitor) im neurologischen und neurochirurgischen Intensivbereich. Posterpräsentation auf der 2. Clusterkonferenz 2019 – Innovative Technologien für die Pflege, Berlin. [Online unter: https://www.uniklinik-freiburg.de/fileadmin/mediapool/10_andere/pflegepraxiszentrum/pdf/Poster_CZdP_Schepputat_201900904_FIN.pdf, geprüft am 04.03.2020].
Schmidt, S. (2016): Expertenstandards in der Pflege – eine Gebrauchsanleitung. 3., aktualisierte und erweiterte Auflage. Berlin Heidelberg: Springer.
Schneider, A. (2016): Geht das auch leiser? In: intensiv 24 (3), S. 142–147.
Schultz, J. K. (1980): Nursing and technology. In: Medical Instrumentation 14 (4), S. 211–214.
Tomova-Simitchieva, T./Akdeniz, M./Blume-Peytavi, U./Lahmann, N./Kottner, J. (2019): Die Epidemiologie des Dekubitus in Deutschland: eine systematische Übersicht. In: Das Gesundheitswesen 81 (6), S. 505–512.
Walzer, S./Feuchtinger, J./Biehler, E./König, P./Kunze, C. (2019): Potenziale technikgestützter Betreuung von Menschen mit kognitiven Beeinträchtigungen im Akutkrankenhaus. In: Pflegepraxiszentrum Berlin (Hrsg.): Zukunft der Pflege. Tagungsband der 2. Clusterkonferenz 2019 – Innovative Technologien für die Pflege. Berlin: PPZ-Berlin, S. 21–22. [Online unter: https://www.ppz-berlin.de/final_Abstractband_Clusterkonferenz_Zukunft_der_Pflege.pdf, geprüft am 04.03.2020].
Weinberger, N./Decker, M. (2015): Technische Unterstützung für Menschen mit Demenz? In: TATuP – Zeitschrift für Technikfolgenabschätzung in Theorie und Praxis 24.
Wendland, G. (2016): Patientenbewegung exakt messen. In: Heilberufe 68 (4), S. 72–72.
White, H./Cuavers, K. Y. (2018): Do Alarm Devices Reduce Falls in the Elderly Population? In: Journal of National Black Nurses' Association: JNBNA 29 (2), S. 17–22.

3 Videokommunikation in der Pflege – Chancen und Hindernisse

Ulrike Lindwedel, Jennifer Kuhlberg & David Czudnochowski

3.1 Einführung und Begriffe

Vielfältige Veränderungen in Pflege und Versorgung führen dazu, dass alternative Versorgungskonzepte notwendig werden. Dazu gehören z. B. der demografische Wandel, der zunehmende Mangel an Pflegefachpersonen oder die zunehmende Peripherisierung ländlicher Räume und die damit verbundenen Probleme von langen Fahrzeiten (Greenhalgh et al. 2018). Die Möglichkeiten und Potenziale von technischen Unterstützungssystemen werden deshalb immer häufiger diskutiert (vgl. beispielsweise Siren et al. 2019, Hübner & Egbert 2017, Mostaghel 2016). Der vorliegende Beitrag beleuchtet die Möglichkeiten von Videokommunikation als Teil der sogenannten Telepflege.

> Die *Telepflege* (Telecare) beinhaltet die Nutzung von Informations- und Kommunikationstechnologien zur Pflege und Unterstützung von Betroffenen über räumliche Distanzen hinweg. Das Ziel der Telepflege besteht darin, Menschen, die sonst nicht zu erreichen und zu versorgen wären, in die Pflege einzubeziehen (Hübner & Egbert 2017).

Telepflege ist eine Möglichkeit, die Abstimmungs- und Anleitungsprozesse von pflegenden Angehörigen und auch die Abstimmung innerhalb der Gruppe der professionell Pflegenden über Distanzen hinweg durchzuführen. Zudem können durch Delegation übertragene ärztliche Tätigkeiten durch Telepflegelösungen übernommen werden. Ein breiter Einsatz dieser technologischen Möglichkeiten in der Pflege findet in Deutschland bisher nicht statt. Viele dieser Anwendungen und Versuche verbleiben im Pilotstudienstatus (Eggert et al. 2018, Shaw et al. 2018). Häufig wird dazu die Videokommunikation genutzt (Shaw et al. 2018).

> Die *Videokommunikation* ist ein virtuelles Treffen von mindestens zwei Parteien über eine räumliche Entfernung. Diese Form der Kommunikation erfolgt auch in Echtzeit und beinhaltet sowohl Audio- als auch Videoelemente.

Die Videokommunikation wird als eine Alternative zu der herkömmlichen und weitverbreiteten Face-to-Face Kommunikation gesehen (vgl. Shaw et al. 2018). In Bezug auf die Videokommunikation in der Pflege wird zuweilen aber auch der Begriff Telepräsenz verwendet, der jedoch einen anderen Aspekt anspricht.

> Die *Telepräsenz* gibt den Grad an, in dem sich ein Mensch in einer virtuellen (entfernten) Umgebung anwesend fühlt.

3.2 Videokommunikation in der Pflege

Der Einsatz von Videokommunikation bietet pflegenden Angehörigen und professionell Pflegenden Unterstützung im Alltag. Auftretende Belastungs- und Krisensituationen können so auch über räumliche Entfernungen bewältigt werden (Graf et al. 2013). Darüber hinaus wird die Telekommunikation vor allem im ländlichen Raum mit einer Verringerung der Fahrzeiten und Wegstrecken, einer höheren Therapietreue und der Gewährleistung der Betreuungskontinuität assoziiert (GKV-Spitzenverband 2016). Zudem kann der inter- wie intraprofessionelle Austausch verbessert und gefördert werden (Ärzteblatt 2019).

Das Zentrum für Qualität in der Pflege (ZQP) kommt in einer Untersuchung zu dem Schluss, dass 74 % der befragten pflegenden Angehörigen dazu bereit sind, Abstimmungsprozesse und Schulungen über Videokommunikation abzuhalten. Auch die Übermittlung von gesundheitsrelevanten Daten wird von einer ähnlich hohen Anzahl der Befragten befürwortet (Eggert et al. 2018). Diese hohen Zustimmungswerte stimmen auch mit den Werten in früheren Befragungen und Studien überein (Hübner & Egbert 2017). Interessant ist, dass Befragte, die aus dem Bereich der Pflege oder Gesundheitswissenschaften kamen, sich in Bezug auf diese Technologie und Kommunikation deutlich kritischer als die Gesamtgruppe zeigten. Dies galt besonders für den Aspekt der Schulung von pflegenden Angehörigen (Eggert et al. 2018). Es kann vermutet werden, dass sich Pflegende, der mit den neuen Technologien einhergehenden, Bedarfe an Technikkompetenzen sowie veränderten Arbeitsabläufen eher bewusst sind. Besonders die Akzeptanz der Technologien sowie das Gefühl, eine Arbeitserleichterung mit dieser herbeiführen zu können, hat eine wichtige Rolle für die Pflegenden. Diese ist für eine positive Umsetzung und Implementation der Telepflege unerlässlich (Brewster et al. 2014). Diese Ergebnisse stützen die Aussagen, dass vor allem praktische Pflegende frühzeitig und umfassend in die Entwicklung und Etablierung von Telekommunikationskonzepte integriert werden müssen, um eine tatsächliche Nutzung in der Praxis zu schaffen (Ärzteblatt 2018).

Internationale Studien haben zudem die ökonomische Effizienz von Videokommunikation in den verschiedenen Ausprägungen aufgezeigt. Vor allem die verkürzten Kommunikationszeiten und entfallende Wegstrecken durch den Einsatz von Video-Telefonie bringen erhebliche Kosteneinsparungen mit sich (Johnston et al. 2000). Durch kürzere Kontaktzeiten kann eine höhere Anzahl an Menschen betreut werden (Wheeler 1998). Zudem können durch die Kommunikationslösungen sowohl die Krankenhauseinweisungen als auch die Mortalitätsraten reduziert werden. Gleichzeitig sind die Patientinnen und Patienten mit der Versorgung durch die Telekommunikation sehr zufrieden. Vor allem die verbesserte Zugänglichkeit des ländlichen Raumes wird von allen Beteiligten als sehr positiv empfunden (Shaw et al. 2018). Ziegler et al. (2018) untersuchten den Einsatz von Telepräsenzrobotern (Videokommunikation auf »Rädern«) bei der spezifischen Zielgruppe der Menschen mit Demenz (MmD) im ländlichen Raum. Neben den positiven, gesundheitsförderlichen Aspekten, wie dem aktiven Einbezug der MmD in die pflegerischen Prozesse, konnten auch eine ganze Reihe hinderlicher Faktoren beim Einsatz dieser Technologie beobachtet werden. Exemplarisch sei hier auf eine fehlende Internetabdeckung und das Gefühl von Gebrauchtwerden aufseiten der Menschen mit Demenz verwiesen (Ziegler et al. 2018).

3.3 Entwicklungen in der ärztlichen Versorgung

In Deutschland wird die Telekommunikation im medizinischen Kontext seit einigen Jahren vermehrt eingesetzt. Seit 2017 sind zudem, im Rahmen des E-Health-Gesetzes, Telekonsultation und audio-visuelle Online-Sprechstunden in die vertragsärztliche Versorgung mitaufgenommen (BMG 2017). Im Vergleich dazu steht der Einsatz von Telekommunikation in der Pflege in Deutschland noch am Anfang. Telekommunikation, in welcher Ausprägung auch immer, soll explizit nicht den direkten Kontakt mit den Pflegebedürftigen und Leistungserbringern ersetzten, sondern vielmehr eine Unterstützung bieten und die Versorgung in ländlichen oder infrastrukturarmen Regionen gewährleisten (GKV-Spitzenverband 2016).

> Mithilfe der *Telemedizin* werden medizinische Informationen zwischen Ärztinnen und Ärzten und Patientinnen und Patienten über weitere Entfernungen, vor allem im ländlichen Raum, übertragen sowie eine vereinfachte Kommunikation ermöglicht. Im Rahmen der Telemedizin werden vor allem Belange im Bereich der Prävention, Diagnostik, Therapie und Rehabilitation bearbeitet.
> Unter *Telekonsultation* wird dabei die audio-visuelle Kommunikation zwischen zwei oder mehreren Akteuren des Gesundheitswesens oder zwischen Patientinnen und Patienten und Vertreterinnen und Vertretern des Gesundheitswesens verstanden. Hierfür werden zertifizierte (datenschutzkonforme) Informations- und Kommunikationssysteme genutzt.

> Beim *Telemonitoring* werden mittels Online-Überwachung Vitalparameter und andere elektrophysiologische Signale von Patientinnen und Patienten über Distanzen übermittelt und von ärztlichen Kolleginnen und Kollegen und anderen Akteuren analysiert und besprochen.

Es lassen sich eine Reihe denkbarer Szenarien der Telekommunikationsanwendungen beschreiben. Neben dem klassischen Telemonitoring, also beispielsweise der Überwachung von Vitaldaten durch hausärztliche Kolleginnen und Kollegen, ist auch die Telekonsultation zwischen Gesundheitsberufen denkbar. Zunehmend wird auch die Telekonsultation in Not- und Krisensituationen durch ambulante Pflegedienste oder pflegerische Notrufzentralen diskutiert und erprobt. Auch der (frühzeitige) Einbezug von Pflegenden in telemedizinische und telepflegerische Entwicklungsprozesse soll die interdisziplinäre Zusammenarbeit fördern und einen besseren und effizienteren Austausch und Kommunikation als bisher gewährleisten. Dies könnte auch langfristig zu einer Entlastung auf beiden Seiten führen (Ärzteblatt 2018).

Wie langwierig die Umsetzung der telemedizinischen Ansätze ist, hat sich in den letzten Jahren deutlich gezeigt. Gleichwohl konnten Faktoren, die die Implementation positiv beeinflussen können, definiert werden. Hierzu zählen die Offenheit der Berufsverbände und anderen Entscheidern diesen Technologien gegenüber, aber auch die bereits erreichte Qualität und Verlässlichkeit aufseiten der Anbieter der telemedizinischen Lösungen. Wichtig ist außerdem, dass die verwendete Technik besonders für die Patientinnen und Patienten praktikabel und leicht zu verstehen ist. Seitens der Geldgeber muss zudem eine adäquate Finanzierung der Leistungen und entsprechenden Rahmenverträge gewährleistet werden (Nolting & Zich 2017).

3.4 Neue Handlungs- und Tätigkeitsfelder für die Pflege

Die digitalen Möglichkeiten der Übernahme von pflegerischen Tätigkeiten führen im Umkehrschluss auch zu einer Reihe von neuen Handlungs- und Tätigkeitsfeldern für professionell Pflegende, beispielsweise als Ansprech- und Beratungspartner bei technischen Schwierigkeiten (Bleses & Busse 2019). Auf der anderen Seite werden aber auch verändernde Bedarfe in der pflegerischen Versorgung deutlich, aus denen ein neues pflegerisches Handlungsfeld erwachsen kann. Dies bedeutet auch, dass Pflegefachpersonen die entsprechenden benötigten Kompetenzen besitzen müssen (Hübner & Egbert 2017). Diese Kompetenzen sind nicht nur rein technischer Art (beispielsweise die technische Begleitung und Beratung), sondern beziehen sich auch auf die Ausübung neuer Rollen im gesamten pflegerischen Prozess. Diese sind losgelöst von der reinen »klassischen« Hands-on pflegerischen Tätigkeiten und nehmen eine deutlich größere Koordinations- und Steuerungsfunktion als bisher üblich ein. Mit dem Blick auf Untersuchungen im internationalen Kontext zeigt sich auch genau dies. Die angebotenen telepflegerischen Leistungen sind im Wesentlichen im Bereich des Case Managements, Monitoring und der Schulung zu finden (Souza-Junior et al. 2016; Hübner & Egbert 2017).

3.5 Pflege auf Distanz

In den letzten Jahren hat sich die Pflege auf Distanz zu einer wichtigen Versorgungsform entwickelt. Dies hängt sowohl mit der immer älter werdenden Gesellschaft als auch mit den Veränderungen der familiären Strukturen zusammen. Deutlich wird diese Veränderung gerade in ländlichen Regionen. Pflegende Angehörige haben einerseits längere Fahrwege zu Arbeitsplätzen, gleichzeitig zeigt sich eine Zunahme an Pflegebedürftigen im ländlichen Raum. (Sachverständigenrat zur Begutachtung der Entwicklung im Gesundheitswesen 2014). Diese Faktoren beeinflussen die Pflegetätigkeit vor Ort erheblich. Die klassische häusliche Pflege kann von vielen pflegenden Angehörigen nicht mehr geleistet werden. Dies führt dazu, dass sich zunehmend Strukturen der Pflege auf Distanz etablieren. Die sogenannten Long Distance Caregiver (vgl. Franke et al. 2019) übernehmen vor allem koordinierende und organisatorische Tätigkeiten sowie die emotionale Unterstützung der Pflegebedürftigen. Diese Tätigkeiten werden mithilfe von technischen Lösungsmöglichkeiten wie beispielsweise Videokommunikationsmedien ausgeführt. Die klassischen Tätigkeiten werden in diesen Arrangements zumeist von ambulanten Pflegediensten übernommen.

Mazanec et al. (2011) weisen darauf hin, dass gerade in den Long-Distance-Caregiving-Arrangements die tägliche Kommunikation eine essenzielle Rolle einnimmt. Mithilfe dieser Technologien wird nicht nur emotionale Betreuungs- und Unterstützungsarbeit geleistet, sondern auch gleichzeitig die Sicherheit der zu Pflegenden beobachtet und gewahrt. Aus Sicht der Long Distance Caregiver bringt diese Sicherheit auf der einen Seite sicherlich entlastende Faktoren mit sich, die in der klassischen Pflegesituation durch einen einfachen Besuch aufgefangen würden. Für die Betroffenen auf der anderen Seite bringt der Einsatz dieser Technologien die Möglichkeit, möglichst lang und selbstbestimmt im heimischen Umfeld zu verbleiben. Darüber hinaus kann besonders die Videokommunikation einen positiven Effekt auf das Gefühl der Isolation von Pflegebedürftigen haben. Für die Pflegenden bietet sich durch die Videokommunikation aber auch die Möglichkeit, pflegerische Belange aktiv mitzugestalten. Pflegerische und gesundheitliche Entscheidungen können, auch aus der geografischen Distanz heraus, gemeinsam getroffen und besprochen werden. Beiden Seiten wird zudem ermöglicht am

Leben des jeweiligen anderen teilhaben zu können (Bischofberger et al. 2015, Franke et al. 2019).

3.6 Fallstudien zur Videokommunikation in der Pflege

Im Rahmen des vom Bundesministerium für Bildung und Forschung geförderten Projekts »Situative Unterstützung und Krisenintervention in der Pflege (kurz: »situCare«, Förderungsdauer: 2016–2019) ist unter anderem untersucht worden, wie sich die Videokommunikation im Setting der ambulanten Palliativversorgung und im Home-Care-Bereich einsetzten lassen. Ziel des Projekts war es, auftretende Belastungs- und Krisensituationen von Pflegenden und pflegenden Angehörigen zu erfassen. Aus den identifizierten Problemstellungen wurden mithilfe von technischen Hilfsmitteln Lösungsmöglichkeiten erarbeitet und in typischen Alltagssituationen auf deren Wirkung hin überprüft.

Auf Basis von ethnografischen Interviews und Beobachtungen in der ambulanten Palliativversorgung und im Bereich der Home-Care-Versorgung konnten einige Anwendungsfälle definiert werden. Neben dem Einsatz von Videokommunikation in der palliativen Versorgung in Alten- und Pflegeheimen (SAPV und Altenheim), wurde diese Kommunikationsform auch in der Versorgung von ambulanten Palliativpatienten (SAPV und Patientin oder Patient) sowie in der Schulung von Angehörigen durch einen Home-Care-Versorger (pflegende Angehörige und Home-Care-Versorger) in Feldstudien untersucht. Hierbei ließen sich eine Reihe von Chancen aber auch diverse Hindernisse feststellen.

In jedem der drei Anwendungsgebiete wurden unterschiedliche, teils kontrastierende, Telekommunikationsmedien entsprechend der vermuteten Bedarfe eingesetzt. In der Videokommunikation zwischen ambulanten Patientinnen und Patienten und dem SAPV wurde das schwenkbare aber feststehende System *Kubi in Kombination mit Skype* getestet. Für die geplanten Schulungen des Home-Care-Versorgers wurde der Telepräsenzroboter *Double*, ein fahrendes, selbstbalanciertes und höhenverstellbares System mit Tablet am oberen Ende verwendet. Die Anwendung in den Altenpflegeeinrichtungen erfolgte mittels Standard-Tablets und einer entsprechenden Software-Lösung.

Methodologisch folgten die Feldstudien dem Technology-Probe-Ansatz (Hutchinson et al. 2003), indem Technologie in Real-Life-Umgebung eingesetzt und getestet wird. Der Methodik folgend, wurden die Videokommunikationsmöglichkeiten bewusst offen eingesetzt, um die tatsächliche Nutzung nicht im Vorfeld festzuschreiben. Durch diesen Ansatz war es möglich, die Anwenderinnen und Anwender eigenständig über sinnvolle Einsatzmöglichkeiten entscheiden zu lassen. Mithilfe von Protokollbögen wurden die letztendlichen Anwendungen, aber auch die aufgetretenen Probleme dokumentiert sowie die Nutzerinnen und

Nutzer vor und nach dem Einsatz mithilfe von Interviews befragt. Das ethische Clearing wurde durch die Ethikkommission der Deutschen Gesellschaft für Pflegewissenschaften erteilt.

3.6.1 Fallstudie I – Videokommunikation SAPV und ambulant betreute Patienten

Kontext

Die ambulante Palliativversorgung mit komplexen Symptomgeschehen wird seit 2007 von spezialisierten ambulanten Palliativdiensten (SAPV) übernommen. Diese spezialisierten Versorger erfüllen eine zentrale Rolle in der Versorgung von Menschen in der letzten Lebensphase, beispielsweise in Bezug auf die Schmerzmedikation und das Krisenmanagement.

Vorgehen

Über einen Zeitraum von 6 Wochen wurde die Videokommunikation im Feld der ambulanten Palliativversorgung bei zwei Betroffenen getestet. Aufseiten des SAPVs waren 4 Pflegefachpersonen involviert. Die Videokommunikation fand in allen Fällen zu einem verabredeten Zeitpunkt statt und wurden von den Pflegenden initiiert. Inhaltlich beschäftigten sich die Gespräche im Wesentlichen mit der Symptomkontrolle. Eine Pflegekraft führte zusätzlich noch eine Wundkontrolle sowie ein Beratungsgespräch mithilfe der Videokommunikation durch. In einem Fall wurde zudem abgeklärt, ob ein Hausbesuch notwendig sei.

Herausforderungen und Erkenntnisse

Von 10 Kontaktversuchen schlugen 4 Versuche, teils wegen technischer Probleme, aber auch wegen Unwohlsein der Patientin fehl. Die Fehlersuche erfolgten dann entsprechend über eine telefonische Nachverfolgung. Sowohl die Pflegenden als auch die Patienten gaben an, dass es schwierig sei, die abgesprochenen Termine einzuhalten, da sich Hausbesuche bei anderen Betroffenen verlängerten oder Notfälle dazwischen kamen. Für die Betroffenen selbst ergaben sich so längere Wartezeiten beziehungsweise die zuständige Pflegekraft konnte entsprechend nicht erreicht werden. Der Versuch auf spontane Videokommunikation umzusteigen, war aufgrund von ausgeschalteter[18] Hardware auf beiden Seiten auch nicht erfolgreich.

Pflegende gaben an, dass lange Anfahrtswege entfielen und damit verbunde Zeit eingespart werden konnte, was sie als positiven Faktor wahrnahmen. Die

---

18 Seitens der Patientin wurde das Gerät nach der Nutzung immer ausgestellt. Die genauen Beweggründe dafür sind nicht erfragt wurden. Pflegende nutzen die Videokommunikation vom Stützpunkt aus und benutzten das entsprechende Gerät nur bei Aufenthalt in diesem.

so gewonnene Zeit konnten sie für andere Patientinnen und Patienten nutzen. Ein weiterer Vorteil ist die Möglichkeit der Visualisierung von Informationen. Für die Pflegenden ist eine Einschätzung über den aktuellen Zustand und Symptome deutlich einfacher möglich. Auch könnten sie durch die Videokommunikation die Notwendigkeit für einen persönlichen Hausbesuch besser beurteilen.

Interessanterweise gaben die Pflegenden aber auch an, während der Videokommunikation zumindest in Versuchung zu sein, andere Tätigkeiten nebenbei durchzuführen sowie die Gespräche schneller zu beenden, als dies im persönlichen Kontakt der Fall wäre. Dies birgt auch das Risiko, wichtige Informationen nicht zu erhalten. Auch äußern die Patientinnen und Patienten genauso wie Pflegende, dass die Videokommunikation deutlich distanzierter wahrgenommen wurde als der persönliche Kontakt vor Ort und die Gespräche auf das Nötigste beschränkt wurden. Die Patientinnen und Patienten merken an, dass kaum mehr als die benötigten Informationen ausgetauscht wurden und die Gespräche weniger angeregt verliefen. Persönliche Gespräche über sensible Themen, aber auch Akutsituationen oder psychischen Krisensituationen würden alle Nutzenden vor Ort führen und nicht über die Videokommunikationslösung. Alle Teilnehmenden sehen die Videokommunikation als eine sinnvolle und gewinnbringende Möglichkeit an, Kommunikation, die sonst über klassisches Telefonieren stattfinden würde, zu ersetzen. Während der Testphase traten nur marginale technische Probleme auf.

3.6.2 Feldstudie II – Videokommunikation Home-Care-Versorger und pflegende Angehörige

Kontext

Die Home-Care-Unternehmen übernehmen in Deutschland die Funktion der Gewährleistung medizinisch erforderlicher Therapien im ambulanten Setting. Dabei steht die Versorgung von Menschen mit chronischen Erkrankungen und multimorbiden Krankheitsgeschehen mit Behandlungs- und kostenintensiven Therapien im Fokus. Diese werden entsprechend in den häuslichen Bereich ausgelagert und bedürfen demnach auch der sukzessiven Schulung von pflegenden Angehörigen.

Vorgehen

Entsprechend wurde im Setting Home-Care die Videokommunikation im Wesentlichen dazu genutzt, um Schulungen von pflegenden Angehörigen vorzunehmen und den Angehörigen somit Kompetenzen und Sicherheit vermitteln zu können. Die Einsatzzeit lag entsprechend bei 14 Tagen. Bei beiden Patienten wurde eine Schulung zur Vorbereitung der Portnahrung für die Ernährungspumpe durchgeführt. Diese wurden im Vorfeld theoretisch eingeübt und dann mittels der Videokommunikation unter Anleitung von den pflegenden Angehörigen eigenständig ausgeführt. Auch im Home-Care-Unternehmen fand die Videokommunikation nur nach Terminabsprache statt. Die Schulungen fanden meistens abends statt und wurden vom Home-Office aus durchgeführt.

Herausforderungen und Erkenntnisse

Sowohl für die Pflegenden als auch für die pflegenden Angehörigen ergaben sich zahlreiche Vorteile. Durch die »Live«-Schulungen konnte die Pflegekraft das Handeln des zu Schulenden jederzeit beeinflussen, kommentieren und auf spezifische Fragen eingehen. Besonders die visuellen Komponenten, jeden Handlungsschritt gut beobachten zu können und durch die Videokommunikation auf »Augenhöhe« zu kommunizieren, wurden als positiv wahrgenommen. Auch die pflegenden Angehörigen nahmen die Schulungen über die Videokommunikation als positiv wahr, da die benötigten Informationen zeitnah vermittelt werden konnten und gleichzeitig noch jemand ein »Auge« auf die praktische Umsetzung hatte.

Auch die zeitliche Flexibilität durch die relative Ortsungebundenheit wurde von den Pflegenden als sehr positiv wahrgenommen (auch hier wird ein Internetzugang mit stabilem Netz notwendig). Als negativer Aspekt wurde angeführt, dass im Gegensatz zu persönlichen Schulungen, gewisse Handgriffe und Tipps nicht über die Videokommunikation gezeigt werden können. Die Einschätzungen diesbezüglich gehen in die Richtung, dass die Videokommunikation nicht eingesetzt wird, wenn zuvor kein Vertrauensverhältnis aufgebaut wurde und die Videokommunikation als eine Art Add-on genutzt werden sollte, aber niemals den persönlichen Kontakt ersetzen könne.
Technische Probleme gab im Rahmen dieses Pilottests nicht.

3.6.3 Feldstudie III – Videokommunikation SAPV und Altenpflegeeinrichtungen

Kontext

Die palliative Versorgung von alten Menschen in der stationären Langzeitversorgung ist in vielerlei Hinsicht unzureichend. Neben der zunehmenden Ressourcen- und Zeitknappheit aufseiten der Pflegenden, sind vermehrt auch sprachliche Schwierigkeiten in den Alten- und Pflegeheimen festzustellen. In der Kombination mit fehlendem Wissen über die Möglichkeiten der palliativen Versorgung, durch die SAPVs in der Langzeitversorgung, versterben immer noch viele alte Menschen unter teils schwerwiegenden Bedingungen (vgl. Lindwedel-Reime et al. 2019, Czudnochowski et al. 2019). Um dieser Problematik entgegenzuwirken aber auch, um Abstimmungs- und Kommunikationsprozesse zu verbessern und zu fördern, kann Videokommunikation ein hilfreiches Mittel in der palliativen Versorgung darstellen.

Vorgehen

In einem Zeitraum von 9 Monaten wurden zahlreiche Versuche unternommen, die Telekommunikation in die pflegerische Versorgung in Altenpflegeeinrichtungen zu integrieren. Ziel war es, die palliative Versorgung von Menschen in Altenpflegeeinrichtungen durch ein SAPV-Team zu unterstützen. Im Vorfeld fanden hierfür zahlreiche Informationsgespräche sowie technische Vorarbeiten statt. Für die Anrufe wurden keine festen Zeiten verabredet.

Herausforderungen und Erkenntnisse

Der Einsatz der Videokommunikation im Bereich der Altenpflege gestaltete sich aufgrund der zumeist späten Integration der palliativen Dienste in die Versorgung als schwierig. Eine Reihe potenzieller Patienten verstarb, bevor rechtliche Aspekte geklärt werden konnten. Hinzu kam die hohe Arbeitsbelastung der Pflegenden in der SAPV und den Altenpflegeheimen. Zwar wurden potenzielle Probanden angesprochen, aber die Betroffenen bzw. deren Angehörige lehnten eine Videokommunikation ab. Ein sehr hohes Patientenaufkommen (viele Aufnahmen, viele Versorgungen, viele Verstorbene) erschwerten den Feldzugang zusätzlich. Zudem ist festzuhalten, dass die hohe Auslastung im Arbeitsalltag, die Bereitschaft für den zusätzlichen Aufwand, eine neue Technik in die Versorgung einzubringen, deutlich erschwert. Des Weiteren fanden sich aus Sicht der Pflegepersonen nur wenig geeignete Patienten. Als häufige Gründe hierfür wurde angeführt, dass die Patienten sich in sehr Schicksal behafteten Situationen befanden, in denen das Gegenüber eher persönlich gebraucht wird; psychisch schwer belastete Patienten; sehr betagte Patienten; Patienten in Heimen, mit denen die Kooperation schwierig ist; Patienten in Heimen, in denen es kein WLAN gibt oder Patienten bei denen man durch den Einsatz von Videotelefonie keinen Benefit erwartet.

Auf der anderen Seite zeigten sich in dieser Feldstudie eine Reihe von technischen Schwierigkeiten. Neben Problemen wie der Erstellung von Passwörtern durch fehlende Rechte, Einrichtung eines WLANs oder fehlende Updates durch lange Nicht-Nutzung der Tablets, kamen auch seitens der Altenpflegeheime im Rahmen der Veränderungen der Datenschutzverordnung, Fragen auf, die allein durch die Pflegenden nicht beantwortet werden konnten und eine Verzögerung, darstellten. Als besonders problematisch wurde das »nicht stabile Internet« wahrgenommen. Dies führt vor allem auf Seite der Patientinnen und Patienten zu großen Irritationen, Verunsicherung und Verärgerung. Da die verwendete Software ohne Internetverbindung nicht genutzt werden kann, SAPV-Mitarbeitenden aber sehr viel mobil unterwegs sind, sind die Möglichkeiten außerhalb des SAPV-Stützpunktes nur eingeschränkt und binden die Pflegenden zur Videokommunikation an eine Örtlichkeit (eine App-Lösung ist noch nicht vorgesehen). Zusätzlich erschwert wurde diese Situation dadurch, dass viele Altenpflegeheime kein WLAN haben oder nur einen eingeschränkten Zugang zu WLAN besitzen.

3.7 Förderliche und hinderliche Faktoren

Insgesamt ließen sich, auf Basis der durchgeführten Feldstudien, eine Reihe fördernder und hinderlicher Aspekte beim Einsatz der Videokommunikation aufzeigen. Zusammenfassend lassen sich folgenden Chancen und Hindernisse im Einsatz von Videokommunikation festhalten (▶ Tab. II.3.1).

Tab. II.3.1: Chancen und Hindernisse von Videokommunikation in der Pflege, eigene Darstellung

Chancen	Hindernisse
Pflege und Versorgung kann über Distanzen hinweg gewährleistet werden	Hoher Schulungsbedarf aufseiten der Betroffenen und Pflegenden
Effektivere Einbindung des ländlichen Raums durch Wegfall von Wegezeiten möglich	Hoher Zeitaufwand bei Erst-Implementierung
Freiwerden von Zeit, die im Sinne des Versorgungsauftrags umgewidmet werden kann	Fehlende stabile Internetverbindungen
Akzeptanz durch Betroffene	Technische Schwierigkeiten, z. B. durch fehlende Updates

Mit Blick auf bereits durchgeführte Studien zum Thema Videokommunikation in der Pflege lassen sich die gewonnenen Erkenntnisse weiterführend einordnen. Als besonders bedeutend zeigen sich die Arbeitsorganisation, der Umgang mit technischen Problemen, aber auch Veränderungen in der Kommunikation und ein erhöhter Schulungsbedarf. Darüber hinaus wird der Einsatz von Videokommunikation durch die Akzeptanz aufseiten aller Beteiligten bestimmt.

3.7.1 Arbeitsorganisation

Aus arbeitsorganisatorischer Sicht ließen sich eine Reihe von Hürden und Verbesserungswünschen feststellen. Besonders die Integration der Videokommunikation in bestehende Systeme sowie die automatische Dokumentation der Videokommunikation würden arbeitserleichternd wirken und werden von Pflegenden als entscheidender Faktor für den Einsatz gewertet. Darüber hinaus gibt es vor allem aufseiten des SAPVs als auch auf Seite der Heimpflegenden den Wunsch, eine gemeinsame Dokumentation über die Videokommunikation und deren Inhalte zu haben. Da die benutzten Dokumentationssysteme allerdings oft nicht identisch sind, ist eine Doppeldokumentation notwendig, die wiederum zu Problemen bzw. Nicht-Nutzung führen kann. Bestätigt werden diese Befürchtungen auch von Meißner (2016), die darauf verweist, dass Pflegende Doppeldokumentation nur dann ausführen, wenn diese als für die Versorgung wichtig eingeschätzt wird. Andere Anwender der Feldstudien führten dies nicht explizit als problematisch auf.

In Rahmen der Feldstudien erwies sich die Aufklärung von Patienten, deren Angehörigen sowie der Pflegenden als sehr aufwendig. Entsprechend der an der Videokommunikation beteiligten Personen mussten der Rolle entsprechende Zugänge erstellt werden. Besonders in der palliativen Versorgung stehen die kurzen Verweildauern dem teils langwierigen Prozedere (vor allem durch Unerfahrenheit) der Vorbereitung der Videokommunikation hemmend gegenüber. Hier werden einfache Strukturen und klare Rahmenbedingungen unerlässlich. Darüber hinaus werden vor allem die finanziellen Rahmenbedingungen über eine Testphase hinaus sehr kritisch gesehen. Diese Beobachtung wird auch von Shaw et al. (2018) bestätigt.

3.7.2 Technische Hürden

Die positiven Erwartungen auf der einen Seite und die Verunsicherungen und Irritationen durch technische Schwierigkeiten auf der anderen Seite, führen sowohl bei Pflegenden als auch bei den Patienten zu Stress und hemmen die Bereitschaft und Offenheit für die Nutzung. Besonders auftretende technische Probleme mit der Videokonsultation, die nicht telefonisch gelöst werden konnten, forderten zusätzliche Hausbesuche durch geschulte Personen. Vor allem aber die schlechte Netzabdeckung sowie nicht vorhandenes WLAN in Altenpflegeheimen machen die Nutzung von Videokommunikationslösungen unmöglich.

Im Rahmen von Feldstudie III wurden zudem Tablets zur Nutzung gestellt. Für Betroffene und Angehörige, aber auch Pflegeheime, war es nur schwer nachzuvollziehen, warum die eigenen Geräte nicht genutzt werden konnten. Diese Lösung war allerdings seitens der beteiligten Videokommunikationsanbieter so nicht vorgesehen. Eine Anwendung auf dem eigenen Smartphone oder Tablet wäre praktikabler und würde die Bereitschaft deutlich erhöhen.

Auftretende technische Problem und Fehlerquellen sind zwar anfangs zu erwarten, solange sich die Routine noch nicht eingestellt hat, jedoch ist die Frustrationstoleranz auf allen Seiten diesbezüglich gering. Dies bestätigen Brewster et al. (2014) und Shaw et al. (2017) ebenfalls. Es lässt sich festhalten, dass die Einführung einer neuen Technik mit einem erheblichen zusätzlichen Aufwand und Mehrarbeit verbunden ist, die gerade in Zeiten einer sehr hohen Arbeitsauslastung kaum geleistet werden kann.

3.7.3 Änderungen in der Kommunikation

Seitens der Versorger zeigte sich, dass sich die Gespräche, zumindest in der subjektiven Wahrnehmung, kürzer gestalten als in der persönlichen Interaktion. Diese Veränderungen konnten auch in anderen Studien aufgezeigt werden (Shaw et al. 2017, Greenhalgh et al. 2018).

Im Rahmen der durchgeführten Feldstudien gaben die Patienten an, dass ihnen die geführten Gespräche im Vergleich mit der Face-to-Face Kommunikation deutlich sachorientierter erschienen. Dieser Eindruck wird auch von Shaw et al. bestätigt. Auch dort äußern Befragte, dass weniger soziales »Geplauder« stattfinde und die Gespräche aufgabenorientierter waren. Dies wird von einigen Betroffenen auch als ein möglicher Grund für die geringeren Kontaktzeiten angeführt (Shaw et al. 2017).

Nach Durchführung der Feldstudien kommen besonders die Pflegefachpersonen in der palliativen Versorgung zu dem Schluss, dass Patientinnen und Patienten, die sich unmittelbar im Sterbeprozess befinden, nicht geeignet für die Videokommunikation zu sein scheinen. Hier wird ein erheblicher Mehrwert in der Kommunikation vor Ort gesehen.

3.7.4 Akzeptanz der Videokommunikation

Die Umsetzung in die Praxis war von einer Reihe an Hürden gekennzeichnet, gleichwohl ließen sich auch Potenziale erkennen. Die in die Feldstudien integrierten Pflegefachpersonen standen dem Thema »Videotelefonie« aufgeschlossen gegenüber. Dies ist vor allem der Fall, wenn sie einen Mehrwert für die Betroffenen und deren Angehörige sehen. Auch Pflegeheime, Home-Care-Versorger, aber auch SAPV-Dienste sowie die ambulant versorgten Patienten zeigen ein reges Interesse. Laut Brewster et al. (2014) ist die Akzeptanz durch die Pflegefachpersonen einer der entscheidenden Faktoren für die Umsetzung von Telepflege. In diesem Zusammenhang reflektieren Pflegende bereits in der Auswahl geeigneter Patientinnen und Patienten über eine Sinnhaftigkeit und mögliche Akzeptanz der Videokommunikation gegenüber.

Die bisherigen erfolgreichen Videokontakte zeigen auf, dass auch auf eine räumliche Distanz eine vertrauensvolle Basis zwischen Patientinnen und Patienten und Pflegeperson entstehen kann und die Videotelefonie auch von Seiten der Patienten gerne genutzt wird. Seitens der Home-Care-Versorger wurde über die Wichtigkeit berichtet, dass bereits im Vorfeld eine persönliche Beziehung etabliert sein sollte, um auch in der Videokommunikation eine vertrauensvolle Basis zu schaffen. Diese Wichtigkeit wird auch von Shaw et al. (2017) bzw. Greenhalgh et al. (2018) bestätigt. Brewster et al. (2014) beschreiben zudem, dass die Akzeptanz aufseiten der Pflegefachpersonen vor allem durch das gefühlte Verhältnis gegenüber der Patientinnen und Patienten bestimmt wird.

3.7.5 Schulungsbedarfe

Im Rahmen der Feldstudien traten unterschiedliche technische Probleme auf. In diesem Zusammenhang berichten die Pflegefachkräfte darüber, dass ein Großteil, vor allem der älteren Patienten, aufgrund des fehlenden technischen Grundverständnisses aus dieser Form der Betreuung herausfallen oder einen erheblichen Schulungsbedarf haben werden, wenn keine adäquate technische Unterstützung gewährleistet werden kann. Die Einweisung in die Tablets erfolgte beispielsweise durch eine im Vorfeld geschulte Pflegekraft. Die Einweisungen der Nutzenden vor Ort erforderten für diese Pflegende einen erheblichen zeitlichen Mehraufwand zum aktuellen Tagesgeschehen. Zudem gab die Pflegeperson auch an, sich nur bedingt auf diese neuen Tätigkeiten vorbereitet zu fühlen. Hieraus resultieren neue Bedarfe in Bezug auf die Kompetenzen der Pflegenden (vgl. Shaw et al. 2017).

Aber auch innerhalb der Gruppe der professionell Pflegenden wird dieser Schulungsbedarf in Bezug auf die Videokommunikation gesehen. Ein Mangel an Vertrautheit mit der Technik kann bei Pflegenden dazu führen, dass sie sich als nicht kompetent genug wahrnehmen und den Einsatz aus Unwissenheit ablehnen. Diesem kann mit entsprechenden Schulungen entgegengewirkt werden (Brewster et al. 2014, Shaw et al. 2017, Greenhalgh et al. 2018).

3.7.6 Neue Handlungsfelder der Pflegeden

Durch die verwendete Technologie verändert sich sukzessive die klassische Rolle der Pflegenden. Pflegefachpersonen übernehmen beim Einsatz von Telepflege verschiedene, teils neue Rollen. Hierzu zählen die Auswahl der Patientinnen und Patienten in potenziell relevante Teilnehmende für die Videokommunikation und virtuelle Beratungen, die technische Unterstützung der Einrichtung und Nutzung aufseiten der Patienten sowie die Dokumentation der Konsultationen (Shaw et al. 2017). Im Rahmen der Feldstudien wurden ebendiese Tätigkeiten durch Pflegende übernommen. Hinzukommen aber auch erweiterte Kompetenzen im Bereich Case Management, Monitoring und Schulung, die durch den Einsatz von Telepflege andere Fähigkeiten erfordern (Souza-Junior et al. 2016).

Besonders im Zusammenhang mit fehlenden Kompetenzen, dem sich verändernden Patienten-Pflege-Verhältnis und der Angst des Verlustes der beruflichen Identität werden neue Handlungsfelder für Pflegende weiter diskutiert werden (Sharma et al. 2010, Brewster et al. 2014, Greenhalgh et al. 2018).

3.8 Fazit

Die Videokommunikation bringt eine Reihe von Chancen und Möglichkeiten (▶ Tab. II.3.1) und bedarf der Beachtung zahlreicher, zum Teil systemimmanenter Hindernisse. Das Potenzial, das telepflegerische Anwendungen mit sich bringen, ist immens. Dies bezieht sich sowohl auf die Ergänzung und Verbesserung von bestehenden Leistungen als auch auf die ökonomischen Anreize. Wie dabei eine zielbringende Integration der telepflegerischen Ansätze in die Regelversorgung aussehen kann, ist in den nächsten Jahren noch zu untersuchen. Aus Sicht der Praxis werden vor allem einfache und sichere Lösungen aber auch eine gute Vorbereitung in Bezug auf die Nutzenden und die technischen Bedingungen benötigt.

Auch aus Patientensicht zeigen sich eine Reihe von positiven Aspekten. Die deutliche Patientenorientierung, der aktive Einbezug der Betroffenen und die Möglichkeit von Unterstützung auch in späten Lebensphase, zählen zu den Chancen der Telekommunikation. Vor allem die Versorgung von Pflegebedürftigen in ländlichen und strukturschwachen Regionen oder in besonderen Krankheitssituationen werden dieser sektorenübergreifenden Versorgungsform in den nächsten Jahren einen erheblichen Aufschwung verschaffen.

Die Begleitung durch eine Person, die die zeitlichen Kapazitäten hat, die Videotelefonie zumindest für die Zeitspanne der Einführung und Implementierung nachhaltig zu unterstützen, ist unerlässlich. Um die Mitarbeitenden mit der Software und ihrer Funktionsweise langfristig vertraut zu machen, benötigt es eine kontinuierliche Begleitung in der Praxis und feste Ansprechpartner. Nur so können im Verlauf auftretende (technische) Probleme gelöst und diesbezügliche Fragen kompetent beantwortet werden. Erst wenn sich sowohl die Pflegenden als auch die Betroffenen sicher im Umgang mit der Form der Kommunikation fühlen und die Technik reibungslos funktioniert beziehungsweise Probleme eigenständig bewältigt werden können, wird die Videokommunikation bereitwillig in der Praxis angewendet und kann routiniert und gewinnbringend in die pflegerische Versorgung integriert werden.

Literatur

Ärzteblatt (2018): Telemedizin: Bei der Einbindung der Pflege hakt es noch. 2018. https://www.aerzteblatt.de/nachrichten/95926/Telemedizin-Bei-der-Einbindung-der-Pflege-hakt-es-noch [02.12.2019]

Bischofberger, I., Otto, U., Franke, A. (2015): Distance Caregiving: Wie Angehörige ihre pflegebedürftigen Nächsten unterstützen können. Competence; 79(3):28–29.

Bleses, P. & Busse, B. (2019): Es fehlt noch was. Chancen und Herausforderungen der Digitalisierung in der ambulanten Pflege. Die Schwester/Der Pfleger; 12: 48–51.

Brewster, L., Mountain, G., Wessels, B., Kelly, C., Hawley, M. (2014): Factors affecting front line staff acceptance of telehealth technologies: a mixed-method systematic review. J Adv Nurs 70(1): 21–33

Bundesministerium für Gesundheit (2017): e-Health – Digitalisierung im Gesundheitswesen https://www.bundesgesundheitsministerium.de/e-health-initiative.html [02.12.2019].

Czudnochowski, D., Lindwedel-Reime, U., Kuhlberg, J., König, P., Topp J. (2019): Challenges for a Successful Cooperation between Specialised Palliative Care and Geriatric Nursing Homes. 16th Word Congress of the European Association for Palliative Care (EAPC2019), Berlin.Eggert, S., Sulmann, D., Teubner, C. (2018): Einstellung der Bevölkerung zu digitaler Unterstützung in der Pflege. ZQP-Analyse. Zentrum für Qualität in der Pflege.

Franke, A., Otto, U., Kramer, B., Jann, P.M., van Holten, K., Zentgraf, A., Bischofberger, I. (2019): Das Potenzial neuer Technologien zur Unterstützung von Pflege über räumliche Distanz. Literaturstand und qualitative Befunde. Pflege; 32(6):324–333.

Graf, B., Heyer, T., Klein, B., Wallhoff, F. (2013): Servicerobotik für den demografischen Wandel. Mögliche Einsatzfelder und aktueller Entwicklungstand. Bundesgesundheitsbl; 56:1145–1152.

Greenhalgh, T., Shaw, S., Wherton, J., Vijayaraghavan, S., Morris, J., Bhattacharya, S. et al. (2018): Real-World Implementation of Video Outpatient Consultations at Macro, Meso, and Micro Levels: Mixed-Method Study. Journal of Medical Internet Research 20:4.

Hutchinson. H., Bederson, B.B., Druin, A., Plaisant, C., Mackay, W., Evans, H. et al. (2003). Technology Probes: Inspiring Design for and with Families. Proc. Human factors in computing systems.

Hübner, U. & Egbert, E. (2017): Telepflege. In: P. Bechtel, I. Smerdka-Arhelger & K. Lipp (Hrsg.), Pflege im Wandel gestalten –Eine Führungsaufgabe, Springer-Verlag: Berlin, Heidelberg, 211–224.

Johnston, B., Wheeler, L., Deuser, J., Sousa, K.H. (2000): Outcomes of the Kaiser Permanente tele-home health research project. Archives of Family Medicine; 9:40–5.

Lindwedel-Reime, U., Blattert, L., Kuhlberg, J., Czudnochowski, D., König, P. (2019): Palliatives Wissen für Altenpflegende – Evaluation einer Schulung und Homepage zur Versorgung am Lebensende. PIZ-Clusterkonferenz 2019, Berlin.

Mazenec, P., Daly, B.J., Ferrell B.R., Prince-Raul, M. (2011): Lack of communication and control. Experiences of distance caregivers of parents with advanced cancer. Oncology Nursing Forum; 38(3):307–313.

Meißner, A. (2016): Auswirkungen IT-gestützter Dokumentation auf Pflegedokumentations-handlungen – Eine Grounded Theory Studie. Pflegewissenschaft 7/8(18): 388–397.

Mostaghel, R. (1996): Innovation and technology for the elderly: Systematic literature review. Journal of Business Research; 69(11): 4896–4900.

Nolting, H.-D. & Zich, K. (2017): Telemedizinische Prozessinnovationen in den Regelbetrieb.

Lessons Learned. Gütersloh: Bertelsmann Stiftung.

Sachverständigenrat zur Begutachtung der Entwicklung im Gesundheitswesen (2014): Bedarfsgerechte Versorgung – Perspektiven für ländliche Regionen und ausgewählter Leistungsbereiche. Gutachten 2014. Bern: Huber.

Sharma, U., Barnett, J. & Clarke, M. (2010): Clinical users' perspective on telemonitoring of patients with long-term conditions: understood through concepts of Giddens's structuration theory & consequence of modernity. Studies in Health Technology and Informatics 160(1), 545–549.

Shaw S, Wherton J, Vijayaraghavan S, Morris J, Bhattacharya S, Hanson P, et al. (2018). Advantages and limitations of virtual online consultations in a NHS acute trust: the VOCAL mixed-methods study. Health Serv Deliv Res;6(21).

Siren, A., Amilon, A., Larsen, G.K., Mehlsen, L. (2019): The promise of assistive technology in institutionalized old age care: economic efficiency, improved working conditions, and better quality of care? Disabil Rehabil Assist Technol; 1–7.

Souza-Junior, V.D., Costa Mendes, I.A., Mazzo, A., Godoy, S. (2016): Application of telenursing in nursing practice: an integrative literature review. Applied Nursing Research; 29:254–260.

Wheeler, T. (1998): Strategies for delivering tele-home care: provider profiles. Telemedicine Today; 6(4):37–40.

Ziegler, S., Dammert, M., Bleses, H.M. (2018): Telepräsenzroboter in der Häuslichkeit von Personen mit Demenz im ländlichen Raum. Zukunft der Pflege – Innovative Technologien für die Pflege. Tagungsband. 168–173.

4 Neue Technik in der ambulanten Versorgung

Verena Münch, Katja Michael & Christophe Kunze

4.1 Die ambulante Versorgung im Wandel

4.1.1 Kontext: Herausforderungen in einer zunehmend ambulanten Versorgung

Seit der Einführung der Pflegestärkungsgesetze wird das Aufbrechen der sektoralen Trennung der ambulanten und stationären Versorgung nicht nur auf der politischen, sondern auch auf der gesellschaftlichen Ebene wahrgenommen. Damit einhergehend hat sich auch der Blick auf die pflegerische Versorgung von Menschen mit Unterstützungsbedarf in den vergangenen Jahren stark verändert. War in den letzten Jahren die stationäre Versorgung die naheliegende Alternative, so ist inzwischen ein Umdenken zu beobachten. Die meisten Menschen möchten ihren Lebensabend trotz Einschränkungen im vertrauten Wohnumfeld verbringen. Zugleich besteht der Wunsch im Bedarfsfall auf schnelle, passgenaue und umfassende Hilfe zugreifen und gleichzeitig autonom am Gesellschaftsleben teilhaben zu können.

Rund ein Viertel der 70–85-jährigen Älteren verbringen ihre Zeit überwiegend zu Hause (Zahn & Senger 2012). In Kombination mit dem Verlust sozialer Kontakte besteht in der häuslichen Umgebung sowohl die Gefahr sozialer Isolation und psychischer Erkrankungen als auch das Risiko unbemerkter Unfälle, welchen entgegengewirkt werden muss. Bei dieser Gruppe steht barrierefreier, bezahlbarer Wohnraum mit einem zuverlässigen, flexiblen Angebot an Tagesstruktur, sozialer Teilhabe und Dienstleistungen im Mittelpunkt. Bislang stehen wenig geeignete Angebote für diesen Personenkreis zur Verfügung: Das Pflegeheim stellt für diese Gruppe oftmals eine Überversorgung dar (die zudem mit einem hohem Eigenkostenanteil verbunden ist), das betreute Wohnen eine Unterversorgung, da nur eine punktuelle personelle Präsenz gegeben ist.

Um auf diese Veränderungen zu reagieren und den steigenden Erwartungen gerecht zu werden, bedarf es individueller, komplexer und vielfältiger Versorgungsleistungen, die sich aus personeller und technischer Unterstützung zusammensetzen. Aus diesem Grund haben sich die Leistungserbringer auf den Weg gemacht und neue Konzepte hinsichtlich einer ambulanten Vollversorgung im Quartier entwickelt. Durch diese neuen Konzepte können Betroffene trotz auftretender Kompetenzeinbußen und Voranschreiten von Erkrankungen wie z. B. Demenz durch unterschiedliche Dimensionen an Hilfeleistungen im gewohnten Quartier wohnen bleiben. Gleichzeitig haben Pflegende die Möglichkeit, sich effektiv im Sinne des Versorgungsauftrags in die Versorgungsstruktur mit einzubringen.

4.1.2 Gesetzliche Grundlagen

Der Präferenz für ambulante Versorgung entsprechend, gilt der Grundsatz »ambulant vor stationär« (§ 3 SGB XI). Dieser Grundsatz soll durch die Weiterentwicklung ambulanter Versorgungsangebote, wie etwa ambulant betreute Wohngemeinschaften oder Gestaltung von Quartieren, gefördert durch Bund und Länder, ermöglicht werden. Zunächst im Sinne der Selbstpflege, im weiteren Sinne auch in der Unterstützung von informell oder formell Pflegenden, etwa durch Hilfsmittel.

Damit einhergehend sind auch gesetzliche Grundlagen anzupassen und entsprechend weiterzuentwickeln. Sowohl das SGB V als auch das SGB XI machen deutlich, dass der Leistungsanspruch der Versicherten beschränkt ist. Die Beschränkung auf den »notwendigen Umfang« wird für Pflegedienstleistungen mit den für die Pflegeversicherung relevanten Leistungskomplexen umgesetzt. In den Augen von Expertinnen und Experten der Praxis führen diese Komplexe zu engen Zeitkorridoren, die den Pflegenden kaum die Möglichkeit lassen, im Sinne des Versorgungsauftrags auf individuelle Bedürfnisse der Pflegebedürftigen gezielt eingehen zu können. Vor allem eine Versorgung von Unterstützungsbedürftigen im ländlichen Bereich wird durch weite Entfernungen der Patienten und damit einhergehender langer Wegstrecken erschwert und eingeschränkt. Im ländlichen Raum werden die vorhandenen Möglichkeiten zur flexibleren Leistungserbringung kaum genutzt. Neue Angebote werden nur sporadisch entwickelt und nachgefragt (Büscher & Horn 2010). Durch die Pflegestärkungsgesetze haben Klienten z. B. die Möglichkeit Tagespflegeleistungen in vollem Umfang neben den Pflegesachleistungen in Anspruch zu nehmen. Im urbanen Bereich führte das zu einer hohen Inanspruchnahme der Tagespflegeleistungen. Im ländlichen Raum hingegen sind trotz eines hohen Bedarfs kaum entsprechende Angebote entstanden. Ähnliches zeigt sich im Bereich der hauswirtschaftlichen Versorgung und pflegerischen Unterstützungsleistungen, die aufgrund der weiten Wegstrecken und des mangelnden Personals nur schwer wirtschaftlich tragfähig erbringbar sind. Gleichzeitig wird die Attraktivität des Pflegeberufes gemindert, was bereits in der Vergangenheit zu einem massiven Fachkräftemangel geführt hat.

4.2 Technik in der ambulanten Versorgung

4.2.1 Motivation

Mit technischer Unterstützung soll Personal entlastet, der Arbeitsalltag Pflegender erleichtert und eine bedarfsgerechte Versorgung von pflegebedürftigen Personen ermöglicht werden. Technik soll, eingebettet im Versorgungssetting, zudem dazu beitragen, die Selbständigkeit von Pflegebedürftigen in der Häuslichkeit zu erhalten. Technische und personelle Strukturen wie Hilfsmittel, Beratung und Schulungen, soziotechnische Leistungen wie das Hausnotrufgerät mit rund um die Uhr erreichbarer Notrufzentrale und ambulante Pflegedienstleistungen bilden auf praktischer Ebene ab, was der Grundsatz »ambulant vor stationär« auf Gesetzesebene strukturell vorgibt.

Bisher kommen technische Lösungen in der ambulanten Pflege nur vereinzelt zum Einsatz. Die Konzertierte Aktion Pflege (KAP) fordert daher, neue Technologien stärker zu nutzen, um die ambulante Versorgung zu stärken. So formuliert die KAP z. B. das Ziel, mit Telepflege und Telemedizin räumliche und zeitliche Distanzen zu überwinden. Damit soll auch in dünn besiedelten, ländlichen Gebieten der längst mögliche Verbleib in der vertrauten Häuslichkeit erreicht werden. Daneben wird gefordert, den Fokus auf die Weiterentwicklung von Versorgungsstrukturen innerhalb von Quartieren zu legen. So sollen kurze Wege der Versorgung ermöglicht und neue Handlungsfelder für die Profession geschaffen werden. Mit diesen Maßnahmen soll dem Fachkräftemangel in der Pflege begegnet werden (BMG 2019a).

Typische Herausforderungen bei der Integration technischer Assistenzsysteme in ambulante Versorgungsangebote werden am Beispiel häuslicher Monitoringsysteme diskutiert, was im Folgenden kurz vorgestellt wird.

Beispiel: Häusliche Monitoringsysteme

Der Zusammenhang zwischen Technikeigenschaften und Praxiseinsatz in Quartierskonzepten wird am Beispiel von Hausnotrufsystemen deutlich. Hausnotrufsysteme werden seit den 90er Jahren angeboten und seitdem kontinuierlich den veränderten Bedürfnissen angepasst. Sie werden speziell in Wohnungen von älteren oder körperlich beeinträchtigten Menschen eingesetzt, um ihnen Sicherheit in den eigenen vier Wänden zu bieten und die Selbstständigkeit zu fördern. Die Systeme sind dafür ausgelegt, sich vor allem bei Stürzen oder Notfällen per Knopfdruck bemerkbar zu machen.

Die Systeme wurden für das Wohnen im Alter weiterentwickelt und zielen darauf ab, durch den Einsatz moderner Technik die Erkennungsrate eines Notfalls signifikant zu steigern. Ein Merkmal der Technologie ist die Verknüpfung von einem aktiven und einem passiven Notrufsystem. Dies wird realisiert durch den Einbau von Umgebungssensoren in Verbindung mit einem klassischen Notfallknopf. In der Basisausstattung sind Bewegungsmelder, Türkontaktsensoren, eine Basisstation sowie ein Notfallknopf enthalten. Das System lässt sich grundsätzlich um weitere Komponenten, wie bspw. einem GPS-Tracker oder eine Medikamentenbox mit Erinnerungsfunktion erweitern. Die Daten der Umgebungssensoren werden von einer speziellen Software analysiert. Hiermit können vielfältige Situationen wie Inaktivität (z. B. in Folge von Stürzen), häusliche Gefahren wie Brand oder Wasserschäden, Schlafstörungen oder auch das Verlassen der Wohnung automatisch erfasst und ohne aktive Beteiligung des Bewohners an Pflegende übermittelt werden.

Durch das sensorbasierte Hausnotrufsystem kann dem Wunsch älterer Menschen nachgekommen werden, eine ambulante Versorgung in der eigenen Häuslichkeit oder im betreuten Wohnen trotz Hilfebedarf zu gewährleisten. Gleichzeitig kommt das System ggf. vorhandenen Sicherheitsbedenken von Angehörigen entgegen. Einen wesentlichen Anknüpfungspunkt bildet dabei der ambulante Dienst. Bei ihm laufen die Auswertungen der Sensoren zusammen und er erbringt in Abhängigkeit von der jeweiligen pflegerischen Problemstellung des Anfragenden passgenaue Leistungen. Wird z. B. Bewegungslosigkeit einer Seniorin oder eines Seniors in der Häuslichkeit durch einen Sensor automatisch erkannt, erhalten die Pflegenden des ambulanten Dienstes unmittelbar die Benachrichtigung. Sie können direkt darauf reagieren, die Wohnung aufzusuchen und Betroffene in Situationen von Hilflosigkeit unterstützen.

Monitoringsysteme sollen in Kombination mit ambulanter Versorgung dazu beitragen, häusliche Pflegearrangements zu stabilisieren. Der Forschungsstand dazu ist bisher noch widersprüchlich (vgl. Kunze 2019), jüngere Studien deuten aber darauf hin, dass mit Monitoringsystemen erweiterte Pflegearrangements den Übergang in eine stationäre Wohnform verzögern können.

4.2.2 Technikeinsatz in verschiedenen Versorgungsformen

Ergänzt durch neue ambulante Konzepte können soziale Träger, wie z. B. die BruderhausDiakonie, gemeinsam mit technischen Kooperationspartnern ein kundenspezifisches Dienstleistungskonzept anbieten, das als weiterer und ergänzender wichtiger Baustein für ein selbstbestimmtes Leben und Wohnen im Alter betrachtet werden kann. Damit das Konzept zum Tragen kommen kann und Wegzeiten der professionell Pflegenden geringgehalten werden können, werden die ambulanten Angebote in unmittelbarer räumlicher Nähe zueinander realisiert. Durch die örtliche Verbundenheit verschiedener Wohn- und Betreuungsangebote, können Synergieeffekte genutzt werden. So kann z. B. eine pflegebedürftige Person ein Tagesangebot stundenweise in Anspruch nehmen, während sie im betreuten Wohnen barrierefrei und selbstständig wohnen kann. Dies ist der wichtigste Aspekt für die konzeptionelle Ausgestaltung.

Im Fokus steht dabei die Weiterentwicklung von ambulanten Wohn- und Betreuungsformen im Quartier in Kombination mit technischen Unterstützungssystemen, wie bspw. die eigene Häuslichkeit, das betreute Wohnen, Seniorenwohngemeinschaften oder das Angebot einer Tagespflege in Verbindung mit dem Einsatz eines intelligenten Hausnotrufsystems. So soll eine passgenaue Versorgung zu einer verbesserten Lebensqualität für Unterstützungssuchende führen.

Die Konzepte versuchen Synergieeffekte zu nutzen und die Strukturen in der ambulanten Versorgung zu stärken, zu erweitern und weiterzuentwickeln. Die Zielsetzung liegt darin, durch einen passgenauen Einsatz von unterstützenden Technologien die Angebote und Wohnformen im ambulanten Setting miteinander zu verknüpfen, um eine bedarfsgerechte Versorgung anbieten zu können.

Betreutes Wohnen: Im betreuten Wohnen, das erfahrungsgemäß den Einstieg in das ambulante Setting darstellt, erhalten die Bewohner und Bewohnerinnen zusätzlich zu ihrem Mietvertrag einen Dienstleistungsvertrag. Über diesen kann aus einem Spektrum an Grundleistungen sowie einzelnen Wahlleistungen gewählt werden. Im Rahmen der Grundleistungen erhalten die Bewohner und Bewohnerinnen u. a. monatliche Hausbesuche und können an Veranstaltungen teilnehmen. Zudem wird Ihnen ein sensorbasiertes Hausnotrufsystem, das eine aktive und passive Alarmierung ermöglicht, bereitgestellt. Das Notrufgerät kann um weitere technische Hilfsmittel erweitert werden. Zum Beispiel können Medikamentenbox und GPS-System ebenfalls Informationen über die Basisstation an den ambulanten Dienst senden. Da es sich um leicht nachrüstbare Unterstützungssysteme handelt, kann das Angebot analog zum betreuten Wohnen inklusive der Unterstützungstechnik auch an Senioren und Seniorinnen in der privaten Häuslichkeit in der umliegenden Umgebung ausgehändigt werden. Damit kann insbesondere dem Wunsch einer Versorgung und Betreuung in der eigenen Häuslichkeit nachgekommen werden und berücksichtigt vor allem den Sicherheitsaspekt älterer Menschen. Diese Wohnform ist besonders geeignet für Personen, die in der Häuslichkeit noch relativ gut zurechtkommen, sich aber temporär Unterstützung wünschen.

Tagespflege: Ergänzend dazu ist es für Personen mit einem intensiveren Unterstützungsbedarf möglich, Leistungen der Tagespflege in Anspruch zu nehmen. So werden Personen mit Unterstützungsbedarf tagsüber durch professionell Pflegende in der Tagespflege begleitet, während sie nachts Unterstützung durch Sensoren in der Häuslichkeit erhalten, die auffällige Situationen, wie etwa Stürze oder Inaktivität erkennen und bei Bedarf Hilfe holen. Auch die Höhe des Unterstützungsbedarfes nachts kann durch die Sensoren erfasst und an eine Nachtbereitschaft des ambulanten Dienstes weitergeleitet werden. Die Kombination von technischer und personeller Unterstützung ermöglicht älteren Menschen so auch bei Kompetenzeinschränkungen, weiter in ihrer eigenen Häuslichkeit leben zu können und zugleich Abwechslung und Gemeinschaft zu erfahren. Überdies tragen sie einen wesentlichen Beitrag zur Entlastung An- und Zugehöriger bei.

Ambulant betreute Wohngemeinschaft: Ein erweiterndes Angebot in diesem Kontext stellen ambulant betreute Wohngemeinschaften dar. Diese bietet eine kleingliedrige und ganztätige Betreuung für pflegebedürftige Personen mit Unterstützungsbedarf im Alltag. Die Senioren und Seniorinnen leben hier gemeinschaftlich und selbstbestimmt in einer familienähnlichen und altersgerechten Wohnform zusammen. Die Räumlichkeiten sind so geplant, dass bei eintretendem Hilfebedarf die Unterstützung durch Alltagsbegleiter und Pflegepersonal in Anspruch genommen werden können. Sensoren erfassen den Bewegungsraum der Bewohnerinnen und Bewohner und können z. B. Alltagsbegleiter informieren, sobald eine dementiell erkrankte Person die Eingangstüre verlassen möchte. Da Personen mit hohem Unterstützungsbedarf, vor allem nachts, in einer Seniorenwohngemeinschaft versorgt werden können, ist ein Umzug in einen stationären Bereich hier nicht zwangsläufig notwendig. Vor allem in Dörfern oder Kleinstädten, in denen eine größere stationäre Einrichtung zu überdimensioniert wäre, ist dieses ambulant betreute Setting sinnvoll.

> **Beispiel: Häusliche Monitoringsysteme in ambulant betreuten Wohngemeinschaften**
>
> Die Wohn- und Versorgungsform hat Einfluss auf die Integration von technischen Assistenzsystemen in die Versorgungspraxis. Häusliche Monitoringsysteme, wie sie oben dargestellt wurden, werden bisher vor allem im betreuten Wohnen und der häuslichen Versorgung eingesetzt. Bei der Implementierung in ambulanten betreuten Wohngemeinschaften für Menschen mit Demenz bestehen Unterschiede zu den anderen Versorgungsformen. Während dort die Pflegebedürftigen typischerweise allein in einer Wohnung leben und so jedes Monitoringsystem nur eine gepflegte Person betrifft, wird in der ambulant betreuten Wohngemeinschaft ein System für alle Bewohner eingesetzt. Auch die Einsatzszenarien sind spezifisch für das Versorgungssetting und betreffen vor allem die Bündelung von Pflegerufen am Tag, die Optimierung der Versorgung in der Nacht und die Benachrichtigung beim Öffnen der Wohnungstür. Teilweise können vielfältige isolierte akustische Alarmierungssysteme wie Trittmatten durch das System ersetzt werden. Die Einsatzszenarien müssen spezifisch an die Bedarfe und Ressourcen der einzelnen Bewohnerinnen und Bewohner angepasst werden. Dadurch entstehen spezifische Systemkonfigurationen und ganz andere Regelsysteme als im häuslichen Umfeld.

4.2.3 Technikakzeptanz

Eine wesentliche Voraussetzung für die Nutzung von technischen Assistenzsystemen in der Versorgungspraxis ist deren Akzeptanz durch Gepflegte und Pflegende. Häufig wird mangelnde Akzeptanz als eine Ursache für die geringe Verbreitung von Pflegetechnologien beschrieben. Die Einstellungsakzeptanz gegenüber Assistenzsystemen ist in vielfältigen Studien untersucht. Eine grundsätzliche Ablehnung technischer Unterstützungssysteme kann empirisch nicht bestätigt werden. Während Bedenken gegenüber einem technischen System (z. B. hohe Kosten oder die Sorge, es zu verlieren) sowie mit ihm verbundene Stigmatisierung zu einer niedrigen Akzeptanz führen, können subjektiv erwartete Mehrwerte der Techniknutzung (insb. erhöhte Sicherheit) sowie die subjektive Wahrnehmung des eigenen Hilfebedarfs akzeptanzfördernd wirken (Peek et al. 2014, Jaschinski & Allouch 2015). Die Akzeptanz hängt dabei auch von vorhandenen Alternativen (z. B. Unterstützung durch Angehörige oder schon genutzte Hilfsmittel) ab. Häufig werden auch Datenschutzbedenken als Akzeptanzhürde beschrieben. Studien kommen dazu aber zu widersprüchlichen Ergebnissen (Jaschinski & Allouch 2015), wobei technische Assistenzsysteme von professionell Pflegenden deutlich kritischer gesehen werden als von Betroffenen selbst (van Heek et al. 2017).

> **Beispiel: Akzeptanz von häuslichen Monitoringsystemen**
>
> Die Verbreitung von klassischen Hausnotrufsystemen ist in Deutschland im Vergleich zu anderen Ländern eher gering. Häufig wird die Notwendigkeit,

einen Notrufknopf am Körper tragen zu müssen sowie die damit verbundene Stigmatisierung als »hilfsbedürftige Person« als Akzeptanzbarriere benannt. In einer Studie zur Nutzung von klassischen Hausnotrufsystemen gaben 27 % der Befragten an, ihren Notrufsender niemals bei sich zu tragen, und von 13 im Studienzeitraum gestürzten Teilnehmenden, die mehr als 5 Minuten auf dem Boden lagen, lösten nur zwei einen Notruf aus (Heinbüchner et al. 2010). Die Akzeptanz ist höher, wenn ältere Menschen Hausnotrufsysteme aus eigenem Antrieb nutzen und nicht auf Drängen von Angehörigen.

Neue Monitoringsysteme zielen mit ihren Funktionen auf eine höhere Akzeptanz ab: Durch die automatische Situationserkennung sind am Körper getragene Sensoren oft nicht mehr nötig. Die Systeme setzen zudem nicht nur auf eine (stigmatisierende) Notfallerkennung, sondern unterstützten vielfältige Anwendungsszenarien, in denen Pflegende durch mehr Informationen über die pflegebedürftige Person zusätzliche Handlungsoptionen erhalten, wie z. B. die mögliche Kontrolle, ob Medikamente zum notwendigen Zeitpunkt eingenommen wurden. Zudem werden Pflegepersonen psychisch entlastet, da sie regelmäßig Informationen zum Gesundheitsstatus des zu Pflegenden erhalten. Bewohner, die häusliche Monitoringsysteme nutzen, berichten über einen positiven Beitrag zu ihrem Sicherheitsgefühl, und berichten, dass der empfundene Mehrwert gegenüber Datenschutzbedenken überwiegt (vgl. Pol et al. 2016). Die Systeme bringen aber auch neue Akzeptanzprobleme mit sich: Als komplexe, verteilte Systeme ist die Funktionsweise der Monitoringsysteme nicht einfach zu erläutern und Missverständnisse können zu Ablehnung führen, etwa, wenn Bewohnerinnen oder Bewohner fälschlicherweise davon ausgehen, dass die Systeme mit Kameras arbeiten. Häufig haben auch Pflegende ohne Schulungen Schwierigkeiten, die Funktionsweise der Systeme zu verstehen, die Systeme zu konfigurieren und ggf. auch die Daten der Systeme zu interpretieren (vgl. Nijhof et al. 2013).

4.2.4 Soziotechnische Pflegearrangements: Zusammenspiel zwischen Technik und Versorgungspraxis

Erfahrungen aus empirischen Studien zeigen, dass ein erfolgreicher Technikeinsatz in der Pflege nicht allein aus gutem Design der Technik oder konzeptionellen Überlegungen heraus gelingt. Vielmehr ist die Nutzung grundsätzlich im Zusammenhang mit ihrer Einbettung in die Pflegepraxis zu betrachten (vgl. Kunze 2017). Die Techniknutzung im Bereich der pflegerischen Versorgung und Unterstützung ist demnach in der Regel gekennzeichnet durch kontinuierliche Aneignungsprozesse und eine damit verbundene Anpassung von Technikarrangements an die Pflegepraxis und umgekehrt.

Während die am Markt verfügbaren häuslichen Monitoringsysteme in Bezug auf ihre Systemkomponenten recht ähnlich sind, unterscheiden sie sich zum Teil erheblich in Bezug auf die Analysesoftware, die Nutzerschnittstellen und in Bezug auf Service- und Vertriebsmodelle. Diese Unterschiede können für deren Einsatzmöglichkeiten in der Praxis von großer Bedeutung sein.

Beispiel: Rolle unterschiedlicher Alarmierungsformen

Insbesondere im Bereich der Auslöselogiken gibt es unterschiedliche sensorbasierte Hausnotrufsysteme auf dem Markt.

- *Manuelle Auslösung:* Alarmknöpfe funktionieren nach der Logik bedingter Anweisungen: Wenn ein Knopf gedrückt wird, wird ein Notruf abgesetzt.
- *Halbautomatische Auslösung:* Zur Unterstützung bei Handlungsunfähigkeit, z. B. bei Bewusstlosigkeit, kommen zusätzlich zeitliche Kontrollschleifen (»Tagestaste« oder Kontrollrundgänge) zum Einsatz. Bei technischen Systemen wird nach Ablauf einer voreingestellten Zeit ein Alarm ausgelöst, falls nicht vorher die »Tagestaste« gedrückt wurde.
- *Automatische Auslösung:* Die in der Praxis wiederholt auftretenden unerwünschten Fehlalarme sollen unterbunden werden, indem die Tagestaste automatisiert wird. So werden tägliche Routinen durch zusätzliche Sensoren erfasst (z. B. das Einschalten der Kaffeemaschine mit einem Stromsensor, das Bewegen durch einen Raumabschnitt mit Bewegungsmeldern und Türkontaktsensoren). Dies kann aber auch zu nicht erkannten Gefahrensituationen führen, etwa wenn die Kaffeemaschine ein täglich ablaufendes Reinigungsprogramm startet oder Bewegungen von Haustieren im Raum erkannt werden.
- *Auslösealgorithmen*: Darüberhinausgehende Ansätze nutzen diese zusätzlichen Sensoren, um automatische Alarme und Benachrichtigungen zu implementieren. Dabei werden Sensordaten in von Expertinnen und Experten manuell erstellten Algorithmen so zusammengeführt, dass unerwünschte Alarme reduziert und begründete Alarme rascher abgesetzt werden.
- *Lernende Systeme:* Lernende Systeme kommen ohne von Menschen gemachten Regeln aus. Sie generieren aus Sensordaten und vorgegebenen Informationen über die Situationen der Bewohner (»Lerndaten«) mit der Zeit Muster, um diese Situationen künftig selbst zu erkennen (vgl. zur Künstlichen Intelligenz; ▶ Teil III, Kap. 1).

Beim Einsatz von Technik in ambulanten Versorgungsarrangements kommen Systeme mit rein manueller Auslösung, wie etwa ein klassisches Hausnotrufsystem, funktional schnell an ihre Grenzen. Dann kommt dem Einsatz von algorithmisch gesteuerten Systemen eine grundlegende Bedeutung zu. Algorithmen erweitern die zur Verfügung stehenden Informationen über die Situation von Pflegebedürftigen und können so neue Handlungsoptionen ermöglichen. Die mit algorithmischen Systemen verbundenen fachlichen, juristischen und ethischen Implikationen erweitern aber auch die Anforderungen an Pflegende. Ist das Regelwerk der Funktion und Bedingungen zur erwünschten Funktion nicht hinreichend bekannt, kann dies zu einer Fehlanwendung oder einem Fehleinsatz des Systems führen. Die Erfahrung zeigt, dass Sensitivität und Spezifität von häuslichen Monitoringsystemen auch vom Kontext der Pflegesituation beeinflusst werden können. Die Verlässlichkeit der durch die Systeme bereitgestellten

Informationen muss von Pflegenden eingeschätzt werden, da es auch zu technischen Fehlern kommen kann.

Beispiel: Mögliche Fehlerquellen von Bewegungssensoren in einem intelligenten Hausnotrufsystem

Dauerhafter Ausfall: Sensoren, die durch technischen Defekt, durch ein Abfallen von der Wand oder durch Verdecken oder durch Verstellen von Möbeln ausfallen, können in der Regel entdeckt werden, wenn im System eine Erwartungshaltung zur Häufigkeit eines Dateneingangs hinterlegt ist.

Vorübergehender Ausfall: Sensorausfälle können jedoch auch sporadisch unter bestimmten Gegebenheiten auftreten. So sind Glas-Duschwände normalerweise für den in Bewegungsmeldern verbauten Infrarot-Sensor durchsichtig, können aber z. B. den Sensor abschatten, wenn sie beschlagen sind. Oder Sensorausfälle werden versehentlich durch Verhalten von Bewohnern ausgelöst, z. B. durch ein Abschatten durch Handtücher, Mülleimer oder andere Gegenstände. Mitunter können diese Situationen auch absichtlich (aber ohne Bewusstsein zu den Konsequenzen des Handelns) herbeigeführt werden. Derartige Ausfälle können in der Regel nicht erkannt werden.

Musterhafte Fehlwahrnehmung: Musterhafte Fehlwahrnehmungen können z. B. durch zeitgesteuerte Wärmequellen auftreten. Zeitliche Muster können – im Gegensatz zu zufallsgesteuerten Mustern (Hausautomation) oder umgebungsbeeinflussten Triggern (wie Temperatur- oder Feuchtigkeitsschwellwertschalter) leichter erkannt und kompensiert werden. Vertauschte Sensoren können zu erheblichen Störungen im System führen.

Chaotische Fehlwahrnehmung: Dem System nicht bekannte Tiere (z. B. neu angeschaffte Haustiere) können zu unerwünschten Sensorauslösungen führen. Saisonal kann das Zusammenspiel aus Sonnenlicht und Schatten oder auch Spiegel zu Fehlwahrnehmungen führen.

Die Erfahrung zeigt, dass die Qualität der Daten im Feld der Pflege von Menschen und der Umgebung bewusst und unbewusst beeinflusst werden können. Daraus lassen sich zwei Extreme ableiten:

- Einerseits kann ein System so transparent und verständlich sein, dass Umgebung und Person unerwünschte Effekte ausgleichen können.
- Andererseits kann ein System so robust sein, dass durch Verhalten und Umgebung, etwa durch Redundanzen und Validitätsprüfungen, unerwünschte Effekte ausgeglichen werden können.

Robuste Systeme bringen damit nur wenige Regeln für Mensch und Umgebung mit sich. Dadurch sind sie – ungeachtet ihrer Komplexität – transparent und verständlich. Die pflegebedürftige Person wird dadurch stark in die Passivität gedrängt, ein aktives Eingreifen ist nicht nötig bzw. für Laien kaum möglich. Dies steht im Gegensatz zur digitalen Souveränität der Nutzer, die neue Technologien nicht mehr verstehen müssen, um sie adäquat nutzen zu können (vgl. Bertelsmann Stiftung 2019).

4.2.5 Neue Rollen und Anforderungen an Pflegende

Inzwischen kommen technische Lösungen vermehrt in der ambulanten Versorgung zum Einsatz. In diesem Rahmen haben sich insbesondere das Rollenverständnis und die Anforderungen an Pflegende maßgeblich verändert. Verschiedene Problemstellungen im pflegerischen Alltag erfordern neue Handlungsmaßnahmen. Insbesondere Handlungs- und Erfahrungswissen entwickelt sich jedoch langsamer als die durch die Digitalisierung verursachten Veränderungen und das wissenschaftliche Wissen. Um diese Zielsetzung zu erreichen, ist die Implementierung von (technischen) Lösungen von technischen, fachlichen und moralischen Barrieren zu berücksichtigen und zu beschleunigen. Hierfür benötigt es:

- *Kompetenzen zur Beratung von Betroffenen und Gestaltung von soziotechnischen Versorgungsarrangements*: Fehlendes Wissen, unzureichende Information und Transparenz werden wiederholt als Barrieren angeführt, wenn es um die Themen Akzeptanz und Implementierung geht (BMG 2017, Rösler et al. 2018). Hierdurch wird dem jeweiligen Versorgungssetting passgenauer Einsatz erschwert oder gar verhindert. Zudem führen divergierende Ziele oder falsch eingesetzte Technik zu Akzeptanzproblemen.
- *Kompetenzen, wie z. B. Regelwissen zur reflektierten Nutzung von technischen Assistenzsystemen*: Die Entwicklung neuer Technologien bringt relative Wissensdefizite mit sich. Bei den vorgestellten neuen häuslichen Monitoringsystemen gilt dies insbesondere im Bereich des kontextabhängigen Regelwissens. Diese Wissensdefizite müssen nachhaltig ausgeglichen werden, um die Leistungsgrenzen zwischen Technik sowie informell und formell Pflegenden aufeinander abzustimmen.
- *Kompetenzen zur partizipativen Entwicklung von Technik*: Um dies zu erreichen ist die Entwicklung und Implementierung von Technologien in der Pflege partizipativ unter besonderer Berücksichtigung der fachlichen und ethischen Reflexion zu gestalten. Auch müssen die Funktion, Reichweite und Grenzen der Technik offengelegt werden.

4.3 Entwicklung neuer Versorgungsangebote

Technische Assistenzsysteme, die der Unterstützung von Personen mit Hilfebedarf dienen, werden in der Regel nicht solitär, sondern eingebettet in eine Versorgungsform eingesetzt. So wird ein Hausnotrufgerät als eher nützlich erachtet, sofern es in Kombination mit einer Notfallleistung, erbracht z. B. durch einen ambulanten Dienst, eingesetzt wird. Für den Aufbau einer ambulanten Vollversorgung müssen entsprechende Dienstleistungen passgenau miteinander verknüpft werden. Um eine bedarfsgerechte Versorgung auf Basis des individuellen Hilfebedarfs zu gewährleisten, müssen die Senioren und Seniorinnen aus einem Portfolio an Wohnformen und ambulanten Dienstleistungen (wie z. B. Unterstützung beim Aufstehen, Menüservice, Unterstützung bei der Morgentoilette) inklusive technischen Unterstützungssystemen wählen können. Neben dem vorgestellten häuslichen Monitoringsystemen können dies zum Beispiel GPS-Systeme sein, die dementiell veränderte Personen beim selbstbestimmten Wohnen unterstützen können (vgl. Pfeil et al.; ▶ Teil IV, Kap. 2). Sollte eine betroffene Person nicht mehr nach Hause finden, kann sie durch die Systeme geortet werden. Ein anderes Beispiel sind intelligente Medikamentenboxen, die Nutzende an das pünktliche Einnehmen von Arzneimitteln erinnern. Die zeitlich korrekte Einnahme von Medikamenten spielt z. B. bei blutverdünnenden Mitteln eine wichtige Rolle.

Die bisherigen Erfahrungen zeigen, dass der administrativen professionellen Ebene nicht nur im Hinblick auf die Technikakzeptanz von Pflegenden und zu Pflegenden eine zentrale Rolle zukommt, sondern auch in der Vermittlung auf der operativen Ebene. Häufig bringen technologieinduzierte Veränderungen auch eine notwendige Re-Organisation von Kompetenzbereichen mit sich (vgl. Bauer et al. 2012). Hier bedarf es einer über einen längeren Zeitraum angelegten Implementierungsphase, um einen optimierten und damit reibungslosen Einsatz eines Unterstützungssystems gewährleisten zu können. Gleichzeitig verkürzen sich die Zeitintervalle zwischen der Entwicklung der technischen Innovationen im Laufe der Jahre immer mehr, d. h. die Nutzer müssen sich schneller auf die Neuerungen und Veränderungen einstellen (Lamsfuß 2012).

Haubner und Nöst berichten in diesem Zusammenhang über die Gefahr der Technikablehnung bei mangelnder Kontrollierbarkeit der technischen Systeme und fehlender Transparenz (Haubner & Nöst 2012). Arbeitsorganisatorisch relevant scheint ein dezidierter Informationsaustausch zwischen den verschiedenen Professionen, um eine bessere Einordnung von Benachrichtigungen des Systems zu ermöglichen und damit auch Mehrarbeit zu verhindern. Als bedeutsam gilt in diesem Zusammenhang die Einbindung aller relevanten Akteure in technikbezogene Arbeitsprozesse, um soziotechnische Innovationsprozesse zu gestalten und voran zu treiben (Fuchs-Fronhofen et al. 2018). Auch ist das Vertrauensverhältnis zwischen den einzelnen Nutzergruppen für die Technikvermittlung im Rahmen dieses Settings von besonderer Bedeutsamkeit und ausschlaggebend für die Nutzungsbereitschaft der Personen mit Unterstützungsbedarf.

Beispiel: Technikentwicklung und -einsatz

Gesetzliche Veränderungen, die wachsende Zahl älterer Personen mit Pflegebedarf, einhergehend mit einem steigenden, differenzierten, spezifischen Versorgungsbedarf sowie die Möglichkeit zur Vernetzung von Pflege- und Versorgungsleistungen erfordern eine Weiterentwicklung von klassischen Unterstützungs- und Versorgungssettings. Als Träger und Pflegedienstleister ist es besonders relevant, Herausforderungen in pflegerischen Alltagssituationen zu identifizieren. Durch Beteiligungsprozesse von Mitarbeitenden und Personen mit Unterstützungsbedarf, v. a. in der Häuslichkeit, können Anforderungen an technische Systeme und zukünftige Dienstleistungen identifiziert werden. Gleichzeitig ist es essenziell, sowohl das Wissen zu Möglichkeiten und Grenzen dieser Systeme als auch Kompetenzen zum Umgang dieser durch Informationsveranstaltungen, Exkursionen und Vergleiche zum Thema Technikeinsatz, Barrierefreiheit sowie baulicher, technischer und sozialer Infrastruktur zu fördern. Hierdurch kann ein integriertes Selbstverständnis innerhalb eines Unternehmens zum Umgang mit technischen Systemen in Verbindung mit Unterstützungsleistungen entwickelt werden. Durch die Durchführung von Projekten, sowie die Erprobung von technischen Systemen im geschützten Setting, also außerhalb einer Pflegesituation, können theoretisch gewonnene Erfahrungen spezifiziert und auf die speziellen Anforderungen der Mitarbeitenden und der zu pflegenden Personen angepasst werden. Der Einsatz und die Nutzung von technischen Systemen werden dadurch zur unternehmensstrategischen Fragestellung. Anhand des Beispiels eines Notfallerkennungssystems wird die Entwicklung bis zum Einsatz in in der folgenden Tabelle (▶ Tab. II.4.1) dargestellt:

Tab. II.4.1: Schritte zur Entwicklung einer technikgestützten Versorgungsdienstleistung im stationären und ambulanten Setting, eigene Darstellung

Schritt	1	2	3	4
Erprobungsort	Labor: Geschützte Umgebung, Ausfall des Systems hat keine Auswirkungen	Pflegeheim: Regelversorgung ist abgedeckt über Mitarbeitende, Ausfall des Systems hat keine Auswirkungen	Betreutes Wohnen: Regelversorgung wird durch den Einsatz des Systems unterstützt, Ausfall des Systems hat nur geringe Auswirkungen	Markt, Privathaushalt: System ist wesentlicher Teil der Regelversorgung, Ausfall des Systems hat Auswirkungen
Zuständigkeit für Installation	Technikkonsortium	Pflege, Elektriker, Fachplaner, Hausmeister, Technikkonsortium, IT-Abt. (Datensicherheit)	Hausmeister, Elektriker, Fachplaner, Koordinatorin	Privatpersonen, Anbieter
Umfang der Begleitung	Vollständige und dauerhafte Begleitung	Schulungen, überwiegende Begleitung	Schulungen, punktuelle Begleitung	Schulungen, Begleitung nur auf Anfrage
Ergebnisse	Funktionalität, z. B. »Inaktivität« wird zuverlässig erkannt	Techn. Infrastruktur wird geklärt, weitere Erkenntnisse	Weitere Erkenntnisse über Funktionalität und technische	Anpassung des Systems nach Rückmeldung von Kunden

Tab. II.4.1: Schritte zur Entwicklung einer technikgestützten Versorgungsdienstleistung im stationären und ambulanten Setting, eigene Darstellung – Fortsetzung

Schritt	1	2	3	4
		über Inaktivitätserkennung und techn. Einstellung, Einbettung in realen Pflegekontext (Räumlichkeit, Ausstattung, Personal)	Einstellung, Einbindung in Systeme externer Notrufanbieter	

Um entsprechende Versorgungsangebote zu realisieren, sind Pflegende auf den Einsatz und den Umgang mit diesen technischen Assistenzsystemen vorzubereiten und zu schulen. Bestehende Schulungskonzepte sind mitunter nicht für immer kürzer werdende Innovationszyklen und Halbwertszeiten von Wissen gerüstet. Um dem entgegenzuwirken, können situative Fortbildungen während der alltäglichen Arbeit durchgeführt werden. So kann beispielsweise die Einstellung einer Inaktivitätsphase bei einem Notrufsystem direkt während des Einsatzes beim Klienten vor Ort erläutert werden. Hierdurch kann die individuelle Nutzung patientenspezifisch sichergestellt werden. Damit kann Methodenwissen gestärkt und weiterentwickelt werden. Dies dient dem Zweck, dass die Digitalisierung in der Pflege genutzt wird, um Leistungen bedarfsgerecht zu individualisieren. Um dies praktisch umzusetzen, muss die Entwicklung von Wissen in der Pflege partizipativ unter besonderer Berücksichtigung der fachlichen und ethischen Reflexion entwickelt werden.

Neben passgenauen Dienstleistungen setzt der Einsatz von technischen Unterstützungssystemen in der ambulanten Versorgung auch technischen Support voraus. Zudem müssen hinsichtlich der Implementierung neuer Technologien im ambulanten Setting im Vorfeld insbesondere Effekte, Barrieren und Potenziale im Umgang mit der assistiven Technologie aus der Nutzer- sowie der Personalperspektive beleuchtet werden. Hierfür sind insbesondere die einzelnen Nutzergruppen und deren Aufgabenbereiche zu benennen, da sich diese auf die Anforderungen hinsichtlich der Technologieimplementierung auswirken. Nur unter Berücksichtigung der verschiedenen Bedarfe kann technisches Unterstützungspotenzial ausgeschöpft und allseitige Akzeptanz geschaffen werden.

4.4 Schlussbetrachtung

Im Kontext der zunehmenden Bedeutung der ambulanten Versorgung kommt auch neuen technischen Systemen, die zur Stabilisierung häuslicher Versorgung beitragen, eine wichtige Rolle zu. Damit Technik, wie z. B. häusliche Monitoringsysteme, die Versorgung effektiv unterstützen kann und bei Pflegenden und Gepflegten auf Akzeptanz stößt, ist diese individuell an das jeweilige Versorgungsarrangement mit seinen Strukturen und Routinen anzupassen. Dies erfordert geeignete organisatorische Strukturen bei den Pflegediensten und entsprechende Kompetenzen bei den Pflegenden. Ein umfassendes Verständnis und ein souveräner Umgang mit den Systemen auch bei (zu erwartenden) Fehlern sind dafür notwendig. Inzwischen bieten einige häusliche Assistenzsysteme neben der Erkennung von Notfall- und Gefahrensituationen auch Funktionen, um die soziale Teilhabe im Alltag zu stärken und ein ambulant betreutes Wohnen im Quartier zu unterstützen. Pflegeanbieter setzen darauf aufbauend sozialraumorientierte Versorgungskonzepte um, in dem ein abgestimmtes System aus informell- oder ehrenamtlich tätigen Menschen, Technik und professionellen Dienstleistern zusammen die Versorgung im Quartier sicherstellen. Dabei können Kunden und Kundinnen individualisierte Versorgungsformen und -varianten eigenverantwortlich zusammenstellen. Zentral hierfür ist die Leistungsabgrenzung zwischen den Aufgaben, die die Technik übernimmt und den Aufgaben, die Menschen übernehmen. Durch die flexible Gestaltung der Betreuung und Versorgung in Kombination mit unterstützender Technik kann so perspektivisch besser auf veränderte Rahmenbedingungen regiert werden. Zudem ist es möglich die Verantwortung im Hinblick auf den Fachkräftemangel in der Pflege auf mehrere Schultern zu verteilen. Für den Träger ist die Erweiterung des Angebotsportfolios nicht nur attraktiv für Mitarbeitende sowie Kunden und Kundinnen, sondern auch ein wirtschaftlich auskömmliches Modell.

Der Einsatz neuer Technologien ermöglicht es der Pflege, die Profession zu stärken – wenn sie bereit ist, sich durch die fachliche und ethische Reflexion in die Entwicklung von Technik mit einzubringen. Zur Technikaffinität in der Pflege gibt es konträre Aussagen. Aus praktischer Erfahrung scheint es weniger sinnvoll, Technikaffinität und Akzeptanzfragen aus dem Kontext zu heben. Die Erfahrung zeigt: Wenn Technik ein Problem löst oder dazu beiträgt, ein Ziel besser und leichter zu erreichen, ist die Akzeptanz gegeben. Mangelnde Akzeptanz von Technik lässt sich in der Praxis in der Regel auf divergierende Ziele, fehlende Wirksamkeit oder Fehlanwendung zurückführen. Deutlich wird, dass der Einsatz von Assistenzsystemen nur erfolgreich ist, wenn eine kundenzentrierte Orchestrierung von technischen Systemen und Dienstleistungen stattfindet.

Literatur

Bauer, A., Boese, S., Landenberger, M. (2012). Technische Pflegeassistenzsysteme in der Regelversorgung. Eine Potenzialanalyse aus Professionals-Perspektive. Pflegewissenschaft 14 (9), 459–467.

Bertelsmann Stiftung Hrsg. (2019). Digital souverän? Kompetenzen für ein selbstbestimmtes Leben im Alter. Online verfügbar unter: https://www.bertelsmann-stiftung.de/filead min/files/Projekte/Smart_Country/Digitale_Souveraenitaet_2019_final.pdf

Bitkom – Bundesverband Informationswirtschaft, Telekommunikation und neue Medien e. V. und DFKI – Deutsches Forschungszentrum für Künstliche Intelligenz GmbH (2017). Entscheidungsunterstützung mit Künstlicher Intelligenz. Wirtschaftliche Bedeutung, gesellschaftliche Herausforderung, menschliche Verantwortung. Online verfügbar unter: https://www.uni-kassel.de/fb07/fileadmin/datas/fb07/5-Institute/IWR/Hornung/170 901-KI-Gipfelpapier-online.pdf

BMG, Bundesministerium für Gesundheit (2017). ePflege. Informations- und Kommunikationstechnologie für die Pflege. Online verfügbar unter: https://www.dip.de/fileadmin/ data/pdf/projekte/BMG_ePflege_Abschlussbericht_final.pdf

BMG. Bundesministerium für Gesundheit (2015) Übersicht über vereinbarte ambulante Leistungskomplexe in den Ländern. Stand: 31.12.2015. Online verfügbar unter: https:// www.bundesgesundheitsministerium.de/fileadmin/Dateien/3_Downloads/P/Pflegebericht/ AmbulanteLeistungskomplexe2015.pdf

BMG. Bundesministerium für Gesundheit (2019a). Konzertierte Aktion Pflege. Vereinbarungen der Arbeitsgruppen 1 bis 5. Online verfügbar unter: https://www.bundesgesund heitsministerium.de/fileadmin/Dateien/3_Downloads/K/Konzertierte_Aktion_Pflege/KAP _Vereinbarungen_AG_1-5.pdf

BMG. Bundesministerium für Gesundheit (2019b). Referentenentwurf der Bundesregierung. Entwurf eines Gesetzes zur Stärkung von Rehabilitation und intensivpflegerischer Versorgung in der gesetzlichen Krankenversicherung. Reha- und Intensivpflege-Stärkungsgesetz. RISG. Online verfügbar unter: https://www.bundesgesundheitsministeriu m.de/fileadmin/Dateien/3_Downloads/Gesetze_und_Verordnungen/GuV/R/Referentenen twurf_RISG.pdf

BMG. Bundesministerium für Gesundheit (2019c). Zahlen und Fakten zur Pflegeversicherung. Stand Mai 2019. Online verfügbar unter: https://www.bundesgesundheitsminis terium.de/fileadmin/Dateien/Downloads/Statistiken/Pflegeversicherung/Zahlen_und_Fak ten/Zahlen-u-Fakten-zur-Pflegeversicherung_2019.pdf

Büscher, Andreas; Horn, Annett (2010) Bestandsaufnahme zur Situation in der ambulanten Pflege. Ergebnisse einer Expertenbefragung. ISSN 1435-408X. Online verfügbar unter: https://www.uni-bielefeld.de/gesundhw/ag6/downloads/ipw-145.pdf

Destatis, Statistisches Bundesamt (2018). Pflegestatistik. Pflege im Rahmen der Pflegeversicherung. Deutschlandergebnisse. 2017. Online verfügbar unter: https://www.destatis.de/ DE/Themen/Gesellschaft-Umwelt/Gesundheit/Pflege/Publikationen/Downloads-Pflege/pf lege-deutschlandergebnisse-5224001179004.pdf;jsessionid=F38BFE3ADB5D4E55E736D6A 4D7851C10.internet741?__blob=publicationFile

Deutsches Institut für Menschenrechte (2019). Anmerkungen zum Entwurf eines Gesetzes zur Stärkung von Rehabilitation und intensiv-pflegerischer Versorgung in der gesetzlichen Krankenversicherung (RISG). Online verfügbar unter: https://www.bundesgesund heitsministerium.de/fileadmin/Dateien/3_Downloads/Gesetze_und_Verordnungen/Stellu ngnahmen_WP19/RISG/UN-BRK.pdf

Elsbernd, A., Lehmeyer, S., Schilling, U., Warendorf, K. (2014). Abschlussbericht. Bedarfsgerechte technikgestützte Pflege in Baden-Württemberg – Technologien und Dienstleistungen für ein selbstbestimmtes Leben im Alter. Online verfügbar unter: https://sozial ministerium.baden-wuerttemberg.de/fileadmin/redaktion/m-sm/intern/downloads/Down loads_Pflege/Inno-programm-Pflege-2011_Abschlussbericht_Esslingen_2014.pdf

Fuchs-Fronhofen, P., Blume, A., Ciesinger, K.-G., Gessenich, H., Hülsken-Giesler, M., Isfort, M. et al. (2018). Memorandum »Arbeit und Technik 4.0 in der professionellen Pflege«. Würselen.

Haubner, D., Nöst, S. (2012). Pflegekräfte. Die Leerstelle bei der Nutzerintegration von Assistenztechnologien. In Leimeister, J. M.; Shire, K. A. (Hrsg.): Technologiegestützte Dienstleistungsinnovation in der Gesundheitswissenschaft, S. 3-30. Wiesbaden: Springer Fachmedien.

Heinbüchner, B., Hautzinger, M., Becker, C., & Pfeiffer, K. (2010). Satisfaction and use of personal emergency response systems. Zeitschrift für Gerontologie und Geriatrie, 43(4), 219–223.

Heinze, R. G. (2018). Alter und Technik. In H. Künemund & U. Fachinger (Hrsg.), Alter und Technik. Sozialwissenschaftliche Befunde und Perspektiven, S. 15-33. Wiesbaden: Springer VS.

Jaschinski, C. & Allouch, S. B. (2015). An extended view on benefits and barriers of ambient assisted living solutions. International journal on advances in life sciences, 7(1-2), 40–53.

Kunze, C. (2019): »Assistive Technologien in der häuslichen Umgebung«. In: Dockweiler/Fischer: ePublic Health. Einführung in ein neues Forschungs- und Anwendungsfeld. Göttingen: Hogrefe, 2019, S. 199–210

Kunze, C. (2017): Technikgestaltung für die Pflegepraxis: Perspektiven und Herausforderungen. In: Pflege und Gesellschaft, 2017(2).

Lamsfuß, R. (2012). Nur kein Schnickschnack- Eine soziologische Betrachtung der Internetnutzung in der Generation 50plus. In: Kampmann, B. et al. (Hrsg.): Die Alten und das Netz. Angebote und Nutzung jenseits des Jugendkults. Gabler Verlag, Springer Fachmedien Wiesbaden.

Nijhof, N.; van Gemert-Pijnen, J.; Woolrych, R.; Sixsmith, A. (2013): An evaluation of preventive sensor technology for dementia care. Journal of telemedicine and telecare, 19(2), 95–100.

Peek, S. T., Wouters, E. J., van Hoof, J., Luijkx, K. G., Boeije, H. R. & Vrijhoef, H. J. (2014). Factors influencing acceptance of technology for aging in place: a systematic review. International journal of medical informatics, 83(4), 235–248.

Pol, M., van Nes, F., van Hartingsveldt, M., Buurman, B., de Rooij, S., & Kröse, B. (2016). Older people's perspectives regarding the use of sensor monitoring in their home. The Gerontologist, 56(3), 485–493.

Rösler, U., Schmidt, K., Merda, M., Melzer, M. (2018). Digitalisierung in der Pflege. Wie intelligente Technologien die Arbeit professionell Pflegender verändern. Berlin: Geschäftsstelle der Initiative Neue Qualität der Arbeit. Bundesanstalt für Arbeitsschutz und Arbeitsmedizin. Online verfügbar unter: https://www.inqa.de/SharedDocs/PDFs/DE/Publikationen/pflege-4.0.pdf?__blob=publicationFile&v=2

Senge, Peter M. (2011). Die fünfte Disziplin: Kunst und Praxis der lernenden Organisation. Stuttgart: Schäffer-Poeschel.

Zahn, F., Senger, J. (2012). Dreimal täglich spielen- Wie Serious Games die Gesundheit älterer Menschen fördern können. In: Kampmann, B. et al. (Hrsg.): Die Alten und das Netz. Angebote und Nutzung jenseits des Jugendkults. Gabler Verlag, Springer Fachmedien Wiesbaden.

5 Digitale Vermittlungsplattformen in Pflege und Betreuung

Anna Hegedüs, Lara Nonnenmacher, Christophe Kunze & Ulrich Otto

5.1 Einführung in die Plattformökonomie

5.1.1 Begriffsklärung

Digitale Plattformen boomen. Bekannte Beispiele sind »Airbnb« aus der Tourismusbranche und »Uber« aus dem Verkehrswesen. Auch im Gesundheitswesen zeigen sich erste Entwicklungen: Es gibt bereits Plattformen zur Vermittlung von Dienstleistungen rund um die Pflege, Betreuung[19] und Begleitung von Menschen mit Unterstützungsbedarf (z. B. Menschen mit Demenz oder Beeinträchtigung).

> Mit Bezug auf Dienstleistungen ist Plattformökonomie ein Sammelbegriff für verschiedene Arbeitsformen, die über digitale Plattformen vermittelt werden. Im Zentrum der Plattformökonomie stehen Interaktionen, bei denen zwei (oder mehr) unterschiedliche Zielgruppen Produkte oder Dienstleistungen anbieten bzw. nachfragen (Pettersen 2017).

Während Angebot und Nachfrage bisher in der Regel mithilfe von mündlichen (telefonischen) oder schriftlichen Anfragen und Abklärungen zwischen den Transaktionspartnerinnen und -partnern zusammengebracht werden mussten, verspricht die Digitalisierung weniger aufwändige und leistungsfähigere Prozesse. So können Online-Plattformen und Apps mithilfe von Algorithmen Marktplatz- und Matching-Prozesse optimieren. Dies erlaubt eine effizientere Gestaltung von Arbeitsangebot und Nachfrage mit *niedrigeren Transaktionskosten*, d. h. die Aufwände für das Zustandekommen einer Transaktion werden geringer (Engelhardt et al. 2017).

Grundsätzlich gilt: je geringer die Transaktionskosten, desto mehr Markttransaktionen finden statt (North 1987). Zahlreiche Transaktionen bedeuten: es kommt zu vielen Verträgen und damit potenziell zu entsprechend mehr Umsatz/Gewinn, aber auch niedrigeren Kosten für die Nutzenden. Für Anbietende und Dienstleistende bedeutet dies potenziell mehr Freiheit und Selbstbestimmung,

---

19 Der Begriff meint hier nicht gesetzliche Betreuung. Wir erläutern das Begriffsverständnis Pflege und Betreuung am Ende von Abschnitt 5.1.2 (▶ Teil II, Kap. 5.1.2).

für Konsumentinnen und Konsumenten mehr Auswahlmöglichkeiten. Für beide bedeutet dies mehr Flexibilisierung und Individualisierung.

Die Attraktivität einer Plattform hängt neben niedrigen Transaktionskosten auch von *Netzwerkeffekten* ab. Dieser Begriff beschreibt das ökonomische Phänomen, dass die Zahl der Teilnehmenden exponentiell ansteigt, sobald eine kritische Masse erreicht ist – man möchte dazugehören und sich beteiligen. Eine Plattform ist für die Nutzenden also nur dann attraktiv, wenn viele Akteure sie verwenden. Denn erst dann wird der Zugang zu potenziellen Transaktionspartnern möglich (Peitz 2006). Um einen Netzwerkeffekt zu erreichen, müssen die Plattformen eine kritische Anzahl an Nutzenden erreichen. Danach können sie einen sehr starken (mitunter exponentiellen) Anstieg verzeichnen, was wiederum zu niedrigeren Transaktionskosten führen kann und in der Regel zu monopolartigen Anbieterstrukturen führt (»the winner takes it all«-Effekt).

Durch niedrige Transaktionskosten und die damit verbundenen Vorteile für die Nutzenden stellen Anbieter digitaler Plattformen als »disruptive Innovation« eine erhebliche Bedrohung für das Geschäftsmodell traditioneller Anbieter (z. B. Taxiunternehmen im Falle von Uber) dar. Bisher ist unklar, in welchem Maße dies langfristig auch für andere Branchen gilt (z. B. ambulante Pflege-/Betreuungsdienste) und von welchen Faktoren dies abhängt (Greenwood et al. 2017).

5.1.2 Geschäfts- und Marktmodelle

Bei digitalen Plattformen unterscheidet man zwischen den Geschäftsmodellen *Peer-to-Peer (P2P)*, *Business-to-Consumer (B2C)* und *Business-to-Business (B2B)*. Auf Plattformen nach dem P2P-Modell werden zwei Gruppen von Privatpersonen zusammengebracht. Damit wird die klassische Rollenteilung in Anbietende und Konsumierende aufgehoben – Akteure können jederzeit und mühelos die Rollen wechseln oder gleichzeitig als Anbieterin/Anbieter *und* Konsumentin/Konsument auftreten (Schumich 2016). Pflegerische oder betreuerische Tätigkeiten, die über P2P-Plattformen vermittelt werden, sind immer ortsabhängig und damit dem »gigwork« bzw. der Gig-Economy zuzuordnen. Hier kommt es zwingend zu einem persönlichen Kontakt zwischen Auftraggebenden und Gigworker/Gigworkerin und die Dienstleistung wird an einem bestimmten Ort zu einem bestimmten Zeitpunkt ausgeführt (Engelhardt et al. 2017; Schmidt 2017). Es geht hierbei um eine Arbeit, die auf Online-Plattformen nur angeboten, nicht aber erbracht wird und die oft zeitlich begrenzt ist (Mattmann et al. 2017).

Im Gegensatz zu P2P-Modellen vermitteln die B2C-Plattformen Dienstleistungen, die *von Unternehmen* erbracht werden, an Kunden. Typische Beispiele wären hier Hotel- oder Flugbuchungsportale. Daneben gibt es auch Portale, die Dienstleistungen *zwischen Unternehmen* vermitteln (B2B).

Im Zusammenhang mit der Gig-Economy wird vor allem der Arbeitnehmerschutz immer wieder kontrovers diskutiert. Entscheidend bei der Bewertung der Arbeit in der Gig-Economy ist, ob eine Plattform als Vermittler oder Arbeitgeber fungiert. Hier befindet sie sich nämlich in einer Grauzone, denn verschiedene Plattformen wie »*Uber*« sehen sich nur in der Rolle eines Vermittlers und nicht

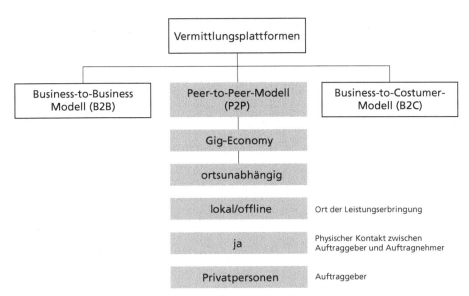

Abb. II.5.1: Überblick Eigenschaften von Vermittlungsplattformen, eigene Darstellung

eines Arbeitgebers und sind daher nicht bereit, beispielsweise Sozialabgaben zu entrichten (Schäfer & Schwarzkopf 2019). Als unmittelbare Konsequenz wird der Ausschluss der Anbietenden aus den mit einer herkömmlichen Festanstellung verbundenen Rechten erwartet bzw. befürchtet (Stampfl 2016).

Wir möchten *zwei Typen von Vermittlungsplattformen* genauer beschreiben, die im Kontext der Pflege und Betreuung aktuell von Relevanz sind. Im *ersten Anwendungsfeld* geht es um P2P-Plattformen – am Beispiel der aktuellen Situation in der Schweiz. Als *zweites Anwendungsfeld* für digitale Vermittlungsplattformen in der Pflege werden B2B-Plattformen aus dem Entlassungsmanagement aus der akutstationären Versorgung betrachtet, am Beispiel der aktuellen Situation in Deutschland.

Zuvor möchten wir aber noch unser *Verständnis von Pflege und Betreuung* erläutern. Bei der *Definition von Pflege* orientieren wir uns an der offiziellen, von den Berufsverbänden Deutschlands, Österreichs und der Schweiz anerkannten Übersetzung der ICN-Definition of Nursing: »Professionelle Pflege umfasst die eigenverantwortliche Versorgung und Betreuung, allein oder in Kooperation mit anderen Berufsangehörigen, von Menschen aller Altersgruppen, von Familien oder Lebensgemeinschaften sowie Gruppen und sozialen Gemeinschaften, ob krank oder gesund, in allen Lebenssituationen (Settings). Pflege umfasst die Förderung der Gesundheit, die Verhütung von Krankheiten und die Versorgung und Betreuung kranker, behinderter und sterbender Menschen. Weitere Schlüsselaufgaben der Pflege sind die Wahrnehmung der Interessen und Bedürfnisse (Advocacy), die Förderung einer sicheren Umgebung, die Forschung, die Mitwirkung in der Gestaltung der Gesundheitspolitik sowie das Management des Gesundheitswesens und in der Bildung« (SBK ASI, 15.7.2008).

Betreuung gemäß unserem Verständnis findet in unterschiedlichen Settings statt und wird sowohl von ausgebildeten Fachpersonen als auch von Angehörigen, Freiwilligen, Nachbarinnen und Nachbar uvm. – bezahlt oder nicht bezahlt, sowohl von Erwachsenen als auch Kindern und Jugendlichen – geleistet. Zu den Tätigkeiten zählen Unterstützung bei der Alltags- und Freizeitgestaltung, Prävention gegen soziale Isolation, Tätigkeiten rund um die Grundbedürfnisse bzw. den Alltag. Dazu zählt auch die Unterstützung beim Essen unter anderem durch den Einkauf, der Zubereitung der Mahlzeiten oder durch die Nahrungseinnahme, aber auch Hilfe bei körperbezogenen Tätigkeiten, z. B. beim Waschen, Kleiden, bei der Körperhygiene und Hilfe beim Ruhen und Schlafen (Hegedüs, Sellig & Bischofberger 2019; mit Blick auf Angehörige Wepf et al. 2017).

Für die nachfolgend anhand der Schweizer Situation diskutierten P2P-Plattformen ist wichtig, dass dort sozial- und pflegerechtlich eine öffentlich momentan stark kritisierte Trennung zwischen »Pflege« und »Betreuung« besteht (vgl. z. B. Knöpfel, Pardini & Heinzmann 2018). Der seit Jahrzehnten professionalisierten und abrechenbaren Pflege steht Betreuung wie in einer Grauzone gegenüber: gesellschaftlich lange wenig wahrgenommen und auf den Bereich der Selbstzahler bzw. der informellen Unterstützung (v. a. durch pflegende und betreuende Angehörige) verwiesen.

5.2 Anwendungsfeld 1 – Digitale Plattformen zur Vermittlung von ambulanten Pflege- und Betreuungsleistungen

5.2.1 Anwendungskontext: Veränderte Bedürfnisse fördern Gigwork in Pflege und Betreuung

Das Gesundheitswesen ist von der Plattformökonomie bisher weniger berührt worden als bspw. die Tourismus- oder Transportbranche. Der Bedarf an flexiblen, individuellen, zeitnahen und bezahlbaren Pflege- und Betreuungsangeboten ist jedoch hoch. Für die Entwicklung von Gigwork im Kontext der Pflege und Betreuung sind eine Reihe von Faktoren entscheidend.

Zentral sind *Bedarfs- und Nachfrageaspekte* nach Pflege- und Betreuungsleistungen. Erwähnen möchten wir aber nur einige Aspekte des komplexen Bedingungsgefüges. Im Vordergrund steht heute in der öffentlichen Debatte zunächst ein *Mengenproblem:* Insgesamt gibt es einen hohen Bedarf an Leistungen, die durch professionelle Kräfte in regulären Arbeitsverhältnissen nicht abgedeckt werden können. Der teilweise schon drängende Fachkräftemangel spitzt sich absehbar dramatisch zu (Hämel und Schaeffer 2013; Merçay et al. 2016). Und der schon heute hohe Bedarf an Betreuungs- und Pflegeleistungen steigt aufgrund mehrerer Trends rasch weiter: durch die demografische Alterung, die massive

Zunahme chronischer Erkrankungen – speziell auch Mehrfacherkrankungen, die steigende Hochaltrigkeit, verbunden mit der Prävalenz von Pflegebedürftigkeit und insbesondere von Demenzerkrankungen.

Zugleich geht es aber auch um *Qualitätsaspekte*. Der Mega-Trend der Individualisierung zeigt sich auch darin, dass immer mehr auf Leistungen Wert gelegt wird, die auf die persönlichen und unmittelbar aktuellen Bedürfnisse zugeschnitten sind (Kwiatkowski & Tenger 2016). Verstärkt wird dies durch *angebotsseitige Herausforderungen*. »Entfamiliarisierung« wird dort gesehen, wo die Bedeutung der Kernfamilie zurückgeht, das häusliche Zusammenleben zu einem vielschichtigen, bunten Mosaik wird bzw. Single- bzw. Kleinhaushalte immer häufiger werden (Kwiatkowski und Tenger 2016). Zugleich verändern sich auch das *Engagement und die Bedürfnisse der (potenziell) pflegenden Angehörigen* (Otto et al. 2019). Ganz viele von ihnen sind zugleich erwerbstätig oder haben auch noch andere Familienpflichten. Immer häufiger leben die betreuenden und pflegenden Angehörigen nicht in räumlicher Nähe zu ihren Nächsten, sondern pflegen ihre sozialen Beziehungen über nationale und kontinentale Grenzen hinweg (sog. *distance caregiving*) – auch wenn Unterstützungsbedarf besteht (Zentgraf et al. 2019; Franke et al. 2019).

Mit Blick auf den für die Schweiz oben angesprochenen anwachsenden Diskurs um den gesellschaftlich vernachlässigten Aspekt der Betreuung gilt: Für sehr viele unterstützungsbedürftige Menschen ist *Betreuung oft der größere Engpass* als die Pflege. Menschen mit Demenz sind darunter eine besonders große und rasch anwachsende Teilgruppe. Gleich mehrere ökonomische Faktoren treiben hier die Suche nach kostengünstigen Hilfen an, einerseits die frei verfügbaren finanziellen Leistungen in der deutschen Pflegeversicherung (z. B. Pflegegeld oder Entlastungsbeitrag), andererseits die Nicht-Übernahme ausgedehnterer professioneller Betreuungskosten.

Die Attraktivität von Plattform-Dienstleistenden steht und fällt natürlich damit, ob *Alternativen* wählbar sind. Sowohl mit Blick auf Betreuung wie auf Pflege(nahe)-Tätigkeiten weisen alle eventuell infrage kommenden Alternativen neben Vorteilen auch jeweils bestimmte Nachteile auf – wenn sie denn überhaupt vor Ort verfügbar sind:

- 24h-Pflege und Betreuung z. B. durch Care-Migrantinnen kostet mehr Geld und Betreuungspersonen müssen im gleichen Haushalt mit den Pflegebedürftigen untergebracht werden. Das greift tief in die Privatsphäre ein.
- Zeitgutschriftsysteme sind nur vereinzelt verfügbar und im Angebot oft deutlich beschränkt (Trageser et al. 2017).
- Organisierte oder nicht-organisierte Hilfen in der Nachbarschaft oder im Quartier sind oft im Matching von Angebot und Nachfrage schwerfällig (z. B. über Telefon, Listen), für viele zu sehr mit reziproken Dankbarkeitsverpflichtungen belastet, so dass sie kaum in Anspruch genommen wird oder sind in der eigenen Wohnumgebung erst gar nicht vorhanden.

Sowohl die sich wandelnden Bedürfnisse und Anforderungen an die Versorgung bei Unterstützungsbedarf als auch weithin fehlende Alternativen begünstigen das Aufkommen neuer Angebote. Von Plattformen im Sinne der Gig-Economy wird offenbar erwartet, dass sie das Angebot an Pflege und Betreuung bereichern und bislang brachliegende Potenziale aktivieren. Manche setzen hier sehr schlicht auf mehr »helfende Hände«, manche erwarten durchaus differenzierter einen Lösungsansatz, der den Kostendruck und die Engpässe in der ambulanten Pflege und Betreuung vermindert und weitere Mosaiksteine für die aufkommende *mixed economy of care* beisteuert. Das folgende Beispiel verdeutlicht, wie Hilfe über digitale Vermittlungsplattformen gefunden und geleistet werden kann.

Ein konkretes Beispiel: So kann Hilfe über Vermittlungsplattformen ablaufen

Die Perspektive der Angehörigen: Stellen Sie sich vor, Ihre Mutter ist alleinstehend und wohnt mehrere hundert Kilometer von Ihnen entfernt. Aufgrund ihres fortgeschrittenen Alters und da ihr oftmals die Kraft und Energie zur eigenständigen Lebensführung und Versorgung fehlt, ist sie auf Alltagshilfe und Betreuung angewiesen. Die letzten zwei Monaten haben Sie sich aus der Ferne um Ihre Mutter gekümmert, sie täglich angerufen, die Unterstützung von Nachbarn organisiert, Arztbesuche geplant, etc.

Langsam spüren Sie, wie Sie nicht mehr können und die Angst, Ihrer Mutter könnte etwas passieren, immer größer wird. Es fehlt Ihnen an Geduld und an Kraft, um aus der Ferne den Bedürfnissen Ihrer Mutter gerecht zu werden. Sie sehnen sich nach einer kontinuierlichen und verlässlichen Hilfe vor Ort, die Ihre Mutter im Alltag begleitet und unterstützt. Was tun?

Sie nehmen Ihr Smartphone, loggen sich auf einer Vermittlungsplattform ein und senden mit wenigen Klicks eine Anfrage an Frau S. Frau S. antwortet schon kurz danach. Sie hat Zeit und ist bereit für ein erstes Kennenlernen mit Ihrer Mutter. Wenn sie sich verstehen, könnte Frau S. 1–2 Mal pro Woche Ihre Mutter im Alltag unterstützen (Einkaufen, Spaziergänge, gemeinsames Essen und Kochen) und Sie würden als Angehörige etwas entlastet werden.

Die Perspektive der Anbietenden: Frau S. ist Pflegehelferin. Sie hat mehrere Jahre in einem Pflegeheim gearbeitet. Aufgrund familiärer Verpflichtungen konnte sie den Beruf mehrere Jahre lang nicht ausführen. Nun möchte sie punktuell wieder einsteigen und bietet ihre Dienste über eine Plattform an. Die Plattform ermöglicht ihr, ihre Arbeitszeit frei einzuteilen. Sie schätzt es, Kundinnen bzw. Kunden über einen längeren Zeitraum zu begleiten. Wichtig ist es ihr, ihre Berufserfahrung und Referenzen klar auszuweisen, eine Haftpflichtversicherung zu haben und regelmäßige Anfragen von Hilfesuchenden aus ihrer Wohnumgebung zu erhalten. Wenn Fragen zur Betreuungssituation auftauchen sollten, kann sich Frau S. jedoch nicht an eine Organisation oder Kolleginnen und Kollegen wenden. Sie muss Entscheidungen immer selbst treffen. Auch im Falle von Beschwerden ist sie allein verantwortlich für die Schlichtung.

2.5.2 Gigwork in Pflege und Betreuung in der Schweiz – zur aktuellen Empirie

Ein 2019 durchgeführtes Projekt zeigt den aktuellen Stellenwert dieser Plattformen in der Schweiz auf.[20] Im deutschsprachigen Teil der Schweiz sind folgenden Vermittlungsplattformen im Bereich Pflege und Betreuung zu finden (Stand Herbst 2019)[21]: *care.com, gigme.ch, allhelp.ch, seniorservice24.ch*. Im Folgenden beschreiben wir die wichtigsten Charakteristika der Plattformen:

Angebotsspektrum und Marktdurchdringung: Die *angebotenen Dienstleistungen* auf den Plattformen sind betreuerischer und/oder pflegerischer Art. Unter betreuerische Dienstleistungen fassen wir hauswirtschaftliche Tätigkeiten und Alltagsbegleitung wie Gesellschaft leisten und Wegbegleitung, aber auch Körperpflege. Über einzelne Plattformen (*Gigme.ch*) werden auch pflegerische Dienstleistungen angeboten. Die Plattformbetreiber sehen ihr Angebot als eine Ergänzung zu ambulanten Pflegediensten an und nicht als einen Ersatz. Die *Anzahl der Registrierungen und vermittelten Dienstleistungen* im Bereich der Pflege und Betreuung variiert stark, ist aber bei den Schweizer Plattformen noch überschaubar. Sie reichen von einer Registrierung im Bereich Seniorenbetreuung bis hin zu 5.000 (*Seniorservice24.ch*). Von diesen 5.000 Registrierungen kommt es laut den Betreibern von *Seniorservice24.ch* zu etwa 500 Vermittlungen im Jahr.

Leistungsversprechen: Die Plattformen versprechen ihren Kundinnen und Kunden (sowohl den Anbietenden als auch den Konsumentinnen und Konsumenten) wohnortnahe, flexible Einsätze. Die Preise liegen tendenziell niedriger als bei vergleichbaren ambulanten Profi-Dienstleistern. Ihre Höhe wird jedoch nicht von den Plattformen bestimmt, sondern sie sind wie auf einem Marktplatz angebotsgetrieben. Das bedeutet je geringer die Nachfrage nach einer Dienstleistung ist, desto niedriger ist auch ihr Preis. Wenn also die Preise der Dienstleistung zu hoch sind und Transaktionen ausbleiben, können diese durch den Gig-Worker angepasst werden.

Einzelne Plattformen nutzen Angebote (z. B. den Online-Assistenten *fairboss.ch*) um Kundinnen und Kunden über ihre Arbeitgeberverpflichtungen aufzuklären. Dazu gehören Informationen zum Abschluss eines Arbeitsvertrags zwischen Anbietenden und Nachfragenden (Sozialabgaben, betriebliche und nicht-betriebliche Unfallversicherung, Haftpflichtversicherung, etc.), Informationen zur Anstellung, sowie zu Aus- und Weiterbildung der Arbeitnehmenden. Eine spezifi-

---

20 Das Projekt wurde durch Drittmittel des Migros Kulturprozent gefördert. Im Rahmen des Projekts wurde im Frühjahr 2019 eine Recherche in Google und Google Scholar durchgeführt. Damit wurden die Begrifflichkeiten und der aktuelle wissenschaftliche und mediale Diskurs rund um die Plattformökonomie in der Pflege und Betreuung erfasst. Weiter wurden Vermittlungsplattformen gesucht und detailliert analysiert. Interviews mit den Plattformbetreibenden ergänzten diese Recherchen. Die weiteren Ausführungen in diesem Kapitel beruhen auf dem unveröffentlichten Rechercheberichts an den Migros Kulturprozent (Nonnenmacher et al. (2019). Teile davon sind außerdem im Artikel Nonnenmacher, Hegedüs & Otto (2020) erschienen.
21 Beispiele für Vermittlungsplattformen in Deutschland, die Pflege- oder Betreuungsleistungen anbieten, sind Pflegix.de und careship.de

sche Pflegeberatung, in Form eines individuellen Beratungsgesprächs gibt es bei den Plattformen nicht.

Matching-Mechanismen und die Herstellung eines digitalen Marktplatzes sind die Grundlage jeder gelungenen Vermittlung über die Plattformen. Algorithmen ermöglichen es, Prozesse effizienter zu gestalten und zu attraktiveren Vermittlungen – und damit möglichst bezahlten Transaktionen – zu kommen. Die näher untersuchten Plattformen nutzen Algorithmen, um den Kundinnen und Kunden zu ihrem jeweiligen Profil möglichst passende Angebote zu schicken. Matching-Kriterien sind Eignung, Qualifikation und Standort. Dabei dürfen die Kriterien nicht zu eng und starr sein, um auch sich ändernden Bedürfnissen der Kundinnen und Kunden gerecht zu werden.

Qualitätsmanagement: Eine zentrale Dimension der Qualitätssicherung bezieht sich auf die Kompetenzen und die Eignung der Anbietenden. Es gibt Plattformen, bei denen das Hochladen persönlicher Unterlagen (z. B. (Arbeits-)Zeugnisse, Lebenslauf) freiwillig ist. Begründet wird dies damit, dass »nur« – begrifflich im Sinne des o. g. Schweizer Diskurses – betreuerische Dienstleistungen angeboten werden. Andere Plattformen verlangen einen aufwändigen Registrierungsprozess inkl. dem Hinterlegen dieser Dokumente (zum Teil haben Kundinnen und Kunden auch die Möglichkeit diese einzusehen). Durch die Prüfung der hochgeladenen Dokumente soll sichergestellt werden, dass die Personen, welche Pflegeleistungen anbieten, eine entsprechende Qualifikation (z. B. als Dipl.-Pflegefachperson) mitbringen.

Alle Plattformen bieten außerdem die Möglichkeit einer *Bewertung* an. Diese ist einseitig: Kundinnen und Kunden bewerten Anbietende. Anbietende bekommen bei guter Bewertung potenziell mehr Anfragen und können ggf. einen höheren Preis verlangen. Hingegen führen mehrfach schlechte Bewertungen zu einer reduzierteren Nachfrage der entsprechenden Inserate. Die Plattformbetreiber haben zusätzlich die Möglichkeit zur direkten Intervention: So können sie bei Verstoß gegen die Nutzungsbedingungen oder falschen Angaben Profile umgehend löschen. *Andere Maßnahmen zur Qualitätssicherung*, die bei anderen ambulanten Anbietenden üblich sind (z. B. Beratungsgespräche, Möglichkeit der Beschwerde, Fort-/Weiterbildungen des Personals) werden von den untersuchten Plattformen nicht angeboten.

Anstellungsbedingungen: Die zum Teil prekären Anstellungsbedingungen, die im Kontext der Gig-Economy (z. B. rund um Uber) diskutiert werden, sind nach unseren Erkenntnissen bei den Schweizer Vermittlungsplattformen im Bereich Pflege und Betreuung so nicht gegeben. Die Plattformen empfehlen das Abschließen eines Arbeitsvertrages nach den Bestimmungen der Gesamt- bzw. Normalarbeitsverträge. Hierbei verpflichten sich die Haushalte, die Person gegen berufliche und nicht-berufliche Unfälle zu versichern. Zusätzlich sind darüber Rechte wie Kündigung/Austritt, berufliche Vorsorge und Arbeitszeiten geregelt. Außerdem werden vom Lohn Sozialversicherungsbeiträge u. a. für die Alters- und Hinterlassenenversicherung und Invalidenversicherung abgeführt. Dadurch, dass für die vermittelten Jobs Bestimmungen nach Gesamtarbeitsvertrag oder Normalarbeitsvertrag gelten, wird in der Schweiz ein Mittelweg zwischen Selbstständigkeit und Festanstellung gefahren (vgl. Gratwohl 2018). Sofern die Empfehlungen der Plattformen eingehalten werden, kann der im Bereich der Gig-Economy häufig kritisierten Schwarzarbeit entgegengewirkt werden.

Da die Umsatz- und Vermittlungszahlen bei den Schweizer Plattformen im Kontext von Pflege und Betreuung noch nicht sehr hoch sind, wird das Thema »Arbeitnehmendenschutz« derzeit weder auf politischer noch auf fachlicher Ebene stärker diskutiert. Von vergleichbaren deutschen Vermittlungsplattformen wird häufig die Anmeldung eines Kleingewerbes verlangt, beispielsweise ist das bei der Vermittlungsplattform *careship.de* in Deutschland der Fall. Das heißt, der oder die Anbietende ist selbstständig, handelt auf eigene Rechnung und kann wöchentlich maximal 15 Stunden arbeiten. Von dem Lohn werden keine Steuern abgezogen (Einkommensteuer, Gewerbesteuer und Umsatzsteuer). Die Anbietenden sind im Fall *careship.de* haftpflichtversichert. Allerdings ist eine Unfallversicherung nicht vorgesehen. Diese muss von der Person selbst getragen werden (Careship.de 2020).

5.3 Anwendungsfeld 2: Digitale Vermittlungsplattformen im Entlassungsmanagement

5.3.1 Anwendungskontext: Veränderten Anforderungen an das Entlassungsmanagement wird durch digitale Plattformen begegnet

Insbesondere im Kontext der Einführung des DRG-Systems, die zu einer deutlichen Reduzierung der Patientenverweildauer in Kliniken geführt hat, hat sich das mit einer unzureichenden Koordination der Nachversorgung verbundene Patientenrisiko erhöht. Entlassungsmanagement meint ein strukturiertes Vorgehen bei der Übergabe akutstationärer Patienten an nachversorgende Leistungserbringer in der Rehabilitation oder in der pflegerischen Versorgung (ambulante und stationäre Pflegedienste und Hilfsmittelanbieter). Durch ein geeignetes Schnittstellenmanagement sollen dabei Versorgungsbrüche vermieden werden (Appelrath und Messerle 2018; Feuchtinger 2010; DNQP 2019).

Im Zuge des deutschen GKV[22]-Versorgungsstärkungsgesetzes (2015) wurden daher die Anforderungen an das Entlassungsmanagement erhöht und im Rahmenvertrag Entlassmanagement (2017) konkretisiert. Das Entlassungsmanagement umfasst eine Fülle von Koordinationsaufgaben (u. a. Ermitteln des Nachsorgebedarfs, Identifikation von Nachversorgern, Leistungsantrag, Reservierung) mit den beteiligten Akteuren (Krankenhaus, Patienten, Nachversorger, Krankenkasse). Es ist naheliegend, dieses Schnittstellenmanagement und die damit verbundenen Vermittlungsprozesse über digitale Plattformen zu unterstützen. Insofern ist

---

22 GKV steht für die Gesetzliche Krankenversicherung.

es wenig verwunderlich, dass sich in Folge der gesetzlichen Änderung im Jahr 2017 eine Vielfalt an Anbietern herausgebildet haben, die entsprechende Plattformen vermarkten. Das Grundprinzip der Lösungen ist dabei immer ähnlich (Lang 2019): In einer Plattform werden pseudonymisierte Patientenprofile mit dem Nachsorgebedarf eingestellt, die Plattform übermittelt eine entsprechende Anfrage an geeignete Nachversorger, die dem Patientenprofil entsprechen. Diese erhalten eine Nachricht (z. B. per Email) und können so schnell zu- oder absagen.

5.3.2 Auswirkungen in der Praxis: aktuelle Situation in Deutschland

Zur Analyse des Anwendungsfelds wurde im Sommer 2019 eine Marktanalyse zu digitalen Plattformen durchgeführt, die in Deutschland Vermittlungsdienstleistungen zur Unterstützung des Entlassungsmanagements anbieten. Im Folgenden werden typische Charakteristika der Plattformen in diesem Anwendungsfeld dargestellt:

Angebotsspektrum und Marktdurchdringung: Im Gegensatz zu den Plattformen zur Vermittlung von ambulanter Pflege und Betreuung ist dieses Anwendungsfeld durch ein starkes Wachstum charakterisiert. Es ist davon auszugehen, dass schon bald die meisten Krankenhäuser eine digitale Plattform im Entlassungsmanagement einsetzen. Dabei wird aber häufig nur ein Teil der Patientinnen und Patienten über die Plattformen vermittelt, nämlich diejenigen, bei denen zu erwarten ist, dass die Suche nach einem Nachversorger schwierig werden könnte. Bisher bilden die Plattformen überwiegend ambulante und stationäre Pflege als Nachversorger ab, einige Anbieter auch stationäre Rehabilitation. Mittelfristig ist auch eine Integration der Hilfsmittelversorgung zu erwarten.

Leistungsversprechen: Die digitalen Entlassmanagement-Plattformen führen v. a. auf Seiten der *Krankenhäuser* zu Mehrwerten. Diese sparen erheblich Arbeitszeit, die ohne die Plattformen für telefonische Anfragen bei Nachversorgern benötigt werden. Gleichzeitig sinkt das Risiko von teuren Verweildauerverlängerungen. Zudem können Krankenhäuser eine höhere Patientenzufriedenheit erreichen. Nahezu alle Anbieter im Markt haben daher ihr Geschäftsmodell so ausgerichtet, dass die Lösungen von den Krankenhäusern finanziert werden, während die Nutzung für Nachversorger kostenlos ist. *Die Nachversorger* sind in den meisten Versorgungsbereichen stark ausgelastet und haben kaum Bedarf an digitaler »Akquise-Unterstützung«. Sie profitieren dadurch, dass sie weniger unpassende Anfragen erhalten und frühzeitig strukturierte Patienteninformationen bekommen. Diese können z. B. dabei helfen, ihren Case-Mix zu optimieren und die Nachversorgungsprozesse vorzubereiten.

Bisher werden in der Regel nur die einweisenden Krankenhäuser und die Nachversorger in die Plattformen eingebunden. In Zukunft ist der Einbezug weiterer Akteure denkbar: Patientinnen und Patienten bzw. deren Angehörige profitieren von einer verbesserten Versorgungskontinuität und könnten digital in den Prozess eingebunden werden. Weitere Stakeholder sind die Kranken- und Unfallkassen als Leistungsträger, die in Zukunft ggf. den Prozess der Leistungsantragsbearbeitung über die Plattformen optimieren können, sowie andere vermittelnde Institutionen jenseits der poststationären Versorgung, wie z. B. Pflegestützpunkte. Für diese besteht sonst ggf. das Risiko, dass sich durch die effizientere Vermittlung an Krankenhäuser bestehende Versorgungsengpässe (wie z. B. bei Kurzzeitpflegeplätzen) weiter verschärfen.

Matching-Mechanismen: Ziel der Matchingalgorithmen ist in diesem Anwendungsfall, den Nachversorgern möglichst spezifische Anfragen zu stellen, um die Nutzung der Plattform effizient zu gestalten. Dabei soll zum einen schnell ein Versorger gefunden werden, zum anderen sollen Nachversorger bei einer Zusage auch mit einer gewissen Wahrscheinlichkeit den Zuschlag erhalten. Eine Problematik in diesem Feld ist dabei, dass die Wahlfreiheit der Patientinnen und Patienten sowie die Wettbewerbsneutralität gewährleistet werden müssen. Einige Anbieter verzichten daher bewusst auf datengetriebene Algorithmen, während andere gerade diese als Vorteil herausstellen. Da die Plattformen nur anonymisierte Profile verarbeiten und die Leistungsvereinbarungen erst im Nachgang durch die beteiligten Akteure erfolgen, sehen sich die Plattformen zum Teil nicht als Vermittlungs-, sondern als Kommunikationsplattform.

Qualitätsmanagement: Die digitalen Plattformen ermöglichen auch eine einfache Dokumentation des Entlassungsmanagement-Prozesses. Dies kann für Krankenhäuser zum Beispiel von Bedeutung sein, um die Erfüllung der Verpflichtungen zum Entlassungsmanagement nachzuweisen und z. B. Überschreitungen der Grenzverweildauer gegenüber Kostenträgern zu rechtfertigen. In den Plattformen werden Versorgungsübergänge zum Teil über algorithmische Verfahren unterstützt, die sich auf standardisierte Datenfelder stützen und daher die Komplexität des Einzelfalles naturgemäß nur teilweise erfassen können. Um zu vermeiden, dass z. B. ethische oder soziale Aspekte bei der Gestaltung des Entlassungsprozesses unzureichend berücksichtigt werden, bleiben die Aufgaben und Kompetenzen des Personals von Bedeutung. Bei der Nutzung der Plattformen sind auch Auswirkungen auf die zum Teil über Jahre gewachsenen Beziehungen zwischen Einweisern und Nachversorgern zu berücksichtigen. Diese können z. B. von hoher Bedeutung sein, wenn es darum geht, »problematische« Patientinnen und Patienten (z. B. Personen mit unklarer Kostenzusage oder Fälle mit unattraktivem Verhältnis zwischen Vergütung und erwartetem Versorgungsaufwand) unterzubringen.

Kooperationsbedingungen: In den bisherigen Modellen ist die Nutzung der Plattformen für Nachversorger kostenlos und unverbindlich. In einigen Bereichen, in denen die Plattformen für die Nachversorgung auch als Vertriebskanal betrachtet werden können (insbesondere in der Hilfsmittelversorgung), wäre auch eine Beteiligung der Nachversorger denkbar. Die starke Regulierung des Marktes, zu der neben dem Gebot der Wettbewerbsneutralität auch Einschränkungen der Wahlfreiheit durch Versorgungsverträge der Krankenkassen kommen, setzt derartigen Geschäftsmodellen aber enge Grenzen.

5.4 Analyse digitaler Plattformen im Kontext von Pflege und Betreuung

Ausgehend von den beiden beschriebenen Anwendungsfeldern werden im Folgenden digitale Vermittlungsplattformen im Kontext von Pflege und Betreuung näher beleuchtet.

5.4.1 Schnelllebigkeit und Dynamik der Plattformen

Mit der Digitalisierung geht auch eine schnelllebige Angebotslandschaft einher. Das heißt, neue Vermittlungsplattformen tauchen schnell auf und verschwinden ähnlich schnell wieder vom Markt. Auch gibt es Fälle, in denen kleine P2P-Plattformen von größeren aufgekauft bzw. übernommen werden (z. B. wurde *betreut.ch* von *care.com* übernommen). Mit solchen Fusionen erhoffen sich die Unternehmen, gemäß dem Motto »the winner takes it all« ihren Sog-/Netzwerkeffekt zu vergrößern und mehr Anbietende bzw. Nutzende für die Plattform zu gewinnen.

Die folgenden Beispiele verdeutlichen, wie schnell sich Online-Plattformen durch neue Geschäftsmodelle verändern lassen. Auffallend ist, dass P2P- zunehmend durch B2C- oder B2B-Geschäftsmodelle abgelöst wurden. Ob diese Modelle vielversprechender sind, wird sich in den nächsten Jahren zeigen.

> **Beispiel Veyo Pflege**
>
> Veyo Pflege wurde als Start-up für das erste betrachtete Anwendungsfeld im Herbst 2015 in Berlin gegründet und ist 2017 offline gegangen. Die Plattform versprach bessere Arbeitsbedingungen für Pflegende, höhere Effizienz durch logistische Optimierung, hohe Skalierbarkeit durch überlegenes Online Marketing und Prozessautomatisierung. Herausfordernd waren v. a. die Thematik Selbstständigkeit bzw. Scheinselbstständigkeit bei den Arbeitsverhältnissen, die hohe »Abwanderung« der Anbietenden und Kundinnen/Kunden, wenn eine gute Pflegebeziehung zustande kam, die Wettbewerbsverbote, die hohen Kosten pro akquiriertem Kunden bzw. Kundin und die Abrechnung mit den Kassen. Diese Herausforderungen veranlassten den Gründer Anfang 2017, eine neue Plattform zu gründen, die als eine der ersten Plattformen im zweiten betrachteten Anwendungsfeld tätig wurde und dort heute Marktführer ist.

> **Beispiel gigme.ch**
>
> Die Schweizer Plattform gigme.ch wurde 2016 gegründet und ist im Verlauf von 2019 offline gegangen. Grund für das Scheitern sei »eine Kombination aus mangelnder Investorenbereitschaft und komplexem Geschäftsmodell und

Timing der strategischen Ausrichtung« (Güntert 2019) gewesen. Ausschlaggebend dafür war auch die Überprüfung der Versicherungslösung seitens der Behörden und eine daraus resultierende Unsicherheit bei den Investoren. Gleichzeitig soll die Plattform große Probleme mit der stetigen Akquise von neuen Nutzenden gehabt haben (Nonnenmacher et al. 2019). Aber auch die Gigme-Gründer ließen nicht lange auf eine neue Plattform warten. Noch während gigme.ch online war, wurde die Plattform unicaresum.ch aufgesetzt. Das neue Unternehmen vermittelt Pflegende an Pflegeinstitutionen, jedoch nur mit befristeten Arbeitsverhältnissen und keinen Festanstellungen.

5.4.2 Rahmenbedingungen beeinflussen Entwicklungen

Anders als in vielen anderen Arbeits- und Wirtschaftsbereichen (z. B. im Transportbereich wie bei Uber), finden Pflege und Betreuung in einem sehr engen Korsett rechtlicher, ökonomischer und ethischer Rahmenbedingungen statt: Sozialsysteme haben unterschiedlich eingebundene Akteure und Verantwortungsträger; die Versicherungssysteme und die finanziellen Möglichkeiten der Kundinnen und Kunden variieren nicht nur national gesehen, sondern bereits regional. Im Falle der Vermittlungsplattformen in der Pflege und Betreuung müssen die gesamtgesellschaftlichen Rahmenbedingungen immer berücksichtigt werden. Ihre Chancen bzw. Restriktionen, ihre Entwicklungsbedingungen sowie ihr gesellschaftlicher Stellenwert hängen stark davon ab, in welchem Maße und welcher Gestalt Pflege und Betreuung im Gesamtsystem der Gesundheitsversorgung gesichert sind. Dabei untersteht das Gesamtsystem der Begleitung, Betreuung und Pflege der Prämisse: Stabilität, Fachlichkeit und Qualität.

Entsprechende Rahmenbedingungen und Regulierungen im Bereich der Pflege und Betreuung können die Entwicklungsmöglichkeiten der heutigen Anbieter entweder einschränken oder aber die Innovation befeuern. Im Anwendungsfeld 1 (P2P-Modelle) zeigt sich, dass die Entwicklungsbedingungen überall dort einschränken, wo keine abrechenbaren Leistungen definiert sind. Das Beispiel des Entlassmanagements (Anwendungsfeld 2) zeigt aber eher das Gegenteil – und zwar wie (veränderte) Rahmenbedingungen die Nutzung von Plattformen befördern. Diese können zum einen verbesserte Qualitäts- und Leistungsansprüche sein, etwa wenn diese Ansprüche auf eine zeitnahe Versorgung begründen, die über digitale Plattformen effizienter vermittelt werden kann. Auch höhere Entscheidungsspielräume der Klientinnen und Klienten (wie z. B. Leistungswahlrecht oder ein persönliches Leistungsbudget) können die Nutzung von digitalen Plattformen befördern.

5.4.3 Bedeutung der Angebotsseite

Der Pflegemarkt ist durch den Fachkräftemangel geprägt. Dies führt auch bei den digitalen Plattformen dazu, dass auf der Marktseite der Dienstleistungserbringung die Konkurrenz am größten ist – Pflegeunternehmen haben heute in der Regel viel stärker mit der Personalgewinnung zu kämpfen als mit der Kundenakquise. Dementsprechend differenzieren sich die Plattformen stärker beim Leistungsversprechen gegenüber den Pflegenden. Im Gegensatz zu anderen Branchen, in denen häufig prekäre Arbeitsbedingungen beschrieben werden, müssen die Plattformanbieter Pflegenden einen Mehrwert gegenüber einer Beschäftigung bei etablierten Sozialunternehmen bieten.

Beispiele für Leistungsversprechen der Plattformen sind hierbei eine flexiblere, eigenverantwortliche Gestaltung von Arbeitszeiten (ggf. auch als Ergänzung zu einer bestehenden Teilzeitbeschäftigung) oder attraktivere Arbeitsbedingungen (z. B. durch geringere Differenzierung von Aufgaben und Bezugspflegemodelle, technische Unterstützungssysteme oder wohnortnahe Einsatzorte). Einige Anbieter stellen eine gute Qualität der Arbeit explizit als Mehrwert heraus. In einigen Fällen unterstützen die Plattformen nicht nur die eigentliche Vermittlung, sondern auch Aufwände bei der Koordination der Leistungserbringung (z. B. Terminierung), und erhöhen so die Attraktivität für die Akteurinnen und Akteure auf Seiten der Dienstleistungserbringung.

5.4.4 Qualität und Sicherheit

In der öffentlichen Diskussion sowie in der persönlichen Nutzenabwägung spielen Risiken einer mangelnden Versorgungsqualität und einer nicht-bedarfsgerechten Unterstützung eine bedeutsame Rolle. Pflege und Betreuung weisen heute hohe Standards und qualitätssichernde Begleitmaßnahmen auf, jedenfalls da, wo sie beruflich – und teilweise auch in organisierter Ehrenamtlichkeit – erbracht werden (Jacobs et al. 2018). Dieser Entwicklungsstand ist im Wesentlichen sowohl auf Kompetenz- und Qualifikationsentwicklung zurückzuführen als auch beispielsweise auf gesetzliche Vorgaben (z. B. Pflegedokumentation) oder die fortschreitende Akademisierung und Selbstverwaltung. Weitere Maßnahmen reichen bspw. von der Erfassung kritischer Ereignisse (CIRS), hin zu einem Beschwerdemanagementsystem und Inter- oder Supervision. Einige Leistungserbringer haben hochentwickelte zertifizierte Qualitätssicherungssysteme, die das gesamte Spektrum der Struktur- und Prozessqualität und teilweise auch der Wirkungsqualität abdecken. Angesichts dieses Referenzrahmens ist auch im Kontext digitaler Vermittlungsplattformen die Qualität der erbrachten Leistungen und die Sicherheit aller beteiligten Akteurinnen und Akteure essenziell.

Da bei den B2B-Plattformen des Typs 2 die Unterstützungsleistungen weiterhin von den etablierten Leistungserbringern erbracht werden, wird die Qualitätssicherung von den jeweiligen Unternehmen sichergestellt und nicht von der digitalen Plattform beeinflusst. Anders verhält es sich bei den P2P-Vermittlungen (Plattformtyp 1), bei denen die Leistungen von (selbstständigen) Personen, ohne organisationaler Einbettung und entsprechender Qualitätssicherung angeboten werden.

Bei der Diskussion zum Qualitätssicherungsaspekt wird häufig suggeriert, Plattformdienstleistungen würden professionelle Leistungen ersetzen. Dies ist aber keineswegs klar. Es stellt sich vielmehr die Frage, ob solche Substitutionseffekte sich nicht eher auf die andere weitaus größere Sphäre der informellen (v. a. immer noch familiären) Betreuungs- und Unterstützungsleistungen beziehen, die vor allem von An- und Zugehörigen (vgl. zu einem nicht familial verengten Angehörigenbegriff Wepf et al. 2017) erbracht werden, ggf. ergänzt durch Personen aus Ehrenamts- oder Quartierskontexten. Aber auch im Kontext dieser informell erbrachten Pflege- und Betreuungstätigkeiten wird eine größere Aufmerksamkeit nach der Qualität gefordert (Büscher und Krebs 2018).

Bei Plattformtyp 1 steht die Qualifikation und Kompetenz der Unterstützungspersonen im Zentrum der Qualitätsfrage. In unseren Recherchen wurde deutlich, dass die Qualitätssicherungsmaßnahmen der untersuchten Vermittlungsplattformen aus dem Anwendungsfeld 1 minimal waren. Dies gilt schon für den Eingangsprozess des »Personals«, in dem initial über Qualifikationen und Kompetenzen entschieden wird: mehr als eine Prüfung der Registrierungsunterlagen wird hier nicht umgesetzt. Das gleiche gilt für die Qualität des Matchings: Hier werden beispielsweise keine persönlichen Beratungsgespräche zur Ermittlung des Unterstützungsbedarfs angeboten. Qualitätsentwicklung könnte sich aber auch auf den Erbringungsprozess selbst beziehen – sei es in Form von Beratung, situativ bereitgestellter Informationen o. ä. – hier wurden wir aber ebenfalls nicht fündig. Am Ende eines Dienstleistungsprozesses findet sich in der Regel ein Bewertungssystem. Inwiefern die Plattformen allerdings im Falle von Beschwerden, oder einer tatsächlichen Gefährdung der involvierten Personen, Angebote wie z. B. Beratung oder Rechtsschutz zur Verfügung stellen, ist unklar. Da der Vertragsabschluss direkt zwischen Anbietenden und Kundinnen bzw. Kunden stattfindet, ist davon auszugehen, dass die Plattformen hierbei keine Verantwortung übernehmen.

Gerade in Situationen, in denen es um die Begleitung von Menschen mit Unterstützungsbedarf in teilweise vulnerablen Situationen geht, erscheint es besonders wichtig, die Qualität von Pflege und Versorgung systematisch sicherzustellen. Wenn die Plattformen hierzu keine oder nur wenige Maßnahmen anbieten, müssen involvierte Angehörige, die Kunden selbst oder dritte Instanzen für die Qualitätskontrolle sorgen. Dies setzt jedoch ein gewisses Maß an Präsenz und Kompetenz (z. B. im Hinblick auf das Erkennen von missbräuchlichen, fehlerhaften Handlungen) voraus. Oft ist allerdings der Bedarf zur Inanspruchnahme von familial-externen Dienstleistungen gerade bei jenen am höchsten, die gar nicht auf Angehörige – oder nicht auf Angehörige vor Ort (Franke et al. 2019) – zurückgreifen können. Ob mit oder ohne kompetente Angehörige vor Ort – die Qualitätssicherungsfrage bleibt in potenziell problematischer Weise ungelöst, ähnlich wie bei anderen Settings, die maßgeblich auf informelle bzw. nicht-professionelle Hilfen zurückgreifen. Dies macht Rahmenbedingungen dringlich, die die Qualität der über digitale Plattformen vermittelten Leistungen garantieren können.

5.5 Fazit und Ausblick: Bedrohung oder Chance für die Sozialwirtschaft?

Digitale Vermittlungsplattformen im Sozial- und Gesundheitswesen zeigen Potenziale effektiver Organisation etablierter Versorgungsformen auf. Wie die Beispiele Uber und Airbnb verdeutlichen, begnügen sich die Unternehmen der Digitalwirtschaft in der Regel aber nicht damit, IT-Dienstleistungen zur Unterstützung der Versorgung zu vermarkten, sondern treten gleich selbst als Dienstleister bzw. Leistungserbringer auf. Dabei versuchen sie, sich mit digitalen Technologien Wettbewerbsvorteile zu erschließen und so etablierte Anbieter zu verdrängen. Stellen digitale Plattformen also eine »disruptive« Bedrohung für die Sozialwirtschaft dar?

Die bisherigen Entwicklungen legen den Schluss nahe, dass dem eher nicht so ist. Zwar kommen mit den digitalen Plattformen neue Akteure ins Feld, die als Digital-Startups über eine hohe Dynamik, Innovationsfähigkeit und, teilweise auch durch ihr Venture-Capital, im Branchenvergleich über enorme Ressourcen verfügen. Der besondere Charakter der sozialen Dienstleistungen und die komplexen Rahmenbedingungen, unter denen sie erbracht werden, erschweren aber im Vergleich zu anderen Branchen ein schnelles Wachstum. Dennoch könnten von den beschriebenen Plattformen auch soziale und öffentliche Unternehmen lernen, z. B. in Sachen Digitalisierung in Vermittlung und Koordination (Matching, Algorithmen, etc.), aber auch in Bezug auf Patientenzentrierung, Flexibilität gegenüber Mitarbeitenden und Kundinnen bzw. Kunden.

In Deutschland wurde 2017 mit der Gründung des »Verbands für Digitalisierung in der Sozialwirtschaft e. V.« (vediso) ein erster Schritt in diese Richtung getan. Zweck des mittlerweile aus über sechzig Sozialunternehmen und Verbänden bestehenden Verbandes ist es, seine Mitglieder im Bereich der Digitalisierung zu unterstützen. Dabei organisieren und führen sie Workshops, Kampagnen und Projekte durch, bieten Beratung, Begleitung und Unterstützung bei der Digitalisierung von Organisationsstrukturen und Vertriebswegen für soziale Dienstleistungen und Angebote, sowie bei der Entwicklung von digitalen Geschäftsmodellen an. Ende 2018 hat der Verband außerdem gemeinsam mit 14 Sozialunternehmen als Gesellschaftern das Startup-Unternehmen »mitunsleben« gegründet. Ziel dieses Unternehmens ist die Entwicklung digitaler Plattformen für die Vermittlung von Leistungen der Sozial- und Gesundheitswirtschaft. Als erstes Angebot ist daraus Ende 2019 die Plattform *mitpflegeleben.de* hervorgegangen, die Betroffene über digitale Beratungs- und Vermittlungsdienste dabei unterstützen will, eine bedarfsgerechte Versorgung zu organisieren. Gleichzeitig soll die Plattform Sozialunternehmen durch passgenaue Anfragen entlasten. Diese Bemühungen können die Entwicklungen, die sich im profit-orientierten Bereich bereits seit Jahren zeigen, auch im sozial- und gemeinnützigen Bereich befeuern, so dass diese Unternehmen mit den Entwicklungen mithalten und einen bedeutenden Beitrag in der Versorgungslandschaft leisten können.

Aus Perspektive der Hilfsbedürftigen bzw. ihren Angehörigen sowie aus Versorgungsperspektive ist es besonders wichtig, dass neue Angebote nicht zu einer noch größeren Zersplitterung und Unübersichtlichkeit des Hilfesystems führen. Prinzipiell haben digitale Plattformen großes Potenzial, durch die *flexible, individuelle und zeitnahe Vermittlung* von Angebot und Nachfrage zu einer übersichtlichen, transparenten und auch bedarfsgerechten Versorgung beizutragen. Wenn aber zum kaum überschaubaren Hilfesystem weitere – noch dazu ggf. schnell wechselnde – Anbietende hinzukommen, wird ein bestehendes Problem weiter verschärft. Eine verantwortungsvolle Diskussion rund um Vermittlungsplattformen in der Pflege und Betreuung muss also die Schnittstellen mit bestehenden Versorgungsstrukturen ebenso beachten wie die Herausforderungen, denen sich die Pflegebranche ohnehin zu stellen hat. Unter anderem geht es um die Kontrollierbarkeit und die Frage nach adäquaten gesetzlichen Rahmenbedingungen, nach der Bewusstseinsbildung bei allen involvierten Stakeholdern und dem bewussten, effektiven und effizienten Einsatz der knappen Ressourcen.

Literatur

Appelrath M, Messerle R (2018) Entlassmanagement aus Sicht des SVR – Ein Ansatz zur Überwindung der Sektorengrenzen? In: Eble S, Miedke J, Khan N (Hrsg) Entlassmanagement. Konzepte, Methoden, Umsetzung. MWV Medizinisch Wissenschaftliche Verlagsgesellschaft, Berlin, S 3–12

Büscher A, Krebs M (2018) Qualität in der ambulanten Pflege. In: Jacobs K, Kuhlmey A, Greß S, Klauber J, Schwinger A (Hrsg) Pflege-Report 2018. Qualität in der Pflege. Springer Berlin Heidelberg, S 127–133

Careship.de (2020) Nebengewerbe: Informationsblatt und häufig gestellte Fragen. https://www.careship.de/app/uploads/2019/10/KLG-Info-Sheet-Oktober-2019.pdf?_ga=2.24487097.2088487357.1582119033-1834703128.1582119033. Zugegriffen: 11. März 2020

Deutsches Netzwerk für Qualitätsentwicklung in der Pflege (DNQP) (Hrsg) (2019) Expertenstandard Entlassungsmanagement in der Pflege. Deutsches Netzwerk für Qualitätsentwicklung in der Pflege (DNQP), Osnabrück

Engelhardt Sv, Wangler L, Wischmann S (2017) Eigenschaften und Erfolgsfaktoren digitaler Plattformen; Eine Studie im Rahmen der Begleitforschung des Technologieprogramms AUTONOMIK für Industrie 4.0 des Bundesministeriums für Wirtschaft und Energie. https://www.digitale-technologien.de/DT/Redaktion/DE/Downloads/Publikation/autonomik-studie-digitale-plattformen.pdf?__blob=publicationFile&v=6

Feuchtinger J (2010) Entlassungsmanagement und DRG. In: Wiedenhöfer D (Hrsg) Entlassungsmanagement. Versorgungsbrüche vermeiden, Schnittstellen optimieren. Huber, Bern, S 37–50

Franke A, Kramer B, Jann PM, van Holten K, Zentgraf A, Otto U, Bischofberger I (2019) Aktuelle Befunde zu «distance caregiving» – Was wissen wir und was (noch) nicht? Z Gerontol Geriat 52:521–528. doi:10.1007/s00391-019-01596-2

Gratwohl N (09. November 2018) Freelancer sind die Angestellten der Zukunft. https://www.nzz.ch/wirtschaft/alterspflege-wie-sie-sich-in-der-schweiz-auch-organisieren-laesst-ld.1516785?mktcid=smsh&mktcval=Twitter. Zugegriffen: 25. November 2019

Greenwood B, Burtch G, Carnahan S (2017) Economic and Business Dimensions; Unknowns of the gig-economy. Commun. ACM 60:27–29. doi:10.1145/3097349

Güntert A (2019) «Gig Economy»-Firma Gigme kapituliert. https://www.handelszeitung.ch/beruf/gig-economy-firma-gigme-kapituliert. Zugegriffen: 13. Februar 2020

Hämel K, Schaeffer D (2013) Who cares? Fachkräftemangel in der Pflege. Zeitschrift für Sozialreform 59. doi:10.1515/zsr-2013-0401

Hegedüs, A., Sellig, J., & Bischofberger, I. (2019). Konzeptanalyse Betreuung in der Gesundheitsversorgung: im Auftrag der Sanitas Krankenversicherung AG. Zürich.

Jacobs K, Kuhlmey A, Greß S, Klauber J, Schwinger A (Hrsg) (2018) Pflege-Report 2018; Qualität in der Pflege. Springer Berlin Heidelberg

Knöpfel, C., Pardini, R., & Heinzmann, C. (2018). Gute Betreuung im Alter in der Schweiz: Eine Bestandsaufnahme. Zürich: Seismo Verlag.

Kwiatkowski M, Tenger D (2016) Fluid Care; Nachfragemarkt versus Wohlfahrtsstruktur, Rüschlikon

Lang M (2019) Digitales Entlassmanagement: Algorithmus ersetzt Telefon. kma-Klinik Management aktuell 24:108–109

Mattmann M, Walther U, Frank J, Marti M (2017) Die Entwicklung atypisch-prekärer Arbeitsverhältnisse in der Schweiz; Nachfolgestudie zu den Studien von 2003 und 2010, unter Berücksichtigung neuer Arbeitsformen

Merçay C, Burla L, Widmer M (2016) Gesundheitspersonal in der Schweiz; Bestandesaufnahme und Prognosen bis 2030

Nonnenmacher L, Hegedüs A, Otto U (November 2019) Uberisierung in Pflege und Betreuung; Vorkommen und Wirkungen, Potenziale und Grenzen neuer plattformgestützter Dienstleistungen. Careum Hochschule Gesundheit

Nonnenmacher L, Hegedüs A, Otto U (2020) Vermittlungsplattformen in der Pflege und Betreuung; [im Erscheinen]. Soziale Sicherheit CHSS

North DC (1987) Institutions, Transaction Costs and Economic Growth. Economic Inquiry 25:419–428

Otto U, Leu A, Bischofberger I, Gerlich R, Riguzzi M, Jans C, Golder L (2019) Bedürfnisse und Bedarf von betreuenden Angehörigen nach Unterstützung und Entlastung – eine Bevölkerungsbefragung. Schlussbericht des Forschungsprojekts G01a des Förderprogramms Entlastungsangebote für betreuende Angehörige 2017-2020. Im Auftrag des Bundesamts für Gesundheit (BAG). www.bag.admin.ch/betreuende-angehoerige-programmteil1

Peitz M (2006) Marktplätze und indirekte Netzwerkeffekte. Perspektiven der Wirtschaftspolitik 7:317–333

Pettersen L (2017) Sorting things out: A typology of the digital collaborative economy. FM 22. doi:10.5210/fm.v22i8.7805

SBK ASI. (2008). Definition der Pflege. Retrieved from https://www.sbk.ch/de/pflegethemen/pflegethemen-zusatzseiten/definition-der-pflege/select/veranstaltungen.html?print=1&cHash=0807c41c581c74d255f517bccfa4f2bd

Schäfer M, Schwarzkopf N (2019) Gig-Economy; Chance oder Gefährdung für den Arbeitsmarkt. https://www.kas.de/documents/252038/4521287/AA349+Gig+Economy.pdf/2df45fcf-6634-7ab5-0657-4e6dfaa12f12?version=1.0&t=1556609593640

Schmidt FA (2017) Arbeitsmärkte in der Plattformökonomie – Zur Funktionsweise und den Herausforderungen von Crowdwork und Gigwork. https://library.fes.de/pdf-files/wiso/12826.pdf

Schumich S (2016) Sharing Economy; Die Ökonomie des Teilens aus Sicht der ArbeitnehmerInnen. ÖGB Verlag, Wien

Stampfl NS (2016) Arbeiten in der Sharing Economy: Die »Uberisierung« der Arbeitswelt? Vierteljahreshefte zur Wirtschaftsforschung 85:37–49. doi:10.3790/vjh.85.3.37

Trageser J, Angst V, von Stokar T, Petry C, Höpflinger F, Otto U (2017) Evaluation des St. Galler Zeitvorsorgemodells

Wepf H, Kaspar H, Otto U, Bischofberger I, & Leu A (2017) Betreuende und pflegende Angehörige – Präzisierung und Öffnung eines schwierigen Begriffs. Pflegerecht, 6(3), 140–146.

Zentgraf A, Jann PM, Myrczik J, van Holten K (2019) Pflegen auf Distanz? Eine qualitative Interviewstudie mit Distance Caregivers. Z Gerontol Geriat 52:539–545. doi:10.1007/s00391-019-01607-2

6 Pflegeüberleitung als digitaler Prozess

Björn Sellemann

Die Informations- und Kommunikationstechnologie (IuK), oder wie es aktuell weitläufig undifferenziert genannt wird, »die Digitalisierung«, ist heute im professionellen pflegerischen Alltag allgegenwärtig. Der Begriff »Digitalisierung« ist nicht nur auf IuK und viele weitere Technologien zu beziehen, sondern schließt auch damit einhergehende ökonomische und gesellschaftliche Transformationsprozesse ein. Der vorliegende Beitrag fokussiert auf Nutzen und Herausforderungen von IuK für das standardisierte Überleitungsmanagement.

6.1 Status quo der digitalisierten Informationsprozesse in der Pflege

Informationen spielen in der handlungsbezogenen Profession Pflege eine zentrale Rolle. Informationen bilden die Grundlage für eine individuelle und sichere Patientenversorgung und geben gleichzeitig einen Einblick in das Versorgungsgeschehen für administrative, statistische, politische und (pflege-)forschungsbezogene Zwecke. Informationen liegen nicht zwangsläufig in digitaler Form vor. Bisher werden Informationen auch mündlich oder papierbasiert erhoben, analysiert und weitergegeben. Demgegenüber steht der Trend, dass Betroffene bspw. immer weniger Zeit im Krankenhaus verbringen. Die durchschnittliche Verweildauer hat sich seit 1991 von 14,0 auf rund 7,3 Tage im Jahr 2017 pro Fall reduziert (Statistisches Bundesamt 2018). Gleichzeitig ist der Dokumentationsaufwand und der Detaillierungsgrad erfahrungsmäßig stetig gestiegen. 2009 wurde geschätzt, dass jeder stationäre Behandlungsfall im Durchschnitt 50 Einzelbelege verursacht, und je Krankenhausbett circa ein laufender Meter Papierakten pro Jahr (Krüger-Brand 2009) und damit ein »Papierberg« entsteht. Jedoch erschweren Papierarchive die Recherche nach Daten, Informationen bzw. Dokumenten. In solchen Papierbergen die richtigen Informationen zu finden, gleicht der sprichwörtlichen Suche nach der Nadel im Heuhaufen. Dies wiederum kann zu Beeinträchtigung von Versorgungsprozessen und im schlimmsten Fall zur Patientengefährdung führen. Daher wurden in den letzten Jahren sukzessive viele Management- und Versorgungsprozesse im Krankenhaussektor mit IuK unterstützt bzw. vollständig digitalisiert (Hübner et al. 2008, 2014, 2018). Zum einen werden Archivierungskapazitäten bzw. Regalmeter für Patientenakten gespart. Der größte Vorteil liegt jedoch in der Datenverfügbarkeit.

> Datenverfügbarkeit bedeutet, dass die richtigen Informationen strukturiert und vollständig am richtigen Ort, zur richtigen Zeit und in der korrekten inhaltlichen Zusammensetzung und Struktur sofort verfügbar gemacht werden.

Damit dieser Mehrwert der IuK erreicht werden kann, sind wesentliche datenspezifische Grundvoraussetzungen, wie z. B. Interoperabilität, erforderlich.

> Interoperabilität beschreibt die Fähigkeit unterschiedlicher Systeme möglichst nahtlos zusammenzuarbeiten. Damit unterschiedliche Systeme zusammenarbeiten können, sind einheitliche Standards notwendig.

Jedoch wurden in den letzten Jahren nicht alle Bereiche und Prozesse im Krankenhaussektor gleich schnell digitalisiert. Im Bereich der Pflege gibt es bspw. Nachholbedarf. Dabei ist zu bedenken, dass die Berufsgruppe Pflege im intersektoralen, interdisziplinären Versorgungsprozess als »Informationsdrehscheibe« in einem multiprofessionellen, sektorübergreifenden Team betrachtet werden kann. Damit die Profession Pflege diese Funktion als »Informationsdrehscheibe« im Versorgungsprozess auch im Rahmen digitalisierter Versorgungsprozesse wahrnehmen kann, ist es erforderlich, dass die relevanten Informationssysteme diese Funktionen unterstützen. Der Status quo der digitalisierten Informations- und Versorgungsprozesse gestaltet sich jedoch unterschiedlich, wie die nachfolgenden Ausführungen zeigen.

6.1.2 Pflegerische Informations- und Klassifikationssysteme

Pflegerische Informationssysteme sind integraler Bestandteil von Krankenhausinformationssystemen oder eigenständige Informationssysteme in der ambulanten oder stationären Pflege. Sie können Bestandteil eines umfassenden IT-Systems sein oder mit ihrem Funktionsumfang auf die reine Pflegedokumentation fokussieren. Oftmals sind verschiedene Systeme von unterschiedlichen Anbietern im Einsatz, die nicht immer vollumfänglich miteinander vernetzt sind. Doppeldokumentation ist deshalb nicht ausgeschlossen. Die Systeme umfassen Funktionalitäten zur direkten und indirekten Unterstützung des Pflegeprozesses und beinhalten alle Anwendungen und Funktionen, die vorrangig von Pflegefachpersonen bedient werden. Somit ist der Einsatz von IuK zur Unterstützung der Informationsverarbeitung in der Pflege notwendig. Auch wenn möglicherweise nicht alle Funktionalitäten (direkt & indirekt) zur Unterstützung des Pflegeprozesses digitalisiert sind, so arbeiten dennoch Pflegende im täglichen Berufsalltag mit anderen Informationssystemen, z. B. dem Laborinformationssystem eines Krankenhausinformationssystems. Um den Versorgungsauftrag bei fortschreitender Digitalisierung zu erfüllen, ist eine Vernetzung der Profession Pflege mit den übrigen Leistungserbringern innerhalb der Telematikinfrastruktur (TI) zwingend erforderlich. Die Telematikinfrastruktur hat die Vernetzung aller Akteure des Gesundheitswesens zum Ziel. Über ein geschlossenes Netz, zu dem registrierte Nutzerinnen und Nutzer (Personen oder Institutionen) mit einem elektronischen Heilberufs- und Praxisausweis Zugang erhalten, wird der sektoren- und systemübergreifende sowie sichere Austausch von Informationen gewährleistet.

So besteht durch das Anfang November 2019 im Bundestag beschlossene Gesetz für eine bessere Versorgung durch Digitalisierung und Innovation (Digitale-Versorgung-Gesetz (DVG)) für Pflege- und Rehabilitationseinrichtungen, Hebammen und Physiotherapeuten nun die Möglichkeit, sich freiwillig an die TI anzuschließen. Zu bedenken ist, dass im Rahmen der Digitalisierung von Pflegeprozessen die Nutzung einer einheitlichen Pflegefachsprache unumgänglich ist.

> Unter einer Pflegefachsprache wird die Definition von pflegespezifischen Konzepten in einer eindeutigen, kulturell angemessenen beruflichen Sprache bzw. in Begriffssystemen verstanden.

Es existieren unterschiedliche Pflegefachsprachen. Pflegefachsprachen werden in einem Konsensverfahren festgelegt, überprüft und innerhalb der Pflegecommunity akzeptiert und praktiziert. Pflegefachsprachen wiederum werden geordnet in Klassifikationssystemen. Klassifikationssysteme sind wissenschaftliche Ordnungssysteme, die inhaltliches Wissen anhand definierter Konzepte darstellen. Beispiele für ein Klassifikationssystem sind z. B. die NANDA-I[23]-Pflegediagnosen.

Darüber hinaus erfordert es die Mitsprache und Gestaltungshoheit der Profession Pflege für pflegerische Versorgungsanwendungen innerhalb der Digitalisierung von Verwaltungsprozessen und -verfahren, inklusive der Etablierung von standardisierten Prozessen, wie z. B. im Kontext der Datenübermittlung für Abrechnungszwecke. Um den Aufbau und die Etablierung von pflegerischen digitalen Prozessen zu fördern, sind monetäre Anreize förderlich. Die Umstellung analoger auf digitale Prozesse ist mit einem enormen Zeit- und Kostenaufwand verbunden. Eine finanzielle Unterstützung der pflegerischen Leistungserbringer würde die Umstellung vermutlich beschleunigen.

6.1.3 Digitalisierungsstatus im Setting Krankenhaus unter Berücksichtigung der Verwendung pflegerischer Klassifikationen

Laut dem IT-Report Gesundheitswesen aus dem Jahr 2018 (Hübner et al. 2018) haben nur knapp 40 % (n = 223) aller bundesdeutschen Krankenhäuser eine elektronische Pflegedokumentation in mindestens einer bzw. in allen Einheiten

---

23 North American Nursing Diagnosis Association International

der Institutionen umgesetzt. Hinsichtlich des Einsatzes von pflegerischen Klassifikationen ist gegenüber 2006 laut dem IT-Report Gesundheitswesen mit dem Schwerpunkt IT-Unterstützung klinischer Prozesse (Hübner et al. 2014) kaum eine Veränderung erkennbar. Aktuell zeigt sich weiterhin eine hohe Verbreitung des sog. Hauskatalogs in den Systemen. Als »Hauskatalog« wird ein hausinterner Katalog pflegerischer Sprachelemente bezeichnet. Das sind z. B. Textbausteine für pflegerische Probleme oder pflegerische Interventionen. Die Ergebnisse der Reihe IT-Report Gesundheitswesen[24] lassen vermuten, dass der Hauskatalog auch zukünftig den ersten Rang in der Hitliste der implementierten Kataloge in Pflegeinformationssystemen innehaben wird. Dies spiegelt den immer noch anhaltenden Trend hinsichtlich des zurückhaltenden Einsatzes von pflegerischen Klassifikationen und Terminologien wider. Die Favorisierung einer Pflegefachsprache ist derzeit nicht erkennbar. Hinsichtlich der zukünftigen Nutzung von pflegerischen Klassifikationen (z. B. NIC®[25], apenio®[26], ENP®[27], ICNP® etc.) weisen die Daten des IT-Report Gesundheitswesen (Hübner et al. 2014) keinen Trend für eine favorisierte Klassifikation auf. Dies ist nicht verwunderlich, denn der pflegerischen Domäne in Deutschland steht mittlerweile eine Vielzahl an pflegerischen Klassifikationen für die Pflegepraxis zur Auswahl. Entscheidend für den geringen Einsatz in Deutschland könnte jedoch auch das Fehlen eines regulatorischen Rahmens als sog. »Trigger« sein. In Österreich fordert beispielsweise die Gesetzgebung seit dem 1. September 1997 die Dokumentation von Pflegediagnosen im § 5 Absatz 2 des österreichischen Gesundheits- und Krankenpflegegesetz (GuKG) »Die Dokumentation hat insbesondere die Pflegeanamnese, die *Pflegediagnose*, die Pflegeplanung und die Pflegemaßnahmen zu enthalten.« Dies hat bei unseren Nachbarn zu einer verstärkten Durchdringung der pflegerischen Praxis im Krankenhaussektor mit Systemen für die elektronische Pflegedokumentation (67 %, n = 70) und mit einem erhöhten Einsatz (44 %) der NANDA-I[28]-Klassifikation für die Dokumentation von pflegerischen Problemen geführt (Hübner et al. 2014). Die gesetzlich geforderte Dokumentation von Pflegediagnosen erfordert eine standardisierte Dokumentation, die mittels Freitextes nur schwer abbildbar ist. Aus diesem Grund nutzten die Einrichtungen in Österreich vermehrt Klassifikationssysteme für Pflegediagnosen. In Deutschland fehlt bisher ein solcher politischer Trigger, aber im Zuge der fortschreitenden Digitalisierung im Gesundheitswesen rückt das Thema Interoperabilität zwischen den Institutionen des Gesundheitswesens und deren implementierten IT-Systemen immer stärker in den Fokus. Damit einhergehend ist die Anwendung von Standards, wie z. B. (pflegerische) Klassifikationen/Terminologien (Weber & Jakob 2018). Das erfordert die Verwendung einheitlicher Standards.

---

24 www.it-report-gesundheitswesen.de
25 Nursing Intervention Classification
26 Die Fachsprache apenio® beschreibt übersichtlich und strukturiert den Pflegebedarf anhand von Pflegephänomenen, Pflegehandlungen und Pflegeergebnissen. www.apenio.de
27 European Nursing Care Pathways
28 North American Nursing Diagnosis Association

Die vom Bundesministerium für Bildung und Forschung (BMBF) geförderte Medizininformatik-Initiative (MI-Initiative[29]) mit vier geförderten Konsortien verfolgen konsortiumübergreifend das Ziel, die Patientendaten, die während eines Klinikaufenthaltes entstehen, standortübergreifend für die Patientenversorgung (Primärnutzung) und für Forschungszwecke (Sekundärnutzung) zu vernetzen. Dazu haben sich die vier Konsortien auf die Entwicklung (Ganslandt 2018) eines gemeinsamen Kerndatensatzes (Medizininformatik-Initiative 2017) verständigt, den die beteiligten Einrichtungen der vier Konsortien zu allen eingeschlossenen Patientendaten – unabhängig von der Indikation und dem jeweiligen Anwendungsfall des Forschungskonsortiums – mindestens vorhalten wollen. Denn ein zentrales Anliegen des Bundesministeriums für Gesundheit (BMG) spiegelt sich in der BMBF-geförderten MI-Initiative wider: die Verknüpfung von Versorgung und Forschung. Das BMG strebt eine forschungskompatible elektronische Patientenakte (Kolain and Molavi 2019) an und in diesem Zusammenhang wird auch die Anschaffung einer nationalen SNOMED-Lizenz diskutiert (Thun & Dewenter 2018; Krüger-Brand 2019). SNOMED CT (Systematized Nomenclature of Human and Veterinary Medicine – Clinical Terms) ist eine international etablierte, standardisierte Referenztermonologie für die Kodierung von medizinischen Informationen. Mit der Verwendung von SNOMED CT ist es IT-Systemen möglich, unterschiedliche medizinische Fachbegriffe und Informationen in einen international einheitlichen Zahlencode zu übersetzen. So können z. B. klinische Daten aus unterschiedlichen Ländern verglichen und für die Forschung verwendet werden. Auch die Bundesregierung hat die Bedeutung von SNOMED CT für die medizinisch-pflegerische Versorgung und die Forschung erkannt. Im aktuellen Entwurf zum Patientendaten-Schutzgesetz hat das Bundesministerium für Gesundheit die Anschaffung einer nationalen SNOMED-CT-Lizenz für den Versorgungsbereich angekündigt.

6.1.4 Digitalisierungsstatus im Setting ambulante Pflege und stationäre Langzeitversorgung

In der ambulanten Pflege und in der stationären Langzeitversorgung hat die Digitalisierung in den letzten Jahren gefühlt vermehrt Einzug gehalten. Jedoch liegen für diese beiden pflegerischen Versorgungsbereiche keine aktuellen, systematisch erhobenen Installationszahlen von pflegerischen Informationssystemen und Modulen vor. Daher plant das Bundesministerium für Gesundheit 2020 eine Erhebung zum Stand der Techniknutzung und Digitalisierung in ambulanten und stationären Pflegeeinrichtungen zu initiieren und zu fördern, um einen objektiven Ist-Status zu erhalten. Die Studienlage zum Implementierungsstatus von Pflegeinformationssystemen und der Anwendung von Pflegeklassifikationen in ambulanten und stationären Pflegeeinrichtungen ist lückenhaft, dementsprechend sind keine verallgemeinerbaren Daten verfügbar. Es wurden jedoch verschiedene (studentische) Projekte durchgeführt, die das Thema Digitalisierung in

---

29 www.medizininformatik-initiative.de

ambulanten und stationären Pflegeeinrichtungen zum Thema hatten. Nachfolgend werden einige dieser Projekte dargestellt.

Im Jahr 2012 untersuchte die FH Brandenburg im Rahmen eines studentischen Projektes die IT-Durchdringung in der ambulanten Pflege (Galow & Zorn 2012). Die Ergebnisse können nicht als repräsentativ angesehen werden, aber sie geben einen Hinweis auf die Verbreitung von IuK im ambulanten Setting. So gaben fasst alle 81 befragten ambulanten Pflegedienste an, eine Pflegedienstsoftware (91 %) zu verwenden. Ein wesentliches Ergebnis dieser Studie war, dass der Markt an verfügbaren Pflegedienstsoftwaren sehr groß und teilweise unüberschaubar sei. Ein Indiz dafür waren die 23 unterschiedlichen Systeme der teilnehmenden Einrichtungen (Galow & Zorn 2012). Dies ist umso bemerkenswerter, da vielfach die Schwierigkeit der Finanzierung für die Anschaffung angeführt wird. Denn die Einrichtungen der ambulanten Pflege und stationären Langzeitversorgung sind in der Regel klein- bis mittelständische Organisationen, für die die Finanzierung neuer IuK vielfach nicht leicht zu bewerkstelligen sei (Hielscher et al. 2015). Auch die Ergebnisse des IT-Reports für die Sozialwirtschaft 2019 (Kreidenweis & Wolff 2019) weisen eine recht hohe IT-Durchdringung bzw. eine IT-Anwenderquote auf (84 % als Mittelwert und 76 % als Median). Die teilnehmenden Organisationen (n = 163) des IT-Reports Sozialwirtschaft 2019 gaben überwiegend als Betätigungsfeld die stationäre Langzeitversorgung bzw. die Altenpflege und die ambulante Pflege an. Darüber hinaus beteiligten sich an der Befragung auch Unternehmen aus anderen Bereichen der Sozialwirtschaft, wie z. B. der Behindertenhilfe, Kinder-, Jugend- u. Familienhilfe, berufliche Bildung etc. Daher weisen die Ergebnisse hinsichtlich der IT-Anwenderquote eine Spannweite von 8 % bis 100 % auf. Dies führen die Autoren darauf zurück, dass Organisationen, die einen verwaltungsorientierten Schwerpunkt haben, eine IT-Anwenderquote von nahezu 100 % haben. Andere Bereiche, deren Schwerpunkt personenorientiert ist und deren Dienstleistungen unterschiedlich detailliert zu dokumentieren sind, verfügen über eine erheblich niedrigere Anwenderquote (Kreidenweis & Wolff 2019). Viele Unternehmen der stationären Langzeitversorgung sehen in der Digitalisierung in den nächsten Jahren einen großen Investitionsbedarf, wie aus den Ergebnissen des aktuellen Investmentbarometers der Altenpflege (COGITARIS 2019) zu entnehmen ist. So gaben 18 % der befragten Unternehmen an (Zielgruppe waren Heimleiter und Geschäftsführer, n = 219), im aktuellen Jahr 2019 mehr als 20.000 € in Technik investieren zu wollen. Investitionen unterhalb dieser Grenze beabsichtigen 67 % aller Einrichtungen. Auch die Qualifikation der Mitarbeiter mit Blick auf die Digitalkompetenz wollen gut ein Drittel der Unternehmen vermehrt fördern (COGITARIS 2019). Zwischen Wunsch und Wirklichkeit besteht jedoch mitunter eine Diskrepanz. Diese zeigen nachfolgende Ergebnisse einer Studie der Berufsgenossenschaft für Gesundheitsdienst und Wohlfahrtspflege auf (Merda et al. 2017). Die Stichprobe (n = 576) der Befragung setzte sich aus professionell Pflegenden und Leitungskräften der folgenden Settings zusammen: 41 % Krankenhaus, 26 % stationäre Langzeitversorgung, 15 % ambulante Pflege und 3 % aus Wohnheimen und 15 % sonstige Einrichtungen. Hinsichtlich der Nutzung von elektronischen Dokumentationssystemen stellten die Autoren überrascht fest, dass die Angaben zur Nutzung der elektronischen Dokumentation in der stationären Langzeitversorgung (77 %) und in der ambulanten Pflege (81 %) höher ausfielen, als im Krankenhaussektor (69 %). Die genannten Prozentwerte geben einen Trend wieder, der aufzeigt, dass auch in der stationären Langzeitversorgung und in der ambulanten Pflege die Digitalisierung angekommen ist. Das unterstützen auch die unveröffentlichten Ergebnisse einer IST-Analyse des IT-Verbreitungsgrades in stationären Altenpflegeeinrichtungen im Stadtgebiet Münster (Westers 2019) und die Ergebnisse der IGES Studie zur Digitalisierung in der ambulanten Pflege (Braeseke et al. 2017).

6.2 Pflegeüberleitung im Rahmen des Entlassungsmanagements

Ein interdisziplinäres, multiprofessionelles Versorgungsszenario erfordert einen kontinuierlichen Informationsfluss zwischen den Akteuren und den Betroffenen, für eine möglichst sichere und effektive Versorgung durch professionelle Pflegende und Mediziner (Flemming & Hübner 2011). Um Versorgungskontinuität innerhalb eines Behandlungsverlaufes zu gewährleisten, ist eine multiprofessionelle, intersektorale Informationskontinuität erforderlich. Betrachtet man den geregelten Übergang Betroffener von einer Einrichtung bzw. Versorgungsform in eine andere, so wird Versorgungskontinuität verstärkt im Zusammenhang mit der Entwicklung eines geeigneten Entlassungsprozesses diskutiert (Lee 2004). Ein zentrales Element einer »guten Entlassung« ist die Kommunikation auf unterschiedlichen Ebenen, d. h. mit Betroffenen und Angehörigen, innerhalb der interdisziplinären Behandlungsteams und zwischen den Leistungserbringern der unterschiedlichen Sektoren (Morbach et al. 2004).

6.2.1 Rechtliche Rahmenbedingungen des pflegerischen Entlassungsmanagements

Der Gesetzgeber hat die Bedeutung einer kontinuierlichen Versorgung, insbesondere beim Übergang von einer Versorgungseinrichtung in eine nachgelagerte Einrichtung, in den letzten Jahren erkannt. So ist zum Beispiel mit Inkrafttreten des Gesetzes zur Verbesserung der Versorgungsstrukturen in der gesetzlichen Krankenversicherung (GKV-VSTG) zum 01.01.2012 erstmalig das Entlass[ungs]management als Aufgabe der Krankenhäuser mit ins Gesetz (§ 39 Abs. 1 GKV-VSTG) aufgenommen worden, mit dem Ziel einer verbesserten sektorübergreifenden Versorgung. Seit 2015 haben Patientinnen und Patienten nach § 39 Abs. 1a SGB V Anspruch auf ein »Krankenhaus-Entlassungsmanagement«. Die dazugehörigen Einzelheiten des § 39 Abs. 1a SGB V sind in einem Rahmenvertrag geregelt, welcher für die Krankenhäuser seit dem 01.10.2017 verbindlich ist.

Das Pendant für die stationären Rehabilitationseinrichtungen ist am 01.02.2019 in Kraft getreten. Die genannten Gesetze und Rahmenverträge definieren die Rahmenbedingungen für das jeweilige Entlassungsmanagement sowie die darin vorgesehenen Unterstützungsleistungen, ohne diese im Detail zu konkretisieren. Dies ist die Aufgabe der jeweiligen Berufsgruppen, wie zum Beispiel der Pflege, die ihren professionsspezifischen Standard in Form des DNQP-Expertenstandards »Entlassungsmanagement in der Pflege« erstmalig im September 2002 festgelegt hat. Die letzte Aktualisierung erfolgte im Jahr 2019 (DNQP 2019).

6.2.2 Aktuelle Entwicklungen im Hinblick auf das pflegerische Entlassungsmanagement

Unstrittig ist, dass das Entlassungsmanagement mehr als nur das Management der Patientenentlassung ist. Wingenfeld (2020, S. 9) formuliert das moderne Entlassungsmanagement prägnant wie folgt: »*Pflegerisches Entlassungsmanagement ist ein Prozess zur Unterstützung des Patienten bei der Bewältigung des Übergangs vom Krankenhaus in ein anderes Versorgungssetting.*«

Das Überleitungs- bzw. Entlassungsmanagement beginnt bereits mit der Aufnahme. Der mögliche poststationäre Unterstützungsbedarf soll bereits im Rahmen des pflegerischen Aufnahmegesprächs erhoben werden. Unumstritten ist, dass mit dem Entlassungsmanagement innerhalb der ersten 24 Stunden nach stationärer Aufnahme begonnen werden soll (DNQP 2019).

Die Krankenhäuser stehen aktuell vor der großen Herausforderung, die Patienten zu identifizieren, die ein umfassendes Entlassungsmanagement benötigen. Die Fallzahlen in deutschen Krankenhäusern nähern sich langsam der 20 Millionengrenze (Statistisches Bundesamt 2018). In wie vielen Fällen ein professionelles Überleitungs- bzw. Entlassungsmanagement zuteilwurde, ist in keiner der allgemein verfügbaren Statistiken durch repräsentative Zahlen belegt.

Dass dieser Bedarf an einem strukturierten pflegerischen Überleitungsmanagement tatsächlich in der pflegerischen Praxis vorhanden ist (vgl. zu digitalen Plattformen: Hegedüs et al.; ▶ Teil II, Kap. 5), zeigen nicht zuletzt die vielen regionalen Zusammenschlüsse von stationären und ambulanten Leistungserbringern zu pflegerischen Netzen oder Netzwerken in der jüngeren Vergangenheit, z. B. in der Region Heilbronn das Pflegenetz Heilbronn e. V.[30], in Osnabrück das Netzwerkwerk Versorgungskontinuität in der Region Osnabrück e. V.[31], im Oldenburger Raum das Versorgungsnetz Oldenburg[32] und in Celle das Celler Pflegenetzwerk[33]. Ein Ziel und Outcome dieser Netzwerke ist vielfach die gemeinsame Entwicklung von (Pflege-)Überleitungsbögen, die den Kommunikations- und Informationsbedarf über die beteiligten Institutionen der Gesundheitsversorgung hinweg abdecken sollen. In der Regel sind diese Bögen und die

---

30 www.pflegenetz-heilbronn.de
31 www.netzwerk-os.de
32 www.versorgungsnetz-gesundheit.de
33 www.akh-celle.de/patienten-besucher/kliniken-zentren-pflege/pflege/

Dokumentation des Entlassungs- und Überleitungsprozesses papierbasiert. Die Entwicklungen orientieren sich in der Regel am Expertenstandard Entlassungsmanagement des Deutschen Netzwerks für Qualitätsentwicklung in der Pflege (DNQP 2019), der die einzelnen Prozessschritte einer Entlassung aus dem Krankenhaus idealtypisch beschreibt. So entwickeln in der Regel die regionalen Netzwerke eigene papierbasierte Überleitungsbögen, die hinsichtlich der Inhalte nur lokal konsentiert sind und aufgrund dessen lokal in den regionalen Netzwerken verwendet werden können.

6.2.3 ePflegebericht als standardisiertes digitales Überleitungsinstrument

Einen anderen Ansatz hinsichtlich der gemeinsamen Kommunikation und der benötigten Informationen im Rahmen des Überleitungsprozesses ist das Netzwerk Versorgungskontinuität in der Region Osnabrück e. V. gegangen. Unter der Schirmherrschaft des Deutschen Pflegerates e. V. begann im Jahr 2006 die Entwicklung eines standardisierten digitalen Pflegeberichts, dem »ePflegebericht« (Flemming et al. 2019), auf Basis der HL7 Version 3 und der Clinical Document Architecture nach dem Vorbild des »eArztbrief« (Heitmann et al. 2006a).

> HL7 steht für Health Level 7 und beschreibt eine Gruppe von internationalen Standards für den Austausch von Daten zwischen Institutionen im Gesundheitswesen und deren Informationssystemen.

Die erarbeiteten Ergebnisse hinsichtlich des Umfangs und des Inhalts des ePflegeberichts wurden auf drei Konsensus-Workshops in den Jahren 2007 und 2008 auf regionaler als auch auf überregionaler Ebene mit Pflegenden diskutiert und konsentiert.

Diese Entwicklungen hinsichtlich eines digitalen, dokumentenbasierten Informationsaustauschs in der multiprofessionellen und intersektoralen Versorgung könnte durch die Telematikinfrastruktur unterstützt werden. Jedoch erfordert diese Art der intersektoralen Kommunikationen ein entsprechendes Interoperabilitätsniveau. Interoperabilität ist, wie erläutert, zu verstehen als die technische und anwendungslogische Kommunikation, mit der die unterschiedlichen Informationssysteme über eine (Telematik-)Infrastruktur Daten austauschen, interpretieren und verarbeiten können. Um die Interoperabilität zu gewährleisten, bietet sich als ein erstes Anwendungsparadigma innerhalb der im Aufbau befindlichen Telematikinfrastruktur die Nutzung strukturierter, elektronischer (Transfer-)Dokumente auf Basis der HL7 Clinical Document Architecture Release 2 (HL7 CDA) (HL7 2011) an. Diese gewährleistet die unterschiedlichen Grade an Interoperabilität und Lesbarkeit (Mensch/Anwendungssystem). Die steigende Zahl verschiedener Entwicklungen von HL7-CDA-Dokumenten in Deutschland bestätigt dabei die Praxisrelevanz von strukturierten Dokumenten auf der Basis HL7 CDA.

In Deutschland sind Stand November 2019 zahlreiche, abgestimmte HL7-CDA-Rel.-2-(Transfer-)Dokumente wie z. B. der »Arztbrief Plus« (Heitmann et al. 2019), oder die CDA-Dokumente für »Meldepflichtige Krankheiten: Arztmeldung« (Treinat et al. 2013) und »Meldepflichtige Krankheiten: Labormeldung« (Treinat et al. 2014) verfügbar. Andere HL7-CDA-Rel. 2 (Transfer-)Dokumente befinden sich noch im Abstimmungsverfahren, wie zum Beispiel der »ePflegebericht« (Flemming et al. 2019), der »Elektronische Impfpass« (gevko GmbH 2019) oder im Entwicklungsprozess, wie zum Beispiel der »eWundbericht« (Cruel & Flemming 2011) oder der »ePhysiotherapiebericht« (Flemming & Silling 2011).

6.2.4 Struktur und Inhalt des ePflegeberichts

Der ePflegebericht ist der zentrale Bericht der Abschlussdokumentation einer pflegerischen Behandlungsepisode bei Entlassung oder Verlegung eines Patienten. Er stellt die Basis für die Kommunikation mit den nachgelagerten Versorgungseinrichtungen dar. Er ersetzt *nicht* die pflegerische Verlaufsdokumentation. Die Entwicklung des ePflegeberichts begann 2002 mit dem Zusammenschluss regionaler Gesundheitsanbieter zum Netzwerk Versorgungskontinuität in der Region Osnabrück e. V. und der Hochschule Osnabrück. Ziel dieser Zusammenarbeit war es, einen Basisdatensatz mit pflegerischen überleitungsrelevanten Informationen auf regionaler und nationaler Ebene abzustimmen.

Vor dem Hintergrund der technischen Interoperabilität, wurde in Anlehnung an den eArztbrief (Heitmann et al. 2006b) und in Absprache mit HL7 Deutschland e. V. ein Informationsmodell gemäß der HL7 Clinical Document Architecture (HL7 CDA) Release 2 (Dolin et al. 2006) und ein Implementierungsleitfaden erstellt, der 2019 in das offizielle Abstimmungsverfahren von HL7 Deutschland e. V. eingebracht wurde und sich Ende 2019 in der Kommentarauflösungsphase befindet (Flemming et al. 2019).

Der Aufbau des ePflegeberichts orientiert sich an HL7 CDA (Dolin et al. 2006) und ist in einen sogenannten Header mit den administrativen Daten und einen Body mit pflegerelevanten Informationen (▶ Abb. II.6.1) unterteilt (Sellemann et al. 2015).

Die pflegerelevanten Informationen im Body (▶ Abb. II.6.1) orientieren sich am kybernetischen Kreislauf des Pflegeprozesses als zentralem Strukturelement pflegerischen Handelns (Flemming et al. 2013). In diesem können die pflegerische Zustandsbeschreibungen erstellt werden, z. B. in Form von Pflegediagnosen oder als Ergebnis eines pflegerischen Assessments, oder auch als zu erreichende Pflegeziele (Flemming et al. 2013). Um pflegerische Interventionen erfassen zu können, braucht es auch immer ein auslösendes Element in Form eines Scores, einer Diagnose oder eines Ziels (Flemming et al. 2013). Zu den pflegerischen Interventionen können Ergebnisse als Outcome pflegerischen Handelns beschrieben werden (Flemming et al. 2013). Im Abschnitt Soziale Information können Angaben zur persönlichen und beruflichen Biografie der pflegebedürftigen Person erfasst werden (Flemming et al. 2013). Sozialrechtliche Informationen bspw. zur gesetzlichen Betreuung, zu vorhandenen Verfügungen und Vollmachten so-

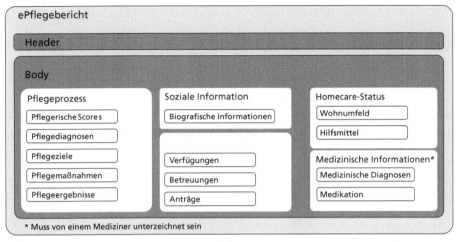

Abb. II.6.1: Struktur ePflegebericht (Sellemann et al. 2015)

wie zum aktuellen Pflegegrad und dem Grad der Behinderung können entsprechend in diesem Abschnitt erfasst werden (Flemming et al. 2013). Im Abschnitt Homecare-Status kann die Barrierefreiheit von Wohnung und Wohnumfeld sowie die Ausstattung mit Hilfsmitteln beschrieben werden (Flemming et al. 2013). Die meist aus pflegerischer Sicht im Rahmen des Überleitungsmanagements relevanten medizinischen Informationen zu Diagnosen und Medikation, die der ePflegebericht ebenfalls enthält, sind von einer ärztlichen Kollegin oder einem ärztlichen Kollegen zu autorisieren (Flemming et al. 2013).

Eine Evaluationsstudie (Flemming et al. 2013) konnte zeigen, dass die Informationen, die in den untersuchten papierbasierten Überleitungsdokumenten enthalten sind, auch mit dem ePflegebericht übermittelt werden können. Flemming et al. (2013) konnten nachweisen, dass der ePflegebericht ein Standard ist, der die Anforderungen der Praxis erfüllt. Dies unterstreicht eine durchgeführte Untersuchung (Schulte et al. 2017) im Rahmen eines Forschungsprojektes. Dazu wurden 114 papierbasierte Überleitungsbögen aus allen Bundesländern, bis auf Bremen, hinsichtlich der Frage untersucht: Wie valide ist der eingesetzte HL7-CDA-Standard-ePflegebericht hinsichtlich Struktur und Inhalt für pflegerische Überleitungen? Kernergebnis der Untersuchung war, dass alle in diesen verschiedenen 114 Bögen enthaltenen Informationen sich über die Abschnitte/Sektionen des HL7-CDA-Standard-ePflegeberichts abbilden ließen (Schulte et al. 2017). Es wurden lediglich acht Informationen identifiziert, die im HL7-CDA-Standard-ePflegebericht nicht explizit enthalten waren, aber entweder in einer seiner Abschnitte/Sektionen dargestellt werden konnten, Teil gesonderter Übergabedokumente oder für die empfangende Einrichtung ohne Bedeutung waren.

6.3 Praxiserprobung der digitalen Pflegeüberleitung mittels Telematikinfrastruktur und ePflegebericht

Die aktuellen politischen und gesetzlichen Entwicklungen bzgl. der Digitalisierung des deutschen Gesundheitswesens geben Hoffnung, dass der ePflegebericht bald Einzug in den pflegerischen Routinearbeitsalltag finden wird, wie z. B. die Weiterentwicklung des eArztbrief (Heitmann et al. 2006b) in Form des Arztbrief Plus (Heitmann et al. 2019). Insbesondere das bereits erwähnte Gesetz für eine bessere Versorgung durch Digitalisierung und Innovation (Digitale-Versorgung-Gesetz (DVG)) oder das im Frühjahr 2019 in Kraft getretene Gesetz für schnellere Termine und bessere Versorgung (TSVG) könnten eine »Triggerfunktion« übernehmen. Denn darin ist bspw. geregelt, dass Krankenkassen spätestens ab dem 01.01.2021 ihren Versicherten eine elektronische Patientenakte zur Verfügung stellen müssen. Die Datenhoheit liegt dabei beim Patienten. Dieser kann entscheiden, ob er Daten in der elektronischen Patientenakte speichern lassen möchte. Das Bundesministerium für Gesundheit nennt auf seiner Homepage[34] in der Service-Rubrik »Begriffe A–Z« unter dem Begriff elektronische Patientenakte (ePA) bspw. folgende Informationen, die der Patient – soweit gewünscht – in seiner elektronischen Patientenakte speichern könnte: Befunde, Diagnosen, Therapiemaßnahmen, Behandlungsberichte, Impfungen, elektronische Medikationspläne, elektronische Arztbriefe, Notfalldatensätze und eigene erhobene Daten, wie z. B. ein Tagebuch über Blutzuckermesswerte. Darüber hinaus ermöglicht das TSVG die Nutzung von digitalen Anwendungen (z. B. Apps) in strukturierten Behandlungsprogrammen. Der ePflegebericht fand bisher zwar noch nicht den Weg in die pflegerische Routineversorgung, aber im Rahmen eines BMG-geförderten FuE-Projektes (ePA II: Mehrwerte demonstrieren!) schon einmal probeweise den Weg in die Versorgungspraxis. So wurden Beispielpatientendaten und reale Patientendaten aus dem Klinikum Osnabrück in das Küpper-Menke Stift des Diakoniewerks Osnabrück mittels des ePflegeberichts über eine »Labor-Telematikinfrastruktur« übermittelt (Sellemann et al. 2015). Im Zuge der Evaluation des Projektes konnte 1. die technische Machbarkeit, 2. die technisch-organisatorische Machbarkeit, 3. die Machbarkeit und Gebrauchstauglichkeit und 4. die Gebrauchstauglichkeit und Nützlichkeit in der Praxis belegt werden (Schulte et al. 2017).

---

34 www.bundesgesundheitsministerium.de

6.4 Fazit

Die Berufsgruppe Pflege ist der zentrale Ansprechpartner im intersektoralen, interdisziplinären Versorgungsprozess und fungiert als »Informationsdrehscheibe« in einem multiprofessionellen, sektorübergreifenden Team. Damit sie diese Rolle über die Sektorengrenzen hinweg ausfüllen können, benötigen sie darauf ausgerichtete effektive und vernetzte IuK-Systeme.

Im Rahmen des pflegerischen Überleitungsmanagements kann der ePflegebericht im Kontext der ab 2021 verfügbaren, patientenmoderierten elektronischen Patientenakte als separates HL7-CDA(Transfer-)Dokument wie z. B. elektronische Arztbriefe genutzt werden. Dafür ist jedoch noch die freiwillige Anbindung der pflegerischen Versorgungseinrichtungen an die Telematikinfrastruktur, sowie die Ausgabe der elektronischen Berufsausweise für die Pflegenden erforderlich. Die entsprechenden Ressourcen dafür sind bereits über das zentrale elektronische Gesundheitsfachberuferegister (eGBR) in Bochum vorhanden. Ob die digitale Transformation in der Pflege gelingt, hängt auch zum Großteil von der Profession Pflege ab. Die Pflege ist aktuell und zukünftig gefordert, die Herausforderungen und Chancen der Digitalisierung, wie z. B. im Rahmen des digitalen Entlassungsmanagements aktiv mitzugestalten.

Literatur

Braeseke G, Haaß F, Meyer-Rötz SH, Pflug C (2017) Digitalisierung in der ambulanten Pflege – Chancen und Hemmnisse. Berlin

COGITARIS (2019) Investitionsbarometer Altenpflege 2019. Nürnberg

Cruel E, Flemming D (2011) Patientenzentriertes Informationsketten-Management zur Versorgung chronischer Wunden (eWundbericht) – Aktuelle Ergebnisse des Projektes IKM health (Informationsketten-Management zur Verbesserung der Patientenversorgung). In: 56. GMDS-Jahrestagung. Mainz

Deutsches Netzwerk für Qualitätsentwicklung in der Pflege (2019) Expertenstandard Entlassungsmanagement in der Pflege, 2. Deutsches Netzwerk für Qualitätsentwicklung in der Pflege, Osnabrück

Dolin R, Alschuler L, Boyer S (2006) HL7 clinical document architecture, release 2. Journal of the ... 13:30–40. https://doi.org/10.1197/jamia.M1888.Clinical

Flemming D, Hübner U (2011) Ist die Pflege eHealth-fähig? Management & Krankenhaus

Flemming D, Przysucha M, Hübner U, et al (2019) Implementierungsleitfaden: ePflegebericht auf Basis der HL7 Clinical Document Architecture Release 2 für das deutsche Gesundheitswesen. Berlin

Flemming, D., Schulte, G., & Hübner, U. (2013) Evaluation des Deutschen HL7 CDA basierten elektronischen Pflegeberichts. *Proceedings of the EHealth2013*, 85–91. Retrieved from http://www.ehealth20xx.at/eHealth2013/downloads/presentations/flemming.pdf

Flemming D, Silling B (2011) Vom ePflegebericht zum ePhysiotherapiebericht – aktuelle Arbeiten. In: 56. GMDS-Jahrestagung. Mainz

Galow FC, Zorn S (2012) IT-Durchdringung in der ambulanten Pflege. Krankenhaus-IT 52–53

Ganslandt T (2018) Der Kerndatensatz der Medizininformatik-Initiative: Ein Schritt zur Sekundärnutzung von Versorgungsdaten auf nationaler Ebene. Forum der Medizin_Dokumentation und Medizin_Informatik (mdi) 20:17–21

gevko GmbH (2019) Implementierungsleitfaden: Elektronischer Impfpass auf Basis der HL7 Clinical Document Architecture Release 2. Berlin

Heitmann KU, Kassner A, Gehlen E, et al (2006a) Implementierungsleitfaden Arztbrief – Auf Basis der HL7 Clinical Document Architecture Release 2. Berlin

Heitmann KU, Kassner A, Gehlen E, et al (2006b) Implementierungsleitfaden: eArztbrief auf Basis der HL7 Clinical Document Architecture Release 2 für das deutsche Gesundheitswesen. Berlin

Heitmann KU, Oemig F, Hellmuth D, Aschhoff M (2019) Implementierungsleitfaden: Arztbrief Plus auf Basis der HL7 Clinical Document ArchitectureRelease 2 für das deutsche Gesundheitswesen. Berlin

Hielscher V, Kirchen-Peters S, Sowinski C (2015) Technologisierung der Pflegearbeit? Wissenschaftlicher Diskurs und Praxisentwicklungen in der stationären und ambulanten Langzeitpflege. Pflege & Gesellschaft 5–19

HL7 (2011) Health level Seven (HL7) Int. Clinical Document Architechture (CDA). http://www.hl7.org/implement/standards/product_matrix.cfm?Family=CDA. Accessed 2 Aug 2012

Hübner U, Esdar M, Hüsers J, et al (2018) IT-Report Gesundheitswesen: Schwerpunkt – Wie reif ist die IT in deutschen Krankenhäusern? Osnabrück

Hübner U, Liebe J-D, Staede M-C, Thye J (2014) IT-Report Gesundheitswesen – Schwerpunkt IT-Unterstützung klinischer Prozesse. Junggebauer Entwurf & Druck, Hannover

Hübner U, Sellemann B, Frey A, et al (2008) IT-Report Gesundheitswesen: Schwerpunkte eBusiness und Pflegeinformationssysteme

Kolain M, Molavi R (2019) Zukunft Gesundheitsdaten – Wegweiser zu einer forschungskompatiblen elektronischen Patientenakte. Berlin

Kreidenweis H, Wolff D (2019) IT-Report für die Sozialwirtschaft 2019. Eichstätt

Krüger-Brand HE (2009) Medizinische Dokumentation: Digitale Signatur bringt Sicherheit. Deutsches Ärzteblatt 106:

Krüger-Brand HE (2019) Bei Digitalisierung starten und nicht länger auf perfekte Lösungen warten. Ärzteblatt

Lee L (2004) Improving the quality of patient discharge from emergency settings. British journal of nursing (Mark Allen Publishing) 13:412–21

Medizininformatik-Initiative (2017) MI-I-Kerndatensatz. Berlin

Merda M, Schmidt K, Kähler B (2017) Pflege 4.0 – Einsatz moderner Technologien aus Sicht professionell Pflegender. Hamburg

Morbach S, Müller E, Reike H, et al (2004) Leitlinie – Diabetisches Fußsyndrom Diagnostik, Therapie, Verlaufskontrolle und Prävention des diabetischen Fußsyndroms. Diabetes und Stoffwechsel 9–30

Schulte G, Hübner U, Rienhoff O, et al (2017) Evaluation einer elektronisch unterstützten pflegerischen Überleitung zwischen Krankenhaus und Pflegeheim unter Nutzung einer Test-Telematikinfrastruktur: eine Fallanalyse. GMS Medizinische Informatik, Biometrie und Epidemiologie 13:1–10. https://doi.org/10.3205/mibe000170

Sellemann B, Schulte G, Hübner U (2015) Entlassungsmanagement: Auf dem Weg zum elektronischen Pflegebericht. Dtsch Arztebl International 112:[9]

Statistisches Bundesamt (2018) Grunddaten der Krankenhäuser 2017 – Fachserie 12 Reihe 6.1.1. Wiesbaden

Thun S, Dewenter H (2018) ICD-11, ICHI und SNOMED CT – was bedeuten die Systematiken für E Health-Anwendungen? Bundesgesundheitsblatt – Gesundheitsforschung – Gesundheitsschutz 61:812–820. https://doi.org/10.1007/s00103-018-2759-2

Treinat L, Aschhoff M, Brüne S, et al (2013) Implementierungsleitfaden: Übermittlung meldepflichtiger Krankheiten – Arztmeldung. Köln

Treinat L, Aschhoff M, Brüne S, et al (2014) Implementierungsleitfaden: Übermittlung meldepflichtiger Krankheiten – Labormeldung. Köln

Weber S, Jakob R (2018) Klassifikationen als Werkzeuge der digitalen Kommunikation. Bundesgesundheitsblatt – Gesundheitsforschung – Gesundheitsschutz 61:769–770. https://doi.org/10.1007/s00103-018-2771-6

Westers K (2019) IST-Analyse des IT-Verbreitungsgrades in stationären Altenpflegeeinrichtungen im Stadtgebiet Münster

Wingenfeld K (2020) Pflegerisches Entlassungsmanagement im Krankenhaus. 2. Auflg. Kohlhammer

7 Deus ex machina? Klinische Entscheidungsfindung in Zeiten digitaler Dokumentation und KI

Dirk Hunstein

Die Digitalisierung im Gesundheitswesen zeigt sich in den unterschiedlichsten Arten. In diesem Beitrag wird ein eher unsichtbarer Aspekt der Digitalisierung beleuchtet und der Frage nachgegangen, wie sich klinische Entscheidungsfindung in Zeiten digitaler Dokumentation verändert.

Die Durchdringung der Pflegedokumentation in digitalen (Pflege-)Dokumentationssystemen ist je nach Setting unterschiedlich fortgeschritten (vgl. Sellemann; ▶ Teil II, Kap. 6). Und selbst wenn digital dokumentiert wird, sind viele der heutigen (Pflege-)Dokumentationssysteme nur für die reine Informationsweitergabe von einer Pflegefachperson zur nächsten konzipiert. Auswertungen, die über diese unmittelbare Informationsübermittlung in der direkten Patientenversorgung hinausgehen, sind derzeit noch nicht weit verbreitet. Digitalisierung der Dokumentation bedeutet aber nicht, bestehende Papierformulare 1:1 auf den Bildschirm zu übertragen. Solange die erhobenen Daten nicht strukturiert, d. h. nach eindeutig festgelegten Regeln erhoben werden, können sie nicht oder nur eingeschränkt weitergenutzt werden. Zu solchen Regeln gehören Kriterien, z. B. wann die Fähigkeiten eines Patienten/Bewohners als »eingeschränkt« gelten genauso wie Kriterien, wie z. B. erhobene Daten aus dem Assessment mit passenden Interventionen verknüpft oder – zur Vermeidung von Doppeldokumentation – automatisiert in Vergütungssysteme ausgeleitet werden. Damit dies gelingt, sind keine Formulare, sondern Datenmodelle zu erstellen, die es erlauben, Daten strukturiert zu erheben und auszuwerten.[35] Leider werden Strukturierung sowie Standardisierung oft mit dem Verlust von Individualität gleichgesetzt. Nur weil mit einem standardisierten (d. h. regelbasierten) Assessmentinstrument die Patienten-/Bewohnerfähigkeiten analysiert werden,

---

35 Im Langzeitbereich scheint digitale Pflegedokumentation zwar weiter verbreitet zu sein als im Akutkrankenhaus, aber auch hier bleiben die Denkansätze in der Administration hängen. Dies wird absurderweise genau durch jenes Projekt befördert, das als »Entbürokratisierung der Pflegedokumentation« im SGB-XI-Bereich durchgeführt wurde. Wesentlicher Bestandteil dieser »Entbürokratisierung« ist, die mit dem irreführenden Begriff bezeichnete »Strukturierte Informationssammlung« (SIS). Neben dem fachlichen Rückschritt (siehe z. B. Bartholomeyczik 2015, 2016) hat die Abkehr von strukturierten Assessmentdaten zurück zur freitextlich-anekdotischen Dokumentation in der SIS dazu geführt, dass gerade in diesem Versorgungsbereich keine strukturierten Daten mehr zur Verfügung stehen. Da die Möglichkeiten der automatisierten Textanalyse trotz aller Fortschritte derzeit noch weit davon entfernt sind, aus Freitexten (in möglicherweise sehr kreativer Rechtschreibung und Grammatik oder eingeschränktem schriftlichen Ausdruck) verwertbare Daten zu generieren, wurde hier eine große Chance vertan, den Versorgungsprozess und insbesondere eine sichere Versorgung durch Automatisierung in der Dokumentation und/oder durch Künstliche Intelligenz zu unterstützen.

geht damit allerdings nicht zwingend die Individualität dieser Person verloren. Im Gegenteil: Die Bewertung der Fähigkeiten und Beeinträchtigungen eines Menschen – als Basis des pflegediagnostischen Prozesses – darf nicht von den individuellen Wertesystemen oder dem Pflegeverständnis der Beurteilerin abhängen, sondern hat objektivierbar, transparent und vergleichbar zu sein.[36] Angemerkt sei hier, dass eine Voraussetzung für eine solche Datenerhebung und Verarbeitung darin liegt, dass die dokumentierbaren Informationen den Prozessen der Praxis folgen und nicht umgekehrt. Durch eine regelbasierte Strukturierung können Daten dann automatisiert zusammengefasst, verglichen und in einer veränderten Form unter neuen Gesichtspunkten betrachtet und analysiert werden. Mit geeigneten Verfahren des maschinellen Lernens und einer großen Datenmenge (»Big Data«) ergibt sich dann auch die Chance, die klinische Entscheidungsfindung maßgeblich zu unterstützen.

Damit das gelingen kann, braucht es zuerst einmal große Datenmengen (»Big«). Big Data ist aber viel mehr als nur eine große Menge an Daten. Big Data beschreibt eine neuartige Weise der Informationsverarbeitung (näheres hierzu z. B. bei Woll & Späthe 2018). Anders als bei Studien, bei denen die Daten extra für eine Fragestellung erhoben werden, werden hier mit Hilfe gezielter Analysestrategien (u. a. Methoden des maschinellen Lernens) vorhandene (Routine-)Daten z. B. zwecks Vorhersage von Ereignissen analysiert. Das technische Ergebnis solcher Analysen sind Algorithmen. Algorithmen sind zunächst nicht mehr als (Rechen-)Regeln. Wenn solche Algorithmen durch geeignete Verfahren automatisch immer besser werden, ahmen sie ein scheinbar »intelligentes Verhalten« nach, indem sie z. B. Ereignisse vorhersagen. Man spricht dann von Künstlicher Intelligenz (vgl. Kunze & Meißner; ▶ Teil III, Kap. 1). Das können Kaufempfehlungen im Onlinehandel genauso sein wie autonomes Fahren oder – im Kontext Pflege – die Unterstützung von Entscheidungen. Wie immer gilt es bei Regeln, diese zu kennen, um sie zunächst kritisch zu hinterfragen und danach sinnvoll befolgen (oder ablehnen) zu können – was bei Verfahren neuronaler Netzwerke eine besondere Herausforderung ist.

7.1 Digital unterstützte Entscheidungsfindung in der Praxis

Aber wo beginnt eigentlich die automatisierte klinische Entscheidungsfindung resp. die Unterstützung durch KI? Beim heute bereits alltäglichen automatischen

---

36 Man stelle sich einen Arzt vor, der sich sein eigenes Beurteilungssystem für Laborwerte erfindet (»*ich finde, ein Kaliumwert von 300 Schnurps pro Riesel klingt doch nicht schlecht!*«), anstatt auf bewährte Messgrößen (mmol/l) und Normwerte (Kalium = 3,6–5,0 mmol/l) zurückzugreifen. Obwohl es sich dabei um standardisierte, normierte Messgrößen handelt, wird er die anschließende Behandlung auf die individuelle Fallsituation abstimmen.

Alarmieren eines Monitors bei Über- oder Unterschreiten festgesetzter Normgrenzen? Oder erst beim Vorschlag eines individuellen Pflege- und Versorgungsplans mit automatisierter Risikovorhersage auf Basis eines pflegerischen Assessments unter Einbezug von Sensor-, Labor-, Diagnose- und Röntgendaten?

Unabhängig davon wie man es nennt, ist diesen Beispielen gemeinsam, dass ein Trigger (Auslöser), der das Ergebnis eines technischen Algorithmus ist, auf die Notwendigkeit einer Entscheidung hinweist. Ein einfacher und sachlogisch entwickelter Algorithmus wäre z. B.: Nimm den ersten Blutdruckwert (Systole) und prüfe, ob er höher ist als der vorgegebene Normwert. Wenn ja, gib einen Alarm aus, wenn nein, tue nichts. Dieser Algorithmus stellt eine (einfache) Form der digitalen Entscheidungsfindung dar, als KI würde man ihn aber sicher nicht bezeichnen.

Für eine automatisierte Risikovorhersage ist der Algorithmus nicht mehr so einfach darstellbar, folgt aber letztlich auch Wenn-Dann-Regeln, wobei diese aber eher als »Wenn-Dann-Aber-Nicht-Wenn-Oder ...« funktionieren. Je nach Fallsituation entscheidet die Pflegende dann, ob sie dem Vorschlag des Algorithmus folgen will oder nicht. Das ist solange kein Problem, solange sie über die notwendige Expertise verfügt, den Entscheidungsvorschlag kritisch zu hinterfragen (und dies auch macht). Anders sieht es aus, wenn die KI eigenständige Entscheidungen trifft, insbesondere dann, wenn diese nicht transparent (für Menschen nachvollziehbar) sind.

Beispiel: Automatisierte Medikamentenverabreichung

Ein Algorithmus entscheidet eigenständig, dass die Infusionspumpe bei der 18-jährigen Frau Jola Petermeier ab einem Grenzwert von 160 mmHg (systolisch) vollautomatisch eine bestimmte Menge eines Antihypertensivums verabreicht. Das Schadenspotenzial eines solchen autonomen Szenarios ist sicherlich ein Vielfaches höher als wenn vor der Applikation die kritische Reflexion durch eine Fachperson erfolgt – vor allem wenn bei der Modellierung des Algorithmus nicht berücksichtigt wurde, dass die 18-jährige verunfallte Motorradfahrerin mit ihrer Hirnblutung aufgrund der Vasospasmen einen systolischen Mindestdruck von > 160 mmHg benötigt, um die Durchblutung aufrecht zu erhalten. Die KI handelt immer nur im Rahmen der ihr vorgegebenen Daten und Prüfoptionen. Nicht die (schwache) KI ist an dieser Stelle fehlerhaft, sondern die ihr zugrunde liegenden Algorithmen. Gleichzeitig zeigt das Beispiel, wie wichtig es ist, Algorithmen und deren Entstehung zu hinterfragen.[37]

---

37 Zu den Herausforderungen bei der Modellierung von Algorithmen und ihrer Abhängigkeit von den zu Grunde liegenden Annahmen siehe Abschnitt »Die Bedeutung der Operationalisierung« in diesem Beitrag (▶ Teil II, Kap. 7.4).

7.2 Vorhersage von Ereignissen

Nachfolgend werden einige Beispiele der prädiktiven Analyse vorgestellt. Es handelt sich um das derzeit wichtigste Forschungsgebiet mit KI im Gesundheitswesen.

Durch die Analyse unterschiedlichster Datenquellen mittels neuronaler Netze identifizierten Ge et al. (2019) verschiedene Medikamente, Laborwerte, das Dekubitusrisiko sowie eine hypertensive Vorgeschichte als die zehn wichtigsten Indikatoren zur Vorhersage nosokomialer Pneumonien nach Schlaganfall. Die Qualitätskennzahl AUC[38] bei der Dekubitusrisikovorhersage konnte durch die Kombination von Braden und medizinischen Diagnosen um 10 % verbessert werden (Kaewprag et al. 2015). Das beste Vorhersagemodell für ein Dekubitusrisiko in der Studie von Cramer et al. (2019) basiert auf Immobilität plus Serumalbumin plus paO_2. Frühere Dekubitaluzera wurden ebenfalls als Risikofaktor identifiziert. Aus diesen drei Beispielen zeigen sich die Vorteile von Datenmodellen gegenüber (freitextlichen) Formularen, denn in einer entsprechend aufgebauten elektronischen Fallakte oder einer elektronischen Gesundheitsakte (z. B. der ELGA in Österreich oder dem EPD in der Schweiz) können diese Daten automatisiert in die Risikobewertung einbezogen werden, ohne dass die Pflegefachperson zuerst in alten Akten oder Laborbefunden wühlen muss.

In einer anderen Studie untersuchte Chakraborty (2019) die Möglichkeiten für eine automatisierte Klassifikation von Fotos chronischer Wunden mittels verschiedener Methoden maschinellen Lernens. Er kommt zu dem Schluss, dass das entwickelte Modell fachlich der Beurteilung durch Experten mindestens ebenbürtig ist, dies aber bei deutlich niedrigeren Kosten und schnelleren Ergebnissen (Chakraborty 2019, S. 10). Damit ergeben sich neue Möglichkeiten für das Wundmanagement bei der Telepflege bis hin zur automatisierten Verlaufskontrolle durch den Patienten selbst. Normale Smartphones sind mit entsprechender Software durch automatisierte Bilderkennung in der Lage, Hautveränderungen hinsichtlich (pre)maligner Auffälligkeiten zu beurteilen (z. B. de Carvalho Delgado Marques et al. 2019; Udrea et al. 2019) und können so die Prävention resp. Früherkennung von Tumoren unterstützen.

KI kann auch eingesetzt werden, um aus veränderten Sprachmustern frühe Hinweise auf demenzielle Veränderungen zu erhalten, wie z. B. Klumpp, Fritsch und Nöth (2018) oder Themistocleous, Eckerstrom und Kokkinakis (2018) zeigen.

In einer eigenen Studie untersucht das Team des Autors derzeit, wie die Pflegeplanung durch den Einsatz maschinellen Lernens automatisiert und gleichzeitig individualisiert werden kann. Basis dieses Modellierungsansatzes sind Routinedaten aus der elektronischen Pflegeprozessdokumentation mit epaAC (Assessmentin-

---

38 Area Under the Curve: Gibt vereinfacht gesagt an, wie gut ein Verfahren ist, um die »richtigen« Vorhersagen zu machen, d. h. die richtig positiven von den richtig negativen Fällen trennt und dabei gleichzeitig möglichst wenig falsch positive oder falsch negative Fälle produziert.

strument und Fachsprache für die Pflegediagnostik, siehe Hunstein 2009, 2015) und LEP (Interventionsklassifikation, siehe Baumberger et al. 2016). Für diese Studie steht ein Datenpotenzial von mehreren Millionen Datensätzen pro Jahr zur Verfügung. Bereits heute können Pflegefachpersonen im Rahmen der Digitalisierung der Pflegedokumentation eine Unterstützung erhalten. So werden bspw. passende Maßnahmen zu vorliegenden Pflegediagnosen vorgeschlagen. Diese derzeit noch normativen Verknüpfungen, die im 1 : n-Format vorliegen (d. h. *eine* Diagnose ist mit *mehreren* vordefinierten Interventionen verknüpft) erfolgte im besten Fall literaturgestützt und auf Basis von Expertenkonsens (siehe Baumberger & Hunstein 2009). Nachteil einer solchen 1 : n-Verknüpfung ist, dass sie für eine einzelne Diagnose passen mag – aber nicht mehr bei einer Kombination von Diagnosen.

Beispiel: Mit der epaDIAGNOSE »*Urinausscheidung: Stark beeinträchtigt [2]*« sind u. a. die LEP-Interventionen »*Ausscheidung mit Toilettenstuhl unterstützen*« sowie »*Bettschüssel reichen/entfernen*« verknüpft und werden im Pflegeprozessschritt der Maßnahmenplanung entsprechend vorgeschlagen. Kann der Patient das Bett verlassen, kann die Unterstützung mittels Toilettenstuhl eine geeignete Maßnahme sein. Trifft bei dem Patienten aber auch die epaDIAGNOSE »*Fortbewegung: Keine Fähigkeit/Bettruhe [1]*« zu, dürfte die Intervention »*Ausscheidung mit Toilettenstuhl unterstützen*« nicht mehr vorgeschlagen werden. Hierfür sind n : m-Verknüpfungen erforderlich – und zwar dynamisch. Herausforderung dabei: Es müssten alle Kombinationen von n = 61 epaDIAGNOSEN[39] mit allen m = 268 passenden LEP-Interventionen[40] aus dem Katalog gefunden und einzeln hinsichtlich ihrer fachlichen Berechtigung bewertet werden.

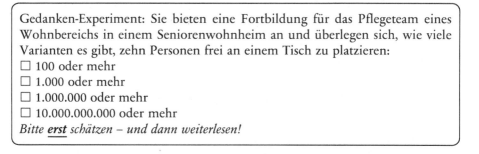

Gedanken-Experiment: Sie bieten eine Fortbildung für das Pflegeteam eines Wohnbereichs in einem Seniorenwohnheim an und überlegen sich, wie viele Varianten es gibt, zehn Personen frei an einem Tisch zu platzieren:
☐ 100 oder mehr
☐ 1.000 oder mehr
☐ 1.000.000 oder mehr
☐ 10.000.000.000 oder mehr
Bitte **erst** schätzen – und dann weiterlesen!

In dem im Kasten aufgeführten Beispiel gibt es 3.628.800 Kombinationsmöglichkeiten (10!). Man kann sich vorstellen, dass schon die Kombinationsmöglichkeiten dieser wenigen Items (10 Personen) per Hand nicht mehr zu bewältigen sind – ungeachtet der Tatsache, dass noch bestimmte Bedingungen hinzukommen, weil der eine Kollege nicht neben einer bestimmten Kollegin sitzen möchte, diese aber gerne mit einem anderen Kollegen zusammenarbeitet und deshalb unbedingt neben diesem zu sitzen wünscht, während die Wohnbereichsleitung es

---

39 ergebnisorientiertes PflegeAssessment epaAC, Version 2.3
40 Leistungserfassung und Planung LEP-Nursing, Version 3.4

nicht ausstehen kann, neben jemandem zu sitzen, der nach Zigarettenrauch riecht und aus diesem Grund möglichst weit weg von allen Raucherinnen und Rauchern platziert sein möchte. Natürlich gibt es auch beim Beispiel der Pflegeplanung bestimmte Faktoren, die sich gegenseitig ausschließen (ein Mensch, der bewusstlos ist, wird nicht gleichzeitig herumlaufen können), eine manuelle Modellierung bleibt wegen der vielen Variationsmöglichkeiten trotzdem ausgeschlossen.

Die geschilderten Beispiele skizzieren das Potenzial für eine Unterstützung bei der klinischen Entscheidungsfindung durch Algorithmen. Aber wie »sicher« sind solche Algorithmen eigentlich? Und welche Herausforderungen ergeben sich in der Anwendung?

7.3 Klinische Entscheidungsfindung – powered by KI: Herausforderungen

Um die Herausforderungen beim Einsatz von KI zur Unterstützung der klinischen Entscheidungsfindung besser verstehen zu können, müssen wir uns kurz damit beschäftigen, wie (klinisches) Wissen eigentlich entsteht. Oder noch weiter vorne begonnen: Was ist »Wissen« eigentlich? Ist es meine persönliche Erfahrung oder ist es das Wissen um eine verallgemeinerbare (= vorhersagbare) Wirkung einer bestimmten Ursache? Nach aktuellem naturwissenschaftlichem Paradigma gibt ausschließlich ein (randomisiert kontrolliertes) Experiment beweiskräftige Aussagen über kausale Zusammenhänge. Eine zunächst aufgestellte Hypothese wird getestet und angenommen (oder verworfen). So ist erkennbar, ob tatsächlich ein Zusammenhang zwischen Ursache und Wirkung besteht (»Kausalkette«) oder ob es sich lediglich um eine Korrelation, d. h. das zeitgleiche Auftreten bestimmter, aber voneinander unabhängiger Merkmale handelt.

Aus einer reinen Vermutung (»ist doch logisch, dass *diese* Ursache zu *jener* Wirkung führt«) drängen sich möglicherweise (Schein-)Erkenntnisse auf (Klassiker: Eisen und Fönen bei Dekubitalgeschwüren). Tatsächlich gilt es aber zunächst ein Modell zu entwickeln, dem bestimmte Annahmen zugrunde liegen. Eine Annahme könnte z. B. sein, dass Temperaturunterschiede zu verstärkter Durchblutung führen, die wiederum zu besserer Gewebsversorgung führt und diese einen Dekubitus verhindert. Diese Annahmen (Hypothesen) können durch kontrollierte Experimente getestet werden. Auf diese Weise konnte letztlich gezeigt werden, dass Eisen und Fönen nicht das richtige Konzept zur Dekubitusvermeidung war. Vielmehr war das Wirkprinzip die Druckentlastung (Kausalität) – wenn auch einige geeiste und gefönte Patienten weniger Dekubitalulzera aufwiesen (Korrelation). Daher gilt es auch beim Einsatz von KI für die Entscheidungsfindung zu berücksichtigen, dass trotz »Big Data« die Korrelation von Parametern nicht automatisch deren kausale Verbindung bedeutet! Vielmehr müssen alle Daten, d. h. Parameter,

Merkmale etc. auch kritisch hinterfragt und überprüft werden können (siehe Abschnitt »Die Bedeutung der Operationalisierung«).

Eine große Herausforderung bei klassischen Studien, die der Verallgemeinerbarkeit (und damit letztlich der Vorhersage) dienen, ist die Kontrolle möglicher beeinflussender Variablen. Bei Risikopräventionsstudien kommt zusätzlich die Herausforderung hinzu, dass man nicht einfach mit einer Kontrollgruppe arbeiten kann, die man – obwohl man ein Risiko vermutet – einfach liegen lässt, um zu beweisen, dass bei Nicht-Intervention tatsächlich das unerwünschte Ereignis (hier: Dekubitus) auftritt. In klassischen Studien im naturwissenschaftlich deterministischen Denkmodell lässt sich aber nur eine endliche Anzahl an Variablen berücksichtigen. Vereinfacht gesagt: Um vergleichsweise »sichere« Aussagen (d. h. mit niedriger Irrtumswahrscheinlichkeit) machen zu können, müssen die Versuchsbedingungen gut kontrolliert werden. Erfolgt dies unzureichend, können unbekannte und/oder nicht kontrollierte Variablen das Ergebnis beeinflussen und – im ungünstigsten Fall – zu Fehlannahmen führen, wenn die nicht untersuchten/kontrollierten Variablen die tatsächlichen Verursacher eines Effekts sind.

Studienbeispiel: In die Studie von Hahnel et al. (2019) zur Effektivität von Silikonauflagen zur Prävention von Sakral- und Fersendekubitus in einer Hochrisikointensivstation wurden nur Patienten älter als 18 Jahre innerhalb von sechs Stunden nach Aufnahme und bei erwarteter Minimalaufenthaltsdauer von drei Tagen eingeschlossen. Ausgeschlossen waren alle Patienten auf Normalstation, Patienten mit Hautveränderungen an den zu untersuchenden Bereichen oder Allergien gegen die eingesetzten Auflagen sowie Patienten in Spezialbetten und mit Kontraindikationen für Positionswechsel. Die Folge: Die Ergebnisse können nur auf eine identische Patientenpopulation übertragen werden – die 99 % aller anderen Patienten eines normalen Akutkrankenhauses bleiben außen vor. Die Übertragbarkeit des Nutzens solcher Auflagen bei Menschen im häuslichen Setting kann dann allenfalls noch vermutet werden – wenn er auch nicht auszuschließen ist.

»Es gibt keinen besten Ansatz für die Durchführung eines Risikoassessments, auf den man sich allgemein verständigt hat; jedoch legt der Expertenkonsens nahe, dass der Ansatz ›strukturiert‹ sein muss, um die Berücksichtigung aller relevanten Risikofaktoren zu erleichtern.« (NPUAP, EPUAP, PPPIA 2014, S. 17). Nur: Welche sind *alle relevanten* Risikofaktoren? Hier liegt es nahe, erst einmal breit nach möglichen Faktoren zu suchen. Und hier schlägt die Stunde der Algorithmen, denn der Weg wird quasi umgekehrt: Zuerst wird mittels geeigneter Verfahren nach möglichen Zusammenhängen (Prädiktoren) gesucht und ein Modell entwickelt. Man könnte also fast sagen: maschinelles Lernen entspricht dem strukturentdeckenden Ansatz eines qualitativen Paradigmas. Der nachfolgende strukturprüfende Ansatz des quantitativen Paradigmas, das nach klassischer naturwissenschaftlicher Sicht das Experiment als Beweis fordert, ist auch nach Ansicht von KI-Experten zwingend erforderlich. Die Herausforderung dabei ist aber, dass moderne Verfahren (z. B. neuronale Netze) kognitiv nicht mehr nachvollziehbar sind. So fordern KI-Experten mindestens eine Bewertung der Ergebnisse aus fachlicher Sicht nach vordefinierten Qualitätskriterien. Wichtig dabei ist zu betonen, dass es sich beim maschinellen Lernen (als Basis »Künstlicher

Intelligenz«) immer nur um Modelle handelt und nicht um eine Abbildung der Wirklichkeit.

Je nach Reichweite eines Prädiktionsmodells hinsichtlich eines möglichen Schadens – entweder für das Individuum oder für die Gesellschaft oder für beide – müssen verschiedene Anforderungen an die Testung des Modells gestellt werden.[41] Eine vergleichsweise einfache Möglichkeit, um Hinweise auf die Güte eines Vorhersagemodells zu erhalten, ist, das Modell mit Trainingsdatensätzen zu entwickeln und anschließend mit Testdatensätzen hinsichtlich seiner Treffsicherheit zu überprüfen. Herausforderung: Grundlegende Modellierungsfehler (z.B. falsche Grundannahmen, falsche oder ungeeignete Daten, falsche Dateninterpretation, falsche Operationalisierung der zu untersuchenden Konzepte) lassen sich hierbei nicht unbedingt finden.

So wird z.B. die Software COMPAS (Correctional Offender Management Profiling for Alternative Sanctions, heute equivant), die 1998 auf den Markt kam, in mehreren Staaten der USA dafür eingesetzt, um vorherzusagen, ob ein Straftäter rückfällig werden wird oder ob er wegen guter Führung entlassen werden kann. Dafür werden 137 Eigenschaften der Person genutzt, darunter bisherige Vergehen, Drogenprobleme oder frühe Anzeichen von Jugendkriminalität (aus: Practitioner's Guide to COMPAS Core, Northpoint Inc. 2016). Der Software wird – obwohl sie entwickelt wurde, um eine »neutrale« Entscheidungshilfe zu sein – verdeckter Rassismus vorgeworfen (z.B. Angwin et al. 2016). So wird bei Menschen schwarzer Hautfarbe doppelt so häufig eine falsch positive Vorhersage getroffen, dass sie erneut straffällig werden, während die Wahrscheinlichkeit einer erneuten Straftat für Weiße eher unterschätzt wird (Vorhersage also falsch negativ), siehe Park (2019). Grund: Das Modell baut darauf auf, welche Kriterien dazu geführt hatten, dass jemand straffällig wurde und versucht, aus dieser Tatsache eine Vorhersage über ein erneutes Straffällig werden zu machen. Die Chance, zunächst als Verdächtiger identifiziert und ggf. später als Straftäter verurteilt zu werden, ist aber bei Schwarzen aufgrund des »social profilings« in den USA deutlich höher als bei Weißen – sie werden einfach häufiger von der Polizei kontrolliert. Auch werden bei so genannten »verdachtsunabhängigen Durchsuchungen« eher Drogendelikte entdeckt als z.B. Steuerstraftaten oder Betrug. Und wenn dann die Kontrollen häufiger in prekären Wohnvierteln und nicht in den Vierteln mit den Luxusvillen durchgeführt werden, steigt die Wahrscheinlichkeit, dass ein später verurteilter Straftäter ein Schwarzer ist. Eine Aussage darüber, ob er künftig erneut zum Straftäter werden wird (und erwischt und verurteilt wird – denn anders lässt sich der Algorithmus ja nicht testen), lässt sich daraus aber nicht zwingend ableiten. Die Software wurde in der Zwischenzeit zwar mehrfach überarbeitet, ihre Vorhersagekraft scheint aber immer noch nicht wirklich besser zu sein (Rötzer 2018).[42]

---

41 Beispiele regulatorischer Rahmenempfehlungen/-bedingungen zum Umgang mit KI im Gesundheitswesen finden sich z.B. bei Food and Drug Administration FDA (2020); Johner Institut (2019).
42 Wer sich mit den Chancen und Risiken von Prädiktionsmodellen auf Basis maschinellen Lernens näher beschäftigen möchte, findet bei Zweig (2019) umfassende Erläuterungen.

7.4 Die Bedeutung der Operationalisierung

Die Antwort auf die Frage nach dem Leben, dem Universum und dem ganzen Rest lautet bekanntlich »42«. Für die Berechnung dieser Antwort benötigte der Supercomputer Deep Thought 7,5 Millionen Jahre. Der Science-Fiction Autor Douglas Adams hat vor 30 Jahren bis heute ein Millionenpublikum damit unterhalten, dass er sich in seinem Science-Fiction-Roman »Per Anhalter durch die Galaxis« die Operationalisierung sparte. Was fängt man aber mit solch einer Antwort wirklich an? Solange die Fragestellung nicht hinreichend genau definiert (operationalisiert) ist, bietet die Antwort so viele Interpretationsmöglichkeiten, dass sie gar keine Antwort mehr ist – oder sie führt, wie am Beispiel der COMPAS-Software dargestellt, zu falschen Antworten. Neben der schieren Menge an Daten ist also noch eine weitere Bedingung grundlegende Voraussetzung dafür, dass Algorithmen zur Entscheidungsunterstützung eingesetzt werden können: Die Operationalisierung der Fragestellung.

Wie schnell eine unpräzise Fragestellung zu falschen Schlussfolgerungen führen kann, zeigt ein einfach durchzuführendes Experiment: Man möchte wissen, wie eine Frau typischerweise aussieht. Gibt man dafür in der Bildersuche einer Internetsuchmaschine den Begriff »Frau« ein, mag man zu dem Schluss kommen, dass Frauen zwischen 20 und 30 Jahren alt sind, meistens lange Haare haben, einem weit verbreiteten Schönheitsideal entsprechen und fast immer lachen. Das passiert, wenn einem Algorithmus sensitive Eigenschaften vorenthalten werden, die relevant für eine bestimmte Zielgröße sind (siehe das Beispiel des verunfallten Motorradfahrers in diesem Beitrag) bzw. wenn die zugrundeliegende Datenbasis systematische Verzerrungen hat, die nicht die Allgemeinheit abbilden. In der Bildersuche sind es die Algorithmen der Suchmaschine, die häufig gesuchte Bilder oder Konzepte als erstes zur Ansicht bringen. Und da sich das Konzept »Frau« in nahezu allen öffentlichen bildlichen Darstellungen (Werbung, Zeitschriftentitel, Kinoheldinnen der Blockbusterfilme) auf jene Frauen bezieht, die jung sind, lange Haare haben und einem bestimmten Schönheitsideal entsprechen, findet man diese Merkmale in den obersten Rängen der Suchmaschinen – solange man die Suche nicht durch weitere Eigenschaften präziser operationalisiert.

7.5 Wer übernimmt die Verantwortung?

Die zentrale Anforderung an die Modellierung von Algorithmen, die Fragen und die gewünschten Zielvariablen ausreichend zu operationalisieren, wurde eben angesprochen, denn nur so lässt sich entscheiden, ob die Antwort wirklich korrekt ist. Und was ist, wenn sie falsch ist? Daher ist die Frage, wer die Verantwortung für die Fehler eines Algorithmus übernimmt, mindestens genauso wichtig. Je nach möglicher Tragweite müssen Algorithmen mehr oder weniger intensiv hinsichtlich ihres Risikopotenzials analysiert und bewertet werden. Krafft und Zweig (2019) haben hierfür eine Matrix entwickelt, die einerseits den möglichen Gesamtschaden einer falschen Entscheidung und andererseits die Transparenz der Algorithmen bewertet. An einem Extrempol (geringes Gesamtschadenpotenzial sowohl für den Einzelnen als auch für die Gesellschaft, hohe Transparenz und Nachvollziehbarkeit) befinden sich Empfehlungssysteme (»*Kunden, die dieses Produkt kauften, kauften auch jenes Produkt.*«). Am anderen Extrempol (hohes Schadenspotenzial sowohl für den Einzelnen als auch für die gesamte Gesellschaft, Intransparenz, fehlende Nachvollziehbarkeit) befindet sich das chinesische Social Scoring System[43].

Transparenz und Nachvollziehbarkeit von Algorithmen sind demnach wichtige Ansatzpunkte, um mögliche Fehlerurteile identifizieren zu können. Dabei steht die Forderung nach Transparenz möglicherweise den Geschäftsinteressen der Anbieter entgegen: Die Entwicklung komplexer Algorithmen ist teuer – und sie müssen kontinuierlich weiterentwickelt werden. Bei Themen mit hoher öffentlicher Aufmerksamkeit (Beispiel »autonomes Fahren«: Wer ist haftbar, wenn ein autonom fahrendes Auto einen Unfall verursacht? Und wie kommt die KI im Auto zu der Entscheidung, ob sie im Falle eines unausweichlichen Unfalls lieber die Mutter mit dem Kinderwagen oder die alte Dame mit dem Rollator überfährt?[44]) werden die Fragen von Ethikräten diskutiert. Bei den Themen mit geringerer Aufmerksamkeit bleibt es häufig dabei, dass zwar die Modelle entwickelt werden, die Risikobewertung der Algorithmen aber unterlassen wird; von einer abschließenden Verifikation der Ergebnisse (Vorhersagen) ganz abgesehen (vgl. Zweig 2019, S. 254 ff.).

Ein Hinweis auf die Qualität von Algorithmen kann sein, wenn die Autoren ihre Operationalisierung der Fragestellung und Zielvariablen veröffentlichen und auf eine breite Datenbasis unterschiedlichster Quellen verweisen können. Ein inhärenter Bias kann nur durch Datendiversität »unbiased« werden, wobei konzeptuelle Fehler bei der Modellierung auch durch noch so viele Daten nicht ungeschehen gemacht werden können. Maschinelles Lernen als Methode löst keines der grundlegenden Probleme der kausalen Inferenz von Datensätzen.

Es gibt verschiedene Ansätze zur kritischen Bewertung von Modellen für die KI-gestützte klinische Entscheidungsfindung (z. B. Lysaght et al. 2019 oder Magrabi et al. 2019), die alle in eine vergleichbare Richtung gehen: »Chosing the right Problems – Developing a useful solution – Considering ethical implications – Rigorously evaluating the model – Thoughtfully reporting results – Deploying responsibly« (Wiens et al. 2019 in ihrem Aufsatz »Do not harm«).[45]

---

43 In diesem Punktesystem werden alle Bürger hinsichtlich ihres sozialen und gesellschaftlichen Verhaltens bewertet. Punktabzüge gibt es z. B. bei Verstößen gegen die Straßenverkehrsordnung (»bei Rot über die Ampel gehen«) oder bei Kontakt zu Regierungskritikern. Bei Unterschreiten bestimmter Grenzen setzen Sanktionen ein, wie z. B. keine Reservierungen in Restaurants oder Zügen mehr vornehmen zu können, Reiseverbote usw. (siehe z. B. taz vom 10.02.2018).
44 Gemäß Bericht der Ethik-Kommission des BMVI (2017) zum automatisierten Fahren ist bei unausweichlichen Unfallsituationen jede Qualifizierung nach persönlichen Merkmalen (Alter, Geschlecht, körperliche oder geistige Konstitution) strikt untersagt.

Ein kurzer Exkurs zum Datenschutz: Nicht alles, was technisch möglich ist, ist auch datenschutzrechtlich vertretbar. Pflegebedürftige Menschen sind in besonderem Maße gefährdet, ihr Recht auf informationelle Selbstbestimmung nicht ausüben zu können. So attraktiv es sein mag, auf »alle« Daten einer elektronischen Patientenakte zugreifen zu können, so wichtig bleibt die Reflexion über das Tun. Daten sammeln nach dem Motto: »Es wird schon was dabei sein« ist nicht der richtige Weg. Auch wenn es theoretisch möglich wäre, »alles« auszuwerten, verbietet sich dies neben den beschriebenen Gründen der notwendigen Operationalisierung/Nachvollziehbarkeit auch aus Gründen der Datensparsamkeit gemäß Datenschutzgrundverordnung als auch wegen des Problems des »Rauschens«, das mit zunehmender Datenbreite zur völligen Überlagerung der eigentlichen Ergebnisse führen kann (vgl. Althammer; ▶ Teil IV, Kap. 3).

Letztlich kommt der fachlichen Kompetenz der Anwender die entscheidende Rolle zu: Sind sie in der Lage, die Gründe der vorgeschlagenen Entscheidung nachzuvollziehen und – das ist das allerwichtigste – sind sie willens (und in der Lage), einen KI-gestützten Entscheidungsvorschlag abzulehnen? Wenn ein Algorithmus auf ein Risiko hinweist, werden Einzelne möglicherweise nicht ihre Expertise nutzen und den Vorschlag negieren. Schlimmer aber wird es sein, wenn schön gestaltete Grafiken oder scheinbar überzeugende Zahlenwerte »kein Risiko« ausweisen – und die Pflege(fach)person den Zahlen blindlings vertraut. Dies ist allerdings kein neues Risiko, das erst mit dem Aufkommen KI-gestützter Entscheidungsfindung auftrat. Auch ein nicht alarmierender Monitor ist keine Garantie dafür, dass es der Patientin oder dem Patienten gut geht.

7.6 Ausblick

Mit den sich rasant entwickelnden technischen Möglichkeiten und der zunehmenden Datenverfügbarkeit im Gesundheitswesen ändert sich vieles, was bisher un-denkbar (sic!) war. Dies bezieht sich zunächst auf die Datenverfügbarkeit und immer neue Verfahren, um diese Daten auszuwerten. Es ändern sich aber auch Einstellungen: Kliniken wollen mitunter beweisen, dass sie als »Smart Hospital« unter Einsatz von KI und Robotik eine bessere Gesundheitsversorgung erzielen können als bisher (z. B. Universitätsmedizin Essen 2019). Begriffe wie »Datenspende« machen die Runde – und die Bequemlichkeit der Anwender technischer Geräte tut ihr Übriges, um immer mehr Daten zu generieren. Siri, Alexa, Cortana, Google Assistant usw. werden fleißig genutzt. Es gibt bereits erste Studien zur Einbindung dieser Geräte in die medizinische Versorgung – mit unterschied-

---

45 Wer sich näher mit den gesellschaftlichen Folgen algorithmischer Entscheidungsfindung auseinandersetzen möchte, dem sei das Projekt »Ethik der Algorithmen« der Bertelsmann Stiftung ans Herz gelegt, hier insbesondere der Blog https://algorithmenethik.de/.

lichen Ergebnissen. Während Bibault et al. (2019) die Chancen solcher Sprachassistenten für die Therapieunterstützung bei onkologischen Patienten herausarbeiten, warnen Bickmore et al. (2018) davor, Siri und Co. für die Beantwortung medizinischer Fragestellungen zu verwenden. Doch ist die Nutzung solcher Geräte nicht nur eine andere Form der Internetrecherche – nur eben tastaturlos?

Wie so häufig liegen Fluch und Segen der Technik nah beieinander: KI kann genutzt werden, um Menschen »auf Spur« zu halten (siehe das Beispiel des Social Scoring in China). KI kann zu falschen Schlussfolgerungen führen (siehe das Beispiel der COMPAS-Software) und sie kann – wie am Beispiel verschiedener Studien gezeigt – die klinische Entscheidungsfindung unterstützen. Voraussetzung ist, dass die zu Grunde liegenden Modelle ausreichend operationalisiert und die Algorithmen geprüft wurden. Algorithmen können Ergebnisse vorhersagen. Gleichzeitig sind Prädiktoren keine Ursachen. Es gelten also die üblichen Anforderungen an den gesunden Menschenverstand, um Korrelation nicht mit Kausalität zu verwechseln.

Um auf diesem Weg weiter zu kommen, benötigen wir in Deutschland dringend

1. Zugang zu gepoolten qualitätsgesiebten und ausreichend anonymisierten Behandlungsdaten
2. Regulatorische »Leitplanken«: Unter welchen Voraussetzungen dürfen Daten für Verfahren des maschinellen Lernens eingesetzt werden? Was darf mit den Daten gemacht werden und was nicht?
3. Klärung von Haftungsfragen beim Einsatz von KI
4. Eine offene Diskussion um ethische Fragestellungen.

Die Entwicklung von KI im Gesundheitswesen ist noch lange nicht am Ende angekommen – und wird neue Regeln nötig machen, die der Anwendung ethische Grenzen setzen, ohne die Chancen vertretbarer Anwendungen zu beschneiden. Was dringend ausgebaut werden muss, ist die gesellschaftliche Diskussion um mögliche Folgen und Risiken genauso wie der Chancen von KI. Dabei darf nicht das technisch Mögliche, sondern das gesellschaftlich Sinnvolle muss Leitbild sein – damit maschinelle Entscheidungen den Menschen dienen und einen messbaren Nutzen bringen.

Um es abschließend mit dem Science-Fiction Schriftsteller Arthur C. Clarke zu sagen: Jede hinreichend fortschrittliche Technologie ist von Magie nicht zu unterscheiden. In diesem Zusammenhang heißt das: Auch wenn es vielleicht manchmal so aussehen mag – ein magischer Deus ex machina ist KI sicher nicht. Und Nach-Denken hat sowieso noch nie geschadet.

Literatur

Baumberger, D., Hieber, S., Raeburn, S., Studer, M., Bürgin, R., Ranegger, R., Caluori, Y., Weber, P. & Jenzer Bürcher, R. (2016). LEP – Aufbau und Anwendung. St. Gallen: LEP AG.
Bundesministerium für Verkehr und digitale Infrastruktur (BMVI). (2017). Bericht der Ethik-Kommission Automatisiertes und Vernetztes Fahren. Berlin: BMVI.
Hunstein, D. (2015). Entwicklung und Testung eines Screening-Instruments zur standardisierten Beurteilung von Pflegebedürftigkeit und Einstufung wesentlicher Pflegeanlässe in der akutstationären Versorgung. (Dr. rer. medic. Inaugural-Dissertation), Universität Witten/ Herdecke, Wiesbaden/ Witten.
Krafft, T. & Zweig, K. (2019). Transparenz und Nachvollziehbarkeit algorithmenbasierter Entscheidungsprozesse. Ein Regulierungsvorschlag aus sozioinformatischer Perspektive. Berlin: Bundesverband der Verbraucherzentralen und Verbraucherverbände.
National Pressure Ulcer Advisory Panel (NPUAP)/ European Pressure Ulcer Advisory Panel (EPUAP)/ Pan Pacific Pressure Injury Alliance (PPPIA). (2014). Prevention and Treatment of Pressure Ulcers: Quick Reference Guide (E. Haesler Hrsg. 2. Ausgabe Aufl.). Osborne Park, Western Australia: Cambridge Media.
Zweig, K. (2019). Ein Algorithmus hat kein Taktgefühl. Wo künstliche Intelligenz sich irrt, warum uns das betrifft und was wir dagegen tun können. München: Heyne.
Beitrag im Herausgeberwerk
Hunstein, D. (2009). Das ergebnisorientierte PflegeAssessment AcuteCare (epaAC). In: S. Bartholomeyczik & M. Halek (Hrsg.), Assessmentinstrumente in der Pflege (2. erweiterte Aufl., S. 60-78). Hannover: Schlüter'sche.

Zeitschriften

Bartholomeyczik, S. (2015). Pflegedokumentation entbürokratisiert – oder zu kurz gedacht? Pflege & Gesellschaft, 20(2), 180-184.
Bartholomeyczik, S. (2016). Entbürokratisierung der Pflege: Ein Vereinfachungsprojekt aus dem deutschen Bundesgesundheitsministerium. Pflege Professionell(03), 19-24.
Baumberger, D. & Hunstein, D. (2009). The linkage of nursing assessment and nursing workload. Studies in health technology and informatics, 146, 36-40.
Bibault, J. E., Chaix, B., Nectoux, P., Pienkowsky, A., Guillemasse, A. & Brouard, B. (2019). Healthcare ex Machina: Are conversational agents ready for prime time in oncology? Clin Transl Radiat Oncol, 16, 55-59. doi: 10.1016/j.ctro.2019.04.002
Bickmore, T. W., Trinh, H., Olafsson, S., O'Leary, T. K., Asadi, R., Rickles, N. M. & Cruz, R. (2018). Patient and Consumer Safety Risks When Using Conversational Assistants for Medical Information: An Observational Study of Siri, Alexa, and Google Assistant. J Med Internet Res, 20(9), e11510. doi: 10.2196/11510
Chakraborty, C. (2019). Computational approach for chronic wound tissue characterization. Informatics in Medicine Unlocked, 17. doi: https://doi.org/10.1016/j.imu.2019.100162
Cramer, E. M., Seneviratne, M. G., Sharifi, H., Ozturk, A. & Hernandez-Boussard, T. (2019). Predicting the Incidence of Pressure Ulcers in the Intensive Care Unit Using Machine Learning. EGEMS (Wash DC), 7(1), 49. doi: 10.5334/egems.307
de Carvalho Delgado Marques, T. M., Noels, E., Wakkee, M., Udrea, A. & Nijsten, T. E. C. (2019). Development of smartphone apps for skin cancer risk assessment: Progress and promise. JMIR DERMATOLOGY, 2(1). doi: http://dx.doi.org/10.2196/13376
Ge, Y., Wang, Q., Wang, L., Wu, H., Peng, C., Wang, J., Xu, Y., Xiong, G., Zhang, Y. & Yi, Y. (2019). Predicting post-stroke pneumonia using deep neural network approaches. Int J Med Inform, 132, 103986. doi: 10.1016/j.ijmedinf.2019.103986
Hahnel, E., El Genedy, M., Tomova-Simitchieva, T., Hauss, A., Stroux, A., Lechner, A., Richter, C., Akdeniz, M., Blume-Peytavi, U., Lober, N. & Kottner, J. (2019). The effecti-

veness of two silicone dressings for sacral and heel pressure ulcer prevention in high risk intensive care unit patients compared to no dressings: a randomized controlled parallel-group trial. Br J Dermatol. doi: 10.1111/bjd.18621

Kaewprag, P., Newton, C., Vermillion, B., Hyun, S., Huang, K. & Machiraju, R. (2015). Predictive Modeling for Pressure Ulcers from Intensive Care Unit Electronic Health Records. AMIA Jt Summits Transl Sci Proc, 2015, 82-86.

Lysaght, T., Lim, H. Y., Xafis, V. & Ngiam, K. Y. (2019). AI-Assisted Decision-making in Healthcare. The Application of an Ethics Framework for Big Data in Health and Research. Asian Bioethics Review, 11, 299-314. doi: https://doi.org/10.1007/s41649-019-00096-0

Magrabi, F., Ammenwerth, E., McNair, J. B., De Keizer, N. F., Hypponen, H., Nykanen, P., Rigby, M., Scott, P. J., Vehko, T., Wong, Z. S. & Georgiou, A. (2019). Artificial Intelligence in Clinical Decision Support: Challenges for Evaluating AI and Practical Implications. Yearb Med Inform, 28(1), 128-134. doi: 10.1055/s-0039-1677903

Themistocleous, C., Eckerstrom, M. & Kokkinakis, D. (2018). Identification of Mild Cognitive Impairment From Speech in Swedish Using Deep Sequential Neural Networks. Front Neurol, 9, 975. doi: 10.3389/fneur.2018.00975

Udrea, A., Mitra, G. D., Costea, D., Noels, E. C., Wakkee, M., Siegel, D. M., de Carvalho, T. M. & Nijsten, T. E. C. (2019). Accuracy of a smartphone application for triage of skin lesions based on machine learning algorithms. J Eur Acad Dermatol Venereol. doi: 10.1111/jdv.15935

Wiens, J., Saria, S., Sendak, M., Ghassemi, M., Liu, V. X., Doshi-Velez, F., Jung, K., Heller, K., Kale, D., Saeed, M., Ossorio, P. N., Thadaney-Israni, S. & Goldenberg, A. (2019). Do no harm: a roadmap for responsible machine learning for health care. Nat Med, 25, 1337–1340. doi: https://doi.org/10.1038/s41591-019-0548-6

Internet-Quellen

Angwin, J., Larson, J., Mattu, S. & Kirchner, L. (2016). Machine Bias. There's software used across the country to predict future criminals. And it's biased against blacks. https://www.propublica.org/article/machine-bias-risk-assessments-in-criminal-sentencing Zugriff: 15.12.2019

Food and Drug Administration (FDA). (2020). Proposed Regulatory Framework for Modifications to Artificial Intelligence/Machine Learning (AI/ML)-Based Software as a Medical Device (SaMD) – Discussion Paper and Request for Feedback. US Food and Drug Administration abgerufen von https://www.fda.gov/medical-devices/software-medical-device-samd/artificial-intelligence-and-machine-learning-software-medical-device.

Park, A. L. (2019). Injustice Ex Machina: Predictive Algorithms in Criminal Sentencing. https://www.uclalawreview.org/injustice-ex-machina-predictive-algorithms-in-criminal-sentencing/ Zugriff:15.12.2019

Rötzer, F. (2018). Algorithmus zur Vorhersage der Rückfälligkeit von Straftätern: Blendwerk an Komplexität. Retrieved 13.12.2019, 2019, von https://www.heise.de/tp/features/Algorithmus-zur-Vorhersage-der-Rueckfaelligkeit-von-Straftaetern-Blendwerk-an-Komplexitaet-3946628.html

taz. (2018). Social Scoring in China. Im Reich der überwachten Schritte. Retrieved 10.02.2018, 2018, von https://taz.de/Social-Scoring-in-China/!5480926/

Universitätsmedizin Essen, U. (2019). Intelligente Vernetzung für das Wohl der Patienten: Der Transformationsprozess der Universitätsmedizin Essen. Retrieved 22.12.2019, 2019, von https://www.ume.de/smart-hospital/

Unternehmen

Johner Institut. (2019). Leitfaden zur KI bei Medizinprodukten. https://github.com/johner-institut/ai-guideline/blob/master/Guideline-AI-Medical-Devices_DE.md

Northpoint Inc. (Hrsg.). (2016). Practitioner's Guide to COMPAS Core. Wheat Ridge, Colorado: Northpoint Inc. (heute: equivant).

Tagungsbeiträge

Klumpp, P., Fritsch, J. & Nöth, E. (2018). ANN-based Alzheimer's disease classification from bag of words. Paper presented at the 13. ITG Speech Communication (10.-12. Okt. 2018), Oldenburg.

Woll, S. & Späthe, E. (2018). Transformation von Medizin, Pflege, Krankheit und Institutionen – Big Data im Gesundheitswesen (ExpertInnen-Workshop) ABIDA –Assessing Big Data. Karlsruhe: http://www.abida.de/sites/default/files/WS_Gesundheit_Bericht_final.pdf.

**Teil III   Potenziale erkennen und
           Herausforderungen verstehen:
           Zukünftige Technologien in der
           Pflege**

1 Künstliche Intelligenz in Pflege und Versorgung

Christophe Kunze & Anne Meißner

1.1 Künstliche Intelligenz – Eine Hinführung

Künstliche Intelligenz (KI) ist in aller Munde und macht seit einiger Zeit auch vor dem Gesundheitswesen nicht Halt. Pflege ist jedoch gerade erst dabei, das Thema zu entdecken. Kaum jemand, der sich nicht näher mit dem Thema beschäftigt, kann allerdings beschreiben, was KI eigentlich ist. Und Personen, die sich mit KI intensiv beschäftigen liefern mitunter verschiedene Definitionen. Das liegt daran, dass es eine einzige allgemeingültige und von allen Akteuren konsistent genutzte Definition von KI ebenso wenig wie eine anerkannte Definition von (menschlicher) Intelligenz gibt.

Gleichzeitig haben wir alle in unserem persönlichen Alltag mit KI zu tun. Haben Sie sich vielleicht schon einmal gefragt, wie Ihnen z. B. der Streaming-Dienst Netflix Empfehlungen für Filme macht? Oder warum das Musikempfehlungssystem Spotify Ihnen gerade die Art von Musik empfiehlt? Oder nutzen Sie eher Amazon- oder Ebay? Auch hier erhalten Sie bei jeder Anwendung Empfehlungen, die mitunter nerven oder gern gesehen sind. KI sorgt in diesen und anderen Anwendungen für den Abgleich Ihres Nutzerverhaltens mit dem Verhalten ähnlicher Nutzerinnen und Nutzer. Daraus leitet die KI dann Empfehlungen für Sie ab. Oder vielleicht nutzen Sie auch Sprachassistenzsysteme wie Siri, Alexa oder den Google Sprachassistenten? Auch hier kommt KI zum Einsatz, um das gesprochene Wort zu verstehen und dazu mehr oder weniger sinnvolle Antworten zu finden.

In unserer Vorstellung ist KI eng verknüpft mit Robotik oder zumindest menschenähnlichen Gestalten. Dargestellt in Filmen oder Literatur werden freundliche Diener einerseits oder gemeine und hinterhältige Charaktere andererseits. Die roboterhafte (menschliche) Darstellung hilft uns, diese computergestützten Fähigkeiten, die nichts mit unserer menschlichen Intelligenz zu tun haben, in unsere Wirklichkeit einzuordnen. Denn würde diese Art der Intelligenz sich zu sehr von unserer eigenen unterscheiden, wäre das für uns Menschen befremdlich bis unverständlich. Es fällt uns leichter, die Fähigkeiten einzuordnen, wenn wir diese computergestützten Fähigkeiten uns Menschen gleich machen und sie in uns bekannte Muster einordnen.

Daneben fällt uns vieles leicht, was KI nicht kann. Dazu gehört z. B. eine Situation richtig einzuschätzen und auch sozial anerkannt darauf zu reagieren oder Erzählungen bedeutsamer Urlaube emotional nachempfinden zu können. Schach spielen dagegen ist für uns Menschen nicht so einfach. Und Millionen von Daten in kürzester Zeit anzusehen, diese zu analysieren und die statistische Bedeutung zu erkennen, fällt uns nicht nur nicht leicht, sondern wir sind dazu (ohne eine computer-gestützte Problembearbeitung) nicht in der Lage[46].

1.2 Künstliche Intelligenz – was ist das eigentlich?

Grundsätzlich ist Künstliche Intelligenz etwas vollkommen anderes als menschliche Intelligenz, auch wenn die Wortwahl Vergleichbarkeiten vermuten ließe. KI beschäftigt sich mit computergestützten Lösung von Problemen, für deren Bearbeitung wir Menschen kognitive Fähigkeiten als notwendig erachten, also z. B. die Erkennung von Objekten, logisches Schließen oder maschinelles Übersetzen fremdsprachiger Texte.

> **Künstliche Intelligenz (KI)**
>
> »Als Teilgebiet der Informatik versucht Künstliche Intelligenz, kognitive Fähigkeiten wie Lernen, Planen oder Problemlösen in Computersystemen zu verwirklichen [...]« (Lernende Systeme 2019, S. 6).

Da der Intelligenzbegriff nicht eindeutig definiert ist, verändert das Verständnis von KI sich deshalb gemeinsam mit dem Stand der Technik. Angestrebtes Ziel ist, dass Lernende Systeme, wie Maschinen, Roboter oder Softwaresysteme befähigt werden, abstrakte Aufgaben und Probleme eigenständig zu bearbeiten und zu lösen. Und zwar auch unter veränderten Bedingungen und ohne, dass ein Mensch den Lösungsweg programmiert und damit vorgegeben hat. Einige Softwaresysteme lernen im laufenden Betrieb weiter. Sie verbessern und erweitern ihre Fähigkeiten und lernen – im Rahmen des maschinellen Lernens.

KI wird grundsätzlich unterteilt in »schwache« und »starke« KI.

- Die »schwache« KI ist fokussiert auf die Lösung konkreter Anwendungsprobleme auf Basis der Methoden aus der Mathematik und Informatik, wobei die entwickelten Systeme auch zur Selbstoptimierung fähig sind. Dazu werden Aspekte menschlicher Intelligenz nachgebildet und formal beschrieben bzw. Systeme zur Simulation und Unterstützung menschlichen Denkens konstruiert.
- »Starke« KI formuliert, dass KI-Systeme die gleichen intellektuellen Fertigkeiten wie der Mensch haben oder ihn darin sogar übertreffen können.

---

46 Die Einleitung basiert auf dem ersten Modul von www.elementsofai.com, einem speziell für Laien entwickelten Online-Kurs zum Thema KI

Alle heute umsetzbaren KI-Systeme ermöglichen eine Problemlösung in begrenzten Zusammenhängen (z. B. Sprach- oder Bilderkennung). Sie zählen damit zur sog. schwachen KI (Lernende Systeme 2019). Man kann die Fähigkeiten von KI daher mit einer sog. Inselbegabung vergleichen. Und auch wenn KI-gestützte Mustererkennungssysteme Objekte auf Bildern voneinander unterscheiden können, heißt das noch lange nicht, dass sie die Eingaben im menschlichen Sinne verstehen. Zur Realisierung von KI-Systemen kommen verschiedene Methoden zum Einsatz. Von großer Bedeutung sind dabei Verfahren des sog. maschinellen Lernens.

Maschinelles Lernen (ML)

»Maschinelles Lernen ist eine Schlüsseltechnologie der Künstlichen Intelligenz. Sie setzt eine große Menge an Beispieldaten voraus, auf deren Grundlage spezielle Algorithmen (Handlungsvorschriften für Computer) mittels Mustererkennung Modelle entwickeln. Diese Modelle können im nächsten Schritt auf neue, unbekannte Situationen angewendet werden. (Lernende Systeme 2019, S. 6 f.)

ML-Systeme erzeugen ihre Ausgabe demnach auf Basis von datengetriebenen Regeln, die automatisch aus einem großen Trainingsdatensatz abgeleitet werden. Damit unterscheiden sie sich grundlegend von anderen Software-Systemen, deren Verhalten von Algorithmen bestimmt wird, die explizit durch Menschen spezifiziert (programmiert) werden. Häufig werden für das Trainieren Daten aus verschiedenen Quellen zusammengeführt, die nicht speziell zu diesem Zweck erhoben wurden, sondern bei der normalen Nutzung von IT-Systemen in großen Mengen anfallen – sog. Big Data.

Big Data

»Big Data sind Datenmengen, die sich durch ihr Volumen (Volume), die Vielfalt (Variety) der Datentypen und eine hohe Geschwindigkeit (Velocity) auszeichnen. Die Qualität der Daten (Veracity) ist dabei oft noch unsicher. Es handelt sich häufig um größtenteils unstrukturierte Daten, die etwa von sozialen Netzwerken oder mobilen Geräten stammen (Internet of Things, IoT). Big Data umfasst außerdem Lösungen und Systeme, die dabei helfen, mit diesen Datenmengen umzugehen, um darin beispielsweise neue Muster und Zusammenhänge zu erkennen (Lernende Systeme 2019, S. 8).«

Für das maschinelle Lernen wiederum können verschiedene algorithmische Verfahren eingesetzt werden. Ein häufig genutzter Ansatz sind künstliche neuronale Netze, deren Struktur dem biologischen Vorbild vernetzter Neuronen nachempfunden ist.

> **Deep Learning**
>
> »Deep Learning bezeichnet das maschinelle Lernen mit großen künstlichen neuronalen Netzen. Diese bestehen aus mehreren Schichten – typischerweise einer Eingabe- und Ausgabeschicht sowie einiger »versteckter« dazwischenliegender Schichten. Die einzelnen Schichten wiederum bestehen aus einer Vielzahl künstlicher Neuronen, die numerisch gewichtet miteinander verbunden sind und auf Eingaben von Neuronen aus der jeweils vorherigen Schicht reagieren. Diese Gewichtung kann während des Trainingsprozesses angepasst werden, sodass immer genauere Ergebnisse erzielt werden. Wenn in der ersten Schicht ein Muster erkannt wird, wird in der zweiten Schicht ein Muster vom Muster erkannt. Dieses Prinzip wird so in den nächsten Schichten fortgeführt. Je komplexer das Netz (gemessen an der Anzahl der Schichten, der Verbindungen zwischen Neuronen sowie der Neuronen pro Schicht), desto komplexere Sachverhalte können somit theoretisch verarbeitet werden. Gleichzeitig wird mit zunehmender Komplexität aber auch das Training aufwendiger. Deep Learning hat in vielen Bereichen bereits bemerkenswerte Durchbrüche erzielt und wird etwa in der Verarbeitung natürlicher Sprache[47] oder beim Erkennen von Objekten eingesetzt« (Lernende Systeme 2019, S. 7).

Deep Learning ist vor allem deshalb ein »game changer«, weil es maschinelles Lernen ohne von Menschen definierte Merkmale (sog. Features) ermöglicht. Bevor die zunehmende Rechenleistung von Computern Deep Learning-Ansätze ermöglichte, konnten neurale Netze in der Regel keine Rohdaten (z. B. Bilder) verarbeiten. Klassische Ansätze maschinellen Lernens setzten daher voraus, dass menschliche Entwickler und Entwicklerinnen auf Basis von Expertenwissen entsprechende Algorithmen zur Merkmalsextraktion erstellten, die z. B. Kanten und Formen im Bild erkennen, um die KI dann mit den Markmalen zu trainieren (vgl. LeCun et al. 2015). Inzwischen sind (teilweise aufgrund speziell dafür optimierter Hardware) sehr große neuronale Netze möglich, die in vielen Anwendungsfeldern die Leistung gegenüber anderen Algorithmenformen erheblich verbessert haben.

1.3 Lernstile und typische Anwendungsfelder

Je nach eingesetztem Verfahren und Anwendungsziel unterscheidet man beim maschinellen Lernen drei Lernstile: Überwachtes Lernen, unüberwachtes Lernen und verstärkendes Lernen.

---

[47] z. B. in der Übersetzungsplattform www.deepl.com

1.3.1 Überwachtes Lernen

Beim überwachten Lernen (engl. Supervised learning) erhält der Lernalgorithmus neben den Beispieldaten auch das zu erwartende Ergebnis (sog. ground truth). Ist das Ziel eines Algorithmus beispielsweise, auf Bildern, die menschliche Haut zeigen, einen Dekubitus zu erkennen und verschiede Dekubitusgrade zu unterscheiden, erhält er Beispielbilder mit verschiedenen Dekubitusgraden und ebenso Beispielbilder ohne Dekubitus aus dem Krankenhaus A. Die Beispielbilder sind korrekt beschriftet mit »Dekubitus Grad 1«, »Dekubitus Grad 2« usw. oder »kein Dekubitus«. Das heißt, dem Algorithmus liegen sowohl die Rohdaten (Bilder) als auch die erwarteten Ergebnisse als Trainingsdaten vor. Daraus lernt der Algorithmus, die Bilder korrekt den verschiedenen Klassen zuzuordnen. Wir Menschen würden Bilder vergleichen und Ähnlichkeiten suchen und auf dieser Grundlage die Fotos zuordnen. Ähnlich ist der Algorithmus programmiert. Er erstellt ein Modell anhand der Daten aus dem Krankenhaus A auf Basis der vorgegebenen Ergebnisse. Dennoch wird es, ähnlich wie bei uns Menschen vorkommen, dass der Algorithmus ein Bild auch mal falsch zuordnet. Passiert das, wird der Fehler vom Trainingssystem zurückgemeldet. Der Algorithmus analysiert die Fehlzuordnung und was er falsch gemacht hat und passt sein Modell an. Ist das Training abgeschlossen, kann das System nicht nur zu den Trainingsdaten Vorhersagen machen, sondern auch zu neuen, ihm unbekannten Daten. Natürlich ist er auch dabei nicht perfekt und wird Fehler machen – jedoch umso weniger, je mehr Trainingsdaten dem Algorithmus zur Verfügung standen und je repräsentativer diese für das Problem sind. Überwachtes Lernen ist der am häufigsten Verwendete Ansatz maschinellen Lernens und im Gesundheitswesen z. B. für automatische medizinische Diagnosesysteme nutzbar (vgl. Abschnitt Einsatzfelder in Medizin und Pflege).

1.3.2 Unüberwachtes Lernen

Beim unüberwachten Lernen (engl. Unsupervised Learning) erhält der Algorithmus Testdaten, diesmal ohne ein vorgegebenes Ziel. Er sucht selbst nach in den Daten enthaltenen Mustern und Zusammenhängen. Das heißt, das System analysiert die (möglicherweise unstrukturierten) Daten und erzeugt ein Modell, welches die Testdaten abstrakt beschreibt. So können Muster identifiziert werden, die aufgrund der Komplexität der Zusammenhänge einen Menschen nicht auffallen würden. Irgendein Muster gibt es immer. Das heißt allerdings nicht zwingend, dass dieses auch in der Praxis relevant ist. Unüberwachtes Lernen wird bisher in gesundheitsbezogenen Anwendungen noch wenig genutzt. Ein mögliches Anwendungsfeld ist die Reduktion von unstrukturierten bzw. wenig strukturierten Daten, z. B. aus elektronischen Patientenakten. Die dadurch entstehenden Modelle können dann wiederum für Prädiktionsverfahren mit anderen Algorithmen genutzt werden (Miotto, Li, Kidd & Dudley 2016). Ein erklärendes Beispiel und mögliches Anwendungsfeld ist die Gruppierung von Kunden einer z. B. Sanitätshauskette in sog. Cluster. Auf Basis des Kaufverhaltens erkennt (lernt) der

Algorithmus Muster in den Daten (z. B. Alter, Geschlecht, Wohnort, Pflegegrad), die statistisch gesehen einen Einfluss auf das Kaufverhalten der Kunden haben. Diese Information kann dann genutzt werden, um Werbung zielgerichtet an entsprechende Gruppen (Cluster) zu adressieren.

1.3.3 Verstärkendes Lernen

Beim Verstärkenden Lernen oder auch Bestärkendem Lernen (engl. Reinforcement Learning) erhält der Algorithmus vorab keine Daten – anders als bei den beiden vorher genannten Methoden des maschinellen Lernens. Vielmehr erlernt ein sog. Software-Agent selbständig eine Strategie, und zwar ohne menschliches Vorwissen. Das heißt, der Software-Agent versucht, intelligente Lösungen für komplexe Probleme in der Interaktion mit seiner Umgebung zu finden. Beim Reinforcement Learning (RL) werden KI-Systeme nicht vor der Nutzung trainiert und dann genutzt, sondern lernen bei der Nutzung ständig dazu und verbessern sich dadurch. Der Algorithmus lernt durch »Ausprobieren« oder »zuschauen«: Er wählt eigenständig ein Vorgehen (eine Aktion). Für die gewählten Aktionen erhält der Software-Agent ein positives oder negatives Feedback. Ziel des Systems ist es, in jedem Zustand die Aktion auszuführen, die das aktuelle sowie das zu erwartende positive Feedback maximiert. Ein mögliches Anwendungsfeld für RL ist die roboterunterstützte Chirurgie, wo häufig wiederholende Aktivitäten, wie das Vernähen von Gewebe durch KI, automatisiert werden können (vgl. Esteva et al. 2019). Da der Algorithmus ein Rahmenwerk zum Verständnis komplexer Dynamiken ist, könne ein mögliches Beispiel für Pflege und Versorgung die Dienstplangestaltung sein. Komplexe Dynamiken wären hier bspw. die Verbindung von Dienstplangestaltung, Fehltagen, Zufriedenheit und Verbleib im Beruf. Im Rahmen von verstärkendem Lernen könnte ein Algorithmus so einen Dienstplan gestalten, der den verschiedenen sich verändernden Anforderungen besser gerecht wird als ein mit heuristischen Verfahren optimierter Plan. Die KI kann dabei Aspekte berücksichtigen, die ihr als Eingangsdaten vorliegen.

1.4 Einsatzfelder in Pflege und Medizin

Einsatzfelder von KI in Pflege und Medizin gibt es viele. Einige waren erfolgreich, andere sind gescheitert. Ausgewählte Fallbeispiele aus unterschiedlichen Branchen finden sich auf der Website »Lernende Systeme«. Die Plattform wurde 2017 durch das Bundesministerium (BMBF) initiiert, um KI im Sinne der Gesellschaft zu gestalten[48]. Nachfolgend werden wenige ausgewählte Fallbeispiele in Pflege und Medizin erläutert.

---

48 https://www.plattform-lernende-systeme.de/ki-landkarte.html

1.4.1 Hautkrebsdiagnostik durch KI

Ein erfolgreiches Beispiel ist ein Algorithmus, der in der Lage ist, Hautkrebs genauso zuverlässig wie Dermatologen zu identifizieren. Verantwortlich dafür ist der Deutsche Sebastian Thrun, der an der Universität Hildesheim Informatik studierte. Als Professor im Laboratorium für Künstliche Intelligenz der Stanford University entwickelte er gemeinsam mit seiner Arbeitsgruppe KI mithilfe von Deep Learning Methoden, welche die Hautkrebsdiagnostik revolutionierte. Die Forschergruppe startete nicht bei null. Vielmehr nutzen sie ein bestehendes vortrainiertes Deep-Learning-Modell von Google, das Bilder aus Objektkategorien unterscheiden konnte. Der Google Algorithmus war in der Lage, Hunde von Katzen zu unterscheiden. Die Forschergruppe trainierte den Algorithmus dann mit ca. 130.000 Bilddateien von Hautläsionen weiter (sog. transfer learning), die über 2.000 unterschiedliche Hauterkrankungen darstellten. Zur Evaluation wurden 21 zertifizierten und erfahrenen Dermatologen hunderte von histologisch verifizierten Bildern vorgelegt. Die Dermatologen sollten anhand der Bilder entscheiden, ob eine Hautläsion bösartig oder gutartig sei. Die Treffsicherheit wurde in einer Sensitivitäts-Spezifitätskurve dargestellt. Sensitivität steht für die Fähigkeit des Algorithmus, bösartige Läsionen korrekt zu identifizieren. Spezifität dagegen steht für die Fähigkeit zur korrekten Erkennung gutartiger Läsionen. Das System ist heute regulär im Einsatz. Visionär führt die Autorengruppe die Möglichkeit aus, den Zugang zum Algorithmus niedrigschwellig als App auf Smartphones zu ermöglichen (Esteva et al. 2017).

1.4.2 KI-Lösung für Echokardiografie

Anfang 2020 ist eine KI-Lösung für Echokardiografie in den U.S.A. zugelassen worden. Zur Geschichte: Wie jede Ultraschalluntersuchung sind Echokardiografien nicht einfach durchzuführen. Die Ultraschallsonde ist korrekt aufzusetzen. Daneben sind die Bilder korrekt zu interpretieren. Dazu braucht es Erfahrung, Wissen und Können. Ein US-amerikanisches Unternehmen hat sich das Thema Echokardiografie zu eigen gemacht und nutzt KI, um die Durchführenden bei Platzierung und Ausrichtung der Sonde zu unterstützen. Die Federal Drug Administration (FDA) der USA hat aufgrund zweier unabhängiger Studien den Antrag positiv beschieden. In einer Studie scannten 50 ausgebildete ärztliche Kolleginnen und Kollegen mit Schwerpunkt Sonografie Patientinnen und Patienten mit und ohne Unterstützung der Software. In beiden Fällen wurden Bilder von vergleichbarer diagnostischer Qualität erfasst. In der anderen Studie wurden acht registrierte Krankenschwestern, die keine Experten in der Sonographie sind, in der Verwendung der Software geschult und gebeten, Standard-Echokardiographie-Bilder zu erfassen, gefolgt von fünf Kardiologen, die die Qualität der erfassten Bilder beurteilten. Die Ergebnisse zeigten, dass es die Software den registrierten Krankenschwestern ermöglichte, echokardiographische Bilder und Videos von diagnostischer Qualität zu erfassen, so die Pressemeldung der FDA[49].

1.4.3 Mobilitätstest per App

Das Start-up Lindera gewann 2017 den e-Health Award in Leipzig. Auf Basis des Nationalen Expertenstandards Sturzprophylaxe führt die App eine Gangbildanalyse mittels eines einfachen Smartphones durch. Die App analysiert das 3-D-Bild der Gangbewegung, analysiert Risikofaktoren, ermittelt das Sturzrisiko, bietet eine individuelle Maßnahmenplanung sowie eine automatisierte Dokumentation. Die App läuft auf Android & iOS und ist kostenlos. Eine vom Unternehmen selbst in Kooperation mit der Charité durchgeführte Studie zeigt, dass die Fallrisiko-App das Potenzial hat, bei der einfachen Durchführung einer validen Fallrisikoeinschätzung zu unterstützen. Weitere Erkenntnisse zum Nutzen stehen aus (Rabe, Azhand, Pommer, Müller & Steinert 2020). Das Unternehmen kooperiert daneben mit verschiedenen Krankenkassen. Wie sich die Marktpräsenz dieser App weiterentwickelt, bleibt abzuwarten.

1.4.4 IBMs Watson zur Krebsdiagnostik

Ein wenig erfolgreiches Beispiel dagegen zeigt IBM mit seinem KI-gestützten System Watson. 2011 unterzeichnete das Deutsche Krebsforschungszentraum (DKFZ) und IBM einen Rahmenvertrag zur Krebsgenomanalyse, so die Pressemitteilung des DKFZ vom 09.03.2011[50]. Die umfänglichen Daten des DKFZ sollten dazu dienen, eine effektive medizinische Versorgung zu ermöglichen. Dazu sollte eine effiziente Verarbeitung der Daten dafür sorgen, dass Onkologinnen und Onkologen unstrukturierte Forschungsdaten für therapeutische Entscheidungen verwenden können, um im individuellen Fall über maßgeschneiderte Krebstherapien zu entscheiden. Knapp zehn Jahre später zeigt sich, dass der Anspruch nicht erfüllt werden konnte und das Projekt als gescheitert zu betrachten ist. Und das ist nicht das einzige Beispiel. Auch in den USA gilt IBMs Watson Health inzwischen als gescheitert[51]. Im Gegensatz zu den bisher vorgestellten Beispielen hatte sich IBM mit Watson for Oncology ein ambitioniertes Ziel vorgenommen: Das System sollte aus einem riesigen Pool an vorliegenden Patientendaten und den verfügbaren wissenschaftlichen Studien erfolgversprechende Behandlungsoptionen zur Auswahl stellen. Zu viel für eine »schwache KI«: Im Kontext der hohen Dynamik des medizinischen Fortschritts sowie der Vielfalt der Krebserkrankungen mit teilweise sehr spezifischen individuellen Verläufen und menschlichen Bedürfnissen konnte Watson nicht lernen, aus wenig strukturierten Daten sinnvolle Ergebnisse zu produzieren (Strickland 2019).

---

49 https://www.fda.gov/news-events/press-announcements/fda-authorizes-marketing-first-cardiac-ultrasound-software-uses-artificial-intelligence-guide-user
50 https://www.gesundheitsindustrie-bw.de/fachbeitrag/pm/dkfz-und-ibm-unterzeichnen-rahmenvertrag-zur-krebsgenomanalyse
51 https://www.healthnewsreview.org/2017/02/md-anderson-cancer-centers-ibm-watson-project-fails-journalism-related/

1.5 Chancen und Herausforderungen

Die dargestellten Beispiele zeigen, dass KI-Systeme prinzipiell das Potenzial haben, zu erheblichen Verbesserungen der Versorgung im Gesundheitswesen beizutragen. Das Beispiel Watson Health zeigt aber auch, dass die Möglichkeiten von KI häufig überschätzt werden und KI-Systeme nicht alle Erwartungen erfüllen können. Zudem sind mit der Nutzung von KI-Systemen etliche Probleme und Herausforderungen verbunden, die vor allem im Gesundheitswesen sorgfältig abzuwägen sind, da hier in der Regel mit sensiblen Patientendaten gearbeitet wird und häufig Entscheidungen getroffen werden, die für die Patientensicherheit und die Gesundheit der Betroffenen von hoher Tragweite sind. Im Folgenden werden die wichtigsten Problemfelder beim Einsatz von KI in Medizin und Pflege dargestellt und anhand von Beispielen erläutert.

1.5.1 Transparenz und Erklärbarkeit von KI-Entscheidungen

Lernende Systeme werden häufig als »Blackbox« beschrieben. Damit ist gemeint, dass für Außenstehende (Menschen) nicht nachvollziehbar ist, wie und warum ein KI-System zu einer Entscheidung gekommen ist. Auch anhand des Programmcodes (der Algorithmen) lässt sich das Ergebnis (im Gegensatz zu anderen Softwaresystemen) nicht ohne weiteres nachvollziehen. Denn KI-Modelle erlernen anhand von Trainingsdaten bestimmte Muster, auf deren Basis sie später entscheiden. Das ist problematisch, denn dadurch können Entscheidungen der Systeme weder erklärt noch überprüft oder angefochten werden. Für Entscheidungen im Gesundheitswesen, die immer Menschen betreffen, z. B. wenn über die Zuteilung pflegerischer Leistungen oder über die Therapierbarkeit eines schwerkranken Menschen entschieden werden soll, ist das zumeist nicht akzeptabel.

In den letzten Jahren wurde intensiv an Ansätzen geforscht, die die Erklärbarkeit von KI-Entscheidungen erhöhen sollen (vgl. Rüping & Sander 2019). So können Entscheidungssysteme z. B. auf ähnliche Fälle im Trainingsdatensatz verweisen (sog. Prototypen-basierte Erklärung). Andere Ansätze zeigen auf, welche Merkmale des Datensatzes (z. B. Symptome, Vitalwerte) besonders zur Entscheidung beigetragen haben. Dies setzt aber voraus, dass entsprechende Merkmale zur Verfügung stehen, was bei Deep-Learning-Systemen oft nicht möglich ist, da diese direkt aus Rohdaten lernen. Für einige Anwendungsfelder, wie z. B. die Befundung von Bildern, wurden spezielle Algorithmen entwickelt, die dabei helfen können, Entscheidungen nachvollziehbar zu machen. Diese können dann z. B. in Röntgenbildern die Bildbereiche markieren, die für die Entscheidung verantwortlich sind. Derartige Erklärungen tragen dazu bei, das Vertrauen in algorithmische Entscheidungssysteme zu erhöhen. Weitere Fortschritte in der Erforschung »erklärbarer KI« können daher dazu beitragen, die Anwendungsmöglichkeiten von KI zu erweitern. KI-Systeme bleiben dann keine »Blackbox« mehr.

1.5.2 Sammlung von KI-Trainingsdaten und »Datenkraken«

Die Implementierung lernender Systeme ist von der Verfügbarkeit von Lerndaten in großem Stil abhängig. Während viele KI-Werkzeuge frei verfügbar sind und auf den Plattformen der Platzhirsche Amazon, Google und Microsoft relativ einfach genutzt werden können, sind die dafür nötigen Daten in der Regel nicht frei verfügbar. Diese machen jedoch den eigentlichen kommerziellen Wert von KI-Anwendungen aus. Die größte Herausforderung bei der Entwicklung von KI-Lösungen sind daher nicht Algorithmen, sondern die Datensammlung (vgl. McGrow 2019).

Im Gesundheitswesen liegen viele Information (z. B. in Patientenakten) als unstrukturierte Daten vor, die für eine automatische Analyse ungeeignet sind. Unstrukturiert bedeutet in diesem Zusammenhang, dass Daten nach eigenem Gutdünken als Freitext verfasst werden können. Das ist mitunter im Pflegebericht der Fall und hängt gleichwohl vom System und den zur Verfügung gestellten Regeln ab. Wird bspw. ein IT-gestütztes Dokumentationssystem genutzt, können z. B. in Teilen der Pflegedokumentation Textbausteine oder Auswahlmöglichkeiten zur Verfügung stehen. Diese Daten gelten im vorliegenden Fall als strukturiert, da sie einfach (vom KI-System) verglichen werden können. Zudem werden Informationen häufig in getrennten Datenbanken (man spricht in diesem Zusammenhang von »Datensilos«) gespeichert. Dies erschwert wiederum eine Zusammenführung. Zudem sind vor Verwendung dieser Daten die geltenden Datenschutzregeln zu prüfen (vgl. Althammer; ▶ Teil IV, Kap. 3). Mitunter erschweren diese eine Nutzung der Daten. Vielfach werden daher Datenbestände mit großem Aufwand nur für das Training von KI gesammelt. So beschäftige Google z. B. eigens 54 Ophthalmologen, die ca. 130.000 Retinabilder klassifizierten, um daraus ein KI-System zur Befundung zu entwickeln (Gulshan et al. 2016). Häufig helfen auch die Nutzerinnen und Nutzer von IT-Systemen selbst mit, Daten für deren Weiterentwicklung zu generieren, wie etwa bei den gängigen Sprachassistenten.

Die Zusammenführung großer gesundheitsbezogener Datenbestände für das Training von KI-Lösungen ist nicht nur datenschutzrechtlich problematisch, sondern birgt auch die Gefahr einer starken Konzentration von Wissen und Marktmacht bei einzelnen Anbietern. Im Herbst 2019 wurde bekannt, dass der amerikanische Gesundheitsdienstleister Ascension nicht-anonymisierte Patientendaten von 50 Millionen Patientinnen und Patienten an Google übermittelt hatte, ohne dass diese vorher eingewilligt hatten. Ziel der als »Project Nightingale« bekannt gewordenen Kooperation war die Entwicklung neuer KI-gestützter Gesundheitsanwendungen. Auch wenn dies nach amerikanischem Recht legal war, wurden in der Folge Forderungen nach ethischen Standards und Reviews für datenwissenschaftliche Forschung laut (Schneble et al. 2020). Ob Florence Nightingale wohl mit der Nutzung ihres Namens in diesem Zusammenhang einverstanden gewesen wäre?

Es ist offensichtlich, dass die Nutzung einiger weniger KI-Plattformen großer IT-Konzerne und die hohen Aufwände für die Datenerfassung die Bildung von Oligopolen mit großer Marktmacht begünstigen. Ein wichtiger Ansatz, um dem entgegenzutreten, sind frei zugängliche Datenbestände (»Open Data«) oder unter einheitlichen Bedingungen zugängliche Daten in öffentlicher Hand. Ein Beispiel hierfür sind die Datenintegrationszentren der Medizininformatik-Initiative[52], die einen Austausch klinischer Daten aus allen deutschen Universitätskliniken für Forschungszwecke auf Grundlage einer einheitlichen Patienteneinwilligung (»Datenspende«) ermöglichen sollen. Ein anderer Ansatz, der eine zentrale Zusammenführung von Daten für das Training von KI vermeidet, sind dezentrale Lernverfahren (sog. »federated learning«). Damit können verschiedene Akteure gemeinsam robuste KI-Modelle entwickeln (z. B. für diagnostische Aufgaben), ohne dazu ihre Daten teilen zu müssen. Eines der ersten praktischen Beispiele für diesen Ansatz wurde von Google implementiert, um die Wortvorhersage der Tastatur in Google-Smartphones zu trainieren, ohne dazu Nutzerdaten übermitteln zu müssen. Der Ansatz bietet sich aber auch für das Lernen aus dezentralen Datenbeständen im Gesundheitswesen an, z. B. für verteilte Patientenakten.

1.5.3 Datenqualität, Verzerrungen und statistische Diskriminierung

Da das Verhalten von lernenden Systemen von den Daten bestimmt wird, mit denen es trainiert wird, kommt der Qualität der Daten eine entscheidende Bedeutung zu. Sind z. B. die für das Training eines diagnostischen Systems zugrundeliegenden Befundungsdaten selbst mit Fehlern und Unsicherheiten behaftet, schränkt dies natürlich auch die Zuverlässigkeit der Ergebnisse des automatischen Systems ein. Das ist in der Realität genauso. Wenn ein ärztlicher Kollege ein Röntgenbild befundet, hängt die korrekte Befundung neben anderen Aspekten schließlich auch von der Qualität und Aktualität des Bildes ab. Um die Datenqualität zu verbessern, lässt man Trainingsdaten daher häufig von mehreren Menschen klassifizieren und nimmt dann z. B. deren Übereinstimmung (sog. »Interrater-Reliabilität«) als Maß für die Datenqualität.

Werden Daten für das Training nicht selbst erhoben, sondern aus vorhandenen Datenquellen genutzt, ist eine Einschätzung der Datenqualität oft schwierig. Ein häufiges Problem in der Qualität von Trainingsdaten ist, dass die dafür genutzte Stichprobe die Grundgesamtheit nicht gut wiedergibt. Wurden beispielsweise für Training nur Daten von Probanden einer bestimmten Altersgruppe genutzt, oder nur Daten aus einem anderen Land mit einem anderen Gesundheitssystem, weisen diese Verzerrungen auf (sog. »bias«). Daraus entstehende Systeme sind dann nicht auf andere Kontexte übertragbar. Viele Bilderkennungssysteme z. B. erkennen Schafe nur, wenn Sie auf Grasflächen stehen. Trägt sie ein Mensch auf dem Arm, werden sie z. B. als Hund erkannt. Dafür werden größere Steine in Grasflächen gerne für Schafe gehalten. Es darf nicht vergessen werden, dass KI-Modelle nicht die Bedeutung der Dinge (Klassen) verstehen, die sie unterscheiden, sondern ihre Einschätzung ausschließlich auf statistischen Zusammenhängen beruht.

---

52 Siehe https://www.medizininformatik-initiative.de/de

Entsprechende Verzerrungen treten auch in gesundheitsbezogenen Anwendungen auf. So bemerken das Autorenteam des in Abschnitt »Einsatzfelder in Pflege und Medizin« vorgestellten Beispiels zur Hautkrebsdiagnostik in späteren klinischen Studien, dass ihr Algorithmus dazu neigte, Bilder mit einem Lineal bzw. einer Messskala auf dem Bild eher als bösartig zu klassifizieren als ohne (Narla, Kuprel, Sarin, Novoa & Ko, 2018). Das liegt daran, dass in den Trainingsbildern ein entsprechender statistischer Zusammenhang bestand, der von der KI fälschlicherweise als bedeutsames Merkmal für die Erkennung der Melanome »erlernt« wurde. Für das Trainingsmaterial wurde auf vorhandenes Bildmaterial zurückgegriffen, in denen Lineale zur Vermessung von Hautmerkmalen in den Bildern mit positivem Befund schlicht häufiger genutzt wurden als in denen ohne. Ähnliche Schwierigkeiten können z. B. dann auftreten, wenn das KI-Modell überwiegend mit Bildern mit heller Haut trainiert wurde und dann bei Menschen mit dunkler Hautfarbe verwendet wird.

Eine unzureichende Prüfung von Lerndaten kann auch zu diskriminierenden KI-Systemen führen. Da KI-Modelle in der Regel Daten aus der Vergangenheit für das Training verwenden, reproduzieren sie auch darin enthaltene Ungleichheiten und Benachteiligungen. Man spricht dann von statistischer Diskriminierung. So konnte etwa gezeigt werden, dass ein von vielen amerikanischen Leistungserbringern genutztes System, welches über die Zuteilung medizinischer Versorgungsleistungen entschied, Menschen mit schwarzer Hautfarbe systematisch benachteiligte (Obermeyer, Powers, Vogeli & Mullainathan 2019). Das System nutzte die zu erwartenden Behandlungskosten als Indikator für ein höheres Gesundheitsrisiko und ließ den Menschen zusätzliche Versorgung zuteilwerden, für die hohe Behandlungskosten erwartet wurden. Aufgrund bestehender sozialer Ungleichheiten waren diese für Menschen mit schwarzer Hautfarbe in den Trainingsdaten bei gleichem Gesundheitszustand deutlich geringer als für Menschen mit weißer Hautfarbe. Solche diskriminierenden Algorithmen zu vermeiden, erfordert ein tiefgreifendes Verständnis der Zusammenhänge und sozialen Kontexte (von Daten). Datenwissenschaftler benötigen daher bei der Entwicklung von KI-Systemen zwingend die Expertise aus dem Anwendungsfeld, so z. B. von Pflegenden. Im obigen Beispiel hätte daraus bspw. die Erkenntnis gewonnen werden können, dass die Behandlungskosten ein schlechter Parameter zur Operationalisierung des Gesundheitsrisikos sind.

1.5.4 Ethische Aspekte im Kontext Künstlicher Intelligenz

Statistische Diskriminierung ist nicht das einzige Problem bei der Nutzung von Künstlicher Intelligenz in algorithmischen Entscheidungssystemen, die Menschen betreffen. KI-Systeme werfen eine Vielzahl sozialer, kultureller, rechtlicher und ethischer Fragen auf. Entscheidungen, die maßgeblich von KI-Systemen bestimmt werden, können bspw. zu einer Verschleierung von Verantwortung führen, etwa wenn es um die Beurteilung von Bewerbungen oder Kreditanträgen geht. Wie sollen KI-Systeme mit Dilemma-Situationen umgehen, etwa wenn ein autonom fahrendes Auto bei einem unvermeidbaren Unfall entweder den Fahrer oder einen Fußgänger schützen kann? Wem können wir Schuld zuweisen, wenn ein autonom fahrendes Auto einen Unfall verursacht? Wer haftet? Konzepte wie Haftung, Schuld oder Verantwortung sind im Zusammenhang mit technisch autonomen Systemen und damit auch im Kontext KI rechtlich neu zu definieren und ethisch ausführlich zu analysieren (vgl. Petersen & Manzeschke; ▶ Teil IV, Kap. 1) und letztlich gesellschaftlich zu diskutieren (Welche Art von KI wollen wir in welchem Zusammenhang?).

Ein weiteres Problemfeld sind Risiken der missbräuchlichen Nutzung von KI-Systemen. Ein viel diskutiertes Anwendungsfeld in diesem Kontext sind sog. »deep fakes«. Das sind von KI-Modellen erzeugte gefälschte Videos, z.B. von hochrangigen Politikern, die sich kaum von echten Videos unterscheiden lassen und denen eine große Gefahr für demokratische Entscheidungsprozesse zugeschrieben wird. KI-Systeme können bei der Erreichung ihrer Ziele auch Kollateralschäden verursachen. So ist der Empfehlungsalgorithmus von Youtube darauf optimiert, Nutzende möglichst lang auf der Plattform zu halten, und erreicht dieses Ziel unter anderem dadurch, dass er zumeist polarisierende (bis hin zu extremistischen) Inhalte vorschlägt.

Einige dieser Herausforderungen lassen sich nur durch staatliche Regulierung bewältigen. Die nationale KI-Strategie der Bundesregierung[53] sieht vor, den bestehenden Ordnungsrahmen im Hinblick auf KI-Systeme kontinuierlich zu überprüfen und bei Bedarf anzupassen. Dabei sind verschiedene Strategien denkbar. Dazu zählen z.B. eine Kennzeichnungspflicht für algorithmische Entscheidungssysteme, Ethikrichtlinien für Entwickler von KI-Lösungen, Ethikaudits und Ethiklabel[54] für KI-Systeme oder auch Widerspruchs- und Kontrollmöglichkeiten für Betroffene. Für Pflegende und andere Entscheidungsträger im Gesundheitswesen ergibt sich die Verantwortung, ethische Aspekte bei der Entscheidung für oder gegen einen Einsatz von KI-Lösungen abzuwägen. Mögliche Kriterien dabei sind Transparenz, Verantwortlichkeit, Verlässlichkeit, Gerechtigkeit und Schutz der Privatsphäre. Die deutsche KI-Forscherin Katharina Zweig schlägt dazu vor, KI-Anwendungen in verschiedene Risikoklassen einzuteilen. Je mehr Menschen von einem KI-System abhängig sind (etwa, weil es wegen Monopolstrukturen keine Alternativen zur Nutzung gibt) und je größer der potentielle gesellschaftliche Schaden, desto höhere Anforderungen sollen an die Kontrolle und Zulassung von KI-Lösungen gestellt werden (Zweig 2019).

1.5.5 KI und Patientensicherheit – Zulassung von Medizinprodukten mit KI-Software

Viele denkbare KI-Anwendungen im Kontext der Pflege fallen unter den Geltungsbereich der europäischen Medizinprodukteverordnung MDR (medical de-

---

53 Siehe www.ki-strategie-deutschland.de.
54 Vgl. dazu z.B. das von der AI Ethics Impact Group vorgeschlagene Ethiklabel, s. https://www.bertelsmann-stiftung.de/de/unsere-projekte/ethik-der-algorithmen/projektnachrichten/from-principles-to-practice-wie-wir-ki-ethik-messbar-machen-koennen.

vice regulation). An Medizinprodukte werden besondere Anforderungen gestellt, insbesondere im Hinblick auf den Nutzennachweis und die Patientensicherheit. Die Erfüllung dieser Anforderungen stellt bei der Integration von KI-Systemen in Medizinprodukte eine besondere Herausforderung dar.

Bei der Bewertung von KI in Medizinprodukten kommen Maßnahmen zur Sicherung der Qualität der Trainingsdaten eine hohe Bedeutung zu, z. B. zur Vermeidung von Verzerrungen und statistischer Diskriminierung. Auch sollen Hersteller Ansätze zur Erhöhung der Transparenz von KI-Systemen implementieren. Besonders problematisch für juristische Regularien genauso wie soziale Interaktionen wäre die Nutzung von Systemen, die im Betrieb weiterlernen (z. B. mit reinforcement learning), da sich deren Verhalten nach der Zulassung verändern kann und der Hersteller darauf dann ggf. keinen Einfluss mehr hat.

Während die amerikanische Zulassungsbehörde FDA bereits einen Entwurf für ein erstes spezifisches Rahmenwerk für KI in Medizinprodukten veröffentlicht hat[55], gibt es in Europa noch keine expliziten Richtlinien dazu. KI-Systeme werden in Europa daher bisher auf Basis der allgemeinen regulatorischen Rahmenbedingungen zugelassen.

1.6 Fazit

Zurzeit werden KI-Anwendungen in fast allen gesellschaftlichen Bereichen erforscht und zunehmend umgesetzt. Viele Experten gehen heute davon aus, dass KI zu tiefgreifenden Veränderungen in vielen Berufsfeldern führen wird und viele bisherige Tätigkeiten von Algorithmen übernommen werden. KI-Anwendungen werden also viele Menschen betreffen. Das ist mittlerweile sicher. Umso wichtiger ist ein breiter gesellschaftlicher Diskurs über Möglichkeiten und Grenzen von KI. Damit möglichst viele Bürgerinnen und Bürger ein Verständnis für KI entwickeln und »mitreden« können, hat die Universität Helsinki 2018 einen viel beachteten Online-Kurs zu KI für Laien entwickelt, der durch eine Förderung der Deutschen Industrie und Handelskammer inzwischen auch auf Deutsch verfügbar ist[56].

In diesem Zusammenhang ergeben sich neue Rollen und Handlungsfelder für Pflegende. Zum einen ist es relevant für Pflegende die unterschiedlichen Funktions- und Vorgehensweisen von KI zu kennen und diese zu verstehen. Dabei unterliegt das Wissen darüber keinem Selbstzweck. Vielmehr ist es im Zusammenhang mit dem Versorgungsauftrag zu sehen.

---

55 Siehe https://www.fda.gov/medical-devices/software-medical-device-samd/artificial-intelligence-and-machine-learning-software-medical-device
56 Siehe www.elementsofai.de | Der Kurs ist kostenfrei und gibt eine Einführung in das Thema. Er schließt mit einem Online-Zertifikat ab.

Das bedeutet, es ist Wissen zu KI nötig, das Pflegende in die Lage versetzt, die Entwicklung zukünftiger KI-Projekte zu begleiten und die pflegefachliche wie pflegewissenschaftliche Perspektive zu vertreten. Datenwissenschaftler sind Domänenexperten, welche die Datenqualität, und die Annahmen, die in Bezug auf die Deutung der Daten getroffen werden, genauso wie die Prüfung der Plausibilität der Ergebnisse ausschließlich aus Ihrer datenwissenschaftlichen Sicht betrachten. Das ist nur logisch. Schließlich ist das ihre Perspektive und ihre »Brille«, die sie tragen. Sie haben gleichzeitig keine, wenig oder sogar eine falsche Sicht darüber, was Pflege ist und wie die personenbezogene Dienstleistung als Interaktion sich vollzieht und welche Besonderheiten damit verbunden sind. Denn aus der Erfahrung wissen wir, dass Laien zumeist eine falsche Vorstellung von der Tätigkeit beruflicher Pflege haben. Es besteht also ein Risiko, dass Datenexperten als Laien im Kontext Pflege alleine wenig hilfreiche KI-Anwendungen entwickeln werden. Um die Weiterentwicklung von Pflege und Versorgung im Kontext KI nicht vom Zufall abhängig zu machen, ist es deshalb von besonderer Bedeutung, die pflegefachliche und pflegewissenschaftliche Perspektive in die Entwicklung zukünftiger KI für Pflege und Versorgung einzubringen. Damit der Versorgungsauftrag im Sinne einer guten Pflege (vgl. Pflege-Charta) ausgeführt werden kann, ist es zwingend erforderlich, dass der Einsatz von KI in der direkten Interaktion pflegerische Tätigkeiten weder verhindert noch verzerrt oder unterbindet. Wer, wenn nicht Pflegende, sollen hier den Weg weisen?

Daneben haben Pflegende die Verantwortung, KI-Projekte aus pflegeethischer Perspektive zu prüfen. Sind z. B. aufgrund der Operationalisierung der Fragestellung oder aufgrund der für das KI-Training verwendeten Daten Diskrimierungsrisiken zu erwarten, welche die pflegerische Versorgung, das Patientenwohl oder das Wohl der Pflegenden betreffen, ist zwingend der Entwicklungspfad zu ändern und eine andere Richtung einzuschlagen oder die virtuelle Straße sogar mit einem deutlichen Einbahnschild zu versehen. Fragestellungen, welche den pflegerischen Gegenstandsbereich betreffen, können schließlich nur von Pflegenden nutzwertig bearbeitet werden.

Neben der systematischen Einbindung von Pflegenden ist selbstverständlich ebenso eine verstärkte Partizipation Betroffener anzugehen. Die Herausforderung ist insgesamt die einer fruchtvollen und effektiven Diskussion, die für alle Beteiligten und damit für die Entwicklung von KI einen Mehrwert bringt. Dafür bedarf es, wie bereits erwähnt, Wissen über KI. Erste Grundlagen darüber zu vermitteln, ist Motivation dieses Artikels. Gleichzeitig betonen wir an dieser Stelle, dass wir es nicht als Aufgabe einer jeden Pflegefachperson ansehen, sich intensiv mit dem Thema KI auseinander zu setzen. Das ist weder erwartbar noch notwendig. Das Thema KI ist komplex. Es bedarf in diesem Zusammenhang vertiefender Überlegungen, welche Art von Wissen über KI relevant ist, damit Pflegende einen Beitrag leisten können, das Gesundheitssystem im Allgemeinen und den Versorgungsauftrag im Besonderen mit KI zu optimieren unter gleichzeitiger Wahrung rechtlicher, ethischer und sozialer Rahmenbedingungen. Solche vertiefenden Überlegungen sollten in Curricula für Aus-, Fort-, Weiterbildung sowie Studium münden. Wie in der Einführung dieses Bandes bereits erwähnt, sollen solche Überlegungen nicht ausschließlich auf KI fokussieren, sondern das breite

Spektrum neuer Technologien umfassen. Allerdings mag es sein, dass das komplexe Feld KI ein eigenes Curriculum benötigt.

Insgesamt ist zu hoffen, dass durch KI mehr Freiräume für alle Beteiligten entstehen. Freiräume entstehen z. B. wenn KI die Kernprozesse der Pflege nachhaltig unterstützt oder handlungsleitende Schlussfolgerungen aus pflegerischen Datenpools ableitet, die für eine verbesserte Entscheidungsgrundlage und damit zu einer nachhaltigen Verbesserung der pflegerischen Versorgung führen. KI hat Potenzial, so kann vermutet werden. Dieses Potenzial gilt es allerdings erst zu heben. Es liegt nicht offensichtlich auf der Straße. Allerdings ist das bei Gold ähnlich. Hoffen und setzen wir uns nachhaltig dafür ein, dass analog zu Gold KI in der Pflege glänzen und wir den Schatz heben werden!

Literatur

Deutscher Bundestag | Enquete Kommission Künstliche Intelligenz. (2019). *Projektgruppe »KI und Gesundheit«. Zusammenfassung der vorläufigen Ergebnisse*. Kommissionsdrucksache 19(27)94.

Esteva, A., Kuprel, B., Novoa, R. A., Ko, J., Swetter, S. M., Blau, H. M. et al. (2017). Dermatologist-level classification of skin cancer with deep neural networks. *Nature, 542*(7639), 115–118. https://doi.org/10.1038/nature21056

Esteva, A., Robicquet, A., Ramsundar, B., Kuleshov, V., DePristo, M., Chou, K. et al. (2019). A guide to deep learning in healthcare. *Nature Medicine, 25*(1), 24–29. https://doi.org/10.1038/s41591-018-0316-z

Grüter, T. (2011). *Klüger als wir? Auf dem Weg zur Hyperintelligenz* (Spektrum-Akademischer-Verlag-Sachbuch). Heidelberg: Spektrum Akademischer Verlag. https://doi.org/10.1007/978-3-8274-2649-9

Gulshan, V., Peng, L., Coram, M., Stumpe, M. C., Wu, D., Narayanaswamy, A. et al. (2016). Development and Validation of a Deep Learning Algorithm for Detection of Diabetic Retinopathy in Retinal Fundus Photographs. *JAMA, 316*(22), 2402–2410. https://doi.org/10.1001/jama.2016.17216

LeCun, Y., Bengio, Y. & Hinton, G. (2015). Deep learning. *Nature, 521*(7553), 436–444. https://doi.org/10.1038/nature14539

Lernende Systeme. (2019). *Lernende Systeme im Gesundheitswesen. Grundlagen, Anwendungsszenarien und Gestaltungsoptionen*. Prävention. Diagnose, Therapie (Lernende Systeme – Die Plattform für Künstliche Intelligenz, Hrsg.). Verfügbar unter www.plattform-lernende-systeme.de

McGrow, K. (2019). Artificial intelligence: Essentials for nursing. *Nursing, 49*(9), 46–49. https://doi.org/10.1097/01.NURSE.0000577716.57052.8d

Miotto, R., Li, L., Kidd, B. A. & Dudley, J. T. (2016). Deep Patient: An Unsupervised Representation to Predict the Future of Patients from the Electronic Health Records. *Scientific Reports, 6*, 26094. https://doi.org/10.1038/srep26094

Narla, A., Kuprel, B., Sarin, K., Novoa, R. & Ko, J. (2018). Automated Classification of Skin Lesions: From Pixels to Practice. *The Journal of Investigative Dermatology, 138*(10), 2108–2110. https://doi.org/10.1016/j.jid.2018.06.175

Obermeyer, Z., Powers, B., Vogeli, C. & Mullainathan, S. (2019). Dissecting racial bias in an algorithm used to manage the health of populations. *Science (New York, N.Y.), 366*(6464), 447–453. https://doi.org/10.1126/science.aax2342

Rabe, S., Azhand, A., Pommer, W., Müller, S. & Steinert, A. (2020). Descriptive Evaluation and Accuracy of a Mobile App to Assess Fall Risk in Seniors: Retrospective Case-Control Study. *JMIR Aging, 3*(1), e16131. https://doi.org/10.2196/16131

Rüping, S. & Sander, J. (2019). Big Data in Gesundheitswesen und Medizin. In R. Haring (Hrsg.), *Gesundheit digital. Perspektiven zur Digitalisierung im Gesundheitswesen* (S. 15–32). Berlin, Heidelberg: Springer Berlin Heidelberg.

Schneble, C. O., Elger, B. S. & Shaw, D. M. (2020). Google's Project Nightingale highlights the necessity of data science ethics review. *EMBO Molecular Medicine, 12*(3), e12053. https://doi.org/10.15252/emmm.202012053

Strickland, E. (2019). IBM Watson, heal thyself: How IBM overpromised and underdelivered on AI health care. *IEEE Spectrum, 56*(4), 24–31. https://doi.org/10.1109/MSPEC.2019.8678513

Zweig, K. A. (2019). *Algorithmische Entscheidungen: Transparenz und Kontrolle* (Analysen und Argumente Nr. 338). Sankt Augustin/Berlin. Verfügbar unter https://www.kas.de/documents/252038/4521287/AA338+Algorithmische+Entscheidungen.pdf/533ef913-e567-987d-54c3-1906395cdb81?version=1.0&t=1548228380797

2 Robby, hilf mir mal!

Anne Meißner

Wie »soll« oder besser »darf« man sich Roboter eigentlich genau vorstellen? Und ist es sinnvoll, Roboter zu vermenschlichen? Und was genau sind eigentlich Roboter? Was können sie? Und wie hilfreich sind sie in Pflege und Versorgung? Einige dieser und andere Fragen beantwortet der vorliegende Beitrag.

2.1 Ist ein Kaffeevollautomat ein Roboter?

Menschen nachzubilden ist eine Sehnsucht, die uns seit Menschengedenken begleitet. Mit jeder technischen Entwicklung kommen neue Möglichkeiten der Nachbildung dazu (Becker et al. 2013). Unsere Vorstellung dazu ist seit Jahrhunderten in Religion, Mythologie, Philosophie oder Fiktion verankert (Goodrich & Schultz 2007). Heute werden Generationen von Jugendlichen auf unterschiedliche Weise mit Robotern in Film und Fernsehen groß. In den letzten Jahrzehnten waren Roboter als Filmfiguren in den verschiedensten Genres zu sehen, beispielsweise »Robbie, Tobbie und das Fliwatüüt«, »Terminator«, »Nummer 5 lebt«, »Robot und Frank« oder »Transformers« (Meißner 2019). Robotische Systeme können verschiedenartig gestaltet sein (Koolwaay 2018), z. B.

- menschlich (humanoid/anthropomorph),
- tierähnliche (zoomorph) oder
- maschinenähnlich.

Autonomie und Multifunktionalität zeichnen neben Programmierbarkeit und Mehrachsigkeit ein robotisches Systems aus. Eine gebrauchsübliche Kaffeemaschine (oder Kaffeevollautomat) ist demnach kein Roboter. Schließlich ist sie weder autonom (muss aktiv angestellt werden) noch multifunktional, da sie nur eines kann: Kaffee kochen. Je nachdem um was für eine Kaffeemaschine es sich handelt, kann sie zwar in der Lage sein weitere Getränkearten zuzubereiten (Cappuccino, Latte Macchiato, Milchkaffee etc.). Gleichwohl sind ihre Fähigkeiten beschränkt auf den definierten Funktionsumfang. Anders verhält es sich bei sieben robotischen Baristas[57]. Ein Barista ist jemand, der für die professionelle

---

[57] https://www.nanalyze.com/2019/03/robot-baristas/

Zubereitung von Kaffee oder anderen Getränken zuständig ist. Hier handelt es sich zumeist um Roboterarme. Die Frage, ob eine Kaffeemaschine auch ein Roboter ist, kann deshalb mit »Es kommt darauf an.« beantwortet werden.

Eine einheitliche Definition für Roboter existiert allerdings nicht. Und Autonomie ist in der Anwendung auf Menschen bereits ein Konzept, das viele Fragen aufwirft, z. B. und nicht nur am Lebensende. Ähnlich verhält es sich im Kontext von Robotik. Wann ist ein Roboter autonom? Soll er allein oder nur bis zu einem gewissen Grad agieren und der Mensch übernimmt ab einem bestimmten Punkt? Offensichtlich ist, dass es sich um ein Kontinuum handelt, die Grenze nicht trennscharf ist. Hinzu kommt die Frage, worin genau robotische Systeme autonom sein sollen. Es zeigen sich unterschiedliche Aspekte:

- Wahrnehmung des Umfelds
- Analyse eines Sachverhalts
- Signalgebung, z. B. als Warnung
- Treffen einer Entscheidung
- Durchführung einer Aktion/Handlung
- Interaktion mit Menschen

Ferner stellt sich weiter die Frage, ob das robotische System für einen dieser Aspekte, für mehrere, alle zusammen, manchmal, nur in bestimmten Fällen oder immer autonom agieren soll. Sicher ist, dass Service Roboter in Pflege und Versorgung einen hohen Grad an Autonomie benötigen. Schließlich geht es um Interaktionsarbeit, die mit besonderen Anforderungen verbunden ist. Eine hohe Flexibilität ist vonnöten (Böhle, Weihrich & Stöger 2015). Das Konzept Autonomie für robotische Systeme wird seit Jahrzehnten in der technischen Community diskutiert (z. B. Beer et al. 2014; Thrun 2004) und kann hier nicht abschließend beantwortet werden. Hier soll aufgezeigt werden, dass die Frage des Autonomiegrades eines robotischen Systems nicht trivial ist.

Die International Federation of Robotics (IFR) unterscheidet zwischen Industrierobotern und Servicerobotern.

- Ein Industrieroboter ist in Anlehnung an die ISO 8373 gemäß dieser Definition »An [...] automatically controlled, reprogrammable multipurpose manipulator programmable in three or more axes[58]« und wird in der Fertigung eingesetzt.

Serviceroboter wiederum werden über eine sog. Negativdefinition definiert, das heißt, ein Serviceroboter ist kein Industrieroboter.

- Ein Serviceroboter ist solch eine Art von Roboter, der nützliche Aufgaben für Menschen oder Geräte mit Ausnahme von Anwendungen in der industriellen Automatisierung erfüllt.

---

58 https://ifr.org/industrial-robots

Die Unterscheidung (Industrie- oder Serviceroboter) erfolgt in dieser Deutung allein aufgrund der beabsichtigten Anwendung (Fertigung oder Dienstleistung) und nicht aufgrund technischer Parameter. Für die Ausführung bestimmter Aufgaben benötigen robotische Systeme weitere Fähigkeiten und sind je nach Aufgabe mit Sensorik und Aktorik ausgestattet. Aufgrund ihres anderen Einsatz- und Aufgabengebietes unterscheiden Serviceroboter sich von Industrierobotern im Funktionsumfang und ihrem Aussehen allerdings erheblich. Meistens sind die Systeme mobil, das heißt sie können frei navigieren – sich bewegen.

Damit wir Menschen lebensfähig sind, können wir sehen, hören, riechen, schmecken oder fühlen (thermisch, mechanisch, Schmerz, Gleichgewicht). Dafür sind Augen, Ohren, Nase, Zunge, Haut und Innenohr zuständig. Unsere Sinne nehmen z. B. Abstand, Temperatur, Kraft, Widerstand oder auch gefährliche Gerüche (z. B. Gas) wahr. Sie sorgen dafür, dass wir uns z. B. unfallfrei bewegen (z. B. durch Ausrichtung von Kraft, Gelenk- und Körperstellung) oder Gefahren für uns selbst und andere wahrnehmen (z. B. riechen wir Rauch oder sehen ein für Menschen gefährliches Tier in freier Wildbahn) oder uns an unsere Umgebung anpassen können (z. B. Temperatur- oder Atemregulierung). Wir benötigen also unsere Sinne, um wahrzunehmen und unseren Körper um zu handeln. In der Robotik ist das ähnlich. Ein Sensor »nimmt wahr« und ein Aktor »handelt«.

Sensoren

Sensoren sind für die Sinneswahrnehmung des Roboters zuständig. Um sich unfallfrei zu bewegen und keine Gefahr für sich oder andere zu sein, sind bspw. Abstandssensoren nötig. Sie liefern Informationen zu Raum und Fläche. Ultraschall-, Infrarotsensoren oder Laser liefern Informationen über den Abstand zum nächstgelegenen Hindernis. Kameras liefern visuelle Eindrücke, Mikrofon akustische Signale usw. Je nach Funktionsumfang sind unterschiedliche Sensoren nötig.

Aktoren

Die Aktoren stellen die Verbindung zwischen der Innenwelt (Informationsverarbeitung) des Roboters und der Außenwelt dar. Es handelt sich um solche Komponenten, die Aktionen durchführen und mit denen Roboter die Außenwelt beeinflussen können. Das sind solche Teile, die zur Positionsveränderung nötig sind wie z. B. Gelenke, Räder, Ketten, Flügel oder Rotoren. Das heißt, einige Aktoren ermöglichen Mobilität und Bewegung (Navigation). Andere Aktoren ermöglichen eine Manipulation der Außenwelt, also eine »Handlung«, z. B. in Form von Greifen, Heben, Tragen, Verteilen. Diese spezielle Art von Aktoren nennt man deshalb auch Manipulatoren.

Je nach Roboterplattform und der Verknüpfung von Sensorik und Aktorik durch Algorithmen variiert die Autonomie stark. Der Grad der Roboterautonomie reicht von der Teleoperation bis hin zu vollständig autonomen Systemen und beeinflusst die Art und Weise, in der Menschen und Roboter miteinander interagieren maßgeblich (Beer et al. 2014).

2.2 Serviceroboter

Serviceroboter werden in unterschiedlichen Bereichen eingesetzt, und zwar bspw. in privaten Haushalten (z. B. Staubsaug- oder Mähroboter), in der Landwirtschaft (z. B. Melkroboter), im Edutainment (d. h. der spielerischen Vermittlung von Wissen) oder bei den ärztlichen Kolleginnen und Kollegen (z. B. Unterstützung in der Röntgen-Diagnostik oder OP-Unterstützung) oder eben in Pflege und Versorgung. Serviceroboter interagieren mit Menschen. Handlungsoptionen sind hochkomplex.

Serviceroboter können anhand ihres Einsatzortes (z. B. Landwirtschaft, Medizin, Haushalt) und der damit verbundenen Funktionalitäten unterschieden werden (melken, Röntgenbilder deuten, Staubsaugen etc.). In Pflege und Versorgung wirken robotische Systeme abhängig vom Funktionsumfang in unterschiedlicher Weise auf die pflegerische Versorgungsbeziehung ein (vgl. zum pflegerischen Handeln; ▶ Teil III, Kap. 2.4).

Menschen erwarten mitunter, dass ein Roboter alles kann was auch ein Mensch kann. Dabei wird oft vergessen, dass die menschlichen Fähigkeiten und Fertigkeiten nicht trivial sind. Niemand hat sich bspw. bis heute die Mühe gemacht, einmal aufzuschreiben, welche einzelnen Wahrnehmen-Denken-Handeln-Abläufe im menschlichen Körper vor sich gehen während eines zehnminütigen Spaziergangs – viel zu komplex! Aufgaben, die für einen Menschen einfach sind, können für einen Roboter also schwierig sein und umgekehrt.

2.2.1 Tendenz – steigend

Die Roboterdichte steigt weltweit kontinuierlich. China, Japan, Korea, USA und Deutschland stehen im Erwerb von Industrierobotern ganz weit vorne. Im Bereich der Dienstleistung stieg die Gesamtzahl der verkauften Serviceroboter von 59,269 im Jahr 2016 auf 109,543 im Jahr 2018. Die Steigerungsrate liegt damit bei 85 %. Das klingt erst einmal viel, ist in absoluten Zahlen jedoch wenig (IFR 2018). Die International Federation of Robotics (IFR) weist für 2019 zwar eine geringere, aber immer noch hohe Steigerungsrate von 61 % aus (IFR 2019).

Erhoben werden reine Verkaufsdaten. Damit ist leider unklar, welche der in den letzten Jahren verkauften robotischen Systeme heute noch funktionsfähig und effektiv im Einsatz sind. Medizinische Roboter machen laut diesen Daten < 5 % aus (2.931 in 2017) und gehören gleichzeitig zu den teuersten Servicerobotern (IFR 2018, 2019). Eine weitere Unterscheidung medizinischer Roboter nimmt die IFR nicht vor. Möglicherweise auch deshalb, weil dieser Markt sich noch in der Entwicklung befindet und robotische Systeme in Medizin, Pflege und Versorgung zwar in Pilot- und Forschungsprojekten vielfältig zu Einsatz kommen. Die wenigsten befinden sich derzeit jedoch im regulären Verkauf.

2.2.2 Japan vs. Deutschland

Japan zählt neben Deutschland zu den weltweit am schnellsten alternden Ländern. Die Probleme beider Länder sind weitaus identisch, auch wenn Zahlen und Rahmenbedingungen sich geringfügig unterscheiden. Erfahrungsgemäß wird oftmals suggeriert, dass Japan Roboter in Pflege und Versorgung bereits regulär und effektiv einsetzt und Japaner diesbezüglich grundsätzlich eine positive Haltung haben. Richtig ist, dass Japan als eine hoch entwickelte Industrienation im Bereich Informations- und Kommunikationstechnologie u. a. auf den Einsatz digitaler Lösungen in Verbindung mit sozialen Innovationen setzt. Im Rahmen einer vom Bundesministerium für Wirtschaft geförderten Studie wurde deshalb systematisch überprüft, welche robotischen Systeme in Japan in welchen pflegerischen Kontexten tatsächlich eingesetzt werden (IGES 2019). Beim Lesen des Abschlussberichts setzt Ernüchterung ein. Denn robotische Systeme in Pflege und Versorgung kommen auch in Japan bislang nur sporadisch zum Einsatz. Im Grunde ist das nachvollziehbar. Denn praxisreife robotische Systeme existieren derzeit kaum. Zudem fehlt es an Evidenz, dass robotische Systeme den erwünschten Nutzen bringen (siehe Forschungsstand weite unten). Gründe dafür sind vielfältig. Zum einen mangelt es in Japan trotz Pflegeversicherung (auch Japan hat eine Pflegeversicherung) an einer ausreichenden finanziellen Förderung auf Anwenderseite. Ferner sind Pflegende nicht ausreichend informiert über technische Möglichkeiten und insofern schwerlich in der Lage, Technik zu verstehen, zu empfehlen oder einzusetzen. Daneben herrscht in der älteren Bevölkerung genauso wie unter Pflegenden die soziokulturelle Vorstellung, nach denen Pflege durch Menschen und nicht durch Maschinen erfolgen sollte. Und trotz Forschungsförderung in Millionenhöhe fehlt der Transfer der Erkenntnisse in den Versorgungsalltag (IGES 2019). Die Situation ist also ähnlich zu der in Deutschland.

2.3 Akzeptanz als Handlungsvoraussetzung

Der Begriff Anwenderakzeptanz wird vielförmig verwendet. Im Wesentlichen geht es um die Annahme oder Ablehnung von Technik. Erwartung, Überzeugung und Gefühle sind dabei ein maßgeblicher Schlüsselfaktor (Kohnke 2015). Vielfältige Umfragen wurden in den letzten Jahren durchgeführt. Da vermutlich viele Befragte kaum eigene Erfahrungen mit robotischen Systemen in Pflege und Versorgung gemacht haben, werden in solchen Befragungen eher Voreinstellungen abgefragt. Das heißt, dass sich die Einstellung durch Kontakt mit robotischen Systemen und durch zunehmende digitale Kompetenzen in diesem Bereich erheblich verändern kann (ZQP 2018). Umfragen zur Akzeptanz zeigen deshalb teilweise widersprüchliche Aussagen. Insgesamt zeigen Umfragen, die eine vorweggenommene Verbesserung für das eigene Leben erfragen, dass in diesem Fall (z. B. wenn sie dadurch länger in den eigenen vier Wänden leben können) die Akzeptanz, einen Roboter zu nutzen, steigt (BMBF 2016).

Daneben wirkt die kulturelle Prägung sich auf die Akzeptanz aus. Es existieren europaweite Unterschiede. Es besteht ein Nord-Süd-Gefälle. Für die Hälfte der Europäerinnen und Europäer sind Roboter in der Pflege eine unangenehme Vorstellung. Griechenland (76 %), Portugal (71 %) Spanien (62 %) und Frankreich (51 %) liegen in der oberen Hälfte. Deutschland mit 47 % liegt kurz unter dem europäischen Durchschnitt (51 %), gefolgt von Tschechien (32 %) und Polen (29 %) (acatech und Körber-Stiftung 2019).

Ferner rechnen 80 % damit, dass Patienten durch den Einsatz robotischer Systeme weniger menschliche Zuwendung erhalten und 52,9 % befürchten sogar, dass sich im Fall des Einsatzes über kurz oder lang nur noch Wohlhabende von Menschen pflegen lassen können. Dies zeigt, dass die empfindungsbezogene Ebene der pflegerischen Tätigkeit für Betroffene eine große Rolle spielt.

Eine Befragung des Zentrums für Qualität in der Pflege (ZQP) erzielt ähnliche Ergebnisse. Der Robotereinsatz wird von mind. 51 % bis hin zu 76 % befürwortet. Die Werte variieren je nach erfragter Tätigkeit: Unterstützung beim a) Gang zur Toilette (51 %), b) Aufstehen aus dem Bett (60 %), c) Aufstehen nach Sturz (65 %), d) Holen von Nahrung (66 %), e) körperliches/geistiges Training (71 %), f) soziale Kommunikation (71 %) oder g) Erinnerung (76 %). Die Unterschiede zwischen den Altersgruppen sind ausgeprägt (ZQP 2018). Interessant hier ist, dass mit steigender Intimität die Befürwortung sinkt. So lehnen es 61,7 % ab, bei intimen Verrichtungen (Waschen oder Toilettengang) von Robotern unterstützt zu werden (acatech und Körber-Stiftung 2018). Die ZQP-Befragung kommt (Toilettengang) auf eine Ablehnung von 49 %. Besonders groß ist hier auch der Unterschied zwischen den Altersgruppen. 70 % der 18–29-Jährigen befürworten die Unterstützung durch robotische Systeme beim Toilettengang. In der Altersgruppe 60 + sind dies dagegen 35 %. Ähnlich verhält es sich bei der Unterstützung beim Aufstehen nach Sturz (81 % zu 52 %). Das lässt vermuten, dass sowohl in intimen als auch in als bedrohlich erlebten Situationen die empfindungsbezogene Ebene und damit die emotionale Intelligenz in der Interaktion eine größere Rolle spielt als die eigentliche instrumentell-aufgabenbezogene Tätigkeit der Intimwaschung oder der Begleitung. Da die Altersgruppe der 18–29-Jährigen vermutlich kaum auf eigene Erfahrungen in diesem Zusammenhang zurückgreifen kann, lässt das auch vermuten, dass die empfindungsbezogene Ebene der pflegerischen Tätigkeit bei abnehmender Selbstständigkeit oder einer nahenden Verlustsorge zunehmend wichtiger wird (vgl. zum pflegerischen Handeln; ▶ Teil III, Kap. 2.4).

2.4 Unterstützen robotische Systeme pflegerisches Handeln?

Um zu beantworten, ob robotische Systeme pflegerisches Handeln unterstützen können, ist es erforderlich, einerseits zu definieren, was pflegerisches Handeln ist. Pflegerisches Handeln wurde im Beitrag »Pflege(n) mit Technik – Wie passt das zusammen?« von Meißner und Kunze in diesem Buch betrachtet (▶ Teil I, Kap. 4). Andererseits ist die Frage zu stellen, was robotische Systeme können, wozu robotische Systeme in der Lage sind? Und, inwieweit sind sie in der Lage mit diesen Fähigkeiten und Fertigkeiten das pflegerische Handeln zu unterstützen? Oder können Roboter vielleicht sogar mehr als wir Menschen? Die Antwort darauf lautet, es kommt darauf an.

Die Rechenleistung des derzeit schnellsten Rechners der Welt kann mehr als eine Trillion Rechenoptionen pro Sekunde ausführen, sog. FLOPS (Floating Points Per Operation Per Second). In Zeiten der digitalen Transformation werden die schnellsten Rechner regelmäßig von einem noch schnelleren Rechner übertrumpft. Dies wird von uns Menschen vermutlich niemals übertroffen werden können. Ähnlich verhält es sich mit dem Heben und Tragen von Lasten. Hierin haben Roboter die besseren Fähigkeiten und Fertigkeiten. Allerdings werden robotische Systeme, die für die Interaktion mit Menschen zugelassen sind, in Ihrer Kraft meist stark eingeschränkt, damit sie bei Fehlfunktion keinen (allzu großen) Schaden anrichten können. Allerdings können Mensch und Maschine auch nutzwertig kombiniert werden. So können bspw. robotische Hebe-, Transfer- oder Aufrichthilfen Pflegende in diesem Zusammenhang unterstützen.

Andere Fähigkeiten und Fertigkeiten dagegen sind schwach oder nicht ausgebildet. Die Flexibilität in der Bewegung, die in Pflege und Versorgung wichtig ist (z. B. Betten machen, jemandem beim Aufstehen helfen, Nahrung anreichen, sofort reagieren, wenn jemand stolpert) ist wie bereits erwähnt nicht trivial und konnte bisher nicht von einem robotischen System erreicht werden. Gleichwohl zeigt die Entwicklung der letzten Jahre, dass zukünftig vermutlich eine Angleichung an menschliche Fähigkeiten stattfinden wird. Daneben sind wir Menschen fähig, unsere eigenen wie fremde Gefühle wahrzunehmen, sie zu verstehen und darauf zu reagieren. Einige robotische Systeme können menschliche Gefühle sensorisch erfassen, deuten und darauf reagieren. Sie können Gefühle allerdings nicht »durchleben« und nachempfinden und somit nicht verstehen. Wie der Mensch seine Fähigkeiten und Fertigkeiten nutzt und in welcher Variationsbreite der Einzelne auf diese zugreifen kann, variiert bekanntermaßen von Person zu Person. Und schließlich ist da noch die Sache mit dem Bewusstsein. Wir Menschen wissen, dass wir ein Bewusstsein haben. Wir können bis dato allerdings nicht erklären wie es entsteht und deshalb auch nicht reproduzieren.

Zusammenfassend ist der Roboter uns also in einigen Bereichen überlegen, in anderen nicht.

Und was wäre, wenn ...?

Die Entwicklung von Robotern, Künstlicher Intelligenz und sog. Neuen Technologien im Allgemeinen schreitet rasant voran (vgl. zu Künstlicher Intelligenz; ▶ Teil III, Kap. 1). Es ist nicht ausgeschlossen, dass in naher oder ferner Zukunft robotische Systeme entwickelt werden, die nicht nur Gefühle erkennen und auf diese reagieren können, sondern Gefühle tatsächlich »durchleben« und eine emotionale Biografie entwickeln. Dafür ist augenscheinlich ein Bewusstsein nötig, das Roboter (noch) nicht haben. Ausgeschlossen scheint es nicht.

2.5 Einsatzfelder in Pflege und Versorgung

Insgesamt wurden in den letzten Jahren unterschiedliche robotische Systeme entwickelt und beforscht. Es existieren diverse Unterscheidungen. Eine systematische Einteilung auf Basis theoretischer Überlegungen existiert derzeit nicht. Der vorliegende Beitrag unterscheidet Robotik in Pflege und Versorgung wie in der folgenden Tabelle (▶ Tab. III.2.1) ersichtlich in Assistenzrobotik für alltägliche Aufgaben oder Einschränkungen. Sozialassistive und sozialinteraktive Systeme dagegen fokussieren auf eine Unterstützung der sozialen sowie empfindungsbezogenen Aspekte im Bereich Pflege und Versorgung.

Tab. III.2.1: Robotik in Pflege und Versorgung (eigene Darstellung in Anlehnung an Becker et al. 2013, Hülsken-Giesler/Daxberger 2018, Kehl 2018, Klein et al. 2018, Maalouf et al. 2018)

Assistenz bei alltäglichen Aufgaben/ Einschränkungen	Sozialassistive und sozialinteraktive Unterstützung
Ergänzen, Entlasten oder Unterstützen z. B. Logistik, Anreichen, Gehen, Stehen, Greifen, Heben, Transfer, Fortbewegung, Nahrungsaufnahme, Persönliche Hygiene, Protokollierung, Dokumentation, Erinnerung, Diagnostik	*Reagieren proaktiv auf Betroffene und Beteiligte* z. B. Anregung, Unterhaltung, Therapieunterstützung, Abwechslung, soziale Beziehung

2.5.1 Sozialassistive und sozialinteraktive Unterstützung

Robotische Systeme, die auf Interaktion zielen, zeigen sich seit einigen Jahren zunehmend in Netz, Funk, Fernsehen oder auf groß angelegten Fachzusammenkünften wie Messen oder Kongressen. Sie werden intensiv beforscht. Im Pflegealltag sind diese bisher nicht regulär angekommen (Meißner 2019). Zwei dieser

Systeme sollen näher vorgestellt werden, und zwar a) das robotische System mit Namen/Bezeichnung PARO vom National Institute of Advanced Industrial Science and Technology sowie b) das robotische System der Firma SoftBank Robotics mit der Bezeichnung Pepper. In verschiedenen Forschungsprojekten wurde der Roboter umbenannt. In der Literatur finden sich deshalb auch Bezeichnungen wie Zora oder Emma.

Der Personal Assistive Robot, bekannt als PARO, ist ein niedlich aussehender 60 Zentimeter großer Baby-Robbenroboter, der Ende des letzten Jahrhunderts vom National Institute of Advanced Industrial Science and Technology, Japan, entwickelt wurde. Der Roboter ist mit einem taktilen Sensor ausgestattet. So nimmt er wahr, ob er gehalten oder gestreichelt wird. Er kann Freude ausdrücken, indem er mit dem Schwanz wedelt, die Augen öffnet oder schließt und Zufriedenheit zeigt, indem er beispielsweise mit babyartigen freundlichen Geräuschen reagiert (Weiss 2012). PARO ersetzt nicht den menschlichen Kontakt und die menschliche Aufmerksamkeit. Vielmehr dient er als Medium und regt die Interaktion an. Er ist ob seiner (eingeschränkten) Fähigkeiten für die Interaktion mit Menschen mit fortgeschrittener Demenz geeignet. Dabei handelt PARO nicht fürsorglich, sondern löst fürsorgliches Handeln aus (▶ Abb. III.2.1). Denn bei PARO wirkt das sogenannte Kindchenschema, das vom Verhaltensforscher Konrad Lorenz 1943 postuliert wurde. Dabei handelt es sich um eine Mischung aus äußerlichen Merkmalen, die auf einen kindlichen Entwicklungsstand schließen lassen (Meißner 2019). Dies animiert uns Menschen, Zuwendung zu geben und löst positive Gefühle aus. Fürsorgliches Verhalten wiederum ist für uns Menschen sinngebend. Erscheint unser Leben uns als sinnvoll, fühlen wir uns wohler. Priorisierte Aufmerksamkeit, Unterdrückung aggressiven Verhaltens oder Erzeugen von Sympathie korrelieren mit dem Kindchenschema und Studien lassen zudem auf eine erhöhte Aufmerksamkeit auf kindchenschemaähnliche Stimuli schließen (Schwender et al. 2017).

PARO wird seit gut zwei Jahrzehnten beforscht. Forschung deutet darauf hin, dass PARO positive Emotionen fördern, fürsorgliches Verhalten auslösen und die soziale Interaktion erhöhen kann (z. B. Klein et al. 2018; McGlynn et al. 2017; Moyle et al. 2017; Robinson et al. 2015; Wada & Shibata 2007). Auch persönliche Erfahrungen zeigen, dass PARO bei den pflegerischen Kolleginnen und Kollegen ebenfalls sehr gut angenommen wird. Ob dies jedoch tatsächlich am wahrgenommenen Nutzen liegt oder am Kindchenschema und dem Gefühl von Zuwendung, ist bisher nicht untersucht und derzeit offen. Die durchgeführte Forschung ist wenig belastbar. Denn diese wurde hauptsächlich mit kleinen Fallzahlen, meist ohne Kontrollgruppe, über kurze Zeiträume und mitunter vom Hersteller oder herstellernah durchgeführt. Die bisher einzige groß angelegte vor einiger Zeit durchgeführte Studie wiederum zeigt auf, dass PARO einem Plüschtier nicht überlegen ist. Die Studie zeigt vielmehr, dass der Einsatz eines Mediums hilfreicher ist, als gar kein Medium einzusetzen, denn beide regen die Interaktion an (Moyle et al. 2017). Geht man davon aus, dass der Effekt auf dem Kindchenschema basiert, ist das nur logisch. Zu bedenken ist, dass positive Effekte auch von der tiergestützten Therapie bekannt sind. Jedes Medium, ob tierisches Lebewesen, knuffiges Plüschtier oder niedlicher Roboter, hat gleichwohl

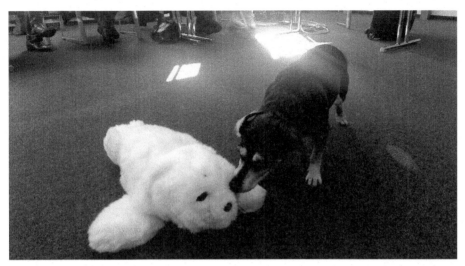

Abb. III.2.1: Roboterrobbe PARO löst bei Hund Leila fürsorgliches Verhalten aus (Foto A. Meißner)

seine Eigenheiten. Entstehende Kosten sind dabei nicht auf den reinen Anschaffungspreis zu beschränken, sondern vielmehr sind direkte Kosten (Anschaffungspreis von 6.000,– EUR), indirekte Kosten (Wartung, Schulung, Updatekosten) sowie versteckte Kosten (Strom) zu kalkulieren. PARO ist ein außerordentlich niedliches und gleichzeitig das derzeit teuerste Medium.

Bei einem anderen Roboter, dem robotischen System Pepper der Firma SoftBank Robotics handelt es sich um ein 1,20 m großes humanoides System. Es kann Gesichter und grundlegende menschliche Emotionen erkennen. Das System tritt durch Sprache oder durch einen Touchscreen mit Menschen in Kontakt. Er hat 20 verschiedene Optionen für Bewegungsabläufe und Gesichtsausdrücke zur Verfügung. Das System spricht fünfzehn Sprachen. Es ist individuell zu programmieren. Das robotische System wird derzeit intensiv beforscht. Aussagekräftige Ergebnisse zur Wirksamkeit liegen bisher nicht vor.

Insgesamt wird der Einsatz sozialassistiver und sozialinteraktiver Roboter intensiv aus ethischer Perspektive hinterfragt. Die ethische Diskussion soll an dieser Stelle nicht im Detail aufgegriffen werden, da sie andernorts ausführlich behandelt wurde. Die normativen Ausgangspunkte der Stellungnahme des Deutschen Ethikrats werden stattdessen dargestellt (Deutscher Ethikrat 2020):

- Das Wohl der auf Pflege angewiesenen Menschen ist der Ausgangspunkt, nicht das robotische System.
- Die Bedeutung, die robotische Systeme für die Weiterentwicklung von Pflege haben, z. B. in Richtung aktivierender und rehabilitativer Pflege, darf im Robotik-Diskurs nicht außer Acht gelassen werden.
- Technische Systeme dürfen das Interaktionsgeschehen in der Pflege nicht ersetzen; sie sollen es ergänzen.

Bei komplexen Handlungsabläufen mit unterschiedlichen Betroffenen resümiert der Ethikrat (2020) folgerichtig, dass drei Einsichten besonders bedeutsam sind:

- Erstens bedarf es gerade im Kontext von Pflege und Versorgung und besonders vulnerablen Gruppen eines intensiven Nachdenkens und einer umfassenden Betrachtung des Zusammenspiels von Mensch und Maschine (robotisches System).
- Zweitens ist die Entwicklung solcher Systeme von Anfang an kritisch zu begleiten. Designer, Anwender und Produkt sind von der Idee bis zur Marktreife als Einheit zu sehen. Dabei bedarf es transparenter Verantwortungsstrukturen, die wirksam kontrollierbar sind.
- Drittens ist festzuhalten, dass robotische Systeme grundsätzlich ein ergänzendes und nicht ein ersetzendes Element der Pflege darstellen, die immer in ein personales Beziehungsgeschehen eingebettet sein müssen.

Weitere Details zu ethischen Fragestellungen finden Sie neben dem Beitrag von Petersen/Manzeschke in diesem Buch bspw. auch in der öffentlich zugänglichen Stellungnahme des Ethikrates (Deutscher Ethikrat 2020) oder im Bericht des Büros der Technikfolgen-Abschätzung beim Deutschen Bundestag (Kehl 2018).

Insgesamt kann festgehalten werden, dass robotische Systeme, die proaktiv auf Betroffene und Beteiligte reagieren und ausschließlich die Interaktion zum Ziel haben, aus ethischer wie auch aus pflegerischer Sicht zu hinterfragen sind.

2.5.2 Assistenz bei alltäglichen Aufgaben & Einschränkungen

Neben robotischen Systemen, die auf Interaktion zielen, werden solche Systeme, die ergänzen, entlasten oder unterstützen sollen insbesondere im Bereich Logistik bereits teilweise regulär eingesetzt. Einige Krankenhäuser setzen Roboter und fahrerlose Transportsysteme für Warentransporte (z. B. Wäsche), das Verteilen von Essenstabletts, den Transport von Bluttransfusionen, Dokumenten oder Medikamenten ein (Klein et al. 2018). Auch Reinigungsroboter werden in unterschiedlichen Settings eingesetzt, wenn die Umgebung es zulässt. Erfahrungsgemäß ist der Einsatz von Reinigungsrobotern gerade in älteren Bauten aufgrund von Treppen oder Unebenheiten nicht sinnvoll und entlastend möglich. Daneben existieren vielfältige Prototypen unterschiedlichster Art mit verschiedenen Ansätzen und Aufgaben, z. B. Bettroboter für die Mobilisierung immobiler Patientinnen und Patienten auf Intensivstationen oder Roboter für Gangtraining und die Wiedererlangung der Gehfähigkeit. Eine Übersicht zeigen Klein et al. (2018) auf.

An dieser Stelle wird exemplarisch das robotische System des Fraunhofer-Instituts für Produktionstechnik und Automatisierung IPA mit Namen/Bezeichnung Care-O-Bot® aufgezeigt. Dabei handelt es sich um ein mobiles robotisches System zur aktiven Unterstützung von Menschen im häuslichen Umfeld. Kugelgelenke im Kopf- und Hüftbereich ermöglichen eine 360°-Drehung von Kopf und Torso.

Er kann mit einem oder zwei Armen ausgestattet werden. Alternativ können die Roboterhände durch ein Tablet ersetzt werden. Das System ist konfigurierbar. Es wurde bereits für den Einsatz im Pflegeheim getestet. Heute befindet es sich im regelhaften Einsatz – jedoch nicht in der Pflege, sondern in Geschäften großer Elektronikanbieter. So ist der Care-O-Bot bspw. als »Paul« in einem Saturn-Markt in der Tauentziehnstrasse, Berlin bekannt.

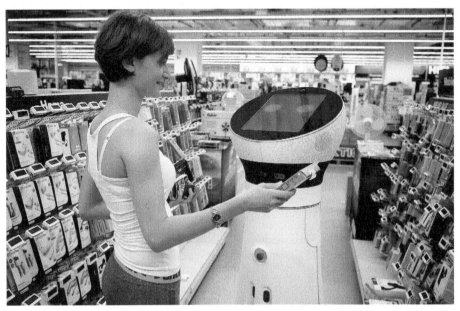

Abb. III.2.2: Care-O-Bot als »Paul« in einer Berliner Saturn-Markt (Mojin Robotics, Foto: Deniz Saylan)

Insgesamt lässt sich festhalten, dass der Einsatz von Robotern in Pflege und Versorgung derzeit noch als Innovation betrachtet werden kann. Innovation bedeutet in diesem Kontext, etwas zu denken oder zu tun, das gänzlich neu ist und deren Wirkung nicht effektiv eingeschätzt werden kann. Würden wir immer nur das tun, was wir kennen, würde eine Weiterentwicklung nicht möglich sein. Innovation ist deshalb notwendig. Die vergangene Entwicklung robotischer Systeme, die heute nicht im regulären Einsatz sind und womöglich auch niemals in Pflege und Versorgung eingesetzt werden, sind demnach notwendig. Denn durch diese innovative Vorgehensweise wissen wir heute mehr über den Einsatz robotischer Systeme in Pflege und Versorgung. Wie der Deutsche Ethikrat (2020) deutlich machte, haben wir noch sehr viel darüber nachzudenken, welche robotischen Systeme wir wie in welchem Kontext und unter welchen Umständen in Pflege und Versorgung einsetzen wollen. Gleichzeitig gilt es in der diesbezüglichen Forschung einen aussagekräftigen Weg einzuschlagen, wie der folgende Abschnitt aufzeigt.

2.6 Forschungsstand

Forschungsarbeiten zum Thema Robotik haben in den letzten Jahren immens zugenommen. Zu verstehen ist, dass robotische Systeme nicht per se wirksam, kosten-effektiv und sinnvoll eingesetzt werden können. Schließlich existieren die unterschiedlichsten robotischen Systeme, die wiederum unterschiedlichste Ziele verfolgen und verschiedene Anwender oder Anwendergruppen adressieren.

In diesem Zusammenhang sind die verschiedensten Übersichtsarbeiten, vorwiegend Scoping Reviews, entstanden. Ein Scoping Review ist eine Übersichtsarbeit über ein Forschungsfeld, die keine Empfehlungen für die klinische Praxis ableitet (Grant & Booth 2009).

In einem Scoping Review sichten Buhtz et al. (2018) Studien zu robotischen Systemen im häuslichen Umfeld und fragen danach, welche Einsatzmöglichkeiten es in diesem Setting gibt. Der Review schließt 19 Studien ein, die unterschiedliche Nutzergruppen (formelle/informelle Pflege) mit verschiedenen Merkmalen (Altersgruppen/Gesundheitszustand) und 13 verschiedene robotische Systeme untersuchen. Die Funktionen und Fähigkeiten der 13 Systeme sind als äußerst divers einzustufen (z. B. etwas tragen, erinnern, monitoren, anleiten und mehr). In neun dieser dreizehn Studien wurde kein Ethikvotum erwähnt. Nur drei der Systeme waren kommerziell verfügbar. Die gesichteten Studien konzentrieren sich neben technischen auf Bedienbarkeitsaspekte. Ein Einbezug zur Lebenswelt der Nutzenden fehlt genauso wie Nachweise der Wirksamkeit, so Buhtz et al. und resümieren, dass die robotischen Systeme weit davon entfernt sind, in den regulären Betrieb überführt zu werden (2018).

Abdi et al. (2018) konzentrieren sich auf robotische Systeme, die auf Interaktion fokussieren und fragen nach der Nützlichkeit dieser Systeme in Pflege und Versorgung älterer Menschen. Diesem Scoping Review liegen 33 Studien und elf unterschiedliche robotische Systeme zugrunde, u. a. PARO (siehe oben). Die untersuchten Funktionen und Fähigkeiten sind auch hier divers (z. B. Unterstützung bei der Überwindung von Stimmungsschwankungen, kognitives Training, soziale Begleitung und mehr). Über vielfältige positive Effekte wird berichtet. Gleichzeitig beschreiben die Autoren, dass die meisten untersuchten Studien methodische Mängel aufweisen. Die Ergebnisse sind mit Vorsicht zu deuten.

Dawe et al. (2019) wiederum sichten Studien im Kontext von Pflege und Versorgung von Kindern und fragen danach, welche Arten von Robotern mit welchem Ziel genutzt werden, wie effektiv der Einsatz ist und wie der Stand der Forschung sich insgesamt darstellt. Diesem Scoping Review liegen 50 Studien und 26 unterschiedliche robotische Systeme zugrunde. Das meist untersuchte robotische System der gesichteten Studien ist NAO. NAO ist ein 50 cm großer Roboter mit zwei Beinen der Firma Softbank Robotics, die auch das 1,20 m große oben beschriebene robotische System entwickelt hat. NAO wurde ursprünglich für die tertiäre Bildung entwickelt und wird primär in Pflege, Versorgung und Bildung von Kindern eingesetzt. Die Ergebnisse der untersuchten Studien deuten darauf hin, dass die robotischen Systeme Kindern mit Diabetes helfen können, ihr Wissen zu verbessern, Angst, Wut und Depressionen bei krebskranken Kindern reduzieren oder Kinder mit zerebraler Lähmung an Übungen beteiligen können, und ihre körperliche Leistungsfähigkeit verbessern. Allerdings kann eine tatsächliche kausale Ableitung nicht getätigt werden, da es sich nur bei einer Studie um ein Design (RCT) handelt, das eine kausale Ableitung zuließe. Alle eingeschlossenen Studien unterliegen methodischen Limitationen.

Dem Bereich der psychischen Gesundheit mit robotischer Unterstützung widmen sich Scoglio et al. (2019). Sie fragen nach Stärken und Schwächen sowie zukünftigen Möglichkeiten in diesem Feld. Diesem Scoping Review liegen zwölf Studien und fünf verschiedene robotische Systeme zugrunde. Die untersuchten Funktionen und Fähigkeiten sind soziale Begleitung, Stressabbau und Motivation, so die Autorengruppe. Keine der Studien untersuchte den Roboter bei den Betroffenen zuhause. Zudem untersuchten die Studien trotz Fokus auf psychische Gesundheit keine Personen mit ausgewiesenen psychischen Diagnosen. Die Auswirkungen der robotischen Systemen werden von der Autorengruppe als positiv bis gemischt betrieben. Insgesamt unterliegen auch alle hier eingeschlossenen Studien methodischen Limitationen.

Marktreife robotische Systeme, die sich auf lebensdienliche Weise in pflegerische Versorgungsprozesse einpassen, (Krick et al. 2019) existieren derzeit leider offenbar genauso wenig wie belastbare Studien. Ein weiterer Review, der sich umfassend mit Technologien in der formellen und informellen Pflege im Allgemeinen und diesbezüglicher Akzeptanz, Wirksamkeit und Effizienz beschäftigt, identifiziert 102 relevante Studien im Bereich Robotik in Pflege und Versorgung (Krick et al. 2019). Dieser umfassende Review bestätigt die Schlussfolgerungen der anderen Reviews. Derzeit gibt es kaum belastbare Studien. Weitere systematische Übersichtsarbeiten sind deshalb offensichtlich nicht sinnvoll. Stattdessen sind methodisch aussagekräftige Forschungen über bestehende Technologien in Bezug auf Akzeptanz, Effektivität und Effizienz im realen Umfeld nötig. Besonderer Fokus sollte zukünftig auf Effizienzstudien, auf das Home-Care-Setting sowie auf pflegebedürftige Kinder gelegt werden, da diese Bereiche unterrepräsentiert sind. Ferner sind groß angelegte, langfristige Evaluierungen bestehender Robotersysteme im realen Umfeld nötig, da Pflege und Versorgung nicht im Labor stattfindet (Krick et al. 2019).

Zusammenfassend sind im Zusammenhang mit robotischen Systemen im realen Umfeld also noch viele Fragen offen. Dennoch scheint der Einsatz robotischer Systeme grundsätzlich Potenzial in einigen Bereichen (z. B. Logistik) zu bieten. Das Fallbeispiel zeigt in diesem Zusammenhang ein Szenario auf, in dem robotische Systeme Pflege und Versorgung effektiv unterstützen. In diesem Beispiel ist die Erfüllung des Versorgungsauftrags besser möglich als ohne robotisches System. Die Fähigkeiten des robotischen Systems passen sich effektiv in die Prozesse der beruflichen Pflege ein, nicht umgekehrt! Das System verortet sich nützlich im Pflegeprozess und schafft so Raum für pflegerische Kerntätigkeiten.

Intelligente Roboter in der Pflege (robotisches System mit Namen/Bezeichnung Nele)

Die Pflegefachfrau Melina arbeitet auf Station 23. Pflegerisch versorgt und medizinisch behandelt werden auf Station 23 erwachsene Menschen aller Altersklassen mit vorwiegend malignen hämatologischen Erkrankungen. Heute betreut die Pflegefachfrau Melina neben anderen Patienten auch Stephan L. Er ist an einer akuten Myeloischen Leukämie erkrankt. Zur Vorbereitung auf die derzeitige Chemotherapie wurde im Vorfeld eine allogene Knochenmarktransplantation durchgeführt. Stephan L. befindet sich deshalb in einem Isolationszimmer. Da Stephan L. sich aufgrund der Chemotherapie schwach fühlt, benötigt er Unterstützung bei der Körperpflege. Durch die Chemo leidet er immer wieder an Übelkeit und Erbrechen. Gegen die Übelkeit erhält er Medikamente und trinkt Ingwertee, den er gerne mag und der ihm hilft. Außerdem leidet er unter einem starken Kältegefühl während der Chemo. Heute ist der Port-Verband dran, der vor wenigen Tagen gelegt wurde.

Roboter Nele ist heute auf Station 23 eingesetzt. Der Roboter hat für den Pflegeeinsatz bei Stephan L. bereits alles vorbereitet und z. B. das Isolierzimmer mit fehlendem Pflegematerialien (Waschlappen, Handtücher, Verbandmaterial etc.) aufgefüllt und Stephan L. den Ingwertee und eine Wärmflasche gebracht. Pflegefachfrau Melina kann sich deshalb ganz auf Stephan L. konzentrieren. Neben Unterstützung der persönlichen Hygiene (z. B. Rücken waschen) führt sie eine ausführliche Patientenbeobachtung durch. Parallel spricht sie mit Stephan L. über seinen Alltag, nimmt Emotionen und Bedürfnisse wahr und unterstützt ihn mithilfe lösungsorientierter Beratungstechniken dabei, mit dem Isolationsalltag zurecht zu kommen. Wieder im Bett, versorgt Melina den Port-Verband. Dieser ist leicht gerötet. Stephan L. ist verunsichert wegen der Rötung. Er stellt noch einige Fragen. Melina spricht mit ihm über seine Ängste und kann diese durch ihre Gesprächskompetenz und ihr Vorgehen etwas mindern.

Stephan L. fühlt sich nach der Morgentoilette meistens sehr erschöpft. Als Pflegefachfrau Melina das Zimmer verlässt, ist er schon fast eingeschlafen. Als er später gegen 10:30 Uhr wach wird, betätigt er den Serviceruf und bittet, dass Nele kommen möge, um ihm frischen Ingwertee und auch eine neue Wärmflasche zu bringen. Seit 10 Uhr ist der Roboter Nele von der Nachbarstation ausgeliehen. Der dort eingesetzte Roboter hat technische Probleme und befindet sich in der Servicewerkstatt des Krankenhauses. Pflegefachfrau Melina informiert Stephan L. deshalb, warum Roboter Nele nicht zu ihm kommen kann und verspricht: »Ich bin gerade bei einer anderen Patientin. Diese unterstütze ich bei der Mobilisierung. Mit ihr laufe ich zur Übung noch zweimal den Stationsflur entlang. Im Anschluss unterstütze ich diese Patienten bei ihrer Morgentoilette. Danach komme ich gerne zu Ihnen.« Auch mit dem Einsatz von Robotern ist also Geduld vonnöten.

2.7 Ausblick

Auf politischer Ebene werden in robotische Systeme in Pflege und Versorgung große Hoffnungen und Erwartungen gesetzt. Das zeigt sich mitunter an der nicht abnehmenden Fülle an Forschungsförderungen in Millionenhöhe in diesem Bereich. Innovation ist gefragt. Gleichzeitig ist kaum ein robotisches System heute regulär im Einsatz.

Mittelfristig braucht es finanzierbare robotische Systeme, die ergebniseffektiv und bestenfalls bei gleichzeitig einfacher Bedienung in Pflege und Versorgung eingesetzt werden können. Ferner dürfen diese dabei weder die Organisation von Pflege und Versorgung behindern noch die Kernprozesse der pflegerischen Arbeit. Aus dieser Anspruchsformulierung resultieren vielfältige Handlungskonsequenzen für Politik, Wirtschaft und Forschung. Und sosehr Innovation zwingend erforderlich ist, ist gleichzeitig eine Nachhaltigkeit robotischer Systeme in den Blick zu nehmen. Investition und Innovation sind getriggert durch Interessenlagen der Stakeholder, z. B. Produktanbieter robotischer Systeme, Politikerinnen und Politiker oder Pflege(wirtschafts)unternehmen. Die Interessenlagen differieren nachvollziehbar.

Es bedarf einer weitblickenden Steuerung von Forschung und Produktentwicklung. Dieser Weitblick sollte an einer gesellschaftlich akzeptierten Vision der zukünftigen Pflege und Versorgung mithilfe neuer Technologien orientiert sein. Daraus abgeleitet können politische Strategien entwickelt werden, die den Weg zu ebendieser Vision ebnen. Schließlich ist nicht jeder denkbare Roboter auch sinnvoll oder wünschenswert (vgl. Petersen & Manzeschke; ▶ Teil IV, Kap. 1). Gleichzeitig wird Pflege und Versorgung ob den Herausforderungen unserer Zeit ohne Technologien im Allgemeinen und robotischen Systemen im Besonderen mittelfristig vermutlich nicht mehr möglich sein. Es ist deshalb erforderlich, Pflege und Versorgung mit dem Feld der Robotik systematisch zusammen zu bringen und gemeinsam lebensdienliche Lösungen zu verwirklichen.

Literatur

Abdi, J., Al-Hindawi, A., Ng, T. & Vizcaychipi, M. P. (2018). Scoping review on the use of socially assistive robot technology in elderly care. *BMJ Open, 8*(2), e018815. https://doi.org/10.1136/bmjopen-2017-018815

Acatech und Körber-Stiftung (Hrsg.). (2018). *TechnikRadar 2018. Was die Deutschen über Technik denken.* München und Hamburg. Verfügbar unter https://www.acatech.de/publikation/technikradar-2018-was-die-deutschen-ueber-technik-denken/

Acatech und Körber-Stiftung (Hrsg.). (2019). *TechnikRadar 2019. Was die Deutschen über Technik denken.* München und Hamburg.

Becker, H., Scheermesser, M., Früh, M., Treusch, Y., Auerbach, H., Hüppi, R. A. et al. (2013). *Robotik in Betreuung und Gesundheitsversorgung.* TA-SWISS 58/2013 (TA-SWISS, Bd. 58). Zürich: vdf. https://doi.org/10.3218/3521-6

Beer, J. M., Fisk, A. D. & Rogers, W. A. (2014). Toward a framework for levels of robot autonomy in human-robot interaction. *Journal of Human-Robot Interaction*, 3(2), 74–99. https://doi.org/10.5898/JHRI.3.2.Beer

BITKOM. (2018). *Pflege 4.0: Roboterassistenten statt Pflegenotstand?* Website. Verfügbar unter https://www.bitkom.org/Presse/Presseinformation/Pflege-40-Roboterassistenten-statt-Pflegenotstand.html

BMBF. (2016). *Hilf mir mal! Wie Roboter den Alltag der Menschen erobern.* Verfügbar unter https://www.bmbf.de/upload_filestore/pub/Hilf_mir_mal.pdf

Böhle, F., Weihrich, M. & Stöger, U. (2015). *Interaktionsarbeit gestalten. Vorschläge und Perspektiven für humane Dienstleistungsarbeit* (Forschung aus der Hans-Böckler-Stiftung, Bd. 168). Berlin: Edition Sigma. https://doi.org/10.5771/9783845268279

Buhtz, C., Paulicke, D., Hirt, J., Schwarz, K., Stoevesandt, D., Meyer, G. et al. (2018). Robotische Systeme zur pflegerischen Versorgung im häuslichen Umfeld: ein Scoping Review. *Zeitschrift für Evidenz, Fortbildung und Qualität im Gesundheitswesen* [Robotic systems for care at home: A scoping review], 137-138, 1–8. https://doi.org/10.1016/j.zefq.2018.09.003

Dawe, J., Sutherland, C., Barco, A. & Broadbent, E. (2019). Can social robots help children in healthcare contexts? A scoping review. *BMJ Paediatrics Open*, 3(1), e000371. https://doi.org/10.1136/bmjpo-2018-000371

Deutscher Ethikrat. (2020). *Robotik für gute Pflege.* Berlin. Verfügbar unter https://www.ethikrat.org/fileadmin/Publikationen/Stellungnahmen/deutsch/stellungnahme-robotik-fuer-gute-pflege.pdf

Dunkel, W. & Weihrich, M. (2010). Kapitel II Arbeit als menschliche Tätigkeit: Arbeit als Interaktion. In G. G. Voß, G. Wachtler & F. Böhle (Hrsg.), *Handbuch Arbeitssoziologie* (S. 177–200). Wiesbaden: VS Verl. für Sozialwiss. https://doi.org/10.1007/978-3-531-922 47-8_6

Goodrich, M. A. & Schultz, A. C. (2007). Human-Robot Interaction: A Survey. *Foundations and Trends® in Human-Computer Interaction*, 1(3), 203–275. https://doi.org/10.1561/1100 000005

Grant, M. J. & Booth, A. (2009). A typology of reviews: an analysis of 14 review types and associated methodologies. *Health Information and Libraries Journal*, 26(2), 91–108. https://doi.org/10.1111/j.1471-1842.2009.00848.x

Hülsken-Giesler, M. & Daxberger, S. (2018). Robotik in der Pflege aus pflegewissenschaftlicher Perspektive. In O. Bendel (Hrsg.), *Pflegeroboter* (S. 125–140). Wiesbaden: Springer Gabler.

IFR. (2018). *Executive Summary World Robotics 2018 Service Robots* (International Federation of Robotics, Hrsg.). Verfügbar unter https://ifr.org/downloads/press2018/Executive_Summary_WR_Service_Robots_2018.pdf

IFR. (2019). *Executive Summary World Robotics 2019 Service Robots* (International Federation of Robotics, Hrsg.). Verfügbar unter https://ifr.org/downloads/press2018/Executive_Summary_WR_Service_Robots_2019.pdf

IGES. (2019). *Einsatz von robotischen Systemen in der Pflege in Japan mit Blick auf den steigenden Fachkräftebedarf. Abschlussbericht für das Bundesministerium für Wirtschaft und Energie (BMWi).* Verfügbar unter https://www.bmwi.de/Redaktion/DE/Publikationen/Studien/einsatz-von-robotischen-systemen-pflege-japan.pdf?__blob=publicationFile&v=4

Kehl, C. (2018). *Robotik und assistive Neurotechnologien in der Pflege – gesellschaftliche Herausforderungen. TAB-Arbeitsbericht Nr. 177* (Büro für Technikfolgenabschätzung beim Deutschen Bundestag, Hrsg.). Berlin. Verfügbar unter https://www.tab-beim-bundestag.de/de/pdf/publikationen/berichte/TAB-Arbeitsbericht-ab177.pdf

Klein, B., Graf, B., Schlömer, I. F., Roßberg, H., Röhricht, K. & Baumgarten, S. (2018). *Robotik in der Gesundheitswirtschaft. Einsatzfelder und Potenziale.* Heidelberg: medhochzwei.

Kohnke, O. (2015). *Anwenderakzeptanz unternehmensweiter Standardsoftware. Theorie, Einflussfaktoren und Handlungsempfehlungen* (Research). Zugl.: Mannheim, Univ., Habil.-Schr. Wiesbaden: Springer. https://doi.org/10.1007/978-3-658-08206-2

Koolwaay, J. (2018). *Die soziale Welt der Roboter. Interaktive Maschinen und ihre Verbindung zum Menschen.* https://doi.org/10.14361/9783839441671

Krick, T., Huter, K., Domhoff, D., Schmidt, A., Rothgang, H. & Wolf-Ostermann, K. (2019). Digital technology and nursing care: a scoping review on acceptance, effectiveness and efficiency studies of informal and formal care technologies. *BMC Health Services Research*, *19*(1), 400. https://doi.org/10.1186/s12913-019-4238-3

McGlynn, S. A., Kemple, S., Mitzner, T. L., King, C.-H. A. & Rogers, W. A. (2017). Understanding the Potenzial of PARO for Healthy Older Adults. *International Journal of Human-Computer Studies*, *100*, 33–47. https://doi.org/10.1016/j.ijhcs.2016.12.004

Meißner, A. (2019). Robotik in der Pflege. *PPH*, *25*(01), 29–33. https://doi.org/10.1055/a-0762-0182

Moyle, W., Bramble, M., Jones, C. J. & Murfield, J. E. (2017). »She Had a Smile on Her Face as Wide as the Great Australian Bite«. A Qualitative Examination of Family Perceptions of a Therapeutic Robot and a Plush Toy. *The Gerontologist*. https://doi.org/10.1093/geront/gnx180

Moyle, W., Jones, C. J., Murfield, J. E., Thalib, L., Beattie, E. R.A., Shum, D. K.H. et al. (2017). Use of a Robotic Seal as a Therapeutic Tool to Improve Dementia Symptoms. A Cluster-Randomized Controlled Trial. *Journal of the American Medical Directors Association*, *18*(9), 766–773. https://doi.org/10.1016/j.jamda.2017.03.018

Robinson, H., MacDonald, B. & Broadbent, E. (2015). Physiological effects of a companion robot on blood pressure of older people in residential care facility. A pilot study. *Australasian Journal on Ageing*, *34*(1), 27–32. https://doi.org/10.1111/ajag.12099

Schwender, C., Lange, B. P. & Schwarz, S. (Hrsg.). (2017). *Evolutionäre Ästhetik*. Lengerich: Pabst Science Publishers. Verfügbar unter http://sub-hh.ciando.com/book/?bok_id=2282350

Scoglio, A. A., Reilly, E. D., Gorman, J. A. & Drebing, C. E. (2019). Use of Social Robots in Mental Health and Well-Being Research: Systematic Review. *Journal of Medical Internet Research*, *21*(7), e13322. https://doi.org/10.2196/13322

Thrun, S. (2004). Toward a Framework for Human-Robot Interaction. *Human-Computer Interaction*, *19*(1), 9–24. https://doi.org/10.1207/s15327051hci1901&2_2

Wada, K. & Shibata, T. (2007). *Robot Therapy in a Care House – Change of Relationship among the Residents and Seal Robot during a 2-month Long Study*. In: 16th IEEE International Conference on Robot & Human Interactive Communication, Korea.

Weiss, A. (2012). Technik in animalischer Gestalt. Tierroboter zur Assistenz, Überwachung und als Gefährten in der Altenhilfe. In J. Buchner-Fuhs & L. Rose (Hrsg.), *Tierische Sozialarbeit. Ein Lesebuch für die Profession zum Leben und Arbeiten mit Tieren* (Bd. 9, S. 429–442). Wiesbaden: Springer VS. https://doi.org/10.1007/978-3-531-18956-7_27

ZQP. (2018). *Einstellung der Bevölkerung zu digitaler Unterstützung in der Pflege*.

3 Zwischen Hype und disruptiver Innovation: Neue Technologien als Treiber für Veränderungen in der Pflege

Christophe Kunze

3.1 Wie entstehen technische Innovationen im Gesundheitswesen?

Technischen Innovationen wird im Allgemeinen ein hohes Potenzial für Veränderungen in allen gesellschaftlichen Bereichen zugesprochen – so auch im Gesundheitswesen. Oft verlaufen diese Innovationen eher inkrementell, also in kleinen Schritten. Insbesondere digitale Technologien können aber auch zu sehr schnellen und tiefgreifenden Veränderungen führen, die bisherige, ggf. schon lange etablierte Strukturen und Prozesse völlig in Frage stellen oder ablösen. Man spricht dann von sogenannten disruptiven Innovationen[59]. Eine neue technische Möglichkeit stellt für sich genommen noch keine Innovation im ökonomischen Sinne dar. Entscheidend ist, dass diese in neue Produkte oder Dienstleistungen überführt wird, die einen konkreten Bedarf erfüllen und für die es einen Markt gibt. Im Innovationsmanagement spricht man auch von einem Zusammenspiel aus Push-Faktoren (technische Möglichkeiten als Auslöser von Innovationen) und Pull-Faktoren (Anwendungsbedarfe als Auslöser). Dabei ist mal die eine, mal die andere Seite stärker ausschlaggebend für Innovationen.

Im Kontext der bisher vergleichsweise geringen Auswirkungen neuer Technologien auf die Pflegepraxis wurde häufig darauf verwiesen, dass sich Forschungs- und Entwicklungsprojekte zu stark am technisch Möglichen orientieren und daher häufig am eigentlich Bedarf von Pflegenden und Pflegebedürftigen vorbei gingen (vgl. Fitzpatrick et al. 2015; Blackman et al. 2016). Charakteristisch für solche technikgetriebenen Forschungs- und Entwicklungsprojekte sind häufig eine starke Fokussierung auf bio-medizinische Aspekte oder Funktionsdefizite oder stigmatisierende Anwendungskonzepte, während die individuellen Bedürfnisse, Ressourcen und Teilhabemöglichkeiten von Betroffenen zu wenig berücksichtigt werden. In den letzten Jahren haben sich daher insbesondere in der öffentlich geförderten Forschung Ansätze etabliert, die Bedarfe von Anwendenden stärker in den Fokus der Entwicklung stellen (sog. »Nutzerorientierung«).

---

59 Ein viel zitiertes Beispiel für disruptive Veränderungen ist der Niedergang des Unternehmens Kodak. Kodak beschäftigte in den 90er Jahren noch über 100.000 Mitarbeiter, überwiegend mit der Herstellung von Filmen und Fotopapier. In Folge der schnellen Verbreitung der Digitalfotografie musste Kodak 2012 Insolvenz anmelden. Im gleichen Jahr wurde das Startup Instagram, da damals mit gerade mal 12 Mitarbeitern sein soziales Netzwerk zum Teilen von digitalen Fotos und Videos entwickelte, für 1 Mrd. US-Dollar an Facebook verkauft.

Beispiel: »demand pull«-Innovation: Liftup Raizer

Das Produkt »Raizer« des dänischen Unternehmens Liftup ist eine mobile elektrische Hebehilfe, mit der auch schwere gestürzte Personen von einer Hilfsperson allein und ohne große körperliche Belastung aufgerichtet werden können. Das Produkt kann kompakt in einer Tasche verpackt werden und ist so flexibler als viele andere Hebehilfen. Die Innovation beruht dabei weniger auf neuen Technologien – elektrische Antriebe und Akkus sind schließlich schon sehr lange verfügbar – sondern vielmehr auf einer guten Bedarfspassung.

Auf der anderen Seite kann festgestellt werden, dass gerade disruptive Innovationen im Kontext der digitalen Transformation häufig durch neue technische Möglichkeiten ausgelöst werden, die erst in der Folge eine Nachfrage induzieren. Man spricht dabei auch von sogenannten »technology push«-Innovationen. Ein typisches Beispiel hierfür sind Smartphones. Durch die Verfügbarkeit von leistungsfähigen mobilen Endgeräten, mobilem Internet und einem einfachen Distributionskanal für Applikationen (»App-Stores«) sind vielfältige Bedarfe an mobilen Anwendungen entstanden, die zu einem großen Teil nicht vorhersehbar waren. Ein anderes Beispiel ist der 3D-Druck, der als Basistechnologie viele neue Anwendungen in verschiedenen Branchen ermöglicht hat.

Beispiel »technology push« Innovation: Wayfindr

GPS-Navigationssysteme (meist in Form von Smartphone-Apps) haben für die außerhäusliche Mobilität von sehbehinderten Menschen eine große Bedeutung. Problematisch ist aber nach wie vor die Mobilität in großen Gebäuden, da GPS dort nicht funktioniert. Die Wayfindr-Lösung derfiniert zur Lösung dieses Problems einen Standard zur Nutzung fest installierter Bluetooth Sender (sog. Beacons) zur Ortung in Verbindung mit einer Smartphone App, die über Audio-Hinweise eine Indoor-Navigation ermöglicht – so z. B. in der Londoner U-Bahn.

Wie die Beispiele zeigen, lassen sich technikbezogene Innovationen nicht eindeutig der »technology push« oder »demand pull«-Seite zuordnen. Aus einer technischen Perspektive könnte man auch argumentieren, dass Indoor-Navigation schon seit vielen Jahren untersucht wird und die wayfindr-Innovation eher auf eine umfassende Orientierung an Bedarfen sehbehinderter Menschen zurückzuführen sei. Unabhängig davon wird aber deutlich, dass neuen technischen Möglichkeiten eine große Bedeutung für Innovationen zukommen. Da damit erhebliche Veränderungsprozesse in der Praxis verbunden sein können, ist es notwendig, dass sich Pflegende mit neuen Technologien auseinandersetzen und sich aktiv in die Gestaltung von technikbezogenen Veränderungen in der Pflege einbringen (vgl. Kunze 2017). Infolgedessen wird es für Pflegende zunehmend wichtiger, bestehende und zukünftige technische Veränderungen zu identifizieren, zu bewerten und deren Einfluss auf Veränderungen in der Pflege abzuschätzen. Das ist aber gar nicht so einfach: Die Erfahrung zeigt, dass technische Veränderungen häufig falsch eingeschätzt werden. Dabei ist die Unterschätzung der Auswirkungen disruptiver Innovationen ebenso problematisch wie die Überschätzung der Möglichkeiten neuer Technologien.

3.2 Warum Technik-»Hypes« problematisch sind und wie wir damit umgehen können

Im Gesundheitswesen scheint Technik häufig eine einfache Lösung für sozialpolitische Herausforderungen, die mit dem demografischen Wandel einhergehen, wie z. B. der steigenden Anzahl von Pflegebedürftigen und dem zunehmenden Fachkräftemangel in der Pflege (Greenhalgh et al. 2012). Häufig aber werden neuen Technologien überzogene Erwartungen entgegengebracht. Dafür gibt es viele Gründe: Neue Dinge sind für viele faszinierend (»shiny object syndrome«). Daneben sprechen Hoffnungen auf disruptive positive Veränderungen uns eher an und werden stärker weiterverbreitet als andere Meldungen. Unternehmen, die neue Technologien entwickeln, profitieren häufig davon, dass die Möglichkeiten ihrer Produkte überschätzt werden. Optimistische Einschätzungen fördern die Adaption der Technologien durch Pilotkunden und erleichtern die Aufnahme von Investmentkapital. Derartige Fehleinschätzungen sind also für Unternehmen aus wirtschaftlicher Sicht nützlich, dementsprechend haben sie kein Interesse daran, diesen entgegen zu wirken. Gleichzeitig sind Aussagen zu neuen Technologien oft schwer zu überprüfen, da die dafür nötigen Informationen häufig als Geschäftsgeheimnisse geschützt und somit nicht verfügbar sind. In der Folge entstehen um neue Technologien häufig (Medien-)Hypes, in denen sich die Vorstellungen von Möglichkeiten der Technologie sehr stark von dem entfernen, was die Technologie tatsächlich zu leisten im Stande ist.

Technologie-Hypes können erheblichen und zum Teil problematischen Einfluss auf Entscheidungen von Institutionen haben (vgl. Dunn 2019). Bei einem Hype fokussieren beteiligte Akteure häufig auf Maßnahmen zur Implementierung einer vermeintlich bedeutsamen Technologie. Unternehmen oder Staaten investieren bspw. aus Angst davor, gegenüber anderen den Anschluss zu verpassen, enorme Ressourcen in eine »gehypte« Technologie. In Anlehnung an Georg Jellinek könnte man von der normativen Kraft des Fiktionalen sprechen: Allein die Vorstellungen von den potenziellen Mehrwerten einer Technologie werden zur Grundlage für Entscheidungen zu deren Implementierung. Die wichtige Frage, inwiefern diese neue Technologie für die eigenen Geschäftsaktivitäten unter den konkreten Anwendungsbedingungen einen Mehrwert bringen und tatsächlich in Innovationen umgesetzt werden kann, wird dagegen oftmals gar nicht gestellt. Die dabei mobilisierten Ressourcen fehlen dann für andere mögliche Innovationen und Veränderungsprozesse, die ggf. zum jetzigen Zeitpunkt sinnvoller wären.

Beispiel: Die Pflege-Roboter kommen ...

In den Jahren 2018 und 2019 verging kaum eine Woche, in der nicht in verschiedenen Medien Berichte zu Konzepten, Testungen oder Pilotstudien zum Einsatz von Robotern in der Pflege publiziert wurden. Häufig wurde dabei der Roboter Pepper eingesetzt: »In Altenheimen erzählt er Witze, spielt Luftgitarre, tanzt Macarena, macht Gedächtnis-Spiele mit den Bewohnern, animiert sie zum Singen oder zur Bewegung. [...] Bei den Pflegebedürftigen komme der Roboter überraschend gut an [...] Offensichtlich wird »Pepper« von vielen älteren Menschen fast wie eine echte Person behandelt.«[60] Auch wenn in vielen Beiträgen kritische Perspektiven in Bezug auf ethische Fragen und Akzeptanz beleuchtet werden, vermittelt die mediale Darstellung in der Regel ein falsches Bild von den Fähigkeiten von Robotern im komplexen Anwendungsfeld Pflege (vgl. Meißner; ▶ Teil III, Kap. 2).

Um bei der Planung und Gestaltung von technikbezogenen Veränderungsprozessen in der Pflege zielführende Entscheidungen treffen zu können ist es deshalb wichtig, solche Verzerrungen in der Einschätzung technischer Möglichkeiten zu vermeiden. Insbesondere Hersteller- oder Entwicklerangaben sollten kritisch hinterfragt werden. Neben der Beschreibung von Chancen und Möglichkeiten schafft es Vertrauen, wenn ein Unternehmen auch Grenzen und Risiken einer Technologie beschreibt. Bei der Betrachtung von Anwendungsszenarien, welche die Mehrwerte der Nutzung von technischen Systemen illustrieren, sollte geprüft werden, ob diese die volle Komplexität der Anwendungskontexte berücksichtigen.

Zur Einschätzung von neuen Technologien und zur Vermeidung von Fehleinschätzungen durch Hypes hat in der Innovationsmanagement-Praxis in den vergangenen Jahren der »Technology Hype Cycle«-Ansatz eine hohe Verbreitung erreicht, der von der Unternehmensberatung Gartner entwickelt wurde (vgl. Fenn & Raskino 2008). Der Ansatz geht davon aus, dass die mediale Aufmerksamkeit für neue Technologien ein typisches Muster durchläuft, welches sich aus der Überlagerung einer glockenförmigen Kurve (die den Hype abbildet) und einer s-förmigen Kurve (die den Technologiereifegrad abbildet) ergibt darstellen lässt (▶ Abb. III.3.1).

Der Hype-Cycle ist in fünf Phasen unterteilt, die typischerweise nacheinander durchlaufen werden (Technischer Auslöser, Hype, Enttäuschung, Reife, Produktive Phase). Der praktische Mehrwert des Ansatzes ergibt sich vor allem daraus, dass Gartner jedes Jahr eine Studie zur Einschätzung verschiedener neuer Technologien auf dem Hype Cycle publiziert, an der sich Innovationsmanager orientieren können, um die Technologiereife einzuschätzen und zukünftige Investi-

---

60 Quelle: Medical Tribune, 12.06.2019

Teil III Potenziale erkennen und Herausforderungen verstehen

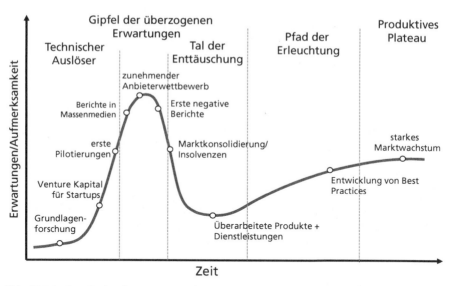

Abb. III.3.1: Der Technology Hype Cycle und typische Indikatoren für die einzelnen Phasen (übersetzt und adaptiert nach Dedehayir & Steinert 2016)

tions- bzw. Entwicklungsentscheidungen zu treffen. Die Studie ordnet dabei Technologien auf der Hype Cycle Kurve ein und gibt für jede Technologie eine Einschätzung ab, in wie vielen Jahren sie das produktive Plateau erreichen könnte. Für Anwendungen im Gesundheitswesen, die im Vergleich zu anderen Branchen hohe Anforderungen an die Robustheit, Zuverlässigkeit und Nachhaltigkeit von Technologien stellen, kommen neue Technologien in der Regel erst in Frage, wenn sie die produktive Phase erreicht haben.

Beispiel: Augmented Reality

Augmented Reality (AR) taucht erstmals 2005 im Gartner Hype Cycle in der Phase »Technischer Auslöser« auf. Von 2010 bis 2012 wird es in der Phase des Hypes geführt. In das Jahr 2012 fällt auch die Vorstellung von Googles Datenbrille »Google Glass«, für die in der Folge vielfältige Anwendungen prognostiziert wurden. Auch für die Pflege wurden später Anwendungen für Datenbrillen (»Pflegebrillen«) konzipiert, etwa zum Zugriff auf Patientendaten, zur Anleitung komplexer Vorgänge oder zur Unterstützung der Dokumentation. In den Folgejahren machte sich allerdings Ernüchterung breit: Die relativ kleine Projektionsfläche im Sichtfeld und das Gewicht der Brillen schränken Anwendungen in der Praxis stark ein, und Datenschützer kritisierten Google Glass aufgrund der damit verbundenen kaum kontrollierbaren Kameraüberwachung der Umgebung. Ab 2013 wird AR in Gartners Hype Cycle in der Phase »Enttäuschung« geführt. Bis heute konnten sich Datenbrillen (wie z. B. Microsofts HoloLens) nur in Nischenanwendungsfeldern etablieren.

Der Technology-Hype-Cycle-Ansatz und die von Gartner veröffentlichten Reports dazu dürfen nicht als präzises Vorhersageinstrument missverstanden werden. Die Anwendungsreife von Technologien ist stark von deren spezifischer Ausprägung und vom jeweiligen Anwendungskontext abhängig. Während AR-Brillen in der Pflege Zukunftsmusik sind und sich dort möglicherweise nie etablieren werden, sind z. B. AR-gestützte Tele-Support-Anwendungen auf Tablets oder Smartphones in anderen Branchen heute bereits im Einsatz. Die weitere Entwicklung neuer Technologien ist von vielen Faktoren abhängig und kann über mehrere Jahre nicht vorhergesagt werden. Zu beachten ist auch, dass das Hype-Cycle-Modell nicht wissenschaftlich validiert ist. Hype-Dynamiken konnten für verschiedene Technologien empirisch bestätigt werden (z. B. Bluetooth, MP3 und alternative Antriebstechnologien für Autos), für andere (z. B. DVD) aber nicht (vgl. Järvenpää & Mäkinen 2008; Alkemade & Suurs 2012). In einem Review und einer empirischen Überprüfung kommen Dedehayir und Steinert (2016) zu dem Schluss, dass der Gartner Hype Cycle die tatsächliche Entwicklung von Technologien nur eingeschränkt wiedergibt. Unter anderem kritisieren Sie, dass die Hype-Dynamik und die zunehmende Reife der Technologie unterschiedliche Phänomene sind, die nicht einfach additiv überlagert werden können. Außerdem stellen sie fest, dass in vielen Fällen mehrere (wellenförmige) Veränderungen zu beobachten sind und dass sich Erwartungshaltungen verschiedener Stakeholdergruppen deutlich unterscheiden können. Gleichwohl bestätigen sie in ihrer Studie, dass Hype-Dynamiken für das Innovationsmanagement und die Vorhersage der Entwicklung von Technologien von großer Bedeutung sind.

Ungeachtet dieser Einschränkungen ist der Hype-Cycle-Ansatz im Innovationsmanagement seit vielen Jahren im Einsatz und hat sich als nützlich erwiesen. Da seine Anwendungen keine besonderen Technikkompetenzen erfordert, ist er auch für Akteure in der Pflege sehr gut verwendbar, um die Rolle von neuen Technologien für die Weiterentwicklung der pflegerischen Versorgung kritisch zu hinterfragen. Neben dem jährlich veröffentlichten allgemeinen »Hype Cycle for Emerging Technologies« werden in unregelmäßigen Abständen auch branchenspezifische Hype Cycles für Anwendungsfelder im Gesundheitswesen erarbeitet, die differenzierter auf spezifische Technologien eingehen (vgl. z. B. Gartner 2019a, Gartner 2019b).

3.3 Wovon hängt die Nachhaltigkeit technikbezogener Veränderungsprozesse im Gesundheitswesen ab?

Für die Frage, ob eine mit digitalen Technologien zusammenhängende geplante Veränderung in der Pflege zielführend ist und ob sie voraussichtlich erfolgreich sein wird, spielen neben dem allgemeinen Reifegrad der Technologie (wie sie mit dem Technologie Hype Cycle eingeschätzt werden kann) auch viele pflegespezifische Fragen eine Rolle. Hierzu zählen etwa die Akzeptanz der spezifischen Technologie bei Pflegenden und Gepflegten, die Integration der Technik in bestehende Versorgungsprozesse, regulatorische Rahmenbedingungen oder Fragen der Refinanzierung der Technik im Rahmen der Versorgungsstrukturen.

Zur Erklärung der Nichtnutzung von Gesundheitstechnologien sowie der Barrieren für die Verbreitung und Nachhaltigkeit von technikbasierten Veränderungsprozessen im Gesundheitswesen kann auf das NASSS-Framework zurückgegriffen werden (Greenhalgh et al. 2017, Greenhalgh et al. 2018, deutsche Version in Kunze 2020). Das Modell zeigt, dass sich das Scheitern von Anstrengungen zur Einführung von Gesundheitstechnologien im Wesentlichen auf die unzureichende Berücksichtigung von Komplexität zurückführen lässt. Je mehr Faktoren, die zur Komplexität beitragen, bekannt sind und im Veränderungsprozess berücksichtig werden, desto wahrscheinlicher ist eine erfolgreiche Implementierung des Veränderungsprozesses. Zur Analyse definiert das NASSS-Framework sieben Domänen, in denen Komplexität auftreten kann:

- Die Gesundheitssituation, in deren Kontext die Technik eingesetzt werden soll (z. B. Krankheit, Komorbiditäten, Funktionseinschränkungen, sozio-kulturelle Einflussfaktoren)
- Aspekte der Technik selbst (z. B. Qualitätseigenschaften wie Robustheit und Usability, Kompetenzanforderungen, Lizenzfragen)
- Das Nutzerversprechen (z. B. bei unterschiedlichen oder gegenläufigen Effekten für verschiedene Stakeholdergruppen)
- Die Anwender (Akzeptanz, mit der Technik verbundene Rollenänderungen, Auswirkungen auf das Selbstverständnis)
- Die Institutionen des Gesundheitswesens (u. a. Innovationsfähigkeit, Komplexität der für die Technik nötigen Veränderungsprozesse, Implementierungsaufwand)
- Die Makro-Ebene (gesundheitspolitische und rechtliche Rahmenbedingungen, sozio-kulturelle Rahmenbedingungen)
- Die langfristige Einbettung und Anpassung (insb. Anpassbarkeit der Technik, Umgang mit Veränderungen)

Das NASSS-Framework wurde bereits in vielfältigen Studien erfolgreich zur Analyse von mit Gesundheitstechnologien verbundenen Veränderungsprozessen angewendet. Auch für Anwendungen in der Pflege hat sich das Modell für die Planung und Analyse von Innovationsprozessen als hilfreich erwiesen und wird inzwischen auch im deutschsprachigen Raum genutzt (vgl. Ziegler & Feuchtinger; ▶ Teil II, Kap. 2).

Beispiel: Video-Telecare für Herzinsuffizienz-Patienten

Die Bedeutung von Komplexität auf den verschiedenen Ebenen für die Nachhaltigkeit von technikgestützten Veränderungsprozessen wird am Beispiel einer Studie zu einem Video-Telecare-Konzept für Patienten mit Herzinsuffizienz dargestellt (vereinfacht nach Greenhalgh et al. 2018): Die Patientinnen und Patienten entschieden sich freiwillig für die Versorgungsoption, und fast alle empfanden sie als bequem und unkompliziert. Dennoch wurde das Versorgungskonzept am Ende der Studie vorerst eingestellt, weil sich die Umsetzung aus verschiedenen Gründen als arbeitsintensiv und herausfordernd herausstellte. So schätzten etwa Pflegende die Versorgungsform für viele Patienten aufgrund der Gesundheitssituation (z. B. psychische und kognitive Beeinträchtigungen), der Gesundheits- und Technikkompetenzen oder fehlender familiärer Unterstützung als unpassend ein. Probleme in der Techniknutzung (z. B. wegen Verbindungsproblemen oder vergessener Passwörter) erforderten Workarounds (wie z. B. Rückgriff auf das Telefon). Nicht alle Pflegenden begrüßten die neue Versorgungsform – neben dem Erlernen der Techniknutzung stellten Veränderungen in den Rollen (z. B. technischer Support für Patientinnen und Patienten) und dem Selbstbild (z. B. in Bezug auf eigene Technikaffinität) eine Barriere dar. Und auch auf organisatorische Ebene zeigte sich die neue Versorgungsform als komplex, da sie sich nicht ohne Weiteres in die etablierten Routinen zur Vereinbarung, Durchführung und Dokumentation von Terminen (z. B. Nutzung von Warteräumen) einpasste. Nicht zuletzt konnte der Mehraufwand für die Durchführung von Videokonsultationen nur unzureichend im Vergütungssystem abgebildet werden.

Das Beispiel zeigt, dass die volle Komplexität von Veränderungsprozessen, die mit technischen Innovationen einhergehen, in der Regel erst bei einer Implementierung unter Regelversorgungsbedingungen sichtbar wird. Dies gilt insbesondere für Aspekte auf institutioneller Ebene und auf Ebene des Gesundheitssystems. In den einfachen Nutzungsszenarien, die typischerweise zur Illustration der Möglichkeiten neuer Technologien in der Versorgung verwendet werden, bildet sich diese Komplexität meist nicht ab – hier wird meist entweder der Nutzen der Innovation aus Perspektive der Betroffenen oder aber ein ökonomischer Mehrwert auf institutioneller Ebene isoliert herausgestellt. Einfache Konzepte hingegen werden oft als weniger innovativ wahrgenommen, während deren Vorteile in Bezug auf eine nachhaltige Implementierung nicht berücksichtigt werden.

3.4 Fazit

Neue Technologien weisen zweifelsohne ein erhebliches Potenzial zur Verbesserung der Gesundheitsversorgung auf. Erfolgreiche Innovationen entstehen dabei aus dem Zusammenspiel neuer technischer Möglichkeiten und deren Passung auf Versorgungsbedarfe. In der Praxis ist es aber alles andere als einfach, diese Potenziale zu entfalten und nachhaltig positive Effekte zu erzielen. Eine prospektive Einschätzung der Sinnhaftigkeit von Innovationsprojekten ist sowohl für die nachhaltige Implementierung konkreter technischer Systeme in der Versorgungspraxis als auch für Aktivitäten in Forschungs- und Entwicklungsprojekten zu neuen Technologien mit großen Unsicherheiten behaftet.

Pflegende und andere Entscheidungsträger stehen vor der Herausforderung, neue Technologien und Produkte möglichst realistisch einzuschätzen und daraus Schlussfolgerungen für Veränderungsprozesse zu ziehen. Ein Problem können dabei Verzerrungen durch überzogene Erwartungen sein, die für neue Technologien typisch sind (»technology hype«). Der vorgestellte Technology-Hype-Cycle-Ansatz ist ein einfaches und hilfreiches Werkzeug, um die grundsätzliche Reife neuer Technologien für Anwendungen in der Pflege zu bewerten. Die Einschätzung neuer Technologien sollte dabei vor dem Hintergrund der konkreten Mehrwerte für die eigenen Geschäftsprozesse unter den gegebenen Rahmenbedingungen und Anwendungskontexten erfolgen.

Bei der Umsetzung konkreter technikbezogener Veränderungsprozesse ist zu berücksichtigen, dass Barrieren für die erfolgreiche nachhaltige Implementierung auf verschiedenen Ebenen entstehen können. Um Aspekte, die zur Komplexität von Innovationsprozessen beitragen, sichtbar zu machen und zu verstehen, sind neben den in der Gesundheitsforschung üblichen kontrollierten Studien auch adaptive Forschungsdesigns zur Implementierung und zum Transfer (z. B. Aktionsforschungsansätze) notwendig (vgl. van der Kleij 2019). Das im Beitrag vorgestellte NASSS-Framework bietet dabei einen nützlichen theoretischen Rahmen, um technikbezogene Veränderungen prospektiv einschätzen zu können, kritische Bereiche zu identifizieren und Maßnahmen zur Reduktion bzw. Berücksichtigung von Komplexität zu planen. Ebenso kann es auch für eine retrospektive Analyse von Projekten genutzt werden. Die dazu verfügbaren Instrumente (vgl. Greenhalgh et al. 2019) helfen Pflegenden und anderen Stakeholdern im Gesundheitswesen, Digitalisierungsprojekte fachlich zu begleiten und dabei frühzeitig die realen Anwendungskontexte in ihrer vollen Komplexität zu berücksichtigen.

Literatur

Alkemade, F., & Suurs, R. A. (2012). Patterns of expectations for emerging sustainable technologies. *Technological Forecasting and Social Change*, 79(3), 448–456

Blackman, S., Matlo, C., Bobrovitskiy, C., Waldoch, A., Fang, M. L., Jackson, P., Mihailidis, A., Nygard, L., Astell, A., Sixsmith, A. (2016): Ambient assisted living technologies for aging well: A scoping review. In: Journal of Intelligent Systems, 25(1), 55–69

Dedehayir, O., & Steinert, M. (2016). The hype cycle model: A review and future directions. *Technological Forecasting and Social Change*, 108, 28–41

Dunn, A. (2019): When hype is harmful: why what we think is possible matters. In: The Startup. Medium, 2019. Online verfügbar unter https://medium.com/swlh/when-hype-is-harmful-why-what-we-think-is-possible-matters-e7988db6f643

Jarvenpaa, H., & Makinen, S. J. (2008, December). Empirically detecting the Hype Cycle with the life cycle indicators: An exploratory analysis of three technologies. In 2008 IEEE International Conference on Industrial Engineering and Engineering Management (pp. 12–16)

Fenn, J., & Raskino, M. (2008). Mastering the hype cycle: how to choose the right innovation at the right time. Harvard Business Press

Gartner (2019a): Hype Cycle for Healthcare Providers. Gartner Inc., 2019

Gartner (2019b): Hype Cycle for Consumer Engagement With Healthcare and Wellness, Gartner Inc. 2019

Greenhalgh, T./Procter, R./Wherton, J./Sugarhood, P./Shaw, S. (2012): The organising vision for telehealth and telecare: Discourse analysis. In: BMJ Open, 2(4):e001574

Greenhalgh, T., Wherton, J., Papoutsi, C., Lynch, J., Hughes, Court, C., G., Hinder, S., Fahy, N., Proc & Shaw, S. (2017). Beyond adoption: a new framework for theorizing and evaluating nonadoption, abandonment, and challenges to the scale-up, spread, and sustainability of health and care technologies. *Journal of medical Internet research*, 19(11), e367

Greenhalgh, T., Wherton, J., Papoutsi, C., Lynch, J., Hughes, G., Hinder, S., Court, C., Hinder, S., Procter, R. & Shaw, S. (2018). Analysing the role of complexity in explaining the fortunes of technology programmes: empirical application of the NASSS framework. *BMC medicine*, 16(1), 66

Greenhalgh T, Maylor H, Shaw S, Wherton J, Papoutsi C, Betton V, Nelissen N, Gremyr A, Rushforth A, Koshkouei M, Taylor J (2019 – preprint): The NASSS-CAT tools for supporting technology projects in health and social care: co-design of tools and protocol for further testing. JMIR Preprints, DOI: 10.2196/16861

Kunze, C. (2017): Technikgestaltung für die Pflegepraxis: Perspektiven und Herausforderungen. In: Pflege und Gesellschaft, 2017(2), S. 130–145

Kunze, C. (2020): (Nicht-)Nutzung, Transfer, Verbreitung und Nachhaltigkeit von Gesundheitstechnologien: Deutsche Version des NASSS-Frameworks. Hochschule Furtwangen, 2020. Online verfügbar unter: https://opus.hs-furtwangen.de/frontdoor/index/index/docId/6230

van der Kleij, R. M., Kasteleyn, M. J., Meijer, E., Bonten, T. N., Houwink, E. J., Teichert, M., ... & Pinnock, H. (2019). SERIES: eHealth in primary care. Part 1: Concepts, conditions and challenges. *European Journal of General Practice*, 25(4), 179–189

Teil IV Reflektiert handeln: Neue Aufgaben und Handlungsfelder

1 Soziale Akzeptanz und ethische Angemessenheit

Julia Petersen & Arne Manzeschke

1.1 Einleitung

Die Digitalisierung der Arbeits- und Lebenswelt hat längst das Gesundheitssystem und die formelle und informelle Pflege erreicht. Technische, und insbesondere digitale Innovationen spielen auch in der pflegerischen Versorgung eine immer wichtigere Rolle. Politik und Gesellschaft erhoffen sich von der Entwicklung und Implementierung neuer Pflegetechnologien angesichts der Herausforderungen, die der demografische Wandel an die Gesundheitsversorgung stellt, Unterstützung und Entlastung. Dabei geraten die Pflegenden zunehmend in einen Widerspruch zwischen der Formalisierung und Standardisierung der Arbeitsabläufe einerseits und situativer und selbstbestimmter Interaktionsarbeit mit den Patientinnen und Patienten andererseits (Weihrich 2019). Das ist ein Problem, das sich auch auf der Ebene technischer, insbesondere künstlich intelligenter Systeme rekonfiguriert, weil hier der soziale Sinn menschlicher Handlungen mit einer formalen Logik der technischen Systeme in Konflikt gerät. Welche Rolle soziale Akzeptanz und ethische Angemessenheit beim Einsatz technischer Systeme in der Pflege spielen, soll in diesem Beitrag erörtert werden. Dabei ist es zunächst wichtig, diese Begriffe getrennt voneinander zu betrachten und so näher beleuchten zu können. Auf dieser Basis kann schließlich diskutiert werden, wie entsprechende Perspektiven aus Soziologie, Ethik und Pflegewissenschaft dabei helfen können herauszuarbeiten, welchen Beitrag Technik zum guten Leben und insbesondere zur guten Pflege leisten kann.

1.2 Zur sozialen Akzeptanz

Der Akzeptanzbegriff findet in zahlreichen wissenschaftlichen Disziplinen Anwendung und ist keineswegs eindeutig. Das Wörterbuch der Soziologie von Endruweit führte den Begriff erstmalig 1989 auf und fasste ihn als »die Eigenschaft einer Innovation, bei ihrer Einführung positive Reaktionen der davon Betroffenen zu erreichen« (Kramer 2016, S. 19). Lucke schlägt für den wissenschaftlichen Diskurs eine Definition vor. Akzeptanz ist demnach »die Chance, für bestimmte Meinungen, Maßnahmen, Vorschläge und Entscheidungen bei einer identifizierbaren Personengruppe ausdrückliche oder stillschweigende Zustimmung zu finden und unter angebbaren Bedingungen aussichtsreich auf deren Einverständnis rechnen zu können« (Lucke 1995, S. 104). Betrachtet man die Akzeptanz von Innovationen, wird oftmals zwischen Einstellungs- und Verhaltensakzeptanz unterschieden (Müller-Böling & Müller 1986; Kramer 2016). Die Einstellungsakzeptanz bezieht sich dabei auf affektive und kognitive Faktoren, die zu einer positiven oder negativen Einstellung gegenüber dem Akzeptanzobjekt führen. Eine Handlungsintention kann hierbei schon enthalten sein. Jedoch wird das tatsächliche Handeln erst in der Verhaltensakzeptanz erfasst (Kramer 2016, S. 11). Meist findet diese erst über die konkrete Nutzung der Innovation ihre Abbildung.

In der Technikakzeptanzforschung gibt es verschiedene Modelle, um die Nutzung neuartiger Technologien vorauszusagen oder die Akzeptanz bestehender Systeme messbar zu machen (IAW 2019). Dabei spielt die Identifizierung beeinflussender Faktoren hinsichtlich der Einstellung zu gegebenen Technologien eine wesentliche Rolle. Ein weit verbreitetes Modell ist das Technology Acceptance Model (TAM) nach Davis (1985) und Davis et al. (1989). Die wesentlichen Faktoren nach Davis et al. sind die wahrgenommene Nützlichkeit (der technischen Lösung) und die wahrgenommene Benutzerfreundlichkeit (des technischen Systems), die die Nutzungsabsicht und schließlich das Nutzungsverhalten beeinflussen (IAW 2019). Gegebenenfalls können auch weitere Faktoren hinzugefügt werden, wie in folgender Abbildung deutlich wird (▶ Abb. IV.1.1):

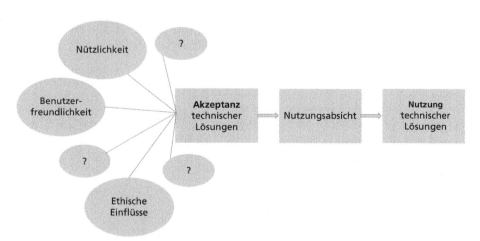

Abb. IV.1.1: Technikakzeptanzmodell mit zu bestimmenden Faktoren für eine neuartige technische Lösung (IAW 2019)

Aber auch bereits erlebte Vertrauenserfahrungen mit Technologien fließen mit in die neue Situation ein (Mcknight et al. 2011). Gemessen wird Technikakzeptanz meist über das Nutzungsverhalten, und ist somit als Rückführung des TAMs zu sehen.

Welche Erkenntnisse bestehen nun zur sozialen Akzeptanz hinsichtlich neuer Technologien in der Pflege? Die Studienlage wächst in diesem Bereich rasant an. Technikakzeptanz ist jedoch keine unveränderbare Größe und unterliegt deshalb einem stetigen Wandel. So beeinflussen beispielsweise Umbrüche in der Versorgungssituation oder auch die emotionale Beteiligung bei der Technikanwendung die soziale Akzeptanz gegenüber der Technik über die Zeit hinweg (Peek 2017, S. 160). Peek (2017) entwickelt einen dynamischen Ansatz zur Technikakzeptanz, der diese Veränderungen in den Blick nimmt. Die Akzeptanz hat nicht zuletzt mit einer zeitlich indizierten Gewöhnung an und Gewohnheit im Umgang mit Technik zu tun.

Neue Technologien in der Pflege werden unterschiedlich klassifiziert. Rösler et al. (2018) beschreiben die Kategorien »Elektronische Pflegedokumentation«, »Technische Assistenzsysteme«, »Telecare« und »Robotik«. Spezifische Unterteilungen gibt es beispielsweise für die Pflege von Menschen mit Demenz. So teilen Lauriks et al. (2007) neue Technologien nach den Bedürfnisbereichen »general and personalized information«, »support with regard to symptoms of dementia«, »social contact and company for the person with dementia« und »health monitoring and perceived safety for the person with dementia« ein. Einen anderen Weg gehen Kunze und König (2017), die die technischen Systeme nach spezifischen Domänen einteilen und diese jeweils mit einer Bezugswissenschaft und einem oder mehreren Bezugsmodellen verbinden. Solche Divergenzen verdeutlichen noch einmal, dass eine Systematisierung und einheitliche(re) Klassifizierung der technischen Systeme für eine Nutzenbewertung unumgänglich sind.

Kramer beschäftigt sich in ihrer Dissertation mit der Akzeptanz neuer Technologien bei pflegenden Angehörigen von Menschen mit Demenz. Sie wendet das TAM auf ausgewählte neue Technologien und bestehende technische Hilfsmittel an. Dabei nimmt sie ein Ortungssystem in den Blick, das Angehörigen von Menschen mit Demenz mehr Sicherheit geben soll, indem sie den Aufenthaltsort des Menschen mit Demenz überwachen können. Zusätzlich wird eine Internetplattform zur Vernetzung von pflegenden Angehörigen, ein Zusatzgerät zum Fernsehgerät, das einen intelligenten Kalender bietet, und ein sensorbasiertes Gesundheitsüberwachungssystem betrachtet. Für diese Geräte stellt sie einen Zusammenhang zwischen wahrgenommenem Nutzen, der wahrgenommenen leichten Bedienbarkeit und der Technikakzeptanz bei den Angehörigen von Menschen mit Demenz fest. Kramer folgert aus ihrer empirischen Erhebung, dass neue Technologien, wie ein elektronischer Kalender, Sturzdetektoren, Bewegungs-/Sensormatten oder die Personenortung über GPS im Vergleich zu technischen Hilfen wie Lifter oder dem Hausnotruf »meist gar nicht oder in sehr geringem Umfang Verwendung fanden« (Kramer 2016, S. 172). Betrachtet man dagegen die Einstellungsakzeptanz, so scheinen für die Angehörigen von Menschen mit Demenz Sicherheitstechnologien wie Ortungssysteme oder Geräte zur Haustürüberwachung die wichtigste Rolle zu spielen (Grauel & Spellerberg 2007; Rialle et al. 2008; Kramer 2016). Dabei werden jedoch oftmals ethische Aspekte wie der Respekt der Privatsphäre des Betroffenen vom Bedürfnis nach Sicherheit überlagert (Rosenberg et al. 2012; Kramer 2016). Das sind Güterkonflikte, die in einer ethischen Evaluation von Mensch-Maschinen-Konstellationen, also Systemen mit technischer und sozialer Teilkomponente, sogenannte sozio-technische Arrangements, häufig zutage treten und von den Beteiligten reflektiert und verantwortlich entschieden werden müssen.

Thordardottir et al. (2019) untersuchen in einem Systematic Review die Akzeptanz und Adhärenz neuer Technologien bei Menschen mit kognitiven Einschränkungen und ihren Angehörigen. Aus 30 einbezogenen Studien identifizieren sie Faktoren, die Einfluss auf das Nutzungsverhalten haben. Die allgemeine Vertrautheit mit Technik, die einfache Bedienbarkeit, die mögliche Verbesserung der Pflege, niedrige technische Anforderungen sowie die Adaption in die persönlichen Routinen haben positiven Einfluss auf Akzeptanz und Adhärenz.

In einer Befragung von 567 Pflegenden der Berufsgenossenschaft für Gesundheitsdienst und Wohlfahrtspflege stimmen 87 % der Befragten dem Satz zu: »Dem Einsatz moderner Technik in der Pflege stehe ich aufgeschlossen gegenüber« (Merda et al. 2017). Dabei ist die soziale Akzeptanz wesentlich von dem zu betrachtenden technischen System abhängig. So ist die Akzeptanz von robotischen Systemen bei Pflegenden eher gering, während sie in Bezug auf elektronische Assistenzsysteme deutlich höher ist (ebd.). Hülsken-Giesler (2011) beschreibt, dass professionell Pflegende der Einführung neuer Technologien insgesamt positiv gegenüberstehen. Entscheidende Faktoren für die Akzeptanz seien Funktionalität und Bedienerfreundlichkeit, Motivation der Nutzer und die Unterstützung der pflegerischen Kernaufgaben. Dabei ist jedoch unklar, welche Rolle demografische Variablen, die Qualifikation und die Berufserfahrung spielen (ebd.).

Grundsätzlich erscheint es wesentlich, transparent zu machen,

- um welche befragte Personengruppe,
- um welches technische System und
- um welchen Kontext des Einsatzes von Technik in der Pflege

es sich handelt, um Aussagen zur sozialen Akzeptanz tätigen zu können.

1.3 Zur ethischen Angemessenheit

Wie können Technologien für den Einsatz in der Pflege bewertet werden? An welchen Kriterien müssen sie sich messen lassen? Hierzu ist nicht nur das Kriterium der sozialen Akzeptanz oder der technischen Machbarkeit in den Blick zu nehmen, sondern auch das der ethischen Angemessenheit. Ethische Fragen, die sich im Zusammenhang mit der Digitalisierung grundsätzlich stellen, verschärfen sich im Pflegebereich aufgrund der vulnerablen Personengruppe der Pflegebedürftigen deutlich. Umgekehrt erhöht es die Akzeptanz einer neuen Technologie beträchtlich, wenn sie der Hilfe von bedürftigen Menschen dient. Der moralische Anspruch, mit Technologie etwas Gutes zu tun, nämlich bedürftigen

Menschen ihre Selbstbestimmung, soziale Teilhabe oder ihre Fähigkeiten und Handlungsoptionen zu erhalten bzw. zu erweitern, ist unseres Erachtens ein Faktor, der in der Akzeptanzforschung bisher noch keine große Aufmerksamkeit erlangt, und doch einen nicht zu unterschätzenden Einfluss hat.

1.3.1 Billigkeit – Gerechtigkeit durch Regelhaftigkeit und Regelverstoß

Der Begriff der ethischen Angemessenheit verweist auf eine Figur der antiken Ethik des Aristoteles und wurde lange Zeit mit »Billigkeit« übersetzt. Heute ist der Begriff »Angemessenheit« geläufiger. »Billigkeit im ethischen Sinne meint die Erreichung von Gerechtigkeit stellvertretend und in logischer Gegenrichtung zur Anwendung der allgemeinen regula iuris, vom Konkreten des zu entscheidenden Falls her. Der Rekurs auf die Billigkeit ist ein Rekurs auf den Richter gegen das Gesetz« (Sladeczek 1971, Sp. 941). Die Billigkeit oder auch Angemessenheit bezieht sich einerseits auf die allgemeine Regel, die als rechtlich oder moralisch einschlägig in einem bestimmten Fall herangezogen wird. Andererseits ist die ethische Angemessenheit erst dort erreicht, wo der einzelne Fall nicht einfach unter eine Regel subsummiert wird, sondern wo recht im Sinne des Einzelfalls geurteilt wird. Die Angemessenheit ist eine Auslegung des Rechtsgrundsatzes, die sich nicht allein auf den juristischen Bereich beschränkt, sondern gerade von der Ethik eine besondere Sorgfalt und Klarheit des Urteils verlangt, weil es eben nicht allein auf die Strenge der logischen Ableitung ankommt, sondern (»ein Rekurs auf den Richter gegen das Gesetz«) den Urteilenden in eine besondere Pflicht nimmt, das ethische Urteil für den Einzelfall gut zu begründen und so nicht nur der allgemeinen Gerechtigkeit, sondern auch dem Einzelnen gerecht zu werden.

1.3.2 Probleme ethischer Urteilsbildung

Ein ethisches Urteil hinsichtlich neuer Technologie im Bereich der Pflege sieht sich hierbei gleich mehreren Schwierigkeiten ausgesetzt.

1. Zum einen gilt allgemein, dass die Folgen einer Technologie immer nur begrenzt abzusehen sind, und deshalb das ethische Urteil hierzu notwendigerweise begrenzt und besonnen zu sein hat.
2. Zum zweiten ist ein ethisches Urteil zu neuen Technologien schwierig, weil die Ethik sich in vielen Fällen aufgrund der Novität des Technischen nicht auf eine bereits vorliegende etablierte Moral beziehen kann. In einem solchen Fall ist im ethischen Diskurs nach Analogien oder Gegenschlüssen zu suchen, die ein ethisches Urteil entsprechend plausibilisieren.
3. Zum dritten besteht die Ethik nicht als ein absolutes Orientierungssystem, das unabhängig von kulturellen, politischen, ökonomischen, rechtlichen oder anderen Kontexten ihre Urteile gleichsam als ein für alle verbindliches und un-

umstößliches Gottesurteil verkündet. Ethik existiert stets im Plural dieser Kontexte und ihrer eigenen divergenten Theorien. In ihrer Pluralität halten diese Ethiken gemeinsam daran fest, dass die Orientierung am moralisch Guten – an der »Gerechtigkeit«, wie es in der Antike hieß – zentral ist.

Was man genau darunter versteht und wie man dahin gelangt, ist jedoch umstritten – und notwendige Aufgabe des ethischen Dialogs. Dieses Streitgespräch ist in einer offenen, produktiven und wertschätzenden Weise zu führen. Worum es im ethischen Gespräch gehen muss, hat Paul Ricœur in prägnanter Weise zusammengefasst: »Ausrichtung auf das gute Leben, mit und für die Anderen in gerechten Institutionen. Die drei Komponenten der Definition sind gleich wichtig.« (Ricœur 2005 [1990], S. 252). Ethische Angemessenheit im Urteil über ein sozio-technisches Arrangement im Bereich der Pflege wird also von denjenigen erreicht, die hinsichtlich eines moralischen Problems danach fragen, wie das gute Leben für die unmittelbar von der Einführung der Technik Betroffenen hierdurch gewährleistet werden kann. Der Kreis ist aber noch weiter zu ziehen: Wie kann das auch für die mittelbar Betroffenen, also z. B. für die Arbeitssituation in der Pflege im weiteren Sinne, für die soziale Kohäsion in nachbarschaftlichen Netzwerken, für das Verständnis von Fürsorge und Selbstbestimmung in der gesamten Gesellschaft im Sinne eines guten Lebens gestaltet werden? Schließlich, das ist die dritte Komponente, zielt die ethische Reflexion – sicherlich nicht in jedem Einzelfall, aber aufs Gesamte gesehen – darauf, politische, rechtliche, ökonomische, soziale und moralische Rahmenbedingungen zu schaffen, in denen das gute Leben mit und für die Anderen realisiert werden kann.

Um ein ethisches Urteil über die Technikentwicklung oder ihren Einsatz im Kontext der Patientenversorgung zu fällen, dürfen also nicht nur die unmittelbaren Folgen auf der Ebene der Nutzenden (z. B. Patienten und Pflegende) betrachtet werden. Vielmehr muss es darum gehen, die organisationalen und gesellschaftlichen Konsequenzen ebenfalls in den Blick zu nehmen und Wertungswidersprüche zwischen den Ebenen an den zuständigen Stellen zu reflektieren und einer Entscheidung zuzuführen (Manzeschke 2019a). So ist es einleuchtend, dass ein Patient zugunsten eines gesteigerten Sicherheitsgefühls Abstriche in seiner Privatsphäre (z. B. durch ein Ortungssystem) akzeptiert. Gesamtgesellschaftlich ist es aber keineswegs ausgemacht, dass die Mehrheit der Sicherheit den Vorzug vor der Privatheit gibt. Entsprechend kann es auch dazu kommen, dass individuellen Ansprüchen auf organisationaler Ebene (z. B. in Pflegeeinrichtung) oder gesellschaftlicher Ebene (z. B. allgemeine Gesetzgebung, Ressourcenallokation) nicht einfach entsprochen wird, weil es sonst zu schweren Inkonsistenzen in der rechtlichen und moralischen Ordnung kommen kann (z. B. Gerechtigkeitsprobleme). Ja, mehr noch kann es sich herausstellen, dass selbst eine »moralische Mehrheit« ethisch zurückgewiesen werden muss, weil ihre Meinung einer ethischen Überprüfung nicht standhält – so wäre das etwa mit einer grundsätzlichen, nicht weiter eingeschränkten Erfüllung des Sterbewunsches von Betroffenen.

Die ethische Evaluation als Frage nach ethischer Angemessenheit beschränkt sich keineswegs auf ein reines »Ethikmanagement«, wie manche glauben machen wollen (Jaensch & Nass 2019, S. 31), sondern nimmt die Pluralität moderner, (post-)säkularer Gesellschaften ernst und sucht, in ihnen die Urteilskraft und die Verantwortlichkeit der Akteure auf den verschiedenen Ebenen durch strukturierte Reflexion in der Weise zu stärken, dass ein gutes Leben des Ichs und der Anderen in gerechten Institutionen verfolgt werden kann. Hierfür bedarf es keines »Letztkriteriums« auf »metaphysischer Wertebasis« (ebd., S. 38), ja dieses wäre ein Widerspruch in sich, wollte man es als ethisches Argument für eine pluralistische Gesellschaft positionieren. Gleichwohl ist eine auf Letztbegründungen verzichtende Ethik nicht beliebig oder leer. Sie ist sich bewusst, dass Urteile und Einstellungen über »den« Menschen und »die« Moral kulturell und historisch variabel sind, dass aber ethische Urteile nach wie vor »nach bestem Wissen und Gewissen« jetzt und hier getroffen und verantwortet werden müssen. Dass sich hierbei der Kreis der Betroffenen durch vernetzte Technologie, durch globalisiertes Wirtschaften und verstärkten kulturellen Austausch beträchtlich erweitert hat, macht das ethische Urteil nicht einfacher, sondern komplexer. Diese Komplexität ernst zu nehmen und die Akteure zugleich entscheidungs- und handlungsfähig zu machen, ist Teil des anspruchsvollen Geschäfts der Ethik (Manzeschke & Brink 2019).

1.3.3 Die politische Dimension ethischer Urteile

In dem Maße, in dem die weiterreichenden Implikationen technischer Strukturen deutlich werden, wird auch die politische Dimension des ethischen Diskurses deutlich:

»The things we call ›technologies‹ are ways of building order in our world. Many technical devices and systems important in everyday life contain possibilities for many different ways of ordering human activity. Consciously or unconsciously, deliberately or inadvertently societies choose structures for technologies that influence how people are going to work, communicate, travel, consume and so forth over a very long time. [...] In that sense technological innovations are similar to legislative acts or political foundings.« (Winner 1980, S. 128 f.)

»Was wir Technologien nennen, sind Weisen, wie wir unsere Welt ordnen. Viele technische Geräte und Systeme, die in unserem Alltag wichtig sind, eröffnen verschiedene Weisen, unsere menschlichen Aktivitäten zu ordnen. Bewusst oder unbewusst, vorsätzlich oder unbeabsichtigt wählen Gesellschaften Strukturen für Technologien, die Einfluss darauf haben, wie Menschen arbeiten, kommunizieren, reisen, konsumieren und so weiter – und das für eine große Zeitspanne. [...] In diesem Sinne ähneln technologische Innovationen gesetzgeberischen Akten oder politischen Gründungen; sie etablieren einen Rahmen für die öffentliche Ordnung, der über mehrere Generationen Bestand hat.« (Übersetzung Arne Manzeschke)

Die ethische Angemessenheit bezieht sich also nicht nur auf materiale Elemente: Wie werden Gerechtigkeit, Freiheit, Selbstbestimmung, Solidarität etc. berücksichtigt, sondern sie bezieht sich ebenso auf die Strukturen des gesellschaftlichen Gewebes und wie in diesen Strukturen moralische Güter wie Gerechtigkeit, Freiheit etc. verwirklicht werden können für die Menschen in diesem Quartier, in dieser Region oder diesem Land – aber auch in anderen Ländern. Und, wie dies für gegenwärtige Generationen bewerkstelligt werden kann, aber auch für kommende Generationen. Um zu einem ethisch angemessenen Urteil zu kommen, ist es also notwendig, viele verschiedene Personen und Bezugsgruppen zu berücksichtigen, viele Faktoren, die zu einem guten Leben beitragen in ihren Wechselwirkungen zu sehen und schließlich nach Institutionen und einer Governance für diese Institutionen zu fragen, damit sie einen (flexiblen!) Rahmen aufspannen, in dem der ethische Diskurs geführt und Entscheidungen gelebt werden können. Konkret bedeutet das für eine ethische Reflexion »vor Ort«, dass mit ihr ein Raum eröffnet wird, in dem die unterschiedlichen moralischen Perspektiven der Beteiligten gleichwertig zur Sprache kommen und auf ihre Geltung hin überprüft werden können und eine von allen als tragfähig betrachtete Entscheidung getroffen und umgesetzt wird. Es ist offensichtlich, dass in solchen Beratungen nicht nur Argumente zählen – in einer idealen Diskursgemeinschaft könnte man darauf setzen. In der realen Welt jedoch spielen Zeit, Status, Atmosphäre, Entscheidungsdruck und viele weitere Aspekte eine Rolle, die in einer Moderation berücksichtigt werden müssen. Ethikkomitees und andere Gremien haben sich dieser Aufgabe angenommen und dies mit unterschiedlichem Erfolg umgesetzt. Welches Modell der ethischen Aushandlung im Einzelnen verfolgt wird, ist auch davon abhängig, welche Frage in welchem Setting beantwortet werden soll. Eine Behandlungsentscheidung im Klinikum ist anders gelagert als die Frage nach der pflegerischen und sozialen Betreuung von Pflegebedürftigen in ihrer eigenen Häuslichkeit und noch einmal anders als die Einführung eines technischen Assistenzsystems in einer Pflegeeinrichtung. Bestimmte Ansätze können breiter verwendet werden. Die klassischen bioethischen Prinzipien von Beauchamp und Childress (2009) – »autonomy«, »beneficience«, »non-maleficience«, »justice« –, die sowohl Aspekte des Utilitarismus wie der Pflichtethik enthalten, werden in der Regel für Entscheidung bezüglich medizinischer Maßnahmen herangezogen; sie können aber auch Orientierungspunkte für ethische Reflexionen hinsichtlich des Technikeinsatzes in der pflegerischen Versorgung liefern (Kehl 2018). Es sollte in jedem Fall bewusst sein, dass der jeweilige Ansatz nicht nur ein Modell zur Bearbeitung moralischer Fragen liefert, sondern immer auch ethische Vorentscheidungen, also gewisse Theorieoptionen wie Konsequentialismus, Deontologie, Tugendethik, aber auch gewisse professionsspezifische Perspektiven wie Medizin oder Pflege mit enthält.

Klassischerweise entstehen bei der Entwicklung und Anwendung technischer Systeme moralische Probleme, die durch herkömmliche moralische Regeln auf den ersten Blick keine Lösung erwarten können. Grob lassen sich diese moralischen Probleme in drei Kategorien einteilen:

1. Güter- oder Normenkonflikte, bei denen nicht erkennbar ist, wie man hier den Vorrang für eines der konfligierenden Güter (z. B. Sicherheit vs. Freiheit) geben soll, wenn doch beide (scheinbar) gleichermaßen erstrebenswert sind.
2. Moralaverse Interessen, die stärker sind als das, was man als moralisch richtig erkannt hat (z. B. Ökonomische Imperative in der Gesundheitsversorgung vs. moralische Pflichten gegenüber Betroffenen).

3. Unsicherheit hinsichtlich des moralischen Status eines Phänomens oder Sachverhalts (z. B. moralischer Status eines intelligent und sozial kompetent wirkenden Roboters in der sozialen Interaktion mit Menschen).

Im ersten Fall stehen zwei gleich wichtige moralische Güter miteinander in Konflikt, im zweiten Fall ist das moralisch Richtige zwar klar, aber es stehen starke außermoralische Interessen dagegen; im dritten Fall ist überhaupt unklar, ob und in welcher Weise ein Sachverhalt moralische Berücksichtigung erfahren sollte (Bayertz 1991). Jedoch kann die Ethik eine orientierte Strukturierung liefern, die Basis für einen Diskurs bietet.

So werden beispielsweise im Falle von Assistenztechnologien, die grundsätzlich das Ziel verfolgen, die Autonomie der Betroffenen zu fördern, sensible personenbezogene Daten erhoben. Der Überwachungscharakter derartiger Systeme greift somit in die Privatsphäre der Pflegebedürftigen ein, was rechtlich der freien Entfaltung der Persönlichkeit entgegenspricht, die als wesentliche Voraussetzung für die persönliche Autonomie gilt. Dabei stehen die Prinzipien der Autonomie und die der Steigerung des Wohlbefindens oftmals in einem Spannungsverhältnis. So sollen Monitoringsysteme für Menschen mit Demenz die Sicherheit und damit auch das Wohlbefinden stärken, greifen aber durch die Beschränkung der Selbstbestimmung direkt in die persönliche Gestaltungs- und Bewegungsfreiheit der Betroffenen ein (Kehl 2018).

1.3.4 MEESTAR – ein Modell zur ethischen Evaluation

Um eine systematische Aufarbeitung der ethisch relevanten Aspekte im Mensch-Maschinen-Verhältnis bzw. dem sozio-technischen Arrangement durchführen zu können, eignet sich das Analyseinstrument MEESTAR (Modell zur ethischen Evaluation von sozio-technischen Arrangements; vgl. Manzeschke et al. 2013). Das sozio-technische Arrangement wird dabei auf drei Beobachtungsebenen betrachtet: individuell, organisational und gesellschaftlich. Auf diesen Ebenen werden die moralischen Dimensionen Selbstbestimmung, Fürsorge, Selbstverständnis, Teilhabe, Gerechtigkeit, Sicherheit und Privatheit jeweils betrachtet und danach gefragt, wie hier moralische Güter von dem sozio-technischen Arrangement betroffen sind. Die sieben aufgeführten moralischen Dimensionen verdanken sich theoretischen Überlegungen wie empirischen Untersuchungen, stellen aber keine kanonische Regel dar, sondern bleiben disponibel und von zeitlich bedingter Gültigkeit. Anschließend erfolgt eine Einstufung der jeweiligen Aspekte auf den Stufen ethischer Sensibilität von 1 bis 4, also von »aus ethischer Sicht völlig unbedenklich« (Stufe 1) bis »Anwendung ist aus ethischer Sicht abzulehnen« (Stufe 4) reichen, wie in der folgenden Abbildung (▶ Abb. IV.1.2) deutlich wird.

Die ethische Bewertung erfolgt dabei diskursiv und mit dem Ziel, dass alle am Diskurs Beteiligten ihrer Perspektive Raum geben können, sodass gut begründete Entscheidungen gemeinsam getroffen und verantwortet werden können. Die Durchführung von MEESTAR im Rahmen eines interprofessionellen

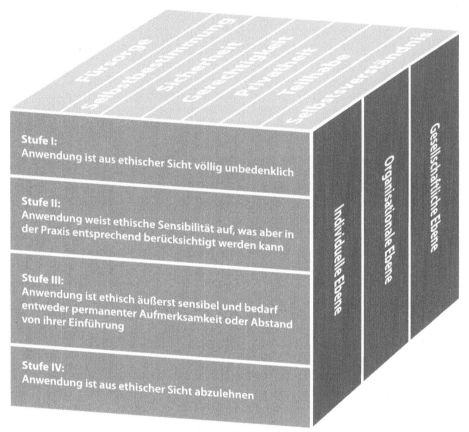

Abb. IV.1.2: MEESTAR: Modell zur ethischen Evaluierung sozio-technischer Arrangements, eigene Darstellung

Workshops kann dabei helfen, die entscheidenden ethischen Aspekte für die Anwendung einer spezifischen Technologie in einem konkreten Kontext frühzeitig zu identifizieren. Es wird dann möglich, noch im Technikentwicklungsprozess die benannten ethischen Aspekte entsprechend zu berücksichtigen. Der Ethik kommt dabei nicht die Funktion der Problemlösung zu, sondern im Sinne Grunewalds die »Informierung, Orientierung und Aufklärung der entsprechenden Debatten und Entscheidungsprozesse in normativer Hinsicht« (Grunewald 2013, S. 6).

Unabhängig von der zu Rate gezogenen Methodik besteht Konsens darüber, dass die Bewertung des Technikeinsatzes in der Gesundheitsversorgung weit über die Frage der sozialen Akzeptanz hinausgehen muss. Mit der Frage nach der ethischen Angemessenheit von sozio-technischen Arrangements werden die Fragen nach einem guten Leben für den Einzelnen, für das Miteinander und den hierfür nötigen Institutionen aufgerufen. Diese Fragen sind nicht allein anhand fester Regeln und eindeutiger normativer Kriterien zu beantworten, sondern eben auch, indem die Angemessenheit des Urteils den konkreten Einzelfall – und damit sind immer konkrete Personen gemeint – berücksichtigt und darstellt.

1.4 Beitrag von Technik zur guten Pflege

Die Frage nach dem guten Leben wirft im Zusammenhang mit der Gesundheitsversorgung Fragen nach guter Pflege auf. Bevor betrachtet werden kann, welchen Beitrag Technik zu guter Pflege leisten kann, muss die Frage, was gute Pflege grundsätzlich bedeutet, beantwortet werden. Diese Kernfrage, mit der sich die Pflegewissenschaft seit Jahrzehnten beschäftigt, ist in zahlreichen Pflegetheorien unterschiedlich ausdifferenziert worden.

Verschiedene Theorien großer Reichweite versuchten Mitte des 20. Jahrhunderts, das pflegerische Handeln unabhängig von Handlungsfeldern und Altersstufen der zu Pflegenden zweckrational zu fundieren, um Anschluss an den medizinisch-naturwissenschaftlichen Fortschritt zu erzielen (Kehl 2018). Im Gegensatz dazu streben phänomenologisch-hermeneutische Ansätze danach, das Erleben der zu Pflegenden in den Fokus der Pflegearbeit zu rücken. Meleis (1999) ordnet die bestehenden Theorien in Bedürfnis-, Interaktions- und Ergebnistheorien. Kennzeichnendes Element der meisten Pflegetheorien ist dabei die Interaktion bzw. die Beziehung zwischen Pflegeperson und Pflegebedürftigen. So wird Pflege oftmals als »körpernahe Beziehungsarbeit« (Wedekind 2000, S. 42) verstanden. Die pflegerischen Handlungen gehen dabei also immer mit einer gewissen Gefühlsarbeit einher, die für die meisten Pflegetheorien essenziell zu sein scheint. Ohne »körperliche und emotionale Arbeit« und einen »Zugang zum Anderen« ist die Einschätzung der Situation und die angemessene Entscheidungsfindung nicht möglich (Hülsken-Giesler 2008, S. 26). Zwar benötigt die Pflege ebenso evidenzbasiertes Handlungswissen, jedoch verliert dieses ohne die menschliche Beziehung und Zuwendung an Bedeutung (Kehl 2018). So »konstituiert sich ›gute Pflege‹ im Zusammenspiel von objektivem Fach- und Regelwissen und subjektivem Fallverstehen« (Kehl 2018, S. 88).

Im derzeitigen Diskurs über den Einsatz neuer Technologien in der pflegerischen Versorgung wird häufig empfohlen, als instrumentell oder funktional erachtete Tätigkeiten der Pflege wie das Messen von Vitalparametern, die Mobilisation oder Positionierung von Patienten an technische Systeme auszulagern, um so Pflegende zu unterstützen und zu entlasten (ebd.). Dass diese als instrumentell erachteten Tätigkeiten jedoch ebenfalls Interaktions- und Beziehungsarbeit zwischen Pflegenden und zu Pflegenden beinhalten, wird dabei vernachlässigt (vgl. zu pflegerischem Handeln; ▶ Teil I, Kap. 4.4). Pflege unterscheidet sich von Professionen wie der Sozialarbeit oder der Psychotherapie unter anderem durch ihre Handlungsbezogenheit. In der Regel findet die Interaktions- und Beziehungsarbeit, die nach pflegewissenschaftlichem Diskussionsstand Kernelement der professionellen Pflege ist, auch während der Durchführung von als instrumentell eingestuften Tätigkeiten, wie dem Messen der Vitalfunktionen statt. So besteht die Gefahr, dass pflegerische Tätigkeiten »auf ihre zweckbezogenen Anteile reduziert und ihre empfindungsbezogenen Aspekte zunehmend marginalisiert und schließlich verdrängt werden« (Kehl 2018, S. 88). Zentrales Thema der ethischen Debatte über den Technikeinsatz ist demnach auch die Frage, wie sich Technik in Hinblick auf die zwischenmenschliche Interaktion auswirkt. Denn nur so kann beurteilt werden, ob das gute Leben und insbesondere gute Pflege für die Betroffenen gewährleistet werden kann. Auch Forschungsprojekte nehmen die Interaktionsarbeit zwischen Pflegenden und zu Pflegenden im Rahmen von Technikeinsatz in den Blick. Im Verbundprojekt »Prävention von Belastungen bei formalisierter Arbeit in Dienstleistungen und technischer Entwicklung« wird untersucht, wie Pflegende mit mobilen Visitenwagen umgehen, die die direkte Dokumentation mittels Laptop am Patientenbett ermöglichen sollen (Weihrich 2019). Pflegende wenden demnach verschiedene Strategien an, um die Formalisierungsanforderungen mit der Pflegearbeit verknüpfen zu können. So wurde die Arbeit mit Menschen und mit den Daten entweder nacheinander erledigt, die Arbeit mit dem Patienten der Dokumentation untergeordnet oder auch die Arbeit mit Menschen delegiert (Weihrich 2019; Meißner 2016). In diesen Untersuchungen wird deutlich, dass die Integration von Technik das Selbstverständnis der professionellen Pflege als Interaktions- und Beziehungsarbeit berücksichtigen muss, auch um dem Kriterium der ethischen Angemessenheit gerecht zu werden.

Technik kann dort einen Beitrag zu guter Pflege leisten, wo sie die »Professionalität des pflegerischen Handelns in Kontexten komplexer Pflegearrangements« (Kehl 2018, S. 88) unterstützt. Werden die Pflegeprozesse vernachlässigt, besteht die Gefahr, dass das, was Pflege ausmacht, nämlich die zwischenmenschliche Interaktion und Beziehung, durch technische Anforderungen und wirtschaftliche Zwänge in den Hintergrund rückt (Manzeschke 2019b). So muss der Einsatz von Technik hinterfragt werden, wenn diese Kernprozesse der Pflege behindert, verzerrt oder unterbunden werden (Kehl 2018). Ausgehend von Bedarfen der Beteiligten und ihrer Beziehung zueinander muss gefragt werden, welche Technologien hilfreich sind. Hierbei sollte eine Betrachtung des »Nutzens« von Assistenztechnologien, der den pflegebedürftigen Menschen in den Mittelpunkt stellt, stärker in den Fokus gerückt werden (Lutze et al. 2019). Ein weiteres Zielkriterium des Technikeinsatzes muss die Förderung der Gesundheit und Lebensqualität von Pflegenden und zu Pflegenden darstellen (Fuchs-Frohnhofen et al. 2018). Dabei ist eine situations- und kontextbezogene Einschätzung des Technikeinsatzes notwendig, die ein auf ethische Angemessenheit zielendes Urteil umfasst. Um eine technikzentrierte Entwicklung zu vermeiden, ist es essenziell, in allen Prozessschritten der Entwicklung und Implementierung von Pflegetechnologien die Expertise von Pflegenden mit einzubeziehen (ebd.), denn sie können am besten benennen, was Interaktionsarbeit fördert und was sie verhindert (Weihrich 2019).

Literatur

Bayertz, K. (1991). Praktische Philosophie als angewandte Ethik. In: Ders. (Hrsg.): Praktische Philosophie. Grundlagen angewandter Ethik, Reinbek (Rowohlt), 7–47

Beauchamp, T., Childress, J. (2009). Principles of Biomedical Ethics. 6. Auflage, Oxford/New York: Oxford University Press

Davis, F. D. (1986). A technology acceptance model for empirically testing new end-user information systems: Theory and results. Dissertation, Massachusetts Institute of Technology, Cambridge, MA

Davis, F. D. (1989). Perceived usefulness, perceived ease of use, and user acceptance of information technology. MIS Quarterly, 13(3), 319–340

Evans, E., Hielscher, V., Voss, D. (2018). Damit Arbeit 4.0 in der Pflege ankommt – wie Technik die Pflege stärken kann, Policy Brief der Forschungsförderung der Hans-Böckler-Stiftung Nr. 5

Fuchs-Frohnhofen, P., Blume, A., Ciesinger, KG., Gessenich, H., Hülsken-Giesler, M., Isfort, M., Jungtäubl, M., Kocks, A., Patz, M., Weihrich, M. (2018). Memorandum Arbeit und Technik 4.0 in der professionellen Pflege

Lutze, M., Glock, G., Paulicke, D., Stubbe, J. (2019). Assistenztechnologien und Pflegebedürftigkeit: Nutzen, Potenziale und Handlungsbedarfe. Modellprogramm zur Weiterentwicklung der Pflegeversicherung gemäß § 8 Abs. 3 SGB XI. Spitzenverband der gesetzlichen Krankenkassen (GKV)

Grauel, J., Spellerberg, A. (2007). Akzeptanz neuer Wohntechniken für ein selbständiges Leben im Alter. Erklärung anhand sozialstruktureller Merkmale, Technik-kompetenz und Technikeinstellungen. Zeitschrift für Sozialreform, 53(2), 191–215

Grunewald, A. (2013). Handbuch Technikethik. Stuttgart: J.B. Metzler

Hülsken-Giesler, M. (2008). Der Zugang zum Anderen. Zur theoretischen Rekonstruktion von Professionalisierungsstrategien pflegerischen Handelns im Spannungsfeld von Mimesis und Maschinenlogik. Pflegewissenschaft und Pflegebildung 3, Göttingen

Hülsken-Giesler, M. (2011). Herausforderungen technologischer Innovationen für Qualifizierungsprozesse in der professionellen Pflege. Fachtag: Mehr Lebensqualität und Autonomie für ältere Menschen durch technische Assistenzsysteme? Potenziale und Herausforderungen für Dienstleister und Mitarbeiter in der Pflege. Universität Osnabrück. Stuttgart, 30.09.2011, [Stand: 15.10.19]

Institut für Arbeitswissenschaft (IAW). (2019). Technikakzeptanz. https://iaw-aachen.de/index.php/de/ [12.09.2019]

Jaensch, P., Nass, E. (2019). Streitbare Akzeptabilität: Modell ethischer Technik Bewertung (nicht nur) im Gesundheitswesen und ihr christliches Profil. In: Zerth, J., Schildmann, J., Nass, E. (Hrsg.) (2019). Versorgung gestalten: Interdisziplinäre Perspektiven für eine personenbezogene Gesundheitsversorgung. Stuttgart: Kohlhammer

Kehl, C. (2018). Robotik und assistive Neurotechnologien in der Pflege –gesellschaftliche Herausforderungen. Vertiefung des Projekts »Mensch-Maschine-Entgrenzungen«. TAB-Arbeitsbericht Nr. 177

Kramer, B. (2016). Die Akzeptanz neuer Technologien bei pflegenden Angehörigen von Menschen mit Demenz. Dissertation. Ruprecht-Karls-Universität Heidelberg, DOI: 10.11588/heidok.00020856

Kunze, C., König, P. (2017). Systematisierung technischer Unterstützungssysteme in den Bereichen Pflege, Teilhabeunterstützung und aktives Leben im Alter. In: Hämmerle, I., Kempter, G. (Hg.), Umgebungsunterstütztes Leben: Beiträge zum Usability Day XV. Lengerich, Westfalen: Pabst Science Publishers

Lauriks, S., Reinersmann, A., Van der Roest, H. G., Meiland, F. J. M., Davies, R. J., Moelaert, F., Mulvenna, M, Nugent, C, Dröes, R. (2007). Review of ICT-based services for identified unmet needs in people with dementia. Ageing Research Reviews, 6(3), 223–246

Lucke, D. (1995). Akzeptanz: Legitimität in der »Abstimmungsgesellschaft«. Opladen: Leske + Budrich

Lucke, D., Hasse, M. (Hrsg.). (1998). Annahme verweigert: Beiträge zur soziologi-schen Akzeptanzforschung. Opladen: Leske + Budrich

Mcknight, D., Carter, M., Thatcher, J., Clay, P. (2011). Trust in a specific technology. In: ACM Trans. Manage. Inf. Syst. 2 (2), 1–25. doi: 10.1145/1985347.1985353

Manzeschke, A. (2019a). Technische Assistenzsysteme. In: Fuchs, M. (Hrsg.) Handbuch Alter und Altern. Anthropologie – Kultur – Ethik. J. B. Metzler: Stuttgart/Weimar (im Erscheinen)

Manzeschke, A. (2019b). Roboter in der Pflege. In: EthikJournal 2019, Ausg. 1 Nr. 5. Download unter: https://www.ethikjournal.de/fileadmin/user_upload/ethikjournal/Texte_Ausgabe_1_11_2019/Manzeschke_1.Nov_FINAL.pdf

Manzeschke, A., Brink, A. (2019). Ethik der Digitalisierung der Industrie. In: Walter Frenz: Handbuch Industrie 4.0, Heidelberg: Springer (im Erscheinen)

Manzeschke, A., Weber, K., Rother, E., Fangerau, H. (2013). Ergebnisse der Studie »Ethische Fragen im Bereich Altersgerechter Assistenzsysteme«. Studie im Auftrag der VDI/VDE Innovation + Technik GmbH im Rahmen der vom Bundesministerium für Bildung und Forschung (BMBF) beauftragten Begleitforschung AAL. https://www.ethikdiskurs.de/forschungsprojekte/projektarchiv/ethische-fragen-im-bereich-altersgerechter-assistenzsysteme

Meißner, A. (2016). Auswirkungen IT-gestützter Dokumentation auf Pflegedokumentationshandlungen: Eine Grounded Theory Studie. Pflegewissenschaft, 18(7/8), 274–283

Meleis, A. (1999). Pflegetheorien. Gegenstand, Entwicklung und Perspektiven des theoretischen Denkens in der Pflege, Bern: Huber

Merda, M., Schmidt, K., Kähler, B. (2017). Pflege 4.0 – Einsatz moderner Technologien aus der Sicht professionell Pflegender. Forschungsbericht im Auftrag der Berufsgenossenschaft für Gesundheitsdienst und Wohlfahrtspflege

Müller-Böling, D., Müller, M. (1986). Akzeptanzfaktoren der Bürokommunikation. München, Wien: Oldenburg

Peek, S. T. M. (2017). Understanding technology acceptance by older adults who are aging in place: a dynamic perspective. Enschede: Ipskamp

Rialle, V., Ollivet, C., Guigui, C., Herve, C. (2008). What do family caregivers of Alzheimer's disease patients desire in smart home technologies? Methods of In-formation in Medicine, 47(1), 63–69

Ricœur, P. (2005). Ethik und Moral. In: Ders. Vom Text zur Person. Hermeneutische Aufsätze (1977–1999), Hamburg: Meiner, 251–267

Rosenberg, L., Nygård, L. (2012). Persons with dementia become users of assistive technology: A study of the process. Dementia 11(2), 135–154

Rösler, U., Schmidt, K. Merda, M., Melzer, M. (2018). Digitalisierung in der Pflege. Wie intelligente Technologien die Arbeit professionell Pflegender verändern. Berlin. Geschäftsstelle der Initiative Neue Qualität der Arbeit. Bundesanstalt für Arbeitsschutz und Arbeitsmedizin

Sladeczek, K. H. (1971). Billigkeit II. In: Ritter, J., Gründer, K., Gabriel, G., (Hrsg.). Historisches Wörterbuch der Philosophie Bd. 1, 940–943, Basel: Schwabe

Thordardottir, B., Malmgren Fänge, A., Lethin, C., Rodriguez Gatta, D., Chiatti, C. (2019). Acceptance and Use of Innovative Assistive Technologies among People with Cognitive Impairment and Their Caregivers: A Systematic Review. BioMed Research International, doi.org/10.1155/2019/9196729Wedekind, E. (2000). Beziehungsarbeit Pflege: Flüchten oder Aushalten? Forum Sozialstation, 24(104), 42–45

Weihrich, M. (2019). Hier wird Interaktionsarbeit geleistet! Zur Digitalisierung von Arbeit in der stationären Krankenpflege. In: Deutscher Berufsverband für Pflegeberufe (Hrsg.): Die Schwester Der Pfleger, Ausgabe Oktober 2019, 84–86

Winner, L. (1980). Do artifacts have politics? In: Daedalus 1, 109, 121–136

2 Ethische und soziale Implikationen des Technikeinsatzes in der Pflege: Trackingsysteme für den Umgang mit Wandering

Christine Moeller-Bruker, Johanna Pfeil & Thomas Klie

2.1 Hinführung

>»Humans not only bring values to their interaction with technology, but [their] values also are shaped by technology; we cannot simply use technology without being influenced by it. From this perspective, assistive technologies are not only tools for provision of care. To varying degrees, they also define care.« (Dahl und Holbø 2012, S. 1).

Technologie ist nie wertneutral. Nicht nur die Nutzung, sondern auch die Technologie »an sich« impliziert einen Bias (vgl. Dahl und Holbø 2012, S. 3; Remmers 2015, S. 16) – nicht zuletzt deshalb, weil Entwickler und Designer ihre Wertvorstellungen und Menschenbilder einbringen.

Dies soll im Folgenden am Beispiel von Trackingtechnologien für den Umgang mit Wandering im Krankenhaus verdeutlicht werden. Der Beitrag entstand im Kontext des vom BMBF geförderten Pflegepraxiszentrums (PPZ) Freiburg. Im PPZ-Freiburg wird im Zuge verschiedener Innovationsprojekte der Technikeinsatz in der Akutpflege systematisch untersucht. Ziel dabei ist, Potenziale technischer Unterstützungssysteme zur Entlastung von Pflegenden und zur Sicherstellung einer bedarfsgerechten Versorgung von Patientinnen und Patienten zu erschließen.[61]

Teil dieses Projekts ist auch die Analyse ethischer, rechtlicher und sozialer Implikationen (»ELSI«) des Technikeinsatzes in der Pflege. In diesem Beitrag orientiert sich die ethische Reflexion von Trackingtechnologien an den ethischen Dimensionen von MEESTAR (vgl. Petersen & Manzeschke; ▶ Teil IV, Kap. 2). Dabei soll nicht nur das konkrete technische System, sondern auch der Kontext seines Einsatzes in den Blick genommen werden. Schwerpunkte liegen dabei auf den psychosozialen und umweltbedingten Ursachen von Hinlauftendenzen (▶ Teil IV, Kap. 2.2) und den Besonderheiten des Krankenhaussettings, insbesondere für Menschen mit kognitiver Beeinträchtigung (▶ Teil IV, Kap. 2.3; ▶ Teil IV, Kap. 2.4).

---

[61] Für weitere Informationen zum Projekt siehe https://www.uniklinik-freiburg.de/ppz-freiburg.html [zul. geprüft am 26.09.2019].

2.2 Wandering: eine Annäherung

Wandering kann als ein scheinbar desorientiertes, wiederkehrendes Umherlaufen von Menschen mit kognitiver Beeinträchtigung beschrieben werden.[62]

Halek und Bartholomeyczik bemängeln das Fehlen einer klaren, einheitlichen Definition und zeigen auf, dass sich die Beschreibungen dieses Phänomens teils deutlich unterscheiden – beispielsweise darin, ob Wandering als zielgerichtetes oder zielloses Verhalten bezeichnet wird oder inwiefern es mit anderen Phänomenen, etwa Unruhe oder Agitation, verknüpft wird. Einige Autoren vermischten bei der Konzeptualisierung von Wandering das beobachtbare Verhalten (Gehen) mit den Deutungen von Außenstehenden (zufällig, ziellos) oder den möglichen Konsequenzen (Verirren, Verlorengehen etc.) (vgl. Halek und Bartholomeyczik 2012, S. 405).

Zwei Merkmale finden sich jedoch in allen Definitionen wieder: Wandering ist Bewegung eines Menschen in einem bestimmten Raum *und* es liegt eine kognitive Beeinträchtigung vor (vgl. Halek und Bartholomeyczik 2012, S. 409; Cipriani et al. 2014, S. 135; Müller et al. 2016, S. 8). Die alltägliche Aktivität »Gehen«, die bei den meisten Menschen als normal betrachtet wird, erhält also erst durch die Diagnose einer kognitiven Beeinträchtigung eine »risikobesetzte, pathologische Ausrichtung« (Müller et al. 2016, S. 7). Denn per se ist Wandering als Aktivität neutral; negativ konnotiert wird es erst durch die damit verbundenen Risiken (z. B. Verlorengehen) und Pflichten (z. B. Fürsorge) (vgl. Halek und Bartholomeyczik 2012, S. 406). Damit deutet sich an:

Der Begriff »Wandering« ist nicht nur eine objektive Beschreibung eines Symptoms oder eines Verhaltens, sondern auch die Deutung dieses Verhaltens als krankhaft, abweichend oder herausfordernd.

Die Definition von »Wandering« unterscheidet sich also je nach dem, aus wessen Sicht heraus sie vorgenommen wird. Gleichzeitig bedeutet Definitionsmacht auch Handlungsmacht. Wird das Umhergehen beispielsweise als »ziellos« oder »krankhaft« eingeschätzt, ergeben sich für den Umgang damit ganz andere Legitimationen, als wenn es als »zielgerichtet« bezeichnet wird. Welches Verhalten ist »normal« und wer definiert, was normal ist? Wer hat die Deutungshoheit und welche Konsequenzen ergeben sich daraus? Diese Fragen mitzudenken, ist vor al-

---

62 vgl. bspw. Cipriani et al. 2014, S. 135; Müller et al. 2016, S. 8; Neubauer et al. 2018, S. 615. Alternative Begriffe sind »Umherwandern«, »Hin-/Weglauftendenz«, »Wandertrieb« oder schlicht »Gehen« (vgl. bspw. Müller et al. 2016, S. 38). Sie beziehen sich auf dasselbe Phänomen, unterscheiden sich aber hinsichtlich ihres Deutungsgehalts, ihrer Neutralität und der eingenommenen Perspektive. Im Folgenden werden die Begriffe »Hinlauftendenz« und »Wandering« synonym verwendet.

lem im Hinblick auf die Vulnerabilität von Menschen mit kognitiver Beeinträchtigung und die asymmetrische Beziehung zwischen Patientinnen und Patienten und Pflegenden zentral.

Hinlauftendenzen werden meist im Zusammenhang mit Demenz beschrieben. So tritt Wandering bei circa 60 % der Personen mit Demenz auf (vgl. Müller et al. 2016, S. 7), vornehmlich ab der zweiten Phase der Demenzentwicklung, die unter anderem mit Desorientiertheit und Vergesslichkeit einhergeht (vgl. Wunder 2008, S. 21). Hinzu kommt bei etwa der Hälfte der Menschen mit Demenz ein gestörter Tag-Nacht-Rhythmus. Die Sturzgefahr ist mehr als doppelt so hoch wie bei Menschen ohne kognitive Beeinträchtigung (vgl. Müller et al. 2016, S. 7). Auch Delirien oder sekundäre Gesundheitsschädigungen während einer stationären Behandlung können zu Wandering führen (vgl. Hendlmeier et al. 2018, S. 509). Im Rahmen des Workshops »Patientinnen und Patienten mit Lauftendenz« des Projektes PPZ-Freiburg im November 2018 wurden von Pflegenden als weitere Auslöser genannt: Medikation, Epilepsie, Psychosen, Schlaganfälle, Diagnose-Traumata, ungewohnte Demobilisierung und organische Veränderungen (z. B. Neubildungen) (vgl. Feuchtinger & Ziegler, ▶ Teil II, Kap. 2). Diese weiteren Ursachen und ihre Häufigkeit wurden – nach ersten Recherchen – in keiner anderen Publikation näher beschrieben. Es deutet sich an, dass sich die fachliche Wahrnehmung von Wandering weitestgehend auf die Demenz reduziert und dass große Wissens- und Wahrnehmungslücken in Bezug auf andere Diagnosen bestehen.[63]

In fachlicher Hinsicht können drei verschiedene Perspektiven zum Verständnis von Wandering unterschieden werden: biomedizinische Ansätze, psychosoziale Ansätze und Ansätze der Person-Umwelt-Interaktion. Aus einer biomedizinischen Betrachtungsweise sind Funktionseinschränkungen von Nerven, Wahrnehmung und Gedächtnis ursächlich für Hinlauftendenzen (vgl. Cipriani et al. 2014, S. 137; Müller et al. 2016, S. 9). Doch auch unerfüllte Bedürfnisse, Stress sowie lebenslange Gewohnheiten und Rollen fördern Wandering (vgl. Cipriani et al. 2014, S. 137).

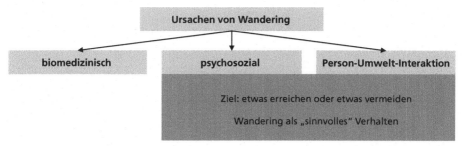

Abb. IV.2.1: Ursachen von Wandering nach Cipriani et al. 2014, S. 137; Müller et al. 2016, S. 9

---

[63] Auch folgende Ausführungen beziehen sich stellenweise nur auf »Demenz«. Andere kognitive Beeinträchtigungen sind gleichwohl eingeschlossen.

Grundsätzlich kann festgestellt werden, dass Personen durch Wandering entweder »für sie positive, wünschenswerte Ziele erreichen oder negative, belastende Zustände vermeiden bzw. reduzieren« (vgl. Müller et al. 2016, S. 8). Sogenanntes »herausforderndes Verhalten« wie Wandering kann also auf der einen Seite als »Ausdruck der eigenen Identität« (Riedel & Linde 2016, S. 4) gesehen werden – beispielsweise dann, wenn die Person aufgrund ihres früheren Berufs gewohnt ist, sich körperlich zu betätigen (vgl. Müller et al. 2016, S. 49). Umhergehen gibt einer Person mit kognitiver Beeinträchtigung die Möglichkeit, »alte Gewohnheiten fortzusetzen und Verbindungen zur Umgebung aufzunehmen und aufrecht zu erhalten« (Müller et al. 2016, S. 8; Song und Algase 2008, S. 325) und einen gewissen Grad an Selbstbestimmung und Unabhängigkeit zu wahren (vgl. Robinson et al. 2007, S. 401).[64] Wandering kann zudem Gesundheit und Wohlbefinden einer Person steigern sowie Abwechslung und Freude bereiten (vgl. Robinson et al. 2007, S. 396 f.; Müller et al. 2016, S. 8; Cipriani et al. 2014, S. 137). Aus physiologischer Sicht senkt regelmäßige Bewegung bei älteren Menschen die Mortalität. Auch geistige Fähigkeiten werden durch Bewegung gestärkt.[65] Befragungen von Menschen mit Demenz legen außerdem nahe, dass Wandering häufig Ausdruck positiver Emotionen ist (vgl. Cipriani et al. 2014, S. 137). Es besteht also auch bei dieser Personengruppe ein physiologisches Bewegungsbedürfnis, das verbunden ist mit einer psychologischen Dimension: Bewegung wirkt antidepressiv, stimmungsaufhellend und mental anregend. Studien mit Menschen mit Demenz unterstützen diese Sichtweise. Halek und Bartholomeyczik verweisen auf eine Studie, bei der die konkreten Anlässe und Ursachen des Wanderverhaltens demenziell veränderter Personen beobachtet wurden (vgl. Heard & Watson 1999). Die Autorinnen überdenken im Zuge der Forschungstätigkeit ihre anfängliche Annahme, Wandering sei »ziellos« und »desorientiert«. Stattdessen konnten sie eindeutige Ziele ausmachen, die die Personen erreichen wollten: etwa Aufmerksamkeit, Süßigkeiten oder sensorische Reize. Erhielten die Personen diese Dinge, während sie nicht umherliefen, verringerte sich das Umhergehen deutlich.

Auf der anderen Seite kann Wandering als Flucht aus einer als bedrohlich empfundenen Umgebung oder als »Weglaufen« vor unerwünschten, belastenden Situationen gedeutet werden (vgl. Müller et al. 2016, S. 49). So beschreiben Riedel und Linde sogenanntes herausforderndes Verhalten als »Reaktion auf eine Umgebung, die wenig Sinn und Ausdruck der eigenen Identität zulässt« (2016, S. 4). Diese Seite des Wanderings ist, so steht zu vermuten, vor allem im Krankenhaussetting prägend, wo Kontrollverlust und die Überforderung mit der neuen Pflegesituation und der ungewohnten Umgebung besonders groß sind

---

64 Der »Continuity Theory of Normal Aging« (Atchley 1989) zufolge versuchen ältere Menschen, innere und äußere Strukturen (z. B. Persönlichkeitsmerkmale, Rollen, Beziehungen oder Aktivitäten) beizubehalten (vgl. Song und Algase 2008, S. 319).
65 Dem World Report on Ageing and Health der WHO zufolge haben schon 150 Minuten moderate körperliche Aktivität pro Woche positive Auswirkungen auf die Lebenserwartung älterer Menschen sowie den Erhalt von Muskelkraft und kognitiver Fähigkeiten. Auch reduziert Bewegung Stress und Depressionen und kann positiv zum Selbstbewusstsein beitragen (vgl. Weltgesundheitsorganisation 2015, S. 70f.).

(vgl. Riedel & Linde 2016, S. 4). Ein unstrukturierter Tagesablauf, das Fehlen positiver Interaktionen sowie ein Mangel an sensorischen Reizen und Umwelteindrücken sind weitere Ursachen für Hinlauftendenzen (vgl. Müller et al. 2016, S. 9), indem sie zu Angstzuständen oder zu einem inneren Getriebensein führen. Nicht zuletzt können auch Faktoren wie »Hunger, Durst, Harndrang, Schlafstörungen, Schmerzen« zu Wandering führen (Riedel und Linde 2016, S. 4).

Bei der Auseinandersetzung mit Hinlauftendenzen ist es zentral, Perspektiven jenseits biomedizinischer Faktoren zu berücksichtigen. Wird Wandering nicht nur als physiologisches Symptom betrachtet, kann »störendes Verhalten in situativ sinnvolles Verhalten umgedeutet werden« (Riedel & Linde 2016, S. 4).

> Wandering hat für die betreffende Person eine Bedeutung, es ist sinnhafter Ausdruck des jeweilgen menschlichen Willens. Die Perspektive von Menschen mit kognitiver Beeinträchtigung einzunehmen und die vielfältigen sozialen Ursachen und Ziele von Wandering zu verstehen, macht es einfacher, Hinlauftendenzen zu akzeptieren und mit ihnen umzugehen.

Hinlauftendenzen dagegen lediglich als körperliches Krankheitssymptom zu deuten, öffnet (zu) schnell die Möglichkeit, überwachende und/oder fixierende Technik zu legitimieren. Aus einer pflegewissenschaftlichen Sicht geht es somit darum, diese Hintergründe individuell zu identifizieren und in die Pflegeplanung einzubeziehen. Das »Senses Framework« nach Nolan et al. kann hierfür Orientierung bieten. Demnach ist eine optimale Pflegesituation von Gefühlen der Sicherheit, der Zugehörigkeit, der Kontinuität, der Zielgerichtetheit, des Erfolgs und der Bedeutsamkeit geprägt. Dabei nimmt dieses Pflegemodell – in Abgrenzung zur *personenzentrierten* Pflege – eine *beziehungszentrierte* Sichtweise auf die Pflegepraxis ein. Konkret bedeutet etwa der Aspekt der Kontinuität für den alten Menschen, dass biografische Informationen berücksichtigt werden: Inwiefern ist das Umhergehen beispielsweise mit lebenslangen Gewohnheiten oder der ehemaligen Berufstätigkeit begründet? Das Gefühl der Bedeutsamkeit impliziert, dass Pflegebedürftige als würdevolle Personen wertgeschätzt und ihre Ziele und Handlungen geachtet werden (vgl. Nolan et al. 2006). Die menschliche Identität ist nicht nur an seine kognitiven Fähigkeiten geknüpft, sondern manifestiert sich auch im *Leibgedächtnis*. »Das Leibgedächtnis bezeichnet die Art und Weise, wie die Biografie, die Erinnerungen, Erfahrungen und Gewohnheiten eines Menschen sich leiblich manifestieren« (Ritzi & Kruse 2019, S. 4). Es bleibt auch bei einer fortgeschrittenen Demenz weitgehend erhalten und ist für Menschen mit kognitiver Beeinträchtigung somit wesentlicher Ausdruck der Persönlichkeit und Biografie, aber auch dessen Freiheit: »Der Mensch übt seine Freiheit in seinem Leib aus, was besonders in der Fortbewegungsfreiheit und in dem fundamentalen Recht auf körperlich-seelische (kurz: leibliche) Unversehrtheit zum Ausdruck kommt. Entsprechend schwer wiegt eine Beschränkung […] dieser Freiheit« (ebd.).

2.3 Herausforderung Krankenhaussetting

Einer aktuellen Studie zufolge weisen über 20 % der Patientinnen und Patienten im Krankenhaus ein Demenzsyndrom oder ein Delir auf, weitere ca. 20 % zeigen leichte kognitive Beeinträchtigungen (vgl. Hendlmeier et al. 2018, S. 513).[66] Häufig kommen einer Demenz und den damit verbundenen Besonderheiten im Krankenhaus wenig Aufmerksamkeit zu, da die Menschen in der Regel aufgrund von anderen Erkrankungen oder Notfällen aufgenommen werden. Es ist oftmals nicht bekannt, über welche Fähigkeiten die Betroffenen noch verfügen, was in Entscheidungssituationen jedoch wesentlich wäre (vgl. Riedel & Linde 2016, S. 4f).

2.3.1 Aus Sicht von Patientinnen und Patienten

Ein Krankenhausaufenthalt ist für Menschen mit kognitiver Beeinträchtigung eine Extremsituation. Da sie sich oft nur langsam auf neue, unbekannte Situationen umstellen und den komplexen Krankenhausalltag nur schwer erfassen können, sind sie in dieser existentiellen Ausnahmesituation besonders vulnerabel (vgl. Riedel & Linde 2016, S. 2; Wetzstein 2015, S. 2). Krankenhäuser als »in hohem Maße rational organisierte und auf Effizienz hin ausgerichtete Institutionen« (Klie 2019, S. 350) setzen die Fähigkeit und die Bereitschaft von Patientinnen und Patienten voraus, sich den Tagesabläufen anzupassen und bei therapeutischen Maßnahmen aktiv mitzuwirken (ebd., S. 351). Das können Menschen mit kognitiver Beeinträchtigung, beispielsweise durch Demenz, nicht in vollem Umfang leisten. »Die Fortsetzung ihrer Lebensgewohnheiten, der Erhalt der Identität und die Führung eines autonomen Lebens« (Müller et al. 2016, S. 6) sind auch für Menschen mit kognitiver Beeinträchtigung zentrale Bedürfnisse, in die eine Krankenhauseinweisung massiv eingreift. Hinlauftendenzen können als unmittelbare Folge dieses Einschnittes angesehen werden. Sie werden beispielsweise durch architektonische Besonderheiten des Krankenhauses verstärkt (vgl. Wetzstein 2015, S. 4).

2.3.2 Aus Sicht von Pflegenden

Im Kontext des Krankenhauses ist Wandering für Patientinnen und Patienten somit eine Maßnahme, um Kontinuität in der Lebensführung zu bewahren. Für in der Pflege Tätige hingegen dürfte Wandering eine Bedrohung der Kontinuität darstellen, gerade wenn sie es als »herausforderndes Verhalten« erleben und deuten.

---

66 Psychiatrische, neurologische, geriatrische und intensivmedizinische Stationen wurden im Rahmen der Studie aus der Stichprobe ausgeschlossen (vgl. Hendlmeier et al. 2018, S. 510) – in diesen Stationen ist die Zahl der Patientinnen und Patienten mit kognitiver Beeinträchtigung noch höher.

»Herausforderndes Verhalten« setzt per Definition eine zwischenmenschliche Interaktion voraus – insbesondere jene zwischen Patienten und Pflegenden: »Sich als pflegende Person von einer Verhaltensweise herausgefordert zu fühlen, steht dieser (Heraus-) Forderung an Begegnung und Beziehung gegebenenfalls entgegen und lässt Konflikte auf wertbezogener Ebene vermuten. Denn: Pflege als genuines Beziehungsgeschehen impliziert eine Vielzahl an ethischen Bezügen und Bezugspunkten« (Riedel & Linde 2016, S. 2; vgl. Keller & Ziegler 2018, S. 210).

> Zu Konflikten kommt es in erster Linie deshalb, weil Menschen mit kognitiver Beeinträchtigung zugeschriebene, erwünschte Verhaltensweisen in der Rolle als Patient nicht erfüllen können.

So »verhalten [sie] sich während ihres Krankenhausaufenthaltes vermutlich nicht als Patient, sondern in einer ihnen bekannten Rolle, beispielsweise in der einer Mutter« (Riedel & Linde 2016, S. 6). Das führt zu verschiedenen Verhaltensweisen, die Pflegende als besonders schwierig und herausfordernd empfinden und die einen hohen (insbesondere zeitlichen) Aufwand erfordern (vgl. Hendlmeier et al. 2018, S. 509).

Im Jahr 2014 wurden leitende Pflegende befragt, welche Situationen in der Versorgung von Menschen mit Demenz sie als besonders belastend erleben würden (Isfort et al. 2014). Dabei wurde Wandering sehr häufig als problematisch bewertet. Von allen im Fragebogen genannten Szenarien wird die Situation, »dass Menschen mit Demenz unbemerkt die Station verlassen könnten und sich verlaufen«, von den befragten Pflegenden am häufigsten als stark belastend eingeschätzt (ca. 70 % der Befragten, vgl. Isfort et al. 2014, S. 43). Denn verlassen Personen mit kognitiver Beeinträchtigung die Einrichtung, kann es zu tödlichen Gefahren wie Unterkühlung, Verletzungen oder Unfällen im Straßen- und Schienenverkehr kommen (vgl. Robinson et al. 2007, S. 391). Auf Seiten der Pflegenden kann damit die Angst vor Gerichtsverfahren, aber auch vor einem Verlust von sozialem Ansehen verbunden sein (vgl. Robinson et al. 2007, S. 395). So wird von unangenehmen Situationen und der Furcht vor einem Gesichtsverlust berichtet, wenn Mitarbeitende anderer Stationen Patienten der eigenen Station »finden«, auch dann, wenn für die Patienten keine direkte Gefahr bestand. Zudem empfinden ca. 60 % der Befragten es als stark belastend, dass ein Mensch mit Demenz unbeaufsichtigt aufstehen und stürzen könnte – ein Ereignis, das sich in sieben Arbeitstagen durchschnittlich einmal zuträgt. Auch der Einsatz freiheitsentziehender Maßnahmen wird von ca. der Hälfte der Pflegenden als »sehr belastend« wahrgenommen (vgl. Isfort et al. 2014, S. 43 ff.).

Um mit Wandering gut umzugehen, ist aus Sicht von Mitarbeitenden in der Langzeitpflege Wissen über die Person, ihre Biographie und ihre Gewohnheiten erforderlich (vgl. Robinson et al. 2007, S. 397). Die angespannte Personalsituation in vielen Krankenhäusern verunmöglicht jedoch eine ausführliche persönliche Zuwendung (vgl. Wetzstein 2015, S. 4): Isfort et al. zufolge ist »das mit Abstand am meisten beschriebene [...] Phänomen das Problem, dass Patientinnen und Patienten mit einer Demenzerkrankung nicht ausreichend beobachtet werden konnten. Bei den teilnehmenden Stationen kam dies durchschnittlich elfmal innerhalb von sieben Arbeitstagen vor« (vgl. Isfort et al. 2014, S. 48).

Die Studie von Isfort et al. zeigt insgesamt, dass »in Situationen, wo Patienten sich selbst gefährden können, [...] das Belastungserleben bei einem großen Teil der Abteilungs-/Stationsleitungen stark [ist]« (vgl. Isfort et al. 2014, S. 45). Pflegende stehen unter dem gesellschaftlichen Druck, Patienten einerseits vor Schaden zu schützen und andererseits ihre Rechte zu wahren (vgl. CSCI 2007, S. 8). Der Umgang mit Patienten mit Lauftendenz stellt für Pflegende somit nicht nur eine zeitliche, sondern auch eine große emotionale Herausforderung dar.

2.3.3 Freiheitsentziehende Maßnahmen und demenzsensible Angebote im Krankenhaus

Die Ergebnisse aus der General Hospital Study (GHoSt) von 2018 vermitteln einen Überblick über die Verbreitung demenzsensibler Versorgungsangebote in süddeutschen Allgemeinkrankenhäusern. Fast zwei Drittel der Stationen treffen »Vorkehrungen für bewegungsunruhige Patienten mit kognitiver Beeinträchtigung und die damit verbundene Gefährdung, sich zu verirren« (Hendlmeier et al. 2018, S. 513). Beispiele sind das Platzieren von Gegenständen an der Türklinke oder die Kennzeichnung der betreffenden Personen mit Namen und Stationsbezeichnung mittels Armband oder auf der Kleidung. Teilweise werden unruhige Patientinnen und Patienten zu Dienstgängen mitgenommen.

Bemerkenswert ist die Häufigkeit freiheitsentziehender Maßnahmen bei bewegungsunruhigen Patienten: 18,3 % der Stationen[67] nannten beispielsweise die Anwendung von Fixiergurten (9,1 %), Bettseitenteilen und sedierenden Medikamenten oder das Einsperren im Patientenzimmer (vgl. Hendlmeier et al. 2018, S. 512f.). Unter Freiheitsentziehungen sind aus rechtlicher Sicht »Unterbringungs- und Versorgungsformen, in denen die Patienten daran gehindert werden, den Ort ihres Aufenthaltes zu verlassen« (Klie 2019, S. 356), gefasst. Hierzu zählen beispielsweise abgeschlossene Türen, Ausgangssperren sowie körpernahe Fixierungen wie Bettgitter, sofern sie nicht »lediglich dem unwillkürlichen Herausfallen aus dem Bett oder Herausrutschen aus dem Rollstuhl dienen« (Klie 2019, S. 356) und ohne ausdrückliche Einwilligung Betroffener angebracht wurden. Folglich sind weder ärztliche Kolleginnen oder Kollegen noch Pflegende befugt, »für sich zu entscheiden, ob eine freiheitsentziehende Maßnahme ergriffen werden darf« (ebd.), sondern stellen lediglich eine medizinische Erforderlichkeit fest. Diese ist allerdings nur in sehr wenigen Fällen gegeben. In erster Linie sind Fixierungen aus physiologischer und psychologischer Sicht schädlich und mit Risiken verbunden (vgl. ebd.). Auch medikamentöse Formen der Ruhigstellung können, unabhängig von ihrer medizinischen Indikation, als freiheitsentziehende Maßnahmen zu werten sein.

---

67 Befragt wurden Stationsärztinnen, Stationsärzte und leitende Pflegefachkräfte.

Demenzsensible Ansätze im Umgang mit Menschen mit kognitiver Beeinträchtigung in deutschen Krankenhäusern, die in der General Hospital Study genannt werden, sind

- die frühzeitige Erkennung kognitiver Beeinträchtigungen, bspw. durch den Einsatz von Screeninginstrumenten zur Identifizierung kognitiver Beeinträchtigung oder Delirrisiko,
- Fortbildungen zum Thema Demenz und Einsatz von Demenzbeauftragten,
- der Einsatz von geschulten Delirpflegerinnen und Delirpflegern,
- Fallbegleitungen durch einen geriatrischen Liaisondienst,
- die Schulung von ehrenamtlichen Demenzbegleitern und
- der Aufbau von spezialisierten Stationen für Patientinnen und Patienten mit kognitiver Beeinträchtigung in geriatrischen Kliniken,
- architektonische Maßnahmen, von einfachen örtlichen und zeitlichen Orientierungshilfen bis hin zu segretativen fachübergreifenden Stationen oder Aufenthaltsräumen,
- soziale Betreuungsangebote (z. B. Tagesstrukturierung, Besuchsdienste),
- Rooming-In (vgl. Hendlmeier et al. 2018).

Weitere nicht-medikamentöse Möglichkeiten im Umgang mit Wandering zeigen Robinson et al. auf. Sie nennen unter anderem Interventionen wie

- Assistive Technologien (z. B. Personen-Ortung, Sensormatten),
- Kognitive Verhaltenstherapie,
- Aktivitäten zur Ablenkung (z. B. Musiktherapie, Gymnastik),
- Sensorische Therapien (z. B. Aromatherapie, eine multisensorische Umgebung, Massage) (vgl. Robinson et al. 2007, S. 391 f.),

Die Studie von Hendlmeier et al. beinhaltet keine Hinweise auf einen Einsatz technikgestützter Versorgungsangebote für Menschen mit kognitiver Beeinträchtigung, wie beispielsweise Trackingtechnologien.

> Insgesamt besteht nur wenig Literatur zu modernen Technikanwendungen für den Umgang mit Hinlauftendenzen im Krankenhaus. Die meisten Studien, die den Einsatz von Trackingtechnologien untersuchen, beziehen sich auf die stationäre Langzeitpflege.

2.4 Technologien für den Umgang mit Wandering

Für den Umgang mit Lauftendenzen existieren verschiedene technische Lösungen aus dem Kontext der stationären Langzeitpflege, von denen einige möglicherweise auch für das Krankenhaussetting relevant sind. Trackinganwendungen sollen, etwa auf Basis von WLAN oder RFID, das Auffinden von Menschen mit kognitiver Beeinträchtigung erleichtern und so Unfälle oder »Verlorengehen« vermeiden. Sie können beispielsweise in Kleidungsstücke eingearbeitet oder als Armband bzw. Halskette getragen werden (vgl. Müller et al. 2016, S. 17). Es lassen sich dabei verschiedene Grade der Involvierung in die Technikanwendung erkennen. Auf der einen Seite stehen Tracking-Systeme, durch die die Position von Personen mit kognitiver Beeinträchtigung an Pflegende übermittelt wird. Es bestehen auf der anderen Seite aber auch Tools, die den Trägerinnen und Trägern der Anwendung helfen, aktiv Hilfe anzufordern oder auch, beispielsweise bei Demenz im Anfangsstadium, den Weg selbständig zu finden (vgl. Hammoud et al. 2018, S. 2; Müller et al. 2016, S. 22). Um einen Bereich einzugrenzen, in dem Patienten sich sicher aufhalten können, besteht die Möglichkeit, beim Durchschreiten einer festgelegten Grenze einen Alarm auszulösen oder Türen automatisch zu verschließen (vgl. Niemeijer et al. 2014, S. 310). Einige Anwendungen stellen – beispielsweise durch die Häufigkeit, die Länge oder die Orte des Umherlaufens – Muster fest und können so erkennen, ob es sich um Wandering handelt oder um »normale« Bewegung (vgl. Hammoud et al. 2018). Wenn das Gehen aufgrund einer hohen Sturz- und Verletzungsgefahr medizinisch nicht indiziert ist, können passive, nicht personenbezogene Alarmsysteme beispielsweise in Form von Sensormatten im oder vor dem Patientenbett positioniert werden. Bei Druckveränderung oder Berührung wird ein Alarm ausgelöst (vgl. Müller et al. 2016, S. 19; vgl. Feuchtinger & Ziegler, ▶ Teil II, Kap. 2).

> Technische Unterstützungen im Umgang mit Wandering beschränken sich allerdings nicht auf Anwendungen, die das Bewegungsverhalten von Patienten überwachen. Auch Technologien zur Kommunikation, Unterhaltung oder Entspannung von Menschen mit kognitiver Beeinträchtigung werden eingesetzt, um Lauftendenzen zu verringern und die Pflege zu erleichtern.[68]

---

68 So beispielsweise der mobile Videoprojektor Qwiek.up, vgl. Brankaert und den Ouden 2017 sowie Ziegler & Feuchtinger (▶ Teil II, Kap. 2).

2.5 Ethische Aspekte des Einsatzes von Trackingtechnologien

Im Folgenden werden ethische und soziale Implikationen von Technikanwendungen für den Umgang mit Hinlauftendenzen dargestellt. Der Fokus liegt hierbei auf Systemen, die der Überwachung von Patientinnen und Patienten dienen und vor Risiken von Wandering schützen sollen, insbesondere Trackingsysteme. Der Abschnitt orientiert sich lose an den ethischen Dimensionen von MEESTAR, dem sog. Modell zur ethischen Evaluation sozio-technischer Arrangements, entwickelt von Arne Manzeschke und Karsten Weber (Manzeschke et al. 2013; Weber et al. 2015).[69] Das Modell dient der Identifizierung und Reflexion ethischer Fragestellungen beim Einsatz technischer Assistenzsysteme.

Systeme zur Ortung von Personen kommen im Akutkrankenhaus in Deutschland bislang kaum zum Einsatz. Entsprechend sind folgende ethische Überlegungen nicht empirie- sondern literaturgestützt. Sie dienen dazu, Fragen aufzuwerfen und erste Handläufe für einen reflektierten Technikeinsatz anzubieten: Was ist bei der Implementierung von Ortungstechnologien bei Menschen mit kognitiver Beeinträchtigung zu beachten? Auf welche Weise kann der Technikeinsatz die Pflegenden-Patient-Beziehung verändern? Welche Bilder von Patienten, ihren Fähigkeiten und Rollen sind in der Technologie verankert? Dahl et al. empfehlen, eine Technologie im Detail zu evaluieren: Ethische Konfliktfelder oder ungewollte Effekte entstünden häufig aus Teilaspekten und der speziellen Ausstattung einer Technikanwendung. Diese wird eventuell erst bei der Anwendung sichtbar (vgl. Dahl und Holbø 2012, S. 579 f.). Hilfreich sind somit eine genaue Kenntnis der Funktionsweise der Technikanwendung, konkrete Erfahrungen bzw. Praxisberichte von Pflegenden und eine genaue Beobachtung der Mensch-Technik-Interaktion.

Zu den Vorteilen von Trackingtechnologien für Menschen mit kognitiver Beeinträchtigung zählen die mögliche Erweiterung ihrer Handlungsmöglichkeiten und ihres Sicherheitsgefühls sowie die Steigerung von Wohlbefinden und Schutz (vgl. Welsh 2003, S. 374; Hülsken-Giesler et al. 2019, S. 8). Wandering zu ermöglichen setzt außerdem einer »Pathologisierung des Wanderverhaltens Selbstbestimmung und Autonomie entgegen« (Müller et al. 2016, S. 10). Niemeijer et al. zeigen in ihrer Studie, dass Betroffene sich durch die Einführung eines Trackingsystems in einem größeren Raum bewegen können, was vor allem die Häufigkeiten nächtlichen Umherlaufens verringere. Durch das Besuchen verschiedener Orte können Menschen mit kognitiver Beeinträchtigung sich ablenken, unterhalten und beschäftigen (vgl. Niemeijer et al. 2014, S. 313 f.). Trackingtechnologien haben also das Potenzial, die Mobilität Betroffener zu erhöhen, Pflegende (vor al-

---

69 Kapitel 5 orientiert sich an der Struktur von MEESTAR. Die normative Dimension »Gerechtigkeit« wird hierbei ausgeklammert. Neben den Aspekten in MEESTAR stellen Perspektiven aus der Care-Ethik und der Organisationsethik wichtige Ergänzungen dar, die vor allem die Interaktions- und Beziehungsebene fokussieren.

lem psychisch) zu entlasten und vor Schaden zu schützen (vgl. Dahl und Holbø 2012, S. 575).

Allerdings wird schnell deutlich: Die genannten positiven Wirkungen können nicht exklusiv durch Technikanwendung erreicht werden. Vielmehr kompensiert der Technikeinsatz Defizite in anderen Bereichen, beispielsweise einen Zeitmangel von Pflegenden. Argumentationsmuster, die sich auf die Technikanwendung ausschließlich als »das kleinere Übel« – beispielsweise im Vergleich zu Fixierungen – berufen, sind daher problematisch. Grundlegend ist hierbei außerdem, dass Art und Umfang des Technikeinsatzes von der Definition und Deutung von Wandering bestimmt sind (vgl. Wigg 2010, S. 289).

2.5.1 Fürsorge

Zwar ist es ein Gemeinplatz, dass Technologie menschliche Fürsorge[70] nicht ersetzen darf. Gleichzeitig ist es unbestritten, dass Trackingtechnologien immer Teile der Aufgaben und Verantwortungen von Menschen übernehmen (vgl. Dahl und Holbø 2012, S. 576).

> Damit Technikanwendung menschliche Fürsorge unterstützen kann, ist es wichtig, Handlungen Betroffener mit kognitiver Beeinträchtigung so gut wie möglich zu verstehen.

»Warum verhält sich der Patient so? Was sind seine Motive (physisch, psychisch, psychosozial)? Welche Umgebungs- bzw. Umweltfaktoren tragen zu dem Verhalten bei?« (Riedel & Linde 2016, S. 4) – diese Fragen sind zentral, um Technik zielführend anzuwenden und auf die Bedürfnisse aller Beteiligten anzupassen. Kenner weist allerdings darauf hin, dass technische Monitoringsysteme jene Kontextfaktoren unsichtbar machen, die bei der beobachteten Person zu Wandering geführt haben, so beispielsweise ihre Motivationen, Emotionen, Barrieren und Ziele (▶ Teil IV, Kap. 2.2). Überwachung als alleinige Lösung wird folglich den komplexen Bedürfnissen von Menschen mit kognitiver Beeinträchtigung nicht gerecht (Welsh 2003, S. 374). Problematisch wird das vor allem dann, wenn auf Basis der generierten Daten Entscheidungen über den Umgang mit Patienten getroffen werden – ohne Berücksichtigung der Informationen über den Kontext des Wanderverhaltens (vgl. Kenner 2008, S. 264f.). Menschen mit kognitiver Beeinträchtigung brauchen hierbei besonderen Schutz. Denn Personen, deren Verhalten von Pflegenden als »schwierig« oder »herausfordernd« erlebt wird, sind am ehesten von Zwängen und freiheitsentziehenden Maßnahmen betroffen. Gleich-

---

70 Die Verwendung des Begriffs »Fürsorge« soll nicht darüber hinwegtäuschen, dass er je nach Diskurs mit unterschiedlichen Deutungen verbunden ist – beispielsweise im Sinne einer einseitigen, paternalistischen Fürsorge, die der Selbstbestimmung entgegensteht. Als Alternative ist der Begriff der »Sorge« als »vorausschauende, anteilnehmende Verantwortungsübernahme für sich selbst und andere« (Institut für Sozialarbeit und Sozialpädagogik 2014, S. 13) zu nennen.

zeitig sind das aber auch genau jene Personen, deren Bedürfnisse für Pflegende am schwierigsten zu erkennen und zu erfüllen sind (vgl. CSCI 2007, S. 35).

Fürsorge wird häufig Werten wie Selbstbestimmung und der Sicherheit gegenübergestellt. Pflegemodelle wie das »Senses Framework« von Nolan (▶ Teil IV, Kap. 2.2) dagegen verbinden die unterschiedlichsten Bedürfnisse von auf Pflege angewiesenen Menschen miteinander und bringen sie in einen Aushandlungskontext. So geht es in der Pflege einerseits darum, Sicherheit zu vermitteln und auf der anderen Seite darum, das Gefühl der Achtung und Selbständigkeit zu unterstützen und Pflegebedürftige an den Zielsetzungen (beispielsweise durch die Heilbehandlung im Krankenhaus) zu beteiligen (vgl. Nolan et al. 2006).

2.5.2 Privatheit

Technikanwendungen für den Umgang mit Wandering unterscheiden sich im Schutz der Privatheit beispielsweise bei folgenden Fragen: Wer darf die Ortung einsehen? Werden alle Bewegungen der Patienten eingesehen oder nur solche, die für seinen Schutz relevant sind? Wie weit können die Bewegungen von Patienten zurückverfolgt werden? (vgl. Dahl und Holbø 2012, S. 577)

Grundsätzlich gilt: »Der Patient oder der auf Pflege angewiesene Mensch ist der Herr seiner Daten« (Klie 2013b, S. 6). Wie viel er von sich preisgibt, muss immer die Entscheidung des Einzelnen sein (vgl. Klie 2013a, S. 19). Das Recht auf informationelle Selbstbestimmung »verleiht dem Einzelnen die Befugnis, grundsätzlich selbst zu bestimmen, wann und in welchem Umfang er persönliche Lebenssachverhalte preisgeben möchte« (Leuchtner 2018, S. 7). Dies setzt voraus, dass die Datenerfassung transparent ist und vom Betroffenen bemerkt wird. Die informationelle Selbstbestimmung von Patientinnen und Patienten zu stärken gilt somit vor allem dann, wenn die elektronische Datenerfassung zunächst unsichtbar ist (vgl. Leuchtner 2018, S. 7) und Patienten die technische Überwachungssituation aufgrund einer kognitiven Beeinträchtigung nur begrenzt erfassen können. Die Privatheit von Patientinnen und Patienten zu schützen bedeutet auch, dass aufgenommene Daten strikt dem Prinzip der Erforderlichkeit unterliegen müssen und nicht zweckentfremdet werden dürfen.

> Beim Thema Datenschutz geht es dabei nicht nur um eine formale Einwilligung, sondern zentral um die Frage, inwieweit die Daten in eine vertrauensgeprägte Behandlungs- und Pflegebeziehung eingebunden sind: »Eine menschenfreundliche Medizin sieht den Patienten nicht allein in seinen Risikoparametern« (Klie 2013b, S. 6).

Eine lückenlose Dokumentation und Überwachung durch Technikeinsatz dagegen berühren Persönlichkeitsrechte und Menschenwürde von Patientinnen und Patienten. Jede Unruhe, jede körperliche Ausscheidung, jedes »herausfordernde Verhalten« eines Menschen aufzuzeichnen ist dem Respekt seiner Intimität entgegengestellt (vgl. Klie 2013a, S. 19).

2.5.3 Selbstbestimmung

»Not all surveillance is intended as such« (Fisher 2006, S. 77): Auch dann, wenn es nicht der primäre Grund ihrer Implementation und Anwendung ist, haben Trackingtechnologien das Potenzial, zu Überwachungssystemen zu werden, mit denen Aktivitäten von Patientinnen und Patienten, aber auch von Pflegenden kontrolliert werden können (vgl. Fisher 2006, S. 77). Technologien zum Monitoring älterer und/oder kognitiv beeinträchtigter Menschen können schon bestehende Machtasymmetrien reproduzieren und neue Formen der sozialen Kontrolle schaffen (vgl. Kenner 2008, S. 263f.). Werden diese Möglichkeiten geleugnet (z. B. indem Kontrolle oder Überwachung nicht als solche benannt werden), entziehen sie sich einer Diskussion. Es gilt, die Ziele und Anwendungsbereiche einer Technikanwendung schon bei ihrer Entwicklung und Implementierung klar zu benennen – ansonsten geben die Möglichkeiten der Technologie die Form ihrer Anwendung vor (vgl. Fisher 2006, S. 87). Soll die Anwendung in erster Linie dazu dienen, Patientinnen und Patienten festzuhalten oder zurückzuholen? Oder soll sie pflegebedürftige Menschen in ihrer Selbstbestimmung unterstützen und ihnen ein sicheres Umhergehen gewährleisten? Damit zusammen hängt die Frage, wer primär vom Einsatz der Trackingtechnologie profitieren soll und, ebenso zentral: Wer oder was *definiert*, was in diesem Kontext »profitieren« bedeutet?

Ein erweiterter Bewegungsradius ist ein häufiges Argument für den Einsatz von Trackingtechnologien. Menschen mit kognitiver Beeinträchtigung soll durch Technikeinsatz die Möglichkeit gegeben werden, sicher, autonom und selbstbestimmt umhergehen zu können (vgl. Müller et al. 2016, S. 10; Wigg 2010). Niemeijer et al. weisen allerdings darauf hin, dass Trackingtechnologien häufig einen »idealen Nutzer« voraussetzen, der völlig unabhängig handeln und die gewonnene Freiheit aktiv ausnutzen kann. Tatsächlich aber brauchen (nicht nur) Menschen mit kognitiver Beeinträchtigung Unterstützung, um den Freiheitsgewinn nutzen und genießen zu können. Selbstbestimmung kann bei vulnerablen Gruppen nicht gleichgesetzt werden mit individueller Autonomie, Unabhängigkeit oder einem »Nichteinmischen« (vgl. Niemeijer et al. 2014, S. 308ff.) – ein Mensch ist nicht selbstbestimmter, wenn er auf sich allein gestellt wird, denn Selbstbestimmung kommt erst in Beziehungen zur Entfaltung (vgl. Kumbruck und Senghaas-Knobloch 2012; Walser 2012).

> Im Sinne einer *relationalen Autonomie* kann die Selbstbestimmung eines Menschen in der beziehungszentrierten Pflege wahrgenommen und gefördert werden, ohne gleichzeitig seine Angewiesenheit zu leugnen.

Eine weitere Einschränkung der Selbstbestimmung kann sich daraus ergeben, dass die Existenz und die Effekte von Trackingtechnologien (wie beispielsweise Armbänder zur Ortung) von den Trägern nicht bemerkt bzw. verstanden werden müssen, um zu funktionieren. Das kann dazu führen, dass die Einwilligung in die Technologie nicht immer gewährleistet ist (vgl. Niemeijer et al. 2014, S. 317).

2.5.4 Teilhabe

Bei üblichen Trackingtechnologien sind Betroffene nicht als aktive Nutzer der Anwendung, sondern vielmehr als passive Träger vorgesehen (vgl. Dahl und Holbø 2012, S. 576). Aus Sicht einer personenzentrierten Pflege ist es dagegen wesentlich, auf die noch verbleibenden Ressourcen von Menschen mit kognitiver Beeinträchtigung zu bauen und die Technologie – je nach Fähigkeiten – interaktiv zu gestalten. Eine einfache Möglichkeit, Nutzer des Trackingsystems einzubeziehen, ist, etwa durch ein Blinklicht anzuzeigen, wann die Position von der Pflege- bzw. Betreuungsperson abgefragt wird (vgl. Ebd., 576 f.). Grenzen ergeben sich vermutlich beim Verstehen der Technologie, da beispielsweise Menschen mit Demenz meist einer Generation angehören, die den Umgang mit technischen Geräten vergleichsweise wenig gewohnt ist.

Auch die Interaktion zwischen Pflegenden und Patientinnen sowie Patienten ist durch Technologie strukturiert und vermittelt: Hülsken-Giesler et al. (2019) beziehen sich auf eine Studie aus dem Setting der stationären Langzeitpflege, in der beobachtet werden konnte, »dass Kontaktsituationen zwischen Bewohnerinnen und Bewohnern und den Pflegenden [...] immer häufiger alarminduziert, also technikvermittelt sind [...]. Diese Äußerungen legen nahe, dass sich die Präsenz von Pflegenden durch den Einsatz der neuen Technologien zunehmend auf Orte der funktionalen Pflegearbeit konzentriert und dies zu Lasten der sozialpflegerischen Aspekte gehen könnte« (Hülsken-Giesler et al. 2019, S. 7). Diese Beobachtung erhält besondere Brisanz durch die Tatsache, dass Wandering für Menschen mit kognitiver Beeinträchtigung eine Strategie sein kann, an ihrer Umwelt teilzuhaben und mit anderen in Interaktion zu treten. So berichten Pflegende während des Workshops »Patienten mit Lauftendenz«, dass diese seltener umherlaufen würden, wenn sie mehr Zeit mit ihnen verbringen könnten.

> Wird durch die Trackingtechnologie die Face-to-face-Begegnung mit Patientinnen und Patienten verringert, beispielsweise, weil Pflegende seltener »nach den Patienten schauen«, könnte dies also dazu führen, dass Hinlauftendenzen zunehmen.

2.5.5 Sicherheit

Der Begriff »Sicherheit« umfasst verschiedenste Assoziationen. Es ist hilfreich, begriffliche Unterscheidungen zu treffen, beispielsweise zwischen der realen Sicherheit und dem Sicherheitsgefühl oder dem Schutz vor Schaden und dem Schutz vor Fehlbedienung (vgl. Dahl und Holbø 2012, S. 578 f.).

Auch ist die Bedeutung, die Sicherheitsaspekten zugewiesen wird, individuell unterschiedlich. Befragungen von Menschen mit kognitiver Beeinträchtigung weisen darauf hin, dass beispielsweise das Risiko von Stürzen oder Verirren von Betroffenen als ungefährlicher eingestuft wird als von pflegenden Angehörigen: »Die befragten demenzkranken Menschen geben an, dass sie die Notwendigkeit zur Nutzung von technischen Geräten, um ihnen sichere Bewegungsräume zu ermöglichen, zum jetzigen Zeitpunkt nicht sehen« (Müller et al. 2016, S. 64). Die Commission for Social Care Inspection (UK) plädiert dafür, den Begriff der Sorgfaltspflicht und die Frage nach den Risiken genauer zu reflektieren: »Understanding the ›duty of care‹ of the care provider is fundamental. It distinguishes between putting people at risk and enabling them to choose to take reasonable risks – duty of care does not therefore mean people have to be kept safe from every eventual risk. No environment is entirely risk-free.« (CSCI 2007, S. 50).

> Auch wenn der Schutz der Patienten im Vordergrund steht – bei der Bewertung von Risiken und dem Umgang mit Wandering sind auch andere Faktoren maßgebend: das professionsspezifische Selbstverständnis, die Auffassung von Fürsorge sowie das eigene Pflichtbewusstsein und Ansehen.

2.5.6 Selbstverständnis

Die Dimension *Selbstverständnis* bezieht sich auf die »Bewertung und Wahrnehmung eines Subjektes gegenüber sich selbst. Ein wichtiges Moment spielt bei der Selbstkonstitution die Anerkennung oder Missachtung von Krankheit oder Alterserscheinungen durch andere« (Manzeschke et al. 2013). Das Selbstverständnis ist somit stark mit dem Menschenbild verbunden, das in ein technisches System eingeschrieben ist (▶ Teil IV, Kap. 2.5.4). So kann es entwürdigend sein, wenn die Technologie an eine elektronische Fußfessel erinnert oder das Gefühl vermittelt, ständig überwacht zu werden (vgl. Müller et al. 2016, S. 17).

> Da Trackingsysteme vor allem als Mittel der Überwachung von Straftätern (vgl. Welsh 2003, S. 374 f.) oder Tieren verbreitet sind, können sie die Erniedrigung einer ohnehin schon stigmatisierten Diagnosegruppe fördern und ihr Selbstwertgefühl verringern (vgl. Dahl und Holbø 2012, S. 576 f.).

Inwieweit eine Technikanwendung Stigmatisierung befördert, hängt auch vom Design ab: »Demenzerkrankte Menschen wollen uhren- oder halskettenähnliche technische Devices nicht tragen, wenn sie über kein ansprechendes Design verfügen« (Müller et al. 2016, S. 17).

Durch Technikanwendungen kann es darüber hinaus – der eigentlichen Intention entgegen – dazu kommen, dass Menschen sich ihrem Mangel an Selbstbestimmung und Teilhabe noch stärker bewusstwerden. In einer Studie von Niemeijer et al. zeigt eine Bewohnerin Frustration, als sie sieht, dass ein anderer Bewohner mit Tracking-Armband eine Tür passieren kann, die für sie selbst (ohne Armband) verschlossen bleibt (vgl. Niemeijer et al. 2014, S. 314).

2.6 Fazit

Ethische Reflexion und Evaluation finden im Alltag der beruflichen Pflege in der Interaktion mit Patientinnen und Patienten und technischen Arrangements bereits ständig statt. Eine systematische ethische Betrachtung zeigt potenzielle Folgen des Technikeinsatzes auf Interaktionen in der Versorgung und das professionelle Selbstverständnis der beruflichen Pflege auf. Die Sensibilisierung für Potenziale, aber auch Gefahren und ungewollte Effekte einer Technologie kann helfen, jene sinnvoll in die berufliche Pflegepraxis einzubinden: Wie definiert und strukturiert die Technikanwendung pflegerische Tätigkeiten? Welche Rollenbilder, welches Verständnis von Alter(n) und Krankheit ist in die Technologie eingeschrieben? In welchem Verhältnis stehen diese zu ethischen Dimensionen wie Selbstbestimmung oder Fürsorge und zu selbst gesetzten Zielen in der beruflichen Pflege? Die Struktur von MEESTAR bietet dabei die Möglichkeit, eine Technikanwendung ausgewogen und aus unterschiedlichen Perspektiven zu betrachten und mögliche ethische Konfliktfelder aufzuzeigen.

Dabei erweist es sich – auch in anderen Anwendungsfeldern – als sinnvoll, eine ethische Evaluation nicht nur an einen konkreten Technikeinsatz zu knüpfen, sondern das Phänomen, dem eine Technologie beggnen soll, zu verstehen und seine Ursachen kennenzulernen. Hierzu gehört auch, die institutionellen und sozialen Kontexte in den Blick zu nehmen, in denen das technische System eingesetzt werden soll. Dies eröffnet Potenziale für einen wirksam unterstützenden Einsatz, aber auch für eine kritische Betrachtung der Technologie: Weitet eine Technologie den Blick auf Ursachen und Umweltfaktoren? Stößt sie einen Prozess an, sich mit den Wesens- und Willensäußerungen einer Person mit kognitiver Beeinträchtigung zu beschäftigen? Sieht sie diese Möglichkeit vor und wird sie zu diesem Zweck eingesetzt? Am Beispiel von Trackingtechnologien zum Umgang mit Wandering wurde gezeigt, wie das Mitdenken dieser Fragen Teil des reflektierten Technikeinsatzes in der Pflege sein kann.

Literatur

Brankaert, Rens; den Ouden, Elke (2017): The Design-Driven Living Lab. A New Approach to Exploring Solutions to Complex Societal Challenges. In: Technology Innovation Management Review 7 (1), S. 44–51.

Cipriani, Gabriele; Lucetti, Claudio; Nuti, Angelo; Danti, Sabrina (2014): Wandering and dementia. In: Psychogeriatrics 14, S. 135–142.

Comission for Social Care Inspektion (CSCI) (2007): Rights, risks and restraints. An exploration into the use of restraint in the care of older people. Newcastle.

Dahl, Yngve; Holbø, Kristine (2012): Value Biases of Sensor-Based Assistive Technology. Case Study of a GPS Tracking System Used in Dementia Care. SINTEF ICT.

Fisher, Jill A. (2006): Indoor Positioning and Digital Management. Emerging Surveillance Regimes in Hospitals. In: Torin Monahan (Hg.): Surveillance and security. Technological politics and power in everyday life. New York: Routledge, S. 77–88.

Halek, Margareta; Bartholomeyczik, Sabine (2012): Description of the behaviour of wandering in people with dementia living in nursing homes – a review of the literature. In: Scandinavian journal of caring sciences 26 (2), S. 404–413.

Hammoud, Abbass; Konstantas, Dimitri; Deriaz, Michel (2018): Wandering behaviors detection for dementia patients. a survey. International Conference on Smart and Sustainable Technologies (SPLITECH. Split.

Heard, K.; Watson, T. S. (1999): Reducing wandering by persons with dementia using differential reinforcement. In: J Appl Behav Anal 32 (3), S. 381–384.

Hendlmeier, Ingrid; Bickel, Horst; Hessler, Johannes Baltasar; Weber, Joshua; Junge, Magdalena Nora; Leonhardt, Sarah; Schäufele, Martina (2018): Demenzsensible Versorgungsangebote im Allgemeinkrankenhaus. Repräsentative Ergebnisse aus der General Hospital Study (GHoSt). In: Zeitschrift für Gerontologie und Geriatrie 51 (1), S. 509–516.

Hülsken-Giesler, Manfred; Peters, Miriam; Müller, Kathrin (2019): Tracking-Systeme bei Menschen mit Demenz in der stationären Langzeitpflege. In: Pflege, S. 1–11.

Ienca, Marcello (2017): Proactive Ethical Design for Neuroengineering, Assistive and Rehabilitation Technologies. the Cybathlon Lesson. In: Journal of NeuroEngineering and Rehabilitation 14 (1).

Institut für Sozialarbeit und Sozialpädagogik (2014): Sorgende Gemeinschaften – Vom Leitbild zu Handlungsansätzen. Dokumentation. ISS im Dialog. Frankfurt am Main.

Isfort, Michael; Klostermann, Jutta; Gehlen, Danny; Siegling, Bianca (2014): Pflege-Thermometer 2014. Eine bundesweite Befragung von leitenden Pflegekräften zur Pflege und Patientenversorgung von Menschen mit Demenz im Krankenhaus. Deutsches Institut für angewandte Pflegeforschung e. V. (dip). Köln.

Karsten Weber, Debora Frommeld, Arne Manzeschke, Heiner Fangerau (Hg.) (2015): Technisierung des Alltags – Beitrag für ein gutes Leben?: Steiner-Verlag.

Keller, Christine; Ziegler, Sven (2018): »Dauernd wühlste in meinen Schränken, alles kannste brauchen...«. In: Nicole Burzan und Ronald Hitzler (Hg.): Typologische Konstruktionen. Wiesbaden: Springer Fachmedien Wiesbaden, S. 201–218.

Kenner, Alison Marie (2008): Securing the Elderly Body. Dementia, Surveillance, and the Politics of »Aging in Place«. In: SS 5 (3).

Klie, Thomas (2013a): Das Antlitz des anderen. Was uns der Datenschutz über Respekt lehrt! In: Demenz. Leben (19), S. 18–19.

Klie, Thomas (2013b): Geht Sicherheit vor Datenschutz? Aufgaben und Grenzen des Datenschutzes. In: KWA Journal (4), S. 5–6.

Klie, Thomas (2019): Zwischen Recht und Unrecht – was gilt es zu beachten? In: Markus Horneber, Rupert Püllen und Janine Hübner (Hg.): Das demenzsensible Krankenhaus. Grundlagen und Praxis einer patientenorientierten Betreuung und Versorgung. Stuttgart: Kohlhammer, S. 350–358.

Kumbruck, Christel; Senghaas-Knobloch, Eva (2012): Das soziale Geschlecht von Fürsorgearbeit. In: Birgit Heller (Hg.): Das Jahresheft Nr.4. Autonomie und Sorge – für mich und für andere. Praxis PalliativeCare (5). Hannover: Vincentz Network, S. 54.

Leuchtner, Jörg (2018): Datenschutz in der Pflege. Ein Praxishandbuch. Heidelberg: medhochzwei.

Manzeschke, Arne; Weber, Karsten; Rother, Elisabeth; Fangerau, Heiner (2013): Ethische Fragen im Bereich Altersgerechter Assistenzsysteme. neue Ausg. Berlin: VDI.

Müller, Irene; Mertin, Matthias; Rolf, Ariane (2016): Abschlussbericht des Forschungsprojekts: »Akzeptanz und Einstellungen hinsichtlich technischer Unterstützung zur Gewährleistung sicherer Bewegungsräume für Menschen mit dementiellen Erkrankungen« (Bermuda). Fachhochschule Bielefeld; InBVG – Institut für Bildungs- und Versorgungsforschung im Gesundheitsbereich.

Neubauer, Noelannah A.; Azad-Khaneghah, Peyman; Miguel-Cruz, Antonio; Liu, Lili (2018): What do we know about strategies to manage dementia-related wandering? A scoping review. In: Alzheimer's and Dementia 10 (1), S. 615–628.

Niemeijer, Alistair; Depla, Marja; Frederiks, Brenda; Hertogh, Cees (2014): The experiences of people with dementia and intellectual disabilities with surveillance technologies in residential care. In: Nursing Ethics 22 (3), S. 307–320.

Nolan, Mike; Brown, Jayne; Davies, Sue; Nolan, Janet; Keady, John (2006): The Senses Framework: improving care for older people through a relationship-centred approach. Getting Research into Practice (GRiP) Report No. 2. University of Sheffield.

Remmers, Hartmut (2015): Natürlichkeit und Künstlichkeit. Zur Analyse und Bewertung von Technik in der Pflege des Menschen. In: Karlsruher Institut für Technologie (KIT) und Institut für Technikfolgenabschätzung und Systemanalyse (ITAS) (Hg.): Technik und Pflege in einer Gesellschaft des langen Lebens. Einführung in den Schwerpunkt. Technikfolgenabschätzung – Theorie und Praxis 24 (2). Karlsruhe, S. 11–20.

Riedel, Annette; Linde, Anne-Christin (2016): Herausforderndes Verhalten bei Demenz als wiederkehrender Anlass ethischer Reflexion im Krankenhaus. In: Internationale Zeitschrift für Philosophie und Psychosomatik 7 (1).

Ritzi, Sebastian; Kruse, Andreas (2019): Würde, Freiheit, Leiblichkeit. Ethische Kategorien bei der Anwendung freiheitsentziehender Maßnahmen bei Menschen mit Demenz im Akutkrankenhaus. In: Zeitschrift fur Gerontologie und Geriatrie.

Robinson, Louise; Hutchings, Deborah; Corner, Lynne; Finch, Tracy (2007): Balancing rights and risks: Conflicting perspectives in the management of wandering in dementia. In: Health Risk & Society 9 (4), S. 389–406.

Song, Jun-Ah; Algase, Donna (2008): Premorbid characteristics and wandering behavior in persons with dementia. In: Archives of psychiatric nursing 22 (6), S. 318–327.

Walser, Angelika (2012): Relationale Autonomie. In: Birgit Heller (Hg.): Das Jahresheft Nr.4. Autonomie und Sorge – für mich und für andere. Praxis PalliativeCare (5). Hannover: Vincentz Network, S. 44–45.

Welsh, S. et al (2003): Big Brother is watching you. The ethical implications of electronic surveillance measures in the elderly with dememtia and in adults with learning difficulties. In: Aging & Mental Health 7 (5), S. 372–375.

Weltgesundheitsorganisation (2015): World report on ageing and health. Geneva: WHO.

Wetzstein, Verena (2015): Eine Frage der Ethik. Menschen mit Demenz im Krankenhaus. In: Ludwigshafener Ethische Rundschau (2), S. 2–6.

Wigg, Johanna M. (2010): Liberating the wanderers. Using technology to unlock doors for those living with dementia. In: Sociology of Health & Illness 32 (2), S. 288–303.

Wunder, Michael (2008): Demenz und Selbstbestimmung. In: Ethik in der Medizin 20 (1), S. 17–25.

3 Hürde Datenschutz? Neue Technologien rechtskonform & sicher einsetzen

Thomas Althammer

3.1 Datenschutz – warum eigentlich?

Neue Technologien versprechen große Fortschritte und eine deutliche Weiterentwicklung bei der Digitalisierung der Pflege. Es eröffnen sich Chancen für bessere Versorgung, mehr Lebensqualität, neue Geschäftsmodelle und effizienteres Wirtschaften – so der Tenor von Technologieenthusiasten. Die folgenden Beispiele verdeutlichen, in welchen Formen IT und Technik im Pflegealltag Einzug hält:

- Mithilfe von Smartwatches, also Armbanduhren mit einem integrierten Mini-Computer, können Herzfrequenz, Position und Aktivität recht zuverlässig aufgezeichnet werden. Zwischenzeitlich gibt es Smartwatches für den Seniorenmarkt mit integrierter Handy-Funktion, die eine Sturzerkennung und Notrufauslösung praktisch von überall möglich machen.
- Im beruflichen Pflegealltag wird immer häufiger IT-gestützt dokumentiert. Anstelle von Papier sind nun Smartphones und Tablets gerückt, auf denen mit spezialisierten Apps relevante Ereignisse erfasst und die aktuelle Planung bzw. Medikation eingesehen werden können.
- In einer Reihe von Forschungsprojekten wird die Nutzung von Robotern im Pflegealltag evaluiert. Es geht um Unterstützung und Entlastung von Pflegenden sowie Pflege und Versorgung pflege- oder hilfeabhängiger Personen, z. B., indem Getränke von Robotern angeboten werden, dieser individuell bezogen auf einzelne Personen zum Trinken anregt und dies automatisch dokumentiert.

Bei allen Vorteilen, die technologische Weiterentwicklungen zum Wohle des Menschen bieten können, zeichnen sich daneben auch zahlreiche Risiken ab. Gefordert wird, dass sich Nutzer darauf verlassen können, dass mit ihren Daten angemessen und zu ihrem Wohle umgegangen wird. Vertrauen soll also ein wesentlicher Rohstoff bei der Implementierung innovativer Technologien sein. Aber warum ist das nötig und wo liegen die Herausforderungen?

Die genannten Beispiele verknüpfen technische Innovationen mit dem Sammeln oder Auswerten von Daten. Damit ein Roboter die richtige Person zum Trinken animiert, ist viel Training auf Basis vorhandener Daten erforderlich: Gesichtserkennung, Sprachverständnis bzw. Sprechen und die Orientierung bei der autonomen Bewegung in den Räumlichkeiten (▶ Teil III, Kap. 2). Im Fall der beschriebenen Smartwatch müssen Bewegungsmuster erlernt werden, um zwischen einem Sturz und einer zufälligen Handbewegung unterscheiden zu können. All dies erfordert eine große Menge an Daten, Entwicklungsarbeit und sehr viel Training.

> *Datenschutz* zielt auf die Wahrung von Persönlichkeitsrechten und den Schutz vor Beeinträchtigungen der Privatsphäre durch unbefugte Erhebung, Speicherung und Weitergabe persönlicher Daten.

Damit jeder Einzelne sich auf den Schutz seiner persönlichen Daten verlassen kann, brauchen wir einen angemessenen Umgang mit organisatorischen und technischen Fragestellungen. Ortungsfunktionen sollten beispielsweise nur im Notfall und nicht für eine Überwachung im negativen Sinne genutzt werden dürfen. Wenn Mitarbeitende Smartphones für die Dokumentation einsetzen, sollte dies immer in Einklang mit Arbeitnehmerrechten passieren und keine verdeckte Überwachung zu Arbeitszeiten oder Pausen stattfinden, um nur zwei Beispiele zu nennen.

Seit Jahren und auch heute noch ist dieser Schutz der Persönlichkeitsrechte bei vielen Diensten und Technologien kritisch zu hinterfragen. Es häufen sich Berichte von Angriffswellen auf die IT-Sicherheit. Der Umgang mit Persönlichkeitsrechten ist bei einigen bekannten Plattformen fragwürdig oder in der Kritik. Viele der in diesem Buch diskutierten Technologien basieren auf der Entwicklung und Auswertung großer Datenmengen. Künstliche Intelligenz ohne Futter bleibt dumm. Neue Zusammenhänge in der Forschung lassen sich bei »Big Data« nur in tatsächlich umfangreichen Datenmengen erkennen (▶ Teil III, Kap. 1).

> Heute werden Daten als »Das Öl des 21. Jahrhunderts« beschrieben. An vielerlei Stellen im Internet »bezahlen« Sie heute mit »Ihren Daten«. So erhalten Sie bspw. oftmals erst dann Zugriff auf gewünschte Informationen, wenn Sie mit Ihrem Namen, Ihrem Geburtsdatum, Ihrem Lieblingsbuch, Ihrer E-Mail-Adresse oder anderen persönlicher Daten »bezahlt« haben. Diese gesammelten Daten werden dann auf eine Art und Weise genutzt, die dem Zahlenden im ersten Blick nicht ersichtlich ist. Ähnlich dem Schutz des persönlichen Eigentums wird der Schutz persönlicher Daten deshalb zunehmend wichtig – auch in der Pflege.
>
> Der Wert dieser Daten entsteht in erster Linie durch das Schalten personalisierter Werbung. Was auf den ersten Blick akzeptabel erscheinen mag, ist häufig mit einem umfangreichen Tracking des Nutzer- und Browserverhaltens verbunden. Ganz plastisch erleben Sie dies, wenn nach Besuch einer Website A noch Wochen später auf ganz anderen Websites Anzeigen der Website A erscheinen. Auf diese Weise werden heutzutage auch Preise festgelegt oder das Informationsangebot insgesamt eingeschränkt: Möglicherweise sehen Sie also nicht alle verfügbaren Informationen oder Produkte, sondern nur diejenigen, die Sie auch kaufen sollen.

Wieviel sind meine Daten wert? Unter dem Begriff »Personal Data Economy« beschäftigten sich Forscher mit der Wertigkeit persönlicher Daten. Wenn die Anbieter »kostenfreier« Dienste wie Facebook und Google Milliarden-Umsätze erwirtschaften, dann stellt sich die Frage, welchen Wert die Ware »Privatsphäre« besitzt. Wenn Sie das vorliegende Buch im Internet gekauft haben, wurden Ihre Daten wahrscheinlich zu Werbezwecken verarbeitet. Ihr Profil ist nun mit der Information verknüpft, dass Sie sich für Themen dieser Art interessieren und so werden Ihnen nächstes Mal Bücher aus verwandten Bereichen vorgeschlagen, um Sie zum Kaufen zu bewegen.

Es mag der Eindruck entstehen, dass die Pflege noch weit entfernt von weltumspannenden Plattformen und Internet-Riesen aus den USA ist. Und doch hat die große Bühne der weltweiten Digitalisierung einen wesentlichen Einfluss auf die Pflege (▶ Teil II, Kap. 5). Die rechtlichen Rahmenbedingungen verändern sich nachhaltig, und zwar unabhängig davon, wie weit die Digitalisierung der Pflege in Deutschland heute ist. Daten zu schützen ist seit dem 25. Mai 2018 und mit Inkrafttreten der Datenschutzgrundverordnung von wesentlich größerer Bedeutung als zuvor. Eine Verletzung dieser Pflichten kann mit Bußgeldern in Millionenhöhe belegt werden.

Das vorliegende Kapitel stellt typische Hürden im Kontext der Nutzung neuer Technologien in der Pflege vor und zeigt auf, wie sich Pflegeunternehmen und Pflegende unter Datenschutz-Gesichtspunkten auf die Entwicklung und den Einsatz neuer Technologien vorbereiten sollten. Bei den vielen Ideen und Szenarien gibt es in Abhängig von Technik, Nutzen und Einsatzform verschiedene Fragestellungen zu beachten. Dieser Beitrag liefert einen ersten Überblick. Zur Vertiefung der Thematik sei an dieser Stelle auf Althammer (2019) verwiesen.

In diesem Zusammenhang fällt häufig auch der Begriff »Compliance«. Produkte und Technologien sollen im Kontext geltenden Rechts verwendet werden und gegebene Regeln und Vorschriften einhalten. Im zweiten Teil dieses Kapitels wird daher der Bogen von den rechtlichen Rahmenbedingungen zur Frage der IT-Compliance im Umgang mit neuen Technologien gespannt.

Zur praktischen Einführung neuer Produkte und Dienste findet sich in diesem Kapitel die Checkliste »Neue Technologien prüfen und bewerten«, mit deren Hilfe die Umsetzung technischer und rechtlicher Aufgaben gelingen kann. Der Handlungsbedarf ist groß: Eine Vielzahl der heutigen Systeme und Technologien, die in der Pflege eingesetzt werden, hat potenzielle und reale Sicherheitslücken, die kritisch überprüft werden sollten.

3.2 Datenschutz verstehen und gestalten

Konzepte zur Datenschutzkonformität in neuartigen Technologien sind meist weit entfernt vom Potenial eines gewollten »Privacy by Design«.

> *»Privacy by Design«* bedeutet, dass die Privatsphäre und persönliche Daten bereits durch die darauf ausgerichtete Technikgestaltung (Design) geschützt werden sollen.

Während in anderen Branchen die Sicherheit von Systemen und Produkten ein wesentliches Merkmal bei der Kaufentscheidung darstellt, z. B. beim Kauf von Autos, spielen diese Aspekte bei der Auswahl von Hard- und Software häufig (noch) keine bedeutende Rolle. Neue Technologien werden die Herausforderungen bei Kaufentscheidungen zukünftig weiter ergänzen.

3.2.1 Vernetzung erkennen

Bei der Auseinandersetzung mit IT-Sicherheit fällt der Blick häufig auf klassische Computer, also Laptops, Server oder PCs – die bisher bevorzugten IT-Arbeitsmittel. Unsere Netzwerke sind zwischenzeitlich um viele andere Gerätevarianten angewachsen. Das Smartphone hat viele Funktionen der früheren »PCs« übernommen. Heute sind Kopierer und Multifunktionsgeräte, Telefonanlagen, Alarmanlagen, Lichtrufsysteme, aber auch Fernseher, Internet-Radios und Systeme für die Heizungssteuerung Teil der heterogenen IT-Landschaft geworden.

In den vergangenen Jahren wurde der Einsatz von alltagstauglichen Assistenzlösungen in der Pflege viel im Rahmen von »Ambient Assisted Living« (AAL) diskutiert. Hier gibt es Parallelen zu »Industrie 4.0« oder dem »Internet der Dinge«: Es geht um die Vernetzung von Sensorik und Steuerung über Netzwerke. So lässt sich die Herdabschaltung aus der Ferne überwachen, das Garagentor über das Smartphone öffnen und der Kopierer meldet den Bedarf an neuem Toner selbständig über das Internet dem hinterlegten Service-Partner.

Alles erhält eine eigene »Intelligenz« – oder wird für eine zentrale Koordination und Steuerung als Sensor oder Aktor genutzt. Erkennen verschiedene Bausteine einer AAL-Infrastruktur, dass die Wohnung verlassen wurde und dass der Herd noch eingeschaltet ist, so wird ein »Aus«-Befehl gesendet. Neben der Bedienung am Gerät selbst gibt es also eine zusätzliche zentrale Steuerung, Überwachung und Kontrolle. Wohnungsbrände werden durch mitdenkende Technik möglicherweise vermieden.

Der Nutzen liegt auf der Hand: mehr Komfort, längere Eigenständigkeit in den eigenen vier Wänden, verbesserte Sicherheit. Immer mehr Geräte allein schon für private Haushalte erhalten einen Netzwerkanschluss per Kabel oder WLAN. Ein selbst nachbestellender Kühlschrank ist noch Mythos. Viele Geräte im Bereich der Unterhaltungselektronik haben heute ein Netzwerkanschluss, bei immer mehr Hausgeräten ist ein Internet-Anschluss erhältlich, ganz abgesehen von Smartphones, Tablets, Laptops und fernsteuerbaren Steckdosen.

Wenn all diese Geräte und Technologien Teil der Netzwerke werden, wie ist es um deren Sicherheit bestellt? Wer übernimmt die Verantwortung und Administration dieser Geräte? Wer behält den Überblick über sichere und möglicherweise unsichere Systeme?

3.2.2 Internet-Anschlüsse überall

In den vergangenen Jahren hat sich die Absicherung von IT-Systemen zu einem Wettlauf gegen die Zeit entwickelt. Im Sekundentakt werden Attacken auf Systeme gefahren, die über das Internet erreichbar sind. Wo früher ein Virenscanner genügte, ist zunächst der Schutz von Netzwerken per Firewall hinzugekommen. Heutige Angriffe zielen auf andere Ebenen ab, indem E-Mails gefälscht oder Sicherheitslücken in komplexen Systemen ausgenutzt werden.

Die Bewertung von IT-Sicherheitsmaßnahmen hängt wesentlich vom Faktor Zeit ab. Sobald Sicherheitslücken oder Angriffsmuster bekannt werden (»Zero Day«) beginnt der Wettlauf gegen die Zeit: Schaffen es die Software-Anbieter rechtzeitig, das benötigte Update an Millionen Netzwerke und Systeme weltweit auszuliefern?

Was im Microsoft Windows-Umfeld oder auf neueren Smartphones mit der automatischen Installation von Updates gut funktioniert, ist im »Internet der Dinge« noch weitestgehend unausgegoren: Allein von den Verantwortlichkeiten her ist häufig nicht geregelt, wer kritische Sicherheitsupdates für Kopierer, Drucker, Telefonanlagen oder Lichtrufsysteme im Blick behält und bei Bedarf installiert.

> Beim Einsatz neuer Technologien in der Pflege muss von Anfang an mit geplant werden, wer für deren Überprüfung und Absicherung zuständig ist. Ein Administrator oder die IT-Abteilung übernimmt oftmals nur die Betreuung der Kernsysteme. Zu vielfältig sind die Produktvarianten, zu groß ist das Risiko, dass etwa ein Betriebssystem-Update nicht ganz kompatibel mit der Systemsoftware des innovativen Produkts ist. Bestimmen Sie für jedes IT-System, wer genau für welche Aufgabenstellung verantwortlich ist, inklusive Datensicherung und Maßnahmen zur Gewährleistung der IT-Sicherheit.

Bei all diesen Geräten handelt es sich um Computer, deren Programme und Komponenten ebenso Schwachstellen aufweisen können. Manch aktueller Smart-TV enthält beispielsweise drei separate Computer-Systeme. Im Gegensatz zu erprobten Windows-Updates und administrierten Netzwerken nutzt hier jedes Gerät und jeder »Embedded Computer« ein eigenes Betriebssystem, verschiedene Software-Komponenten und unterschiedliche Versionsstände. Manche »Embedded Devices« wie WLAN-Kameras oder bspw. Drucker sind vergleichsweise schlecht gegen mögliche Angriffe geschützt. So könnte ein Roboter zur Pflegeassistenz mit Internet-Anschluss eine Hintertür für das gesamte Netzwerk darstellen.

3.2.3 Abwehr und Schadensbegrenzung

Die wachsende Komplexität und zunehmende Heterogenität unserer Netzwerke führen zu einem deutlichen Anstieg möglicher Angriffsmuster auf die IT-Sicherheit in Pflege und Gesundheitswesen. Doch wer interessiert sich für die Daten oder dafür, dass Einrichtungen geschädigt werden?

Als Motivation gelten – wenn es sich um gezielte Attacken handelt – Identitätsdaten. Komplexe Datensätze zu natürlichen Personen inklusive besonders schützenswerter Gesundheits- und Sozialdaten werden hoch gehandelt und sind daher ein beliebtes Ziel für Angreifer. In komplexen Netzwerkstrukturen mit einer Vielzahl verschiedener Systemvarianten bieten sich potenziell diverse mögliche Einfallstore.

Während die Anzahl vernetzter Geräte ständig zunimmt und die Vielfalt an Gerätetypen und Systemen ansteigt, wird ein umfassendes Management von Updates und Konfigurationseinstellungen nahezu unmöglich. Es fehlt an Managementkonzepten und Verwaltungslösungen für die Orchestrierung dieser neuen Generation von angeschlossenen Geräten und Systemen.

Sicherheitsforscher verfolgen seit geraumer Zeit bereits neue Strategien im Umgang mit Cyberattacken. Die Theorie besagt, dass eine Abwehr von Angriffen möglicherweise nicht zuverlässig gelingen wird und daher jedes System potenziell gehackt werden kann. Wenn sich Einbrüche nicht vermeiden lassen, dann sollte im Fall der Fälle möglichst wenig passieren. Das bezieht sich auf die Verletzung von Persönlichkeitsrechten (Datenschutz) genauso wie auf die Verteidigung von Unternehmenswerten (Informationssicherheit).

Viel mehr Wert sollte also auf die Schaffung abgestufter Sicherheitszonen gelegt werden, die sich an der Bedeutung der Informationssysteme und der Schutzwürdigkeit der darauf verarbeiteten Daten orientieren. So haben Angreifer nach Ausnutzen einer Sicherheitslücke möglicherweise Zugang zu bestimmten Bereichen eines Unternehmensnetzwerks erlangt, können damit aber nur sehr begrenzt Schaden anrichten, weil andere Segmente davon separiert sind und durch zusätzliche Schutzmaßnahmen abgesichert werden

Praxisbeispiel: Kleine Lücke, großer Schaden

Ein familiengeführter Pflegedienst hat im Rahmen einer IT-Sicherheitsanalyse die Anfälligkeit der IT-Systeme überprüfen lassen. Ein sog. »White-Hat-Hacker« probierte im Auftrag des Pflegedienstes verschiedene Angriffsmuster aus, um zu testen, wie schnell ein Einbruch möglich wäre.

Das Netzwerk erwies sich im Rahmen dieses Penetrationstests als gut abgeschottet und gegen klassische Angriffe gewappnet. Ein Penetrationstest ist ein Test, durch den mögliche Sicherheitslücken aufgedeckt werden sollen. Die Systeme waren auf einem aktuellen Stand, die Netzwerkabschnitte geschützt. Ganz zuletzt nahm sich der Spezialist eine kleine WLAN-Kamera vor, deren Konfiguration nur mit einem Standard-Passwort abgesichert war. Darauf enthalten waren mehrere personalisierte Benutzerkonten, u.a. das eines Geschäftsführers.

Das kleine Gerät verfügte nicht über die neuesten Sicherheitsupdates. Auf diese Weise ließ sich das Passwort des Geschäftsführers kompromittieren. Das bedeutet, es war einfach herauszufinden und zu manipulieren. Zufällig war es zudem identisch mit dem Passwort im gesamten Windows-Netzwerk. Damit war der Zugang zu einem Login auf viele der übrigen Systeme möglich.

Dieses Beispiel zeigt, wie die Vernetzung und zunehmende Technisierung eine Vielzahl neuer Schauplätze im Umfeld von IT-Sicherheit eröffnen. Der digitale Wandel ist ohne Einführung und Umsetzung eines Informationssicherheitsmanagementsystems zur Betrachtung von Risiken und Schutzmaßnahmen aus den unterschiedlichen Perspektiven nicht denkbar. Einzelne Maßnahmen bleiben schnell wirkungslos, wenn nicht der gesamte Informationsverbund betrachtet wird.

3.3 Consumer-Elektronik eröffnet Potenziale

Neue Prozesse und Arbeitsformen werden häufig aus dem privaten Umfeld heraus entwickelt. Ansätze für Smartphones gab es schon viele, erst der Durchbruch als »Consumer Technology« hat einen nachhaltigen Einfluss auf berufliche Zwecke und betriebliche Einsatzszenarien gebracht. Unter »Consumer Technology« werden Geräte zusammengefasst, die der Unterhaltung dienen, z. B. Flat-TVs, Smartphones, Digitalkameras oder Spielekonsolen (Klößmann in BITKOM 2019). Es gab beispielsweise viele Versuche, mobile Geräte und mobile Datenerfassung ab Mitte der 90er Jahre für die mobile Dokumentation von Pflegeleistungen zu etablieren. Je nach Variante und Technologie waren sie zu teuer, zu schlecht bedienbar oder zu anfällig.

Der Siegeszug des Smartphones, getriggert durch den Verkaufsstart des iPhone® im Jahr 2007, hat die Branche revolutioniert. Im Zentrum der Entwicklung bei Apple standen Verbraucherbedürfnisse, nicht der Nutzen für Firmen und Organisationen. Das Smartphone hat sich innerhalb weniger Jahre vom Nischenprodukt zu einem unverzichtbaren Begleiter im Alltag weltweit entwickelt.

Das Smartphone ist damit auch zu einem Treiber der Digitalisierung in der Pflege geworden: Auf einmal befindet sich ein mobiler Computer für die Tourensteuerung und die Zeit-/Datenerfassung in ambulanten Settings in der Hosentasche eines jeden Mitarbeitenden. Und damit werden weitere Veränderungen eingeläutet: Abstimmungen im Team erfolgen mittels Chatgruppen in WhatsApp.

Die Keimzelle für diese Entwicklung sitzt wie so häufig nicht in Europa. Damit basieren die Dienste und Angebote auf einem anderen Rechtsverständnis, insbesondere zum Umgang mit personenbezogenen Daten. Jeder mag für sich selbst entscheiden, ob und in welchem Umfang Daten den IT- und Internet-Konzernen zur Verfügung gestellt werden. Im Fall von Diensthandys, die zum Versand von Fotos im beruflichen Kontext oder dem Nachrichtenaustausch über Pflegebedürftige genutzt werden, müssen gesetzliche Auflagen beachtet werden, die eine rechtskonforme Nutzung teils weit verbreiteter Dienste unmöglich machen.

Datenschützer bemängeln, dass WhatsApp bei Einsatz für berufliche Zwecke an vielen Stellen mit den geltenden Datenschutzgesetzen in Konflikt kommt, wenn die Anwendung nur in ihren Grundfunktionen eingesetzt wird (Stand Ende 2019):

1. Nach Installation der App wird das lokale Telefonbuch mit »Buddy-Listen« auf WhatsApp-Servern in den USA abgeglichen, um den Online-Status zu ermitteln und Profilbilder auszutauschen. Aus datenschutzrechtlicher Sicht werden damit ohne Einwilligung personenbezogene Daten aus dem lokalen Telefonbuch in ein Drittland übermittelt.
2. Beim Austausch von Nachrichten mit anderen Kommunikationspartnern ist der Übertragungsweg mittlerweile verschlüsselt. Dies ist aber weder vollständig offengelegt noch von unabhängiger Seite überprüfbar. Eine serverseitige Aufzeichnung von Chat-Verläufen durch Facebook (Eigentümer von WhatsApp) wäre möglich und liegt im Bereich des Wahrscheinlichen.
3. Wenn Informationen ausgetauscht werden, die unter die Schweigepflicht nach § 203 StGB fallen, scheidet der rechtskonforme Einsatz von WhatsApp aus. Aufsichtsbehörden haben die Nutzung von WhatsApp in der Pflege untersagt.
4. Es lässt sich mit wenig Aufwand und ohne Zustimmung des überwachten Nutzers ein Tracking der On- und Offline-Zeiten realisieren, z. B., um eine verdeckte Arbeitskontrolle durchzuführen.
5. Der rechtskonforme Einsatz von WhatsApp würde den Abschluss einer Vereinbarung zur Auftragsverarbeitung bzw. eine Zertifizierung unter dem EU-US Privacy Shield erforderlich machen. Beides ist nicht vorhanden bzw. nicht möglich.

Die Nutzung von WhatsApp im geschäftlichen Kontext ist mit den rechtlichen Grundlagen im Datenschutz nicht vereinbar – auch unter Berücksichtigung der Datenschutz-Grundverordnung. Dabei ist der Einsatz von WhatsApp keinesfalls alternativlos: Zwischenzeitlich sind eine Fülle alternativer Messenger auf dem Markt gekommen, die häufig sogar kostenlos angeboten werden. Ein Umstieg auf sichere und rechtskonforme Varianten wäre damit sehr einfach möglich (vgl. Veröffentlichungen von Verbraucherzentrale und zu Technischen Datenschutzanforderungen an Messenger-Dienste im Krankenhausbereich).

Das Hauptproblem dürfte dabei die mangelnde Transparenz sein: Unzulässige Datentransfers und Verstöße gegen geltende europäische Rechtsgrundlagen sind für die Masse der Nutzerinnen und Nutzer weder verständlich noch nachvollziehbar. Im Fall professionell Pflegender geht es aber nicht mehr nur um eine persönliche Abwägung im privaten Kontext, sondern die Verantwortung liegt in der Einrichtung oder Klinik, auf datenschutzkonforme Varianten zurückzugreifen.

3.4 Mut zu neuen Wegen

Am Beispiel von WhatsApp lässt sich die Technisierung und der digitale Wandel auch aus anderer Perspektive hinterfragen: Haben wir eine freie Wahl? Können wir tatsächlich frei entscheiden, ob wir problematische Apps und Dienste einsetzen? Dies mag auf den ersten Blick bejaht werden. Jeder Smartphone-Nutzer ist frei darin, WhatsApp nicht auf seinem Gerät zu installieren. Spätestens aber, wenn sich ein Dienst zum De-facto-Standard entwickelt hat, ist es schwierig für den einzelnen, eine ganze Fußballmannschaft zum Wechsel auf ein anderes Produkt zu bewegen. Hier ist der Gesetzgeber gefragt: Bei Diensten mit Nutzerzahlen im Milliardenbereich kann von »Freiwilligkeit« nur noch bedingt gesprochen werden.

Die Pflege steht vor dem großen Dilemma, dass sie sich mit hochsensiblen Daten, knappen Budgets und engen rechtlichen Rahmenbedingungen immer wieder den Anforderungen und Gepflogenheiten der Pflegebedürftigen anpassen muss. Kein leichtes Unterfangen in Zeiten von Personalknappheit. Die Aufgabe der Datenschützer besteht darin, unter Beachtung der gesetzlichen Rahmenbedingungen das Beste dafür zu tun, die Persönlichkeitsrechte der beteiligten Personen zu schützen und Haftungs- und Bußgeldrisiken für die Organisationen zu vermeiden. Es gibt Situationen, da erscheint dies als schier unlösbare Aufgabe.

Einrichtungen in Pflege und Gesundheitswesen sollten den digitalen Wandel aktiver mitgestalten, auch mit eigenen Plattformen, Produkten und Dienstleistungen. Es gibt Alternativen zu WhatsApp, es gibt genug Potenzial für Anwendungen und Lösungen, die getrieben von Software-Häusern oder Träger-Zusammenschlüssen auf den Weg gebracht werden könnten. Eine sichere »Pflege-App«, aus dem kirchlichen Umfeld, einer privaten Trägerschaft oder aus der Feder eines der großen Software-Häuser hätte möglicherweise genug Strahlkraft, um signifikante Nutzerzahlen zu erreichen.

Die Kommunikation mit Pflegebedürftigen, Angehörigen oder des Personals untereinander über Smartphones ist rechtlich gesehen problemlos darstellbar, wenn einige Grundregeln eingehalten werden. All dies wird erst zur Problematik, wenn dafür ausländische Dienste zum Einsatz kommen. Anforderungen wie »Privacy by Design« und »Privacy by Default« ließen sich damit vergleichsweise leicht umsetzen. Denkbar wäre, Betreuungsgruppen zu bilden und damit die Kommunikation mit Pflegedürftigen und Angehörigen nicht an ein persönliches Mitarbeiterprofil zu koppeln. So wären Bereitschaftszeiten und eingeschränkte Erreichbarkeiten gut abbildbar. Im Fall von Wochenenden, Urlaub oder Krankheit ergeben sich sonst Belastungssituationen, die von WhatsApp & Co. nicht abgefangen werden können.

Nach einigen praxisorientierten Gedanken sollen im folgenden Abschnitt die rechtlichen Aspekte zum Datenschutz vorgestellt werden. Einige der zuvor erwähnten Begriffe wie Privacy by Design oder Privacy by Default werden hier nun konkret erläutert.

3.4 Rechtliche Rahmenbedingungen

Die heutige Definition des Begriffs »Datenschutz« geht zurück auf die 1970er Jahre: Ursprünglich ging es beim Datenschutz um technische Aspekte wie dem Schutz der Daten vor Verlust. Mit der zunehmenden Verbreitung von Computern entbrannte eine Debatte um Persönlichkeitsrechte bei der Speicherung personenbezogener Daten. Datenschutz ist Teil des Verwaltungsrechts und in verschiedenen Gesetzen geregelt.

Im Englischen wird Datenschutz als »data privacy« oder »information privacy« bezeichnet, basierend auf dem Begriff »privacy« als Schutz der Privatsphäre. Das deutsche Datenschutzrecht stand Pate bei der Entwicklung europäischer Normen und so wird der Begriff »data protection« in der direkten Übersetzung auch im europäischen Rechtsraum genutzt. Die Datenschutz-Grundverordnung (DGSVO) (»General Data Protection Regulation«, kurz GDPR) gilt als neues einheitliches Datenschutzrecht seit dem 25.05.2018 in allen Mitgliedsstaaten der Europäischen Union.

Praktisch gesehen ist es (fast) unerheblich, in welchem Land eine Datenverarbeitung stattfindet. Die rechtlichen Grundlagen sind europaweit einheitlich geregelt. Zu beachten sind jedoch Besonderheiten bei der Verarbeitung von Finanzdaten (Einschränkungen/Genehmigungserfordernis aus der Finanzgesetzgebung) oder bei der Verarbeitung von Daten, die unter die Schweigepflicht nach § 203 StGB fallen (das Strafgesetzbuch ist nicht ohne weiteres auf andere EU-Länder übertragbar).

3.4.1 Recht auf Informationelle Selbstbestimmung

Der Schutz der Privatsphäre ist ein allgemeines Persönlichkeitsrecht und findet sich in den Artikeln 1 und 2 im Grundgesetz (Althammer in Meißner 2018). Um den Schutz der Privatsphäre zu stärken, hat das Bundesverfassungsgericht (BVerfG) im Rahmen des sogenannten Volkszählungsurteils im Jahr 1983 den Begriff des »Rechts auf informationelle Selbstbestimmung« geprägt:

> »Freie Entfaltung der Persönlichkeit setzt unter den modernen Bedingungen der Datenverarbeitung den Schutz des Einzelnen gegen unbegrenzte Erhebung, Speicherung, Verwendung und Weitergabe seiner persönlichen Daten voraus. Dieser Schutz ist daher von dem Grundrecht des Art. 2 Abs. 1 in Verbindung mit Art. 1 Abs. 1 GG umfasst. Das Grundrecht gewährleistet insoweit die Befugnis des Einzelnen, grundsätzlich selbst über die Preisgabe und Verwendung seiner persönlichen Daten zu bestimmen.« (BVerfG, Urteil vom 15.12.1983)

Das Urteil hat das deutsche und europäische Datenschutzrecht nachhaltig beeinflusst: Die Verwendung personenbezogener Daten bedarf einer besonderen Rechtfertigung. Das Bundesverfassungsgericht hielt fest, dass es unter den Bedingungen der automatischen Datenverarbeitung keine belanglose Angabe von personenbezogenen Daten mehr gibt.

3.4.2 Datenschutzgesetze

Die ersten Datenschutzgesetze sind in den 1970er Jahren in Deutschland erlassen worden. Heute ist das Datenschutzrecht in einer Vielzahl von Gesetzen und Vorschriften geregelt. Welche im Einzelnen zur Anwendung kommen, bestimmt sich nach der verantwortlichen Stelle und dem Bereich der Datenverarbeitung.

Vor Mai 2018 galt das Bundesdatenschutzgesetz (BDSG) für öffentliche Stellen des Bundes und alle nichtöffentlichen Stellen in Deutschland. Für öffentliche Stellen der Länder und kirchliche Institutionen gibt es jeweils eigene Datenschutzgesetze. All diesen Normen gemein ist ein Verbotsprinzip mit Erlaubnisvorbehalt. So definiert Art. 6 Abs. 1 DSGVO:

> Die Verarbeitung ist nur rechtmäßig, wenn mindestens eine der nachstehenden Bedingungen erfüllt ist:
> a. Die betroffene Person hat ihre Einwilligung zu der Verarbeitung der sie betreffenden personenbezogenen Daten für einen oder mehrere bestimmte Zwecke gegeben;
> b. die Verarbeitung ist für die Erfüllung eines Vertrags, dessen Vertragspartei die betroffene Person ist, oder zur Durchführung vorvertraglicher Maßnahmen erforderlich, die auf Anfrage der betroffenen Person erfolgen;
> c. die Verarbeitung ist zur Erfüllung einer rechtlichen Verpflichtung erforderlich, der der Verantwortliche unterliegt;
> d. die Verarbeitung ist erforderlich, um lebenswichtige Interessen der betroffenen Person oder einer anderen natürlichen Person zu schützen;
> e. die Verarbeitung ist für die Wahrnehmung einer Aufgabe erforderlich, die im öffentlichen Interesse liegt oder in Ausübung öffentlicher Gewalt erfolgt, die dem Verantwortlichen übertragen wurde;
> f. die Verarbeitung ist zur Wahrung der berechtigten Interessen des Verantwortlichen oder eines Dritten erforderlich, sofern nicht die Interessen oder Grundrechte und Grundfreiheiten der betroffenen Person, die den Schutz personenbezogener Daten erfordern, überwiegen, insbesondere dann, wenn es sich bei der betroffenen Person um ein Kind handelt.

Personenbezogene Daten dürfen also nur unter bestimmten Voraussetzungen und Bedingungen verarbeitet werden. Die im Gesetz definierten Grenzen sind eng auszulegen. Zusammengefasst lässt sich für Pflegeanbieter sagen, dass jegliches Erheben, Verarbeiten oder Nutzen personenbezogener Daten verboten ist, es sei denn, eine Einwilligung des Betroffenen (Punkte a und b) oder ein Gesetz rechtfertigen dies (Punkt c).

3.4.3 Schweigepflicht

Die Verschwiegenheitspflicht spielt eine weitere wichtige Rolle im Umgang mit vertraulichen Daten. Im Gegensatz zum Datenschutz ist die Pflicht zur Verschwiegenheit strafrechtlich relevant. Das Strafgesetzbuch zählt in § 203 eine Reihe von Berufsgruppen auf, für die die »Verletzung von Privatgeheimnissen« geregelt ist. Hier werden in Absatz 1 unter anderem Ärzte, Apotheker und Angehörige eines anderen Heilberufs genannt, insbesondere aber auch »Ehe-, Familien-, Erziehungs- oder Jugendberater sowie Berater für Suchtfragen in einer Beratungsstelle«, des Weiteren »staatlich anerkannte [...] Sozialarbeiter oder staatlich anerkannte Sozialpädagogen«.

Für viele Bereiche sozialer Arbeit sind die Vorgaben des § 203 StGB direkt anzuwenden. Einige Berufsgruppen sind nicht aufgeführt, beispielsweise aus dem Bereich Pflege. Im Rahmen verschiedener Gutachten und Stellungnahmen ist die Übertragbarkeit der gesetzlichen Schweigepflicht auf ähnliche Berufsfelder bejaht worden und findet sich in den einschlägigen Berufsordnungen wieder.

Wie auch immer im Einzelfall über eine Anwendbarkeit des § 203 StGB entschieden werden mag, der Schutzbedarf aller in der Pflege erhobenen Daten ist als sehr hoch einzuschätzen. Bei der Gestaltung von technischen und organisatorischen Maßnahmen ist entsprechend Sorgfalt geboten. Keinesfalls sollte mit diesen Daten leichtfertig umgegangen werden.

Die Schweigepflicht stellte in den vergangenen Jahren eine Hürde bei der Einbindung externer Dienstleister dar. Aufgrund der fortschreitenden Digitalisierung ist in allen Bereichen des Gesundheits- und Sozialwesens die Zusammenarbeit mit externen Systemhäusern und Softwareanbietern unvermeidbar. Im Rahmen von Installation, Schulung und Support kommen diese Partner unter Umständen mit den sensiblen Patienten- und Klientendaten in Kontakt.

Durch das »Gesetz zur Neuregelung des Schutzes von Geheimnissen bei der Mitwirkung Dritter an der Berufsausübung schweigepflichtiger Personen« ist seit dem Inkrafttreten im Sommer 2017 eine große Hürde zu Fragen der Digitalisierung für die Pflege gefallen. Ausdrücklich nicht der Strafbarkeit unterfällt das Offenbaren von geschützten Geheimnissen, soweit dies für die ordnungsgemäße Durchführung der Tätigkeit der mitwirkenden externen Partner erforderlich ist und diese auf die Verschwiegenheit explizit verpflichtet werden.

3.4.4 Datenschutz-Grundverordnung

Nach jahrelangen Verhandlungen ist Ende 2015 die Datenschutz-Grundverordnung (DSGVO) der EU auf den Weg gebracht worden. Sie löst damit die Datenschutzrichtlinie aus dem Jahr 1995 ab, die aufgrund der unterschiedlich ausgeprägten nationalen Gesetzgebung zu teils großen Unterschieden in der Gestaltung des Datenschutzes innerhalb der EU geführt hat. Die DSGVO führt zu einer weitgehenden Vereinheitlichung der rechtlichen Rahmenbedingungen.

Gleichwohl wird sich in Zukunft auch nicht alles einheitlich regeln lassen. Die Verordnung sieht eine Reihe von Öffnungsklauseln vor, in denen die europäischen Vorgaben zugunsten nationaler Interessen mit Leben gefüllt werden. Ein Beispiel hierfür ist das Schutzniveau für Beschäftigtendaten: Deutschland hat über die DSGVO hinausgehende Vorgaben zum Beschäftigtendatenschutz in einem Anpassungsgesetz (BDSG-neu) erlassen.

Im Hinblick auf den Einsatz innovativer Technologien in der Pflege sind im Kontext der Datenschutz-Grundverordnung insbesondere die folgenden vier Punkte zu beachten:

1. **Privacy by Design und Privacy by Default**
   Lauschende Fernseher und datensammelnde Betriebssysteme sollten der Vergangenheit angehören. Die DSGVO verlangt »Datenschutz durch Technikgestaltung« sowie »datenschutzfreundliche Voreinstellungen« (Art. 25). Insbesondere für Produktanbieter bedeutet dies bei der Auseinandersetzung mit neuen Technologien, dass gesetzliche Bestimmungen bei der Entwicklung von Lösungen und Dienstleistungen von Anfang an mit einzubeziehen sind.
2. **Umfangreiche Dokumentationsanforderungen und Umkehr der Beweislast**
   Im Falle von Datenschutzkontrollen, Vorfällen oder anlasslosen Überprüfungen haben Verantwortliche ein wirksames Datenschutzmanagementsystem vorzuweisen. Ein wirksamer und schlüssiger Umgang mit Datenschutz und Informationssicherheit muss organisiert, dokumentiert, regelmäßig überprüft und von den Verantwortlichen bei Überprüfungen nachgewiesen werden (Art. 5, 32 DSGVO).
3. **Risiko-basierter Ansatz und Durchführung von Datenschutz-Folgenabschätzungen**
   Eine Herausforderung beim Einsatz neuer Technologien ist häufig, dass Erfahrungswerte im Umgang mit datenschutzrechtlichen Fragestellungen fehlen. Wie können Systeme angemessen geschützt werden? Welche technischen Mittel sind einzusetzen, um ein Produkt oder eine Technologie »sicher« nutzen zu können? Mithilfe einer Datenschutz-Folgenabschätzung (DSFA) können systematisch mögliche Risiken ermittelt, überprüft und die Angemessenheit technischer und organisatorischer Maßnahmen bewertet werden. Bei der Entwicklung und vor dem Einsatz neuer Konzepte ist eine Schwellwertprüfung bzw. eine vollständige DSFA empfehlenswert, nicht zuletzt, um den Dokumentationsanforderungen nachzukommen (Art. 35 DSGVO).
4. **Schadensersatz, Sanktionen und Bußgelder**
   Datenschutz ist kein »Kavaliersdelikt« mehr, sondern mit empfindlichen Bußgeldern und weitergehenden Strafvorschriften belegt. Neu ist auch, dass Schadensersatz gegenüber verantwortlichen Stellen und Auftragsverarbeitern geltend gemacht werden kann, wenn materieller oder immaterieller Schaden entsteht (Art. 82 Abs. 1 DSGVO). Werden die einschlägigen rechtlichen Vorgaben nicht beachtet, haben Verantwortliche mit »abschreckenden« Geldbußen zu rechnen (Art. 83 Abs. 1 DSGVO). Als Orientierungsrahmen sind bis zu 20 Millionen EUR oder 4 % des weltweiten Vorjahresumsatzes zu berücksichtigen, je nach Relevanz des Vorfalls und Größe des Unternehmens.

Für Pflegeeinrichtungen und Kliniken ergeben sich durch die Datenschutz-Grundverordnung vielfältige Herausforderungen und Aufgabenstellungen. Die folgende Abbildung stellt die grundlegenden Anforderungen und Artikel aus Sicht von Verantwortlichen in einem Schaubild dar (▶ Abb. IV.3.1).

Die Verantwortung für die Umsetzung von Datenschutz- und IT-Sicherheitsanforderungen lag in der Ära vor Einführung der DSGVO ausschließlich bei den Betreibern von IT-Systemen, also den Krankenhäusern und Pflegeeinrichtungen selbst. Als »verantwortliche Stellen« nach den Datenschutzgesetzen waren sie bis-

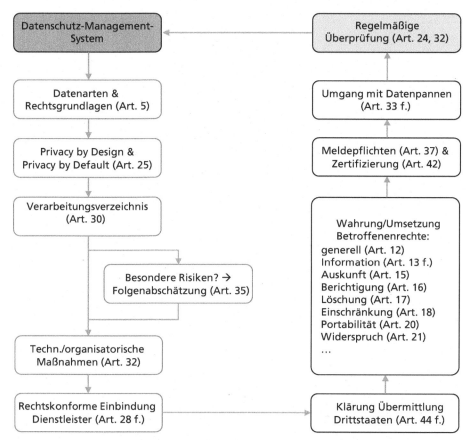

Abb. IV.3.1: Umsetzungskonzept Datenschutz: IT-Compliance unter den Vorgaben der DSGVO (Althammer in Kreidenweis 2018, S. 229)

lang für die Einhaltung datenschutzrechtlicher Belange zuständig. Die Datenschutz-Grundverordnung bringt eine deutliche Verschiebung dieser klassischen Rollenverteilung mit sich.

Neben der bisher bekannten Auftragsverarbeitung kommt das Prinzip des »Joint Controllership« nach Art. 26 DSGVO für Datenverarbeitungen in Betracht. In diesem Szenario gibt es mehrere Verantwortliche für die Festlegung und Einhaltung von technischen und organisatorischen Schutzmaßnahmen. Bei der Auslagerung von IT-Dienstleistungen geht es häufig um eine Aufgabenverteilung und damit um eine Verlagerung der Verantwortung.

Bei Nutzung neuartiger Technologien in der Pflege wird fast immer ein gemeinsames Interesse an den Daten unterstellt werden können: abgesehen von den Pflegebedürftigen wird der Leistungserbringer Interesse an den Daten haben und möglicherweise das System betreiben. Gleichzeitig dürften aber auch Hersteller und Wartungsfirmen Nutzen aus den Daten ziehen wollen, z. B., um Dienstleistungen zu verbessern oder die Produktentwicklung voranzubringen.

Die Einzelheiten der datenschutzrechtlichen Verantwortung sind hier also genau zu prüfen und zu regeln.

Unabhängig von der konkreten Regelung sieht Art. 82 DSGVO die Haftung bei allen Parteien einer Auftragsverarbeitung und ermöglicht die Durchsetzung von Schadensersatzansprüchen explizit auch gegenüber Auftragnehmern.

Neben der Datenschutz-Grundverordnung gibt es eigene Kirchengesetze:

- für die Evangelische Kirche und alle Einrichtungen der Diakonie das Kirchengesetz über den Datenschutz der Evangelischen Kirche in Deutschland (DSG-EKD) und
- für die Katholische Kirche und alle Einrichtungen der Caritas und einige Orden das Gesetz über den Kirchlichen Datenschutz (KDG).

Auch wenn es Unterschiede und Besonderheiten zu beachten gibt, sind viele Forderungen und Grundsätze nahezu identisch wie in der DSGVO geregelt. Für Pflegeeinrichtungen aus dem Bereich Caritas oder Diakonie ist die DSGVO nicht anzuwenden und es gilt das entsprechende Kirchengesetz. Alle Hinweise und Voraussetzungen in diesem Kapitel gelten für private/öffentliche Träger (DSGVO) und die Einrichtungen, die unter Kirchengesetze fallen, gleichermaßen.

3.5 IT-Compliance bei Einsatz neuer Technologien

Bei Entwicklung und Einführung innovativer Lösungen in der Pflege sind unterschiedliche Aspekte zu beachten, nicht nur der rein rechtliche Datenschutzrahmen. Weitere Anforderungen ergeben sich in Hinblick auf die Sicherheit und Verfügbarkeit der Systeme und können unter dem Begriff (IT-)Compliance zusammengefasst werden. Damit ist die Einhaltung aller relevanten Gesetze und Normen zu verstehen. Der geltende Rechtsrahmen ist umfangreich, die einzuhaltenden regulatorischen Vorgaben sind vielfältig. Folglich stellt der Aufbau eines umfassenden IT-Compliance-Management-Systems ein größeres Unterfangen dar (▶ Abb. IV.3.2).

Datenschutz und Informationssicherheit sollten zu einem zentralen Element in einer Digitalisierungsstrategie werden. IT-Compliance ist schon aufgrund der gestiegenen Bußgelder und Haftungsrisiken eine Grundanforderung bei der Gestaltung des digitalen Wandels. Neben den rechtlichen Anforderungen und vertraglichen Regelungen werden dabei insbesondere auch Branchen-Normen zu beachten sein, die eine große Chance für die beteiligten Akteure darstellen können.

Fachverbände wie der FINSOZ[71] e. V. können helfen, diese zu entwickeln. Es wäre wünschenswert, wenn sich im Umfeld der Pflegekammern und bei anderen

---

71 www.finsoz.de

Interessensgruppen Engagierte finden, um die Technisierung im Kontext Pflege aktiv mit zu gestalten und Orientierung zu geben.

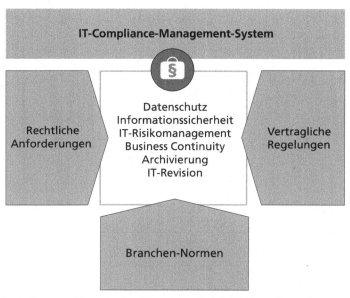

Abb. IV.3.2: Aufbau und Rahmenbedingungen für ein IT-Compliance-Management-System (Althammer in Matusiewicz et al. 2017, S. 342)

3.6 Zusammenfassung

Für professionell Pflegende wird der Einsatz moderner IT-Systeme und Technologien zum Alltag gehören. Bei allen Chancen und Möglichkeiten sollte Art, Umfang und Nutzung der Systeme jedoch auch immer wieder kritisch hinterfragt werden. Welche Vorteile ergeben sich und welche Daten sind tatsächlich erforderlich? Das Verständnis für IT, Technik und Datenschutz sollte schon frühzeitig in der Ausbildung verankert werden, um später informierte Entscheidungen treffen und den Einsatz von IT-Systemen richtig bewerten zu können.

In der öffentlichen Diskussion und bei der Darstellung von IT-Funktionen wird häufig von Big Data und selten von Datensparsamkeit gesprochen. Weitreichende Zugriffe spielen eine größere Rolle als eine Kapselung in Sicherheitszonen – auch innerhalb von Software-Architekturen. Die heute verfügbaren Produkte sind über Jahre gewachsen und stehen mit ihren Strukturen neuen Anforderungen an Vernetzung und gestiegenen Bedrohungen im IT-Sicherheitsbereich gegenüber. Es kommt darauf an, die Weiterentwicklung technisch wie ethisch so zu gestalten, dass die Daten zum Wohle der Menschen und unter Beachtung von datenschutzrechtlichen Vorgaben genutzt werden können. Dies zu prüfen, zu begleiten und zu bewerten wird in einem gewissen Umfang auch eine Aufgabe von Pflegenden sein.

Die Komplexität heutiger IT-Systeme verlangt eine zunehmende Spezialisierung. Kleine Pflegeeinrichtungen und ambulante Dienste sind selten in der Lage, eigene umfangreiche IT-Kompetenz aufzubauen. Doch auch Träger mit vergleichsweise gut ausgestatteten IT-Abteilungen oder größere Krankenhäuser übernehmen inzwischen immer mehr die Orchestrierung des Gesamtverbunds anstelle des Managements ausgewählter IT-Systeme, für das ein tiefes Spezialwissen erforderlich wäre. Umso wichtiger ist es, neue Technologien angemessen verstehen, prüfen und bewerten zu können. Die beigefügte Checkliste soll dabei einen ersten Einstieg bieten.

3.7 Checkliste: Neue Technologien prüfen und bewerten

Der rechtskonforme und sichere Einsatz neuartiger Produkte und Dienste in der Pflege ist nicht einfach zu bewerten. Die vorliegende Checkliste kann auf Managementebene für eine erste Einschätzung und Orientierung zu möglichen Risiken und Handlungsbedarfen genutzt werden:

1. **Umfang der Datenverarbeitung ermitteln**
   Machen Sie sich mit Umfang und Details der einzusetzenden Technologie und zu erhebenden Daten vertraut. Hilfreich hierfür sind, die Struktur, Art und Menge der Daten zu notieren, ein Datenflussdiagramm zu erstellen und die involvierten Stellen zu ergänzen.
2. **Technische Gestaltung prüfen**
   Wie ist die technische Struktur aufgebaut und welche Komponenten, Server und Dienste sind erforderlich, um das Produkt oder den Dienst anzubieten? Ein grober Netzplan hilft zu verstehen, wann wo welche Daten ausgetauscht werden. Wo stehen die Server, wer hat darauf Zugriff und wie werden die Daten übermittelt?
3. **Verantwortung für die Datenverarbeitung regeln**
   Wer genau ist für Einsatz und Nutzung des Systems verantwortlich? Überlegen Sie an den verschiedenen Schritten und Schnittstellen, welche der involvierten Parteien »die Hoheit« über Systeme und Daten haben. Sind diese im Konzept und vertraglich berücksichtigt?
4. **Involvierte Parteien verpflichten**
   Prüfen Sie vorab Anbieter und Produkt auf Fragen zum Datenschutz. Gibt es ein Datenschutz-Konzept, werden Verträge zur Auftragsverarbeitung bzw. zur Regelung der gemeinsamen Verantwortung angeboten? Gibt es ggf. Zertifizie-

rungen, die als Konformitätsnachweis zu den eingesetzten Technologien dienen können?
5. **Angemessen informieren**
Mithilfe einer Datenschutzerklärung müssen Details des Systems und der rechtlichen Grundlagen erläutert werden. Ist dies in »leichter Sprache« möglich, die von Pflegebedürftigen oder deren Angehörigen verstanden wird? Falls die Datenverarbeitung auf einer Einwilligung beruht, ist diese mit den Datenschutzhinweisen verständlich genug gestaltet?
6. **Betroffenenrechte erfüllen**
Stellen Sie sich vor, die Nutzer des Systems würden ihre Rechte nach DSGVO geltend machen und Auskunft verlangen oder Daten löschen wollen. Wenn Sie mit verantwortlich sind: Können Sie mit dem System den Forderungen nachkommen? Haben Sie vollständig Klarheit darüber, was an welcher Stelle in den Prozessen passiert und können Sie diese dokumentieren?
7. **Datenpannen durchspielen**
Fehler passieren und auch das sicherste System kann kompromittiert werden. Was geschieht im Fall einer Datenpanne? Sind Sie als Verantwortliche in der Lage, innerhalb von 72 Stunden die Aufsichtsbehörde zu informieren? Liegen alle relevanten Unterlagen vor, um eine Datenpanne einschätzen und bewerten zu können?
8. **IT-Sicherheit gewährleisten**
Die Sicherheit und Zuverlässigkeit der Systeme sollten initial und dann regelmäßig überprüft werden. Hier haben sich IT-Sicherheitsanalysen bewährt, die strukturiert verschiedene Angriffsmuster durchspielen und überprüfen, ob es offene Lücken oder Handlungsbedarfe in der Technik oder Konfiguration gibt. Lassen Sie einen Penetrationstest durchführen.

Literatur

Althammer T (2017) IT-Compliance im digitalisierten Gesundheitswesen. In: Matusiewicz, D, Pittelkau, C, Elmer, A (Hrsg.) Die Digitale Transformation im Gesundheitswesen. Berlin: Medizinisch Wissenschaftliche Verlagsgesellschaft. S. 341–344

Althammer T (2018) Datenschutz und Schweigepflicht im Begutachtungsprozess. In: Meißner, A (Hrsg.). Begutachtung von Pflegebedürftigkeit. Bern: Hogrefe-Verlag. S. 125–140

Althammer T (2018) Datenschutz und IT-Sicherheit in Zeiten der Digitalisierung. In: Kreidenweis, H (Hrsg.) Digitaler Wandel in der Sozialwirtschaft. Baden-Baden: Nomos Verlagsgesellschaft. S. 225–239

Althammer T (2019) IT & Technik. In: Althammer T (Hrsg.). Datenschutz in der Pflege. Hannover: Vincentz-Verlag. S. 95–142

Klößmann S (2019) Connected Consumer Technology. In: BITKOM e. V. (Hrsg.). Zukunft der Consumer Technology – 2019 (https://www.bitkom.org/sites/default/files/2019-09/190903_ct_studie_2019_online.pdf, Zugriff am 19.12.2019). S. 12–53

4 Der Digitale Nachlass – Hinterm Horizont geht's weiter

Anne Meißner und Stephanie Herzog

Die Regelungen rechtlicher, finanzieller und sozialer Fragen zählen mit zu den wichtigsten Bedürfnissen sterbender Menschen. Durch die Digitalisierung verändert sich dabei vieles. Zu unserem leiblichen Leben kommt unser digitales dazu. Wir hinterlassen nicht mehr nur materielle Güter oder unseren leiblichen Körper, sondern auch vielfältige digitale Daten.

Leonora, 16 Jahre – Influencerin

Leonora ist 16 Jahre alt und befindet sich in der 10. Abschlussklasse der Realschule. Sie liegt aufgrund einer Krebsdiagnose seit einigen Wochen im Kinderhospiz. Ihre gesundheitliche Situation verschlechtert sich zunehmend. Sie betrieb bis zu ihrer Erkrankung einen recht erfolgreichen Youtube-Kanal mit 140.000 Abonnenten. Sie berichtete dort aus ihrem Alltag und gab Schminktipps. Sie pflegte neben den obligatorischen Social-Media-Kanälen Youtube, Facebook und Twitter auch Instagram und Snapchat. Sie nutzte Google-Mail und Skype. Mit Freunden kommunizierte sie via WhatsApp. Lisa macht sich Sorgen, was mit ihren Accounts und ihrem digitalen Leben im Netz nach ihrem Tod geschehen wird. Sie weiß nicht, was sie tun soll. Sie weint und ist verzweifelt. Während eines Nachtdienstes bittet sie Sie um Unterstützung und Rat.

Um Leonora in dieser Situation unterstützten und begleiten zu können, sind einige Aspekte rund um den Digitalen Nachlass wissenswert. Hinzu kommen neue Möglichkeiten und Optionen im Umgang mit Tod und Sterben als Teil des Lebens. Auch hier treten neue Fragen auf.

Pauline, 52 Jahre – eCommerce Kauffrau

Pauline ist 52 Jahre alt. Ihr Ehemann Klaus, ist 72 Jahre alt. Mit einer ausgeprägten Schwäche im rechten Arm und Sprachstörungen wurde Klaus vor einigen Monaten auf die innere Station eines Allgemeinkrankenhaus eingeliefert: Diagnose Schlaganfall. Vor einigen Wochen hatte er einen zweiten Schlaganfall. Er liegt auf der Intensivstation. Die Prognose sieht nicht gut aus. Täglich ist mit schlechten Neuigkeiten und seinem Ableben zu rechnen. Pauline ist täglich im Krankenhaus. Sie hat sich Urlaub genommen. Während sie bei Klaus wacht, erstellt sie eine digitale Gedenkseite mit schönen Erinnerungen und vielen Fotos. Sie macht sich Notizen und schreibt viele Geschichten aus ihrem Leben auf. Die Aktivität bringt sie durch den Tag, so sagt Pauline. Sie überlegt, ob Sie die Website öffentlich machen soll und spricht mit Ihnen und Ihren Kolleginnen und Kollegen darüber. Die Aktivität der Websiteerstellung scheint sie von ihrer Trauer abzulenken. Klaus hatte vor Wochen einmal mit Ihnen darüber gesprochen, dass er Sorge davor hat, dass Pauline sich in die digitale Erinnerungswelt flüchtet. Sie haben das Gespräch damals nicht dokumentiert. Als Klaus stirbt, wird die Erinnerungsseite von Pauline öffentlich gemacht und alle Mitarbeitenden des Klinikums werden gebeten, einen Eintrag in das Gedenkbuch zu machen.

Die Fallbeispiele zeigen: Auswirkungen der Digitalisierung halten Einzug in die gesundheitliche Versorgungssituation am Lebensende und erlangen plötzlich Bedeutung im pflegerischen Alltag. Wie daraus entstehende neue Fragen sich in die Versorgung am Lebensende einordnen und welchen Beitrag Pflegende leisten können, zeigt dieses Kapitel.

4.1 Wir leben unser Leben auch im Netz

Mit über zwei Milliarden aktiven Nutzern ist Facebook derzeit das weltweit größte soziale Netzwerk gemessen an der Anzahl aktiver User, gefolgt von YouTube und WhatsApp (Hootsuite 2019). Aktuell nutzen insgesamt 3,48 Milliarden Menschen weltweit die sozialen Medien. In Deutschland ist der Messenger Dienst WhatsApp mit Abstand am weitesten verbreitet, gefolgt vom Facebook Messenger und Google (BITKOM 2018b). Mehr als jeder Zweite (56 %) in Deutschland nutzt WhatsApp und nicht zu unterschätzen jeder Fünfte (20 %) in der Altersgruppe 65+. Die mobile Internetnutzung nimmt insgesamt zu und zwar auch bei der älteren Generation (D21 Initiative 2018). Neben Sozialen Netzwerken und Messenger Diensten kommen noch viele weitere digitale Tools und Anwendungen hinzu, für die eine Anmeldung mit Benutzernamen und Passwort erforderlich ist. Die folgende Tabelle listet beispielhaft einige auf.

Insgesamt sind über 90 % der Deutschen online, wenngleich in den Altersgruppen unterschiedlich verteilt. Die jährliche Steigerungsrate seit Einführung des Smartphones ist immens. Im Januar 2018 sind in Deutschland 107,8 Mio. Smartphones angemeldet – das sind 31 % mehr als die Einwohnerzahl vermuten ließe (Hootsuite 2019). Die über 70-Jährigen sind weniger als eine Stunde online, die unter 30-Jährigen durchschnittlich dagegen fast sechs Stunden täglich, Tendenz steigend (ARD/ZDF 2018).

Sicher ist, die Welt und Deutschland sind digital in Bewegung. Gleichwohl ist die Haltung zu digitalen Tools und Anwendungen individuell verschieden. Aber wie auch immer man dazu steht, welche Tools genutzt werden und wie im Ein-

Tab. IV.4.1: Digitale Tools und Anwendungen (Quelle: A. Meißner)

Kategorie	Beispiele
Soziale Netzwerke	Facebook, Twitter, Instagram, Pinterest, Tumblr, Flickr
Messenger Dienste	WhatsApp, Facebook Messenger, Android Messages
Online Geldgeschäfte	Onlinebanking, PayPal, Bitcoin-Wallet
Online Mobilität	DB-App oder Regionalverkehr Apps
Online Tourismus	Airbnb, Booking.com, HRS
Online Dating	Lovescout24, Parship, Tinder
Online An- und Verkauf (inkl. Streaming)	eBay, Amazon, Audible, Netflix, Spotify, iTunes
Sonstige digitale Tools	Wearables (Cloud), Virtuelle Welten (z. B. Second Life), Tools im beruflichen Kontext je nach Berufsfeld und mehr

zelfall die digitale in die reale Welt integriert wird oder umgckehrt, im Durchschnitt nehmen Nutzungszeit, -frequenz und -angebote stetig zu. Ein Ende des Trends ist noch lange nicht abzusehen.

Das postmortale Leben im Netz – Der Digitaler Nachlass

Wenn ein Mensch verstirbt, hinterlässt er Vermögenswerte (z. B. Bankkonten, Bargeld, Immobilien) und Nachlassverbindlichkeiten (z. B. ausstehende Rechnungen) und im 21. Jahrhundert noch viele weitere digitale Hinterlassenschaften. Der Begriff »Digitaler Nachlass« ist in der rechtlichen Welt zwar kein definierter Rechtsbegriff. Dennoch hat er sich als Schlagwort insgesamt durchgesetzt. Er umfasst weit mehr als sog. rein vermögenswerte Rechtspositionen. Vielmehr umfasst der Digitale Nachlass den gesamten digitalen Lebensbereich. Neben der Gesamtheit aller Accounts (Schlüsselfunktion haben vor allem die Emailaccounts) und Daten im Internet gehören auch Urheberrechte, Rechte an Websites/Domains, Rechte an Fotos/Videos/Filmen dazu genauso wie Hardware, Software und mobile Geräte wie z. B. Smartphone, Tablet, Laptop, Smartwach, eBooks oder Spielekonsolen (Herzog 2018).

4.2 Was passiert postmortal mit diesem Leben im Netz?

Das Netz vergisst nie. Tod und Sterben sind dort nicht automatisch vorgesehen und so liegt es vor allem an den Anbietern und daran, wie diese ihr Angebot und ihre Allgemeinen Geschäftsbedingungen (AGB) und damit auch Tod und Sterben in ihrem Angebot gestalten. Zu einem Vertragsabschluss gehören gleichwohl immer zwei Parteien. Möchte man das Angebot nutzen, ist eine Einwilligung zum Vertragsabschluss zwingend erforderlich. Gleichzeitig will die AGB zumeist keiner lesen und so wissen die meisten wohl nicht, worin sie einwilligen.

> Die größte Lüge im Netz: »*Ich habe die AGB gelesen und bin damit einverstanden.*«

Eine einheitliche Regelung existiert nicht. Einige Anbieter gewähren unter Vorlage eines Erbscheins den Erben vollen Zugang. Andere gehen davon aus, dass das Vertragsverhältnis mit dem Tod endet. Erfahren sie vom Dahinscheiden eines Ihrer Nutzer, schließen diese Anbieter den Account nach einer Karenzzeit oder setzen den Account auf »*inaktiv*«. Wieder andere verändern den bisher aktiven Account in einen sog. »*Gedenkstatus*« und lassen Trauerbekundungen oder virtuelle Kondolenzbesuche zu – oder auch nicht. Es gibt Anbieter, die Dritten die direkte Nutzung des Accounts gänzlich verweigern oder nur gespeicherte Rohdaten wie z. B. Fotos herausgeben, und solche, die im Einzelfall über den Zugang verhandeln (Martini 2012). Die Verbraucherzentrale Niedersachsen hat in einem Praxistest verschiedene Anbieter und deren Vorgehensweise überprüft (Verbraucherzentrale Niedersachsen 2018). Allerdings werden die Handhabungen von den Anbietern regelmäßig aufgrund der Rechtsprechung verändert. Die Halbwertzeit dieses Wissens ist deshalb gering.

Hinzu kommt, dass nicht alle Anbieter ihre Vertragsbedingungen in den AGB formulieren, sondern diese sich mitunter in den FAQs findet. Da die FAQs keiner Zustimmung bedürfen, sind diese aus rechtlicher Sicht nicht wirksam in den Vertrag eingezogen und schon deshalb unwirksam (Herzog 2018). AGB oder FAQs hin oder her – ein Problem gibt es immer erst dann, wenn eine Partei etwas möchte und die andere nicht bereit ist, diesem Wunsch nachzukommen. Besteht ein Account, welcher Art auch immer, und wissen die Hinterbliebenen nichts von diesem Netz-Account, gibt es kein Problem – zumindest nicht im Sinne eines (Rechts-)Streits. In diesem Fall bleiben der Account und die dazugehörigen Daten entweder auf ewig im Netz oder der Anbieter verändert oder löscht den Account und die dazugehörigen Daten. Ist es dann doch ein Problem?

> Die AGB von Facebook führen dazu, dass im Jahr 2098 die toten Facebook-User die lebenden übersteigen (Cuthbertson 2016).

Wünschen Erben postmortal Zugang zum Account, liegen ihnen die Zugangsdaten nicht vor und gewährt der Anbieter ihnen keinen Zugang, ist der Gang zur Anwaltskanzlei respektive Gericht letztlich die einzige Möglichkeit. Abhängig von Art und Umfang der Rechtsstreitigkeit, kann der Streit in letzter Instanz beim Bundesgerichtshof entschieden werden und damit als Grundsatzentscheidung Rechtswirklichkeit gestalten. Für Anbieter wiederum kann daraus die Anpassung ihres Dienstes und/oder ihrer AGB resultieren – so geschehen 2018 im sog. Facebook-Fall.

Der Facebook-Fall

Eine 15-Jährige wird von einer U-Bahn erfasst und verstirbt. Ihr Benutzerkonto bei Facebook wird aufgrund der Todesmeldung eines Dritten von Facebook in den Gedenkzustand versetzt. Die Eltern sind ihre gesetzlichen Erben und waren zu Lebzeiten die gesetzlichen Vertreter der Tochter. Sie begehren Zugang zum Benutzerkonto und den darin enthaltenen Kommunikationsinhalten aus zwei Motiven heraus: Erstens möchten Sie den Tod ihrer Tochter aufarbeiten und herausfinden, ob sie Selbstmord begangen hat, und falls ja, möchten sie verstehen aus welchen Motiven heraus. Zweitens möchten sie Schadensersatzansprüche der U-Bahn-Betreiber abwehren. Sie erhoffen sich Unterstützung und Klärung aus den Kommunikationsinhalten in Facebook. Die Mutter verklagt Facebook auf Zugang zum Account und den darin enthaltenen Kommunikationsinhalten.

Das BGH-Urteil

Die Mutter gewinnt diesen Rechtsstreit in letzter Instanz. Ihr wird Zugang zum Facebook-Account ihrer Tochter gewährt. Im Detail erläutert der BGH, dass nicht die Zugehörigen Anspruch auf Zugang zu den Daten haben, sondern die Erben.

Die Erben haben das Recht, sämtliche Inhalte einzusehen, heraus zu verlangen oder zu ändern. Hierzu können sie von den Anbietern einen »digitalen Schlüssel« verlangen, ähnlich dem Schlüssel eines Vermieters zur Wohnung eines Verstorbenen. Mails sind dabei wie Briefe auf dem Dachboden, Posts wie ein Tagebuch im Nachttisch zu behandeln. Die Anbieter dürfen die Daten nicht von selbst löschen und bei Kündigung durch die Erben, müssen Anbieter die Daten herausgeben. Ob abweichende Regelungen in AGB möglich sind, lässt der BGH ebenso offen wie die Frage, ob die Erben die Accounts weiter nutzen dürfen.

4.3 Was bedeutet das für die berufliche Pflege?

Unser Leben im Netz wirkt auf unser reales Leben. Es beeinflusst und gestaltet unseren Alltag und verändert unsere Lebenswirklichkeit. Funktional am Pflegebedürftigkeitsbegriff (§ 14 SGB XI) orientiert, können digitale Tools und Anwendungen verschiedenen Lebensbereichen zugeordnet werden. So sind soziale Netzwerke und Messenger-Dienste bspw. im Lebensbereich 6 »*Gestaltung des Alltagslebens und sozialer Kontakte*« einzuordnen. Schließlich liegt ihre Funktion darin, mit anderen Menschen in Kontakt zu treten und bestehende Kontakte aufrecht zu erhalten oder neue zu gewinnen und auch darin, sich die Zeit zu vertreiben und Freizeit aktiv zu gestalten. Andere Anwendungen wie z. B. Gesundheits-Apps dagegen sind im Lebensbereich 5 »*Bewältigung von und selbständiger Umgang mit krankheits- oder therapiebedingten Anforderungen und Belastungen*« zu verorten, auch wenn derzeit kaum evidenzbasiertes Wissen dazu vorhanden ist. Insgesamt verändern digitale Tools und Anwendungen das Konzept der Selbständigkeit und beeinflussen dieses maßgeblich.

In der Versorgung am Lebensende sind in diesem Zusammenhang zwei Aspekte hervorzuheben (s. u.). Denn einige digitale Tools und Anwendungen wirken auf Tod und Sterben als Teil des Lebens ein und verändern unseren Umgang mit und unsere Vorstellung von Tod und Sterben. Das daraus resultierende Rechtsproblem wurde erst vor wenigen Jahren in der juristischen Community identifiziert. Die mit dem Digitalen Nachlass zusammenhängenden rechtlichen Aspekte werden dort seitdem kontrovers diskutiert. Auch nach der BGH-Entscheidung im Facebook-Fall sind nach wie vor viele Rechtsfragen offen.

In der Gesundheitsversorgung ist dieses wichtige Thema dagegen noch nicht angekommen. Dort und insbesondere in der Versorgung am Lebensende steht die Frage nach den Rechtsnormen nicht an erster Stelle. Vielmehr stehen in der interdisziplinären Palliativversorgung vor allem Prävention als auch Linderung von Leid im Mittelpunkt (DGP 2010; Radbruch & Payne 2011). Damit Versorgungsqualität gewährleistet werden kann, bedarf es eines frühzeitigen Erkennens und einer Erfassung der Beeinträchtigungen, Symptome und Konfliktfelder, und zwar auf körperlicher, psychischer, sozialer und spiritueller Ebene. Deshalb ist es Aufgabe der Gesundheitsberufe sich auch mit der Bedeutung, die das digitale Leben im Kontext von Tod und Sterben als Teil des Lebens hat zu beschäftigen. Unabhängig vom Setting sind in diesem Zusammenhang zwei Aspekte relevant:

- Wie soll das digitale Leben nach dem körperlichen Tod gestaltet werden?
- Ob und wenn ja, in welcher Form soll die digitale Welt als Ort der Trauer oder Erinnerung geformt werden?

Betroffene und Zugehörige, die sich mit diesen Fragen beschäftigen, bedürfen in der Bearbeitung mitunter Unterstützung und Halt. Dies kann auf unterschiedliche Art und Weise geschehen: Eine reine Informationsübermittlung kann ausreichen bis hin zu einer ergebnisoffenen dialogischen Beratung, die notwendig wird oder eine andere Kommunikationsform ist zielführend. Zumeist handelt es sich nicht um ein in sich abgeschlossenes Gespräch, an dem am Ende alle wissen was zu tun ist. Vielmehr wird das Nachdenken darüber und der Prozess der Auseinandersetzung von Fragen begleitet. Es gilt, die Kommunikation der Situation anzupassen. Beispielsweise kann dies bedeuten, Betroffene und Zugehörige über Chancen und Grenzen einer spirituellen Verfügung zu informieren oder sie in diesem Prozess beratend zu begleiten. Viele weitere pflegerische Interventionen sind denkbar. Grundsätzlich haben pflegerische Interventionen diesbezüglich nicht nur eine Berechtigung, sondern sind vielmehr erforderlich, wenn der pflegerische Gegenstandsbereich betroffen ist. Das ist der Fall, wenn in diesem Zusammenhang Abhängigkeit von personeller Hilfe durch ein Missverhältnis zwischen gesundheitsbedingten Einbußen, Belastungen und Anforderungen einerseits und den individuellen Ressourcen zu ihrer Bewältigung andererseits besteht (Büscher & Wingenfeld 2018) und professionelle Unterstützung gewünscht wird. Die berufliche Pflege ist nicht der einzige Gesundheitsberuf, der in diesem Zusammenhang bedeutsam ist. Gleichwohl sind beruflich Pflegende oftmals erste Ansprechpartner. Es gilt deshalb, den Zusammenhang zu überblicken, Orientierung zu bieten, um Leid zu reduzieren oder wenn möglich zu vermeiden. Je nach Anforderung kann dies auch bedeuten, das Thema in einer interdisziplinären Fallbesprechung zu platzieren oder Betroffene und Zugehörige an ärztliche Kolleginnen und Kollegen, Bestattungsunternehmen oder an auf das (digitale) Erbrecht spezialisierte Rechtsanwälte zu verweisen.

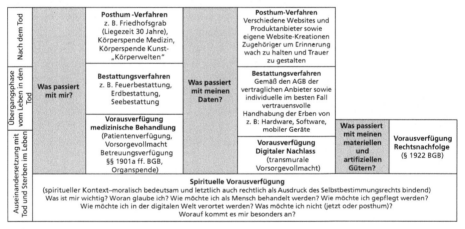

Abb. IV.4.1: Vorsorgliche Willensbekundungen in der leiblichen und digitalen Welt (Quelle: A. Meißner)

Im Rahmen pflegerischer Tätigkeiten entstehen meist handlungsbegleitend intime Situationen, in denen sensible Gespräche geführt und Gedanken ausgetauscht werden, die diesen Entscheidungsweg begleiten (Meißner 2003). Neben der Kompetenz solche Gespräche führen zu können, ist in der Dokumentation auch die Abstraktion des Gesprächs auf seine pflegerelevanten Kernelemente erforderlich. Schließlich gilt es, diese Informationen zielführend und wertschätzend zu dokumentieren, damit Kolleginnen und Kollegen bei arbeitsteiligen Versorgungsabläufen informiert sind und die Informationen ggf. in Handlungen im Sinne des Versorgungsauftrages integrieren können.

Anzumerken ist, dass spezifische Patientengruppen im Zusammenhang mit der Gesundheitlichen Vorsorgeplanung und damit auch in Bezug auf den Digitalen Nachlass einer besonderen Begleitung bedürfen, das sind z. B. Menschen mit Demenz, Menschen mit Behinderung, Kinder, Jugendliche und junge Erwachsene sowie deren Zugehörige. Da der Digitale Nachlass in der gesundheitliche Versorgungsplanung am Lebensende noch nicht angekommen ist, findet sich insgesamt wenig Literatur dazu und keine im Kontext spezifischer Patientengruppen. Bisher liegen vorwiegend persönliche Erfahrungen, Empfehlungen oder Scientific Poster Abstracts ohne die dahinter liegende Forschung und insgesamt wenig Forschung vor (BÄK 2018; Coop & Marlow 2019; Granger 2014; Norris & Taubert 2016, 2017; Pitsillides 2019; Stiftung Warentest 2019; Weber 2016). Evidenzbasierte Erkenntnisse zu pflegerischen Interventionen in diesem Zusammenhang sind nicht bekannt. Auch in gesichteten Reviews zur Gesundheitlichen Versorgungsplanung am Lebensende (engl. ACP) finden sich bisher keine Hinweise zum Digitalen Nachlass (van Wert & Wallace 2018; Zwakman et al. 2018).

Gleichwohl wird das Thema augenscheinlich immer relevanter. Aber Achtung, wird ein Anspruch auf eine Vorsorgeplanung am Lebensende gesehen, kann sich der Respekt vor der Patientenautonomie in einen neuen Paternalismus umkehren, der mehr oder weniger Druck auf Menschen ausübt, sich zu drohenden Behandlungsszenarien verbindlich zu äußern. Schließlich mag die Notwendigkeit, sich verbindlich zu Tod und Sterben äußern zu sollen, zu einer nicht gewollten Entscheidungsnot und damit ebenso wie das Gegenteil zu Leid führen (Neitzke 2016). Gleiches gilt für den Digitalen Nachlass und weitere Vorausverfügungen, die über den Tod hinaus Gültigkeit haben sollen (▶ Abb. IV.4.1). Es gilt, individuelle Bedürfnisse zu erkennen und Betroffene wie Zugehörige in der Form zu begleiten wie diese Unterstützung wünschen und sie hilfreich ist. Die Kunst der Pflege liegt darin, das richtige Maß und Mittel zu finden, und die aufgabenbezogenen Aspekte emotionsbezogen zielführend zu gestalten und zu begleiten. Um Möglichkeiten aufzuzeigen, Auseinandersetzung und Entscheidungsfähigkeit zu fördern, können zielgruppenspezifische Broschüren, z. B. auch in leichter Sprache, hilfreich sein.

4.4 Rechtliche Stolpersteine

Pflege und Versorgung am Lebensende umfasst selbstverständlich keine juristische Beratung. Gleichwohl zeigen rechtliche Stolpersteine immer auch gesellschaftliche Herausforderungen auf. Diese zeigen sich im Alltag und damit auch in Pflege und Versorgung. Eine grobe Kenntnis über diese Stolpersteine kann die Versorgungssituation deshalb bereichern:

In der juristischen Beratungspraxis war lange Zeit die Vorstellung vorherrschend, dass einer Vererbung des Digitalen Nachlasses rechtliche Hindernisse entgegenstünden. Der Bundesgerichtshof hat mit dem sog. Facebook-Urteil vom 12.7.2018 (Az. III ZR 183/17) nun aber klargestellt, dass der digitale Nachlass nach allgemeinen Regeln vererbt wird. Dem stehen weder das postmortale bzw.

allgemeine Persönlichkeitsrecht des Verstorbenen noch seiner Kommunikationspartner noch das Fernmeldegeheimnis oder Datenschutzgesichtspunkte entgegen. Die Entscheidung zeigt auf, dass digitale Nachrichten, die wir verschicken oder erhalten – letztlich wie bisher Briefe auch – zukünftig nicht im vermeintlichen Nirvana des Internets verschwinden, sondern unseren bzw. den Erben unserer Kommunikationspartner offengelegt werden können.

4.4.1 Brauchen wir neue rechtliche Regelungen für den digitalen Nachlass

Um mehr Rechtssicherheit zu gewährleisten, wird bereits seit einigen Jahren eine gesetzliche Regelung zum Digitalen Nachlass gefordert (Martini 2012). Da eine nationale Regelung kaum helfen würde, wird seit einiger Zeit der Ruf nach einer internationalen Regelung laut (Leeb 2014), bzw. zumindest nach einer europaweiten (van Erp 2017). Sogar der Koalitionsvertrag der Großen Koalition erhielt 2018 den Passus »*Wir werden die Vererbbarkeit des digitalen Eigentums (z. B. Nutzer Accounts, Datenbestände) rechtssicher gesetzlich regeln.*« Auch andere Länder (z. B. die USA) sind dabei, Regelung zum Digitalen Nachlass zu installieren (RUFADAA 2015).

Nach Verkündung der BGH-Entscheidung zum digitalen Nachlass hatte die FDP-Fraktion im Bundestag eine Kleine Anfrage an die Bundesregierung zum Digitalen Nachlass gestellt (Deutscher Bundestag 2018b). Hierin wurde angefragt, ob rechtsverbindliche Regelungen für erforderlich gehalten werden, die den Erben die notwendigen Auskunfts- und Zugriffsrechte für Onlineaccounts einräumen. Die Bundesregierung stellt mit ihrer Antwort klar, dass sie keinen gesetzgeberischen Handlungsbedarf sieht (Deutscher Bundestag 2018a). Zum gleichen Ergebnis kommt auch die Länderinitiative »Digitaler Neustart« zur Aufarbeitung der Folgen der Digitalisierung für das Zivilrecht.

Um die derzeitige Situation zu bewahren, ist die Bundesregierung auch im Rahmen der Bestrebungen der EU-Kommission für eine E-Privacy-Verordnung[72] bemüht (Martini & Kienle 2019). Das Erbrecht solle von dieser Verordnung unberührt bleiben und es solle eine ausdrückliche Regelung dort aufgenommen werden, nach welcher der Erbe hinsichtlich der Vertraulichkeit der Kommunikation rechtlich wie der ursprüngliche Endnutzer der Kommunikation angesehen wird.

Nach Ansicht des Gesetzgebers müssen auch keine gesonderten Auskunftsrechte der Erben geschaffen werden, da die Erben die dem Erblasser zustehenden Auskunftsrechte geltend machen könnten. Ebenso seien die geltenden AGB-Regelungen – wie das BGH-Urteil gezeigt habe – ausreichend, um die Nutzungsbedingungen der Anbieter zu kontrollieren. Die Bundesregierung steht aber in Kontakt zu den Anbietern digitaler Dienstleistungen, um die Konsequenzen, die

---

72 Die E-Privacy-Verordnung ist eine EU-Verordnung und befindet sich im Gesetzgebungsverfahren. Sie soll die Datenschutz Grundverordnung (DSGVO) im Bereich der elektronischen Kommunikation ergänzen.

diese aus der BGH-Rechtsprechung zögen, zu begleiten, und auch um auszuloten, ob hinreichende Instrumentarien zur Verfügung gestellt würden, um bestimmte digitale Inhalte nach dem Tod löschen zu lassen oder auf bestimmte andere Personen zu übertragen, wenn der Erblasser dies wünsche. Notfalls könnten die Europäischen Verbraucherschutzbehörden (CPC-Netzwerk) sich im Rahmen des »New Deal for Consumers« auf der Grundlage der Verordnung (EG) Nr. 2006/2004 Maßnahmen gegen Unternehmen ergreifen, die unzulässige Nutzungsbedingungen verwenden.

Aber auch andere Stimmen werden laut, die die Kultur des Vergessens im Internet rehabilitieren wollen. Hierzu wird die Empfehlung ausgesprochen, alle Daten mit einem Enddatum zu versehen, an dem sie automatisch gelöscht werden (Mayer-Schönberger 2011). Hier gilt es aber zwei Dinge auseinanderzuhalten:

- Daten, die die Provider sammeln einerseits und
- solche, die wir selbst speichern wollen, andererseits.

Während bei ersten ein Schutz des Verbrauchers nötig sein mag, steht bei Letzteren die Kontinuität auch nach dem Tod im Vordergrund. Denn, bevor wir vorschnell zu Anordnungen greifen, die eine Vererbung zu unterbinden versuchen, sollten wir uns klarmachen, dass die Kenntnis der meisten Inhalte wichtig ist, um eine ordnungsgemäße Nachlassabwicklung zu gewährleisten. Den Erben den Zugriff generell zu verweigern, dürfte in den meisten Fällen keine geeignete Lösung sein. Dies hieße, das Vererben unmöglich zu machen – ein hoher Preis zur Wahrung ein paar weniger Geheimnisse.

Letztlich gilt es, mit einer Illusion aufräumen – der Illusion, digitale Inhalte seien durch die Anonymität des Internets geschützt. Das Gegenteil ist der Fall. Während der Zugang zu einem Tagebuch schon räumlich begrenzt ist, ist es ein leichtes, digitale Inhalte der ganzen Welt zugänglich zu machen (Klas & Möhke-Sobolewski 2015). Dies ist aber kein spezielles Problem des digitalen Nachlasses, sondern eine Frage des sog. digitalen Persönlichkeitsrechtes. Dem Erben, also gerade derjenigen Person, die postmortal die Daten des Verstorbenen schützen kann, den Zugang zu verwehren, hieße die Dinge verkehren und das Kinde mit dem Bade ausschütten. Was es braucht, ist jedenfalls keine generelle und wohl auch keine partielle Geheimhaltung vor den Erben. Vielmehr sollten wir bereits zu Lebzeiten einen verantwortungsvollen Umgang mit den neuen Medien erlernen und für den Fall der Geschäftsunfähigkeit und des Todesfalls Vorsorge treffen. Dabei gilt es, unsere Kinder wie Zugehörige, Mitarbeiter oder Kollegen für den Umgang mit dem, was sie digital einstellen, zu sensibilisieren und den Diskurs zu eröffnen.

Um hier ein neues Bewusstsein zu wecken, könnte ggf. eine Regelung hilfreich sein, die die Provider – ähnlich wie wir das von Widerrufsbelehrungen oder der AGB-Einbeziehung her kennen – verpflichtet, bei den Nutzern vor Vertragsschluss verpflichtend abzufragen, was mit ihren Daten nach einer gewissen Inaktivitätszeit oder im Todesfall passieren soll.

4.4.2 Gesundheitliche Versorgungsplanung am Lebensende

Der Begriff »Patientenverfügung« ist seit Inkrafttreten des Patientenverfügungsgesetzes 2009 ein Rechtsbegriff, der in § 1901a BGB verortet ist. Das Behandlungsteam hat sich verbindlich daran zu halten. Allerdings bezieht diese Verbindlichkeit sich allein auf ärztliche Untersuchungen, Heilbehandlungen und ärztliche Eingriffe. Die oben gezeigte Abbildung (▶ Abb. IV.4.1) macht deutlich, dass es sich um einen Aspekt neben anderen handelt. Das Bundesministerium für Justiz und Verbraucherschutz scheint dies aufgreifen zu wollen und formuliert in der Broschüre über die Patientenverfügung, dass diese um Bitten oder bloße Richtlinien für das Behandlungsteam ergänzt werden können. Daneben wird dort formuliert, dass es für die Eindeutigkeit der Vorausverfügung zur medizinischen Behandlung auch sinnvoll sein kann, persönliche Wertvorstellungen, Einstellungen zum eigenen Leben und Sterben und religiöse Anschauungen als Ergänzung und Auslegungshilfe in der Patientenverfügung zu schildern (BMJV 2019). Das Bundesministerium rekurriert mit diesen Worten auf die spirituelle Verfügung, allerdings als reines Unterstützungsmaterial für die medizinischen Behandlungsoptionen und dem Ziel der Rechtssicherheit und weniger in der Erkenntnis des Mensch-seins. Mit einer spirituellen Verfügung vergewissern Betroffene sich ihrer Person und hinterlassen ein Abbild dieser Person in schriftlicher Form mit dem Wunsch als diese Person gesehen und so behandelt zu werden, für den Fall, dass sie nicht mehr in der Lage ist, sich anderen aktiv zu zeigen und eine würdevolle Interaktion einzufordern, Interaktion und Beziehung aktiv zu gestalten. Sie kann nicht nur als »Beiwerk« für die medizinischen Behandlungsoptionen gesehen werden, sondern ist moralisch und letztlich auch rechtlich verbindlich. Schließlich ist solch eine Verfügung Ausdruck des Selbstbestimmungsrechts des Menschen. Insgesamt ist die intensive Auseinandersetzung mit der Endlichkeit des Lebens bekanntermaßen nicht immer einfach, weder für Betroffene noch für Beteiligte. Nachweislich aussagekräftige Erkenntnisse zu pflegerischen Interventionen in diesem Zusammenhang sind nicht bekannt.

Mit dem § 132g im SGB V (Hospiz- und Palliativgesetz) hält nun das Advanced Care Planning (ACP), auf Deutsch: Gesundheitliche Versorgungsplanung am Lebensende, auch formaljuristisch Einzug in Pflege und Versorgung. Dies führt mitunter zu herausfordernden Situationen in der Versorgungspraxis. Leider hat der Gesetzgeber versäumt, die qualifikatorischen Mindestvoraussetzungen festzulegen, die erforderlich sind, um solche hochsensiblen Gespräche mit besonders vulnerablen Betroffenen führen zu dürfen. Man kann heute deshalb teilweise skurrile Fortbildungen absolvieren und ein vertrauenserweckend erscheinendes Zertifikat erhalten, das die vermeintliche Qualifikation bescheinigt (Stadler 2019). Hier sollte dringend im Sinne von Vorbehaltsaufgaben nachgebessert werden. Insgesamt fokussieren die Regelungen rein auf einen rechtssicheren Umgang mit ärztlichen Behandlungsmaßnahmen, nicht jedoch auf Prävention und Reduktion von Leid. Leid wird nicht allein dadurch vermieden oder reduziert, wenn von Betroffenen bereits zu Lebzeiten entschieden wird, was am Ende des Lebens für medizinische Behandlungsmaßnahmen eingeleitet werden sollen. Nicht jeder Mensch kann schließlich, selbst wenn er konkret danach gefragt wird, sagen, was ihm wichtig erscheint in diesem Zusammenhang. Fragen dazu, sensibel gestellt, können Gedankenpfade initiieren und zu Entscheidungen führen. Sie können aber auch an eine verschlossene Tür führen, die man nicht zu öffnen gedenkt. Die diesbezüglichen Herausforderungen werden seit Jahren diskutiert (z. B. Meißner 2003; Neitzke 2016). Der pflegerische Auftrag in diesem Zusammenhang ist die Begleitung Betroffener in diesem Prozess – und das bedeutet, den Weg mitzugehen und unterstützend zu begleitend oder die Tür geschlossen zu halten und nicht daran zu rütteln. Mit der Auseinandersetzung sind Gedanken, Fragen, Unklarheiten, Wünsche und auch Ängste verbunden. Die Notwendigkeit einer Entscheidung mag sich erst während dieses Prozesses verdeutlichen. Eine professionelle Begleitung kann die Entscheidung unterstützen oder sie herbeiführen. Ob diese dann rechtssicher niedergelegt wird, steht wieder auf einem anderen Blatt. Auch darf nicht außer Acht gelassen werden, dass ein langwieriger ACP-Prozess bei Sterbenden mit erheblichen Belastungen für Betroffene wie Zugehörige verbunden sein kann (Neitzke 2016). § 132g SGB V sieht ausdrücklich vor, dass eine gesundheitliche Versorgungsplanung in der letzten Lebensphase angeboten werden *kann*, nicht jedoch *muss*. Die derzeitige Regelung scheint mitunter dazu zu führen, dass finanzielle Interessen sich durchsetzen und Bedürfnisse Betroffener und Zugehöriger in den Hintergrund treten.

4.4.3 Wer sorgt eigentlich vor und wenn ja, warum nicht?

Vielleicht rätseln wir noch bis in alle Ewigkeit darüber, was mit unserem leiblichen Leben nach unserem Tod passiert. Auf unser digitales Leben dagegen können wir relativ leicht Einfluss nehmen, vor und nach dem Tod. Gleichzeitig führt das nicht dazu, dass wir bereits zu Lebzeiten gerne über dieses digitale Leben verfügen. In Deutschland sagen 80 % der Bevölkerung, dass sie ihren digitalen Nachlass noch gar nicht geregelt haben. Von denjenigen, die besonders ausgeprägt im Netz unterwegs sind (14 bis 29-Jährige), haben sich 88 % noch nicht um ihr postmortales digitales Leben gekümmert, in der Altersgruppe 65 + sogar 96 % (BITKOM 2017). Jeder Zweite in Deutschland möchte sich auch gar nicht mit seinem Digitalen Nachlass beschäftigen (BITKOM 2018a). Besonders junge Menschen haben Angst vor dem Tod. Vermutlich auch, weil diese insgesamt am wenigsten Erfahrungen im Umgang mit Sterben und Tod gemacht haben. Gleichzeitig ist das auch die Gruppe, die überwiegend noch keine Patientenverfügung besitzt. Insgesamt geht der Trend zwar zu mehr Verfügungen (ZVR 2018). Allerdings gibt es große Unterschiede in den Altersgruppen. Je älter eine Person ist, je häufiger liegt eine Patientenverfügung vor. Allerdings ändert sich das mit dem biologischen Alter von 80 Jahren. Ab diesem Zeitpunkt steigt der Anteil derer, die den Tod lieber auf sich zukommen lassen möchten und eine Patientenverfügung gar nicht nutzen wollen. In dieser Gruppe ist übrigens auch die Angst vorm Sterben am geringsten ausgeprägt (Ahrens & Wegner 2015; Deutscher Hospiz- und Palliativverband e. V. – DHPV). Daten und Statistiken beziehen sich aber rein auf die (medizinische) Patientenverfügung (§§ 1901a ff. BGB). Inwieweit Bevölkerung wie Gesundheitsberufe über Möglichkeiten und

Grenzen einer spirituellen Verfügung aufgeklärt sind, ist offen. Daten dazu liegen nicht vor.

4.4.4 Vorsorgliche Willensbekundungen – für den Digitalen Nachlass

Um Betroffene besser begleiten und beraten zu können und die Situation und damit zusammenhängende Dilemmata zu verstehen, kann es hilfreich sein, sich mit seinem eigenen Digitalen Nachlass auseinander zu setzen. Die eigene Auseinandersetzung zeigt auf, wo theoretisch einfach klingende Sachverhalte in der Durchführung an persönliche Grenzen stoßen können. Die aufgezeigte Checkliste ist angelehnt an die Empfehlungen der Verbraucherzentrale (Verbraucherzentrale 2019).

> **Checkliste**
>
> - Fertigen Sie eine Übersicht aller Accounts mit URL, Benutzernamen und Kennworten an
> - Speichern Sie die Übersicht entweder
>   - auf einem verschlüsselten oder mit einem Kennwort geschützten USB-Stick und deponieren Sie die Liste an einem sicheren Ort, z. B. in einem Tresor oder Bankschließfach oder
>   - verwenden Sie einen digitalen Passworttresor, z. B. KeePass
> - Führen Sie detailliert aus, wie mit Ihrem digitalen Nachlass umgegangen werden soll, d. h.
>   - Welche Daten sollen gelöscht werden?
>   - Wie sollen Ihre Accounts verwaltet werden?
>   - Was soll mit Fotos von Ihnen im Netz passieren?
>   - Was soll mit Ihren mobilen Geräten (z. B. Computer, Smartphone, Tablet, Wearables) und den dort gespeicherten Daten geschehen?
> - Bestimmen Sie eine Person Ihres Vertrauens für Ihre digitale Verwaltung. Dies ist zu Ihren Lebzeiten ihr generell Vorsorgebevollmächtigter, wenn Sie keine gesonderte Person als Vorsorgebevollmächtigte nur für Ihren Digitalen Nachlass bestimmen. Nach Ihrem Tod sind das Ihre Erben. Wollen Sie das nicht, müssen Sie einen Testamentsvollstrecker und ggf. auch Vermächtnisnehmer für ihren Digitalen Nachlass einsetzen. Hier ist in vielen Fällen eine spezialisierte Rechtsberatung angeraten.
> - Fertigen Sie eine rechtsverbindliche Vorsorgevollmacht (Datum, Unterschrift) und ein rechtsverbindliches Testament (eigenhändig geschrieben und unterschrieben sowie mit Datum versehen oder notariell beurkundet). Insgesamt gilt: die Vorsorgevollmacht gilt prämortal, das Testament dagegen postmortal.
> - Legen Sie die Unterlagen ggf. zu Ihren anderen relevanten Unterlagen

- Holen Sie das Einverständnis dieser Person ein und sprechen Sie über Ihre Wünsche und die Vorgehensweise
- Informieren Sie die gewählte Person darüber, wie Sie im Fall Ihres Ablebens an die Liste kommt
- Aktualisieren Sie die Liste bei jeder Änderung
- Nutzen Sie die Angebote Ihres Providers (z. B. den Inaktivitätsmanager von Google)

4.5 Die digitale Welt als Ort der Trauer oder Erinnerung

Zusätzlich zu unserem Leben im Netz, werden digitale Tools auch mehr und mehr als Ort der Trauer und Erinnerung genutzt. Unterschiedliche Anbieter und Unternehmen haben diverse digitale Tools und Produkte entwickelt, die unseren Umgang mit Trauer und Abschied beeinflussen. Einige sind kostenfrei, andere kostenpflichtig. Auf Websites, Blogs oder Soziale Netzwerke kommunizieren vermehrt Trauernde und zunehmend auch Sterbende (Granger 2014; O'Rourke 2013; Parker 2014; Pollock & Calvard 2016). Zu den digitalen Trauer-Möglichkeiten gehören z. B. digitale Gedenkseiten unterschiedlicher Art wie virtuelle Friedhöfe oder Websites, auf denen virtuelle Kerzen angezündet werden können. Daneben handelt es sich um reine Informationsseiten zum digitalen Leben, die darüber aufklären wie vorzugehen ist oder welche Möglichkeiten bestehen. Daneben bieten zunehmend Bestatter Leistungen in diesem Zusammenhang an, genauso wie Rechtsanwälte, Privatdetektive oder sonstige Leistungsanbieter.

Die Verwaltung des Digitalen Nachlasses ist nicht trivial. Erfahrungsgemäß kann es passieren, dass Start-Ups trotz viel guten Willens sich mit dem Thema überfordern und insolvent gehen. Bei den Anbietern herrscht eine gewisse Schnelllebigkeit. Betroffene aber möchten Vorsorge für ihr gesamtes Leben über den Tod hinaus leisten. Bis in alle Ewigkeit? Leistungsanbieter sollten mit Bedacht gewählt werden! Mitunter entstehen auch durch gut gemeinte, juristisch gleichwohl unbedachte Handlungen, für Betroffene ungewollte und möglicherweise irreversible Folgen.

Bei Überlegungen zu Abschied und Trauer im Netz stellen sich diese Fragen (Graham & Montoya, 2015)

- Was soll erinnert werden?
- Wie soll erinnert werden?
- Bis zu welchem Zeitpunkt soll erinnert werden?

Daneben kommen weitere Fragen in diesem Zusammenhang auf:

- Was macht ein virtueller Erinnerungsort mit mir heute, morgen oder in ferner Zukunft?
- Was erhoffe ich mir von einem virtuellen Erinnerungsort und kann dieser meine Erwartungen erfüllen?
- Welche negativen Auswirkungen wären denkbar?

Mit virtuellen Erinnerungstools sind Herausforderungen und ethische Fragen verbunden, die noch nicht ausreichend beantwortet sind. Daneben ist auch die Wirksamkeit noch ungeklärt, d. h. ob diese tatsächlich einen langfristigen positiven Effekt haben bzw. wie diese wirken. Einerseits ist zu vermuten, dass digitale Tools und Angebote Trauernden helfen und Bewältigungs- und Trauerprozesse unterstützen können (Taubert & Norris 2015). Gleichzeitig kann ebenso vermutet werden, dass diese digitalen Möglichkeiten negative Auswirkungen haben und zu dysfunktionalen Reaktionen auf Verlust und Trauer führen können. Welche Faktoren die Online-Trauer positiv beeinflussen und wie Tools und Angebote zu gestalten sind, damit sie einen positiven Einfluss entwickeln können, ist derzeit offen. Es liegen keine evidenzbasierten Informationen vor. Aussagekräftige Forschung ist erforderlich. Es fehlen bspw. Langzeitstudien, die untersuchen, wie die kontinuierliche Präsenz Verstorbener sich auf Zugehörige, den langfristigen Umgang mit Tod und Sterben sowie ihr eigenes Leben auswirkt.

4.6 Fazit

Zusammenfassend lässt sich zuerst einmal sagen, dass unser Leben digital und damit »Hinterm Horizont« weitergeht. Im Kontext vorsorglicher Willensbekundungen ist der Zusammenhang von leiblichem und digitalem Leben dabei nicht trivial. In welcher Form und mit wieviel Aufwand es verbunden ist, dieses digitale Leben prä- oder postmortal zu regeln, ist in der individuellen Situation Betroffener und Zugehöriger verankert und wird vermutlich von vielen Faktoren beeinflusst. Gehen wir davon aus, dass Sterben und Tod ein Teil des Lebens ist und in der palliativen Versorgung ist das unweigerlich der Fall, bedeutet das automatisch, dass alles rund um dieses (digitale) Leben »Hinterm Horizont« auch das Lebensende und damit die Versorgung am Lebensende beeinflusst. Es ist somit Aufgabe aller Gesundheitsberufe und so auch der beruflichen Pflege sich neben anderen wichtigen Aspekten mit der Bedeutung, die das digitale Leben im Kontext von Tod und Sterben als Teil des Lebens hat zu beschäftigen und herauszufinden, welche Interventionen präventiv unterstützen oder nachweislich Leid vermeiden. In Bezug auf die juristische Perspektive wären handhabbare Regelungen wünschenswert, die Rechtssicherheit gewährleisten und dennoch mit so wenig Aufwand wie möglich verbunden sind.

Insgesamt sind der Digitale Nachlass und die digitale Welt als Ort der Trauer und des Abschieds in allen Gesundheitsberufen verstärkt in den Blick zu nehmen und spezifische Patientengruppen nicht außer Acht zu lassen. Der Bedarf wird augenscheinlich zukünftig zunehmen. Aus pflegerischer Perspektive gilt es deshalb, dieses noch neue Feld zu erschließen und sowohl auf Bedeutung als auch Wirksamkeit pflegerischer Interventionen in diesem Zusammenhang zu fokussieren.

Literatur

Ahrens, P.-A. & Wegner, G. (2015). Die Angst vorm Sterben. Ergebnisse einer bundesweiten Umfrage zur Sterbehilfe. Hannover

ARD/ZDF. (2018). Online-Studie 2018. Verfügbar unter http://www.ard-zdf-onlinestudie.de/files/2018/PM_ARD-ZDF-Onlinestudie_2018.pdf

BÄK. (2018). Hinweise und Empfehlungen zum Umgang mit Vorsorgevollmachten und Patientenverfügungen im ärztlichen Alltag. Deutsches Ärzteblatt, 115(51-52), A2434-2441

BITKOM. (2017). Die wenigsten regeln ihren digitalen Nachlass. Verfügbar unter https://www.bitkom.org/Presse/Presseinformation/Die-wenigsten-regeln-ihren-digitalen-Nachlass.html

BITKOM. (2018a). Bitkom zum BGH-Urteil über digitales Erbe. Verfügbar unter https://www.bitkom.org/Presse/Presseinformation/Bitkom-zum-BGH-Urteil-ueber-digitales-Erbe.html

BITKOM. (2018b). Neun von zehn Internetnutzern verwenden Messenger. Verfügbar unter https://www.bitkom.org/Presse/Presseinformation/Neun-von-zehn-Internetnutzern-verwenden-Messenger.html

BMJV. (2019). Patientenverfügung. Leiden – Krankheit – Sterben. Wie bestimme ich, was medizinische unternommen werden soll, wenn ich entscheidungsunfähig bin? Bundesministerium für Justiz und Verbraucherschutz. Verfügbar unter https://www.bmjv.de/SharedDocs/Publikationen/DE/Patientenverfuegung.pdf?__blob=publicationFile&v=34

Büscher, A. & Wingenfeld, K. (2018). 1. Die Entwicklung des neuen Begriffs der Pflegebedürftigkeit und des Begutachtungsinstruments. In A. Meißner (Hrsg.), Begutachtung von Pflegebedürftigkeit. Bern: Hogrefe

Coop, H. & Marlow, C. (2019). Do we prepare patients 4 their digital legacy // Do we prepare patients for their digital legacy? A survey of palliative care professionals. Palliative Medicine, 33(1), 114–115. https://doi.org/10.1177/0269216318802748

Cuthbertson, A. (2016). Dead Facebook users will outnumber the living by 2098. Newsweek. Verfügbar unter https://www.newsweek.com/dead-facebook-users-will-outnumber-living-2098-434682

D21 Initiative. (2018). Digital Index 2018/2019. Verfügbar unter https://initiatived21.de/app/uploads/2019/01/d21_index2018_2019.pdf

Deutscher Bundestag. (2018a). Antwort der Bundesregierung auf die Kleine Anfrage der Abgeordneten Roman Müller-Böhm, Nicole Bauer, Nicola Beer, weiterer Abgeordneter und der Fraktion der FDP – Drucksache 19/3954 –. Drucksache 19/4207. Verfügbar unter http://dip21.bundestag.de/dip21/btd/19/042/1904207.pdf

Deutscher Bundestag. (2018b). Kleine Anfrage der (…) FDP, Digitaler Nachlass. Drucksache 19/3954. Verfügbar unter http://dip21.bundestag.de/dip21/btd/19/039/1903954.pdf

Deutscher Hospiz- und Palliativverband e. V. – DHPV.. Wissen und Einstellungen der Menschen in Deutschland zum Sterben – Ergebnisse einer repräsentativen Bevölkerungsbefragung im Auftrag des DHPV (DHPV, Hrsg.). Verfügbar unter https://www.dhpv.de/

tl_files/public/Aktuelles/presseerklaerungen/3_ZentraleErgebnisse_DHPVBevoelkerungs
befragung_06102017.pdf
DGP (Bundesärztekammer, Deutscher Hospiz- und PalliativVerband e. V., Deutsche Gesellschaft für Palliativmedizin, Hrsg.). (2010). Charta zur Betreuung schwerstkranker und sterbender Menschen in Deutschland. Zugriff am 27.07.2019. Verfügbar unter https:// www.charta-zur-betreuung-sterbender.de/die-charta_leitsaetze.html
Graham, C. & Montoya, A. (2015). Death, after-death and the human in the Internet era: Remembering, not forgetting Professor Michael C. Kearl (1949-2015). Mortality, 20(4), 287–302. https://doi.org/10.1080/13576275.2015.1085294
Granger, K. (2014). Death by social networking: the rising prominence of social media in the palliative care setting. BMJ Supportive & Palliative Care, 4(1), 2–3. https://doi.org/ 10.1136/bmjspcare-2013-000607
Herzog, S. (2018). Der digitale Nachlass und das Erbrecht. Anwaltsblatt, 472–481. Verfügbar unter https://anwaltsblatt.anwaltverein.de/files/anwaltsblatt.de/anwaltsblatt-online/ 2018-472.pdf
Hootsuite. (2019). Digital 2019. Verfügbar unter https://datareportal.com/reports/digital-2019-germany
Klas, B. & Möhke-Sobolewski, C. (2015). Digitale Spuren im Netz. NJW, (48), 3473–3478
Leeb, C.-M. (2014). Bekannt verstorben – Rechtsfragen des Umgangs mit Social Media Daten Verstorbener. K&R, 693–699
Martini, M. (2012). Der digitale Nachlass und die Herausforderung postmortalen Persönlichkeitsschutzes im Internet. Juristenzeitung, 1145–1155. https://doi.org/10.2307/2332 7860
Martini, M. & Kienle, T. (2019). Facebook, die Lebenden und die Toten. JuristenZeitung, 74(5), 235. https://doi.org/10.1628/jz-2019-0064
Mayer-Schönberger, V. (2011). Delete. Die Tugend des Vergessens in digitalen Zeiten (2. Auflage). Berlin: University Press
Meißner, A. (2003). Der Weg zur Autonomie führt über den Dialog. Grauzone Patientenverfügung. Pflegezeitschrift, (12), 888–891
Neitzke, G. (2016). ACP entstehende Interessenkonflikte beachten. Bioethika Forum, 9(3), 115–116
Norris, J. & Taubert, M. (2016). Working with hospices to ensure patients' digital legacy wishes are adhered to. BMJ Supportive and Palliative Care, 6, A88-A89. https://doi.org/ 10.1136/bmjspcare-2016-001245.242
Norris, J. & Taubert, M. (2017). P-30 Changing attitudes and behaviours towards digital legacy and digital assets. Supportive and Palliative Care 7 (Suppl 2), A20.4-A21. https:// doi.org/10.1136/bmjspcare-2017-hospice.57
O'Rourke, M. (2013). Tweeting Death. The New Yorker. Verfügbar unter https://www.newyorker.com/culture/culture-desk/tweeting-death
Parker, L. (2014, 2. April). How to become virtually immortal. The New Yorker. Verfügbar unter https://www.newyorker.com/tech/annals-of-technology/how-to-become-virtually-immortal
Pitsillides, S. (2019). Digital legacy: Designing with things. Death Studies, 1–9. https://doi.org/10.1080/07481187.2018.1541939
Pollock, J. & Calvard, T. (2016). P-220 Death and grief online: the opportunities and challenges of incorporating digital legacies into palliative care in hospice settings. BMJ Supportive & Palliative Care, 6(Supp. 1), A88.3-A88. https://doi.org/10.1136/bmjspcare-2016-001245.241
Radbruch, L. & Payne, S. (2011). Standards und Richtlinien für Hospiz- und Palliativversorgung in Europa: Teil 1. Zeitschrift für Palliativmedizin, 12(05), 216–227. https://doi.org/ 10.1055/s-0031-1276909
RUFADAA. (2015). Revised uniform fiduciary access to digital assets Act. Verfügbar unter https://www.uniformlaws.org/committees/community-home?communitykey=f7237fc4-74 c2-4728-81c6-b39a91ecdf22&tab=groupdetails
Stadler, R. (2019, 26. Juli). Erst einmal noch leben. Süddeutsche Zeitung. Verfügbar unter https://www.sueddeutsche.de/politik/pflege-erst-einmal-noch-leben-1.4541280

Stiftung Warentest. (2019). So regeln Sie Ihren digitalen Nachlass. Facebook, Google und der Tod. Verfügbar unter https://www.test.de/Digitaler-Nachlass-Wie-Sie-Ihren-Erben-das-Leben-leichter-machen-5028585-0/

Taubert, M. & Norris, J. (2015). OA57 The digitalisation of dying, loss and grief on social media channels. BMJ Supportive & Palliative Care, 5 Suppl 1, A18. https://doi.org/10.1136/bmjspcare-2015-000906.57

Van Erp, S. (2017). Ownership of Digital Assets and the Numerus Clausus of Legal Objects. SSRN Electronic Journal. https://doi.org/10.2139/ssrn.3046402

Van Wert, R. & Wallace, E. (2018). Impact of Advance Care Planning Interventions on Patient and Family Satisfaction: A Systematic Review and Descriptive Analysis (S777). Journal of Pain and Symptom Management, 55(2), 698–699. https://doi.org/10.1016/j.jpainsymman.2017.12.431

Verbraucherzentrale. (2019). Digitaler Nachlass: Letzter Wille zu gespeicherten Daten. Website. Verfügbar unter https://www.verbraucherzentrale.de/wissen/digitale-welt/datenschutz/digitaler-nachlass-letzter-wille-zu-gespeicherten-daten-12002

Verbraucherzentrale Niedersachsen. (2018). Umgang mit Benutzerkonto und Daten nach dem Tod. Was Verbraucher wissen müssen – Ergebnisse eines Praxistests. Hannover. Verfügbar unter https://www.verbraucherzentrale-niedersachsen.de/sites/default/files/medien/141/dokumente/Kurzstudie_VZN_Digitaler%20Nachlass%202018.pdf

Weber, M. (2016). Der digitale Nachlass. Im Spannungsfeld von Datenschutz und Erbrecht. Pflegezeitschrift, 69(11), 651–653

ZVR. (2018). ZVR-Statistik 2018 (Zentrales Vorsorgeregister Bundesnotarkammer, Hrsg.). Verfügbar unter https://www.vorsorgeregister.de/Presse/Statistik/2018/index.php

Zwakman, M., Jabbarian, L. J., van Delden, J., van der Heide, A., Korfage, I. J., Pollock, K. et al. (2018). ACP Review // Advance care planning: A systematic review about experiences of patients with a life-threatening or life-limiting illness. Palliative Medicine, 32(8), 1305–1321. https://doi.org/10.1177/0269216318784474

5 Technikberatung für Pflegebedürftige und An- und Zugehörige

Peter König & Christophe Kunze

5.1 Einführung und Motivation

In den letzten zehn Jahren wurden viele Entwicklungsaktivitäten zu technischen Assistenzsystemen angestoßen, die ältere Menschen, Menschen mit Pflegebedarf und Menschen mit Behinderung in einer selbstbestimmten und selbständigen Lebensführung in den eigenen vier Wänden unterstützen sollen. Das Spektrum der dabei entwickelten Unterstützungssysteme reicht von einfachen Tablet-Applikationen, z. B. zur Förderung sozialer Interaktion, bis hin zu komplexen Robotersystemen, z. B. zur Unterstützung von Menschen mit starken Funktionseinschränkungen der oberen Extremitäten. Im Allgemeinen wird angenommen, dass die zunehmende Digitalisierung und Technisierung der Lebenswelten neue Möglichkeiten zur Verbesserung der häuslichen Versorgung eröffnet. Technischen Assistenzsystemen wird dabei in der Regel das Potenzial zugesprochen, häusliche Pflegearrangements zu stabilisieren und einen Übergang in eine andere Versorgungsform zu verzögern (vgl. Kim et al. 2017). Neben technischen Maßnahmen für barrierearme Wohnumgebungen stehen dabei häufig Sicherheitssysteme wie häusliche Monitoringsysteme im Fokus (vgl. Münch et al.; ► Teil II, Kap. 4).

Für eine erfolgreiche Nutzung von technischen Assistenzsystemen in der Praxis fehlen aber häufig noch die nötigen Voraussetzungen in den Versorgungsstrukturen (vgl. Kunze 2018): Viele technische Hilfsmittel, beispielsweise im Kontext der Versorgung von Menschen mit Demenz, sind weder Betroffenen noch professionellen Betreuungskräften bekannt, könnten über lokale Kanäle wie z. B. Sanitätshäuser nicht beschafft werden und erfordern eine intensive Begleitung der Auswahl, Konfiguration und Einführung der Techniknutzung.

> **Beispiel: Hilfreiche Apps**
>
> In den letzten Jahren sind vielfältige Apps zur Unterstützung von Pflegebedürftigen oder Pflegenden entwickelt worden. Für Betroffene gestaltet sich die Identifikation und Bewertung geeigneter Angebote aber sehr schwierig (vgl. Garay et al. 2019). In der Hilfsmittelversorgung werden Beratungs- und Schulungsdienstleistungen normalerweise durch den Handel erbracht und in der Regel über den Gerätepreis abgegolten. Davon unabhängige Beratungs- und Unterstützungsangebote sind in den Versorgungsstrukturen in der Regel nicht vorgesehen. Die Distribution von Apps erfolgt aber nahezu ausschließlich

über die App-Stores der Plattformen (Google Play und Apple AppStore), Zwischenhändler sind hier nicht vorgesehen. Zudem sind viele Apps kostenlos – eine Refinanzierung der Beratungsleistungen über Produkterlöse ist hier demnach nicht möglich. Die Nutzung entsprechender Apps ist daher bisher in starkem Maße von eigener Initiative und entsprechenden Kompetenzen der Betroffenen oder ihrer Betreuungspersonen abhängig.

Entsprechend sehen verschiedene Studien fehlende Informations- und Beratungsmöglichkeiten, mangelnde Verfügbarkeit und fehlende Technikkompetenzen als wesentliche Barrieren für die Nutzung digitaler Technologien in der Pflege (Meyer 2016, BMG 2017, Rösler et al. 2018). Als Lösung hierfür werden neben internetgestützten Informationsangeboten auch wohnortnahe Informations- und Beratungsangebote gesehen. Vereinzelt haben Kommunen hierzu unabhängige Beratungsangebote aufgebaut, so z. B. im Rahmen des Modellprojekts »Kommunale Beratungsstellen« des BMBF (Röll et al. 2016). Insgesamt besteht hier aber nach wie vor eine erhebliche Lücke.

In diesem Kontext werden Fachkräften des Gesundheitswesens neue Rollen und Aufgaben zugeschrieben. Es wird davon ausgegangen, dass diese in Zukunft neben der eigenen Techniknutzung auch dafür verantwortlich sein werden, den Technikeinsatz durch Patienten und Klienten über die Beratung zum Technikeinsatz, Anleitung bei der Anwendung oder emotionale und fachliche Unterstützung zu begleiten (Saborowski & Kollak 2015). Da die Wahrnehmung solcher Aufgaben aber insbesondere im Kontext individueller Technikarrangements auch ein gewisses Maß an technischen Kompetenzen erfordert, ergeben sich neue Qualifikationsanforderungen an Angehörige der Gesundheitsberufe, die heute nur in wenigen Fällen erfüllt werden können (Kunze 2018).

Es bestehen also offensichtliche diverse Barrieren, die die Nutzung von technischen Assistenzsystemen einschränken. In diesem Zusammenhang stellt sich die Frage welche Einflussfaktoren die Implementierung und Nutzung von technischen Assistenzsystemen verzögern. Um mehr über die Hintergründe zu hemmenden Faktoren zu erfahren, bietet es sich an in verschiedenen Bereichen den verfügbaren Wissensstand sowie Meinungen und Einstellungen beteiligter Akteure zu erfassen. Eine bedeutende Vermittlerposition kommt hierbei professionellen Kräften im Gesundheits- und Sozialwesen zu, die regelmäßig Kontakt zu Menschen mit Betreuungsbedarf haben. In einer Studie im Projekt »Assistive Systeme und Technologien zur Sicherung sozialer Beziehungen und Teilhabe für Menschen mit Hilfebedarf« wurden Pflegende ambulanter Pflegedienste, Mitarbeitende in Pflegestützpunkten und Lehrkräfte in Bildungsstätten befragt. Primär ging es darum die Bedeutung von technischen Unterstützungssystemen (sog. »AAL-Technik«) in der ambulanten medizinischen und pflegerischen Berufspraxis sowie die aktuelle sowie prospektive Relevanz des Themas AAL in der medizinischen und der pflegerischen Qualifizierungspraxis zu ermitteln.

In einer Datenerhebung wurden 966 Pflegedienstleitungen ambulanter Pflegedienste in Baden-Württemberg 2017 zur Online-Befragung eingeladen von denen sich 68 an der Befragung beteiligten (Steinle et al. 2017). Die technische Ausstattung der befragten Pflegedienste orientiert sich vornehmlich an einem funktionalen Nutzen (z. B. zur Tourenplanung). Das grundsätzliche Interesse Pflegender an Technik wird von den Befragten als heterogen ausgeprägt eingeschätzt. Während 54 % der befragten Leitungskräfte ein hohes Interesse in ihrem Team wahrnehmen, schätzen 45 % das Interesse als eher niedrig oder sehr niedrig ein. Dabei scheinen insbesondere kleinere Pflegedienste mit maximal 50 zu versorgenden Klientinnen und Klienten häufiger ein eher geringes Interesse an Technik in der Pflege aufzuweisen. Bei 54 % der befragten Pflegedienste scheinen technische Assistenzsysteme bislang kaum eine Rolle zu spielen. Dem gegenüber sehen sich jedoch zwei Drittel der befragten ambulanten Pflegedienste in der Regel als Hauptinitiatoren bei der Anschaffung von AAL-Technologien für ihre Klientel. Ärzte (n = 14) sowie die Klientel selbst (n = 19) werden nur selten als Initiatoren genannt. Gleichzeitig erleben sich die Mehrzahl der befragten Pflegedienste (53 %) in ihren Entscheidungsmöglichkeiten hinsichtlich technischer Assistenzsysteme stark abhängig von anderen Akteuren des Gesundheitswesens sowie der Kranken- und Pflegeversicherungen. Bei der Bekanntheit von AAL-Technologien rangieren Informations- und Dokumentationssysteme für Pflegedienste auf Platz 1, dicht gefolgt von etablierten Dienstleistungsangeboten wie Notfall- und Sturzerkennungstechnologien. Gut der Hälfte aller Befragten sind Smart-Home-Anwendungen zur Alltagsunterstützung bekannt. Dabei sind AAL-Produkte, die neu auf den Markt kommen in der Pflegepraxis kaum bekannt. Dies trifft bspw. auf Innovationen im digitalen Bereich zu (Serious-Games-Applikationen, Virtual-Reality-Anwendungen). Gänzlich unbekannt waren bei dieser Befragung bereits marktfähige Geräte der emotionalen Robotik, wie beispielsweise die therapeutische Robbe Paro (vgl. Meißner, ▶ Teil III, Kap. 2) obwohl diese in etlichen stationären Einrichtungen in Deutschland genutzt wird.

In einer weiteren Befragung wurde die Bedeutung von technischen Assistenzsystemen im Berufsalltag von Mitarbeitern der Pflegestützpunkte und Seniorenbüros in Baden-Württemberg erfasst (Klobucnik & König 2017). Dazu wurden mit 38 Pflegestützpunkten beziehungsweise mit 43 Pflegeberaterinnen und mit drei Mitarbeiterinnen von Seniorenbüros Telefoninterviews durchgeführt. Hierfür wurde ein theoriegestützter Interviewleitfaden erarbeitet und die Interviews mittels zusammenfassender Inhaltsanalyse nach Mayring ausgewertet. Insgesamt konnte anhand der Daten herausgefunden werden, dass das Thema assistive Technologien in den Pflegestützpunkten überwiegend präsent ist und als wichtig eingeschätzt wird. Demnach sind die meisten Pflegeberaterinnen schon auf Tagungen oder Besprechungen mit dem Thema konfrontiert worden. Allerdings bildet das Thema bei den wenigsten Beratungsstellen einen festen Bestandteil in den Beratungsgesprächen mit Klienten. Nur selten werden solche Hilfesysteme aktiv von den Seniorinnen und Senioren oder ihren Angehörigen nachgefragt, meist müssen die Pflegeberaterinnen und -berater auf die technischen Möglichkeiten hinweisen. Auch wenn den meisten Beratenden die Begriffe und auch Beispiele für technische Systeme bekannt sind, beklagen doch einige das Fehlen von übersichtlichen und niederschwelligen Informationen zum Thema. Bei der Befragung der Seniorenbüros stellte sich schnell heraus, dass in diesem Fall das Thema technische Assistenzsysteme so gut wie keine Rolle spielt. Die primäre Aufgabe von Seniorenbüros liegt in der Vermittlung, der Förderung von Ehrenamt im Alter sowie in der Organisation von Aktivitäten für ältere Menschen. Zudem sind viele Seniorenbüros lediglich ehrenamtlich beziehungsweise in Teilzeit besetzt und damit auch nur beschränkt verfügbar.

Eine weitere Studie zielte darauf ab, den aktuellen sowie prospektiven Stellenwert von AAL in der pflegerischen Qualifizierungspraxis zu ermitteln (Steinle et al. 2017). Hierzu wurden 12 qualitative Interviews mit Experten aus den Feldern der schulischen Ausbildungsstätten der Altenpflege bzw. der Gesundheits- und Krankenpflege sowie Verantwortlichen der entsprechenden ausbildungsintegrierenden Pflegestudiengänge durchgeführt. Den Befragten sind viele technische Assistenzsysteme bekannt und sie messen diesen (zukünftig) eine hohe pflegerische Bedeutung bei. Erste Überlegungen zur Integration technischer Assistenzsysteme, vor allem im fachpraktischen Unterricht, sind erkennbar. Bei der technischen Ausstattung der Pflegeschulen hinsichtlich elektronischer Lernplattformen und Skills Labs, zeigt sich eine breite Varianz. Manche Schulen verfügen über mehrere Systeme, bei anderen mangelt es bereits bei der Grundausstattung an PC-Arbeitsplätzen. Einige Befragte erklären sich den noch seltenen Einsatz von Technik mit wenig technikaffinen Lehrenden sowie Auszubildenden. Im Unterschied zu den Berufsschulen kommen in der akademischen Ausbildung die hochschulüblichen E-Learning-Systeme zum Einsatz. Skills Labs sind jedoch nur in Ausnahmefällen etabliert. Pflegeschulen sehen in erster Linie den Lernort Praxis als Setting bei der Vermittlung von Technik und Pflege an. Insgesamt wird deutlich, dass Technik einen konkreten funktionalen Nutzen für die Pflegetätigkeiten haben muss, um als Ausbildungsinhalt verankert zu werden und dass eine fundierte Schulung nur in Zusammenarbeit mit den Praxispartnern der Fachschulen erfolgen kann.

Zusammenfassend kann angemerkt werden, dass sich die Bedeutung von technischen Unterstützungssystemen in der ambulanten pflegerischen Berufspraxis sowie die Relevanz des Themas in der pflegerischen Qualifizierungspraxis heterogen darstellt. Einerseits beschäftigen sich viele Akteure mit dem Thema, andererseits kommt es immer noch relativ wenig zu konkreten Anwendungsszenarien. Abschließend kann angemerkt werden, dass durch die COVID-19-Pandemie im Jahr 2020 das Interesse vor allem an Telecare-Applikationen deutlich gewachsen ist und vermehrt Nachfragen zur Nutzung solcher Systeme festzustellen sind.

5.2 Technische Assistenzsysteme für ältere Menschen als Beratungskontext

5.2.1 Zielgruppen und Beratungsanlässe

Betrachtet man die Lebens- und Wohnsituation älterer Menschen können einige typische Zielgruppen für Beratungsangebote identifiziert werden. Insgesamt kann sich immer dort ein Beratungsbedarf ergeben, wo Menschen durch diverse Gesundheitsprobleme solcherlei Einschränkungen erleben, die sie nicht (mehr) aus eigener Kraft kompensieren können. Dabei ist zunächst zu beachten, dass die Wahrnehmung von Hilfebedarf individuell sehr unterschiedlich sein kann. Manche Menschen können durch die Senkung des eigenen Anspruchsniveaus allein zurechtkommen, ohne die Hilfe anderer oder die von Assistenzsystemen in Anspruch nehmen zu wollen. Dies muss nicht zwangsläufig mit einer selbst erlebten Verschlechterung der Lebensqualität einhergehen. Häufig versuchen Betroffene verlorengegangene Fähigkeiten zu kompensieren bzw. zu verleugnen. Nicht selten sind es An- oder Zugehörige, die eine Verschlechterung der Lebenssituation von außen wahrnehmen und Handlungsbedarf sehen. Ausgehend von Gesundheitsproblemen sind häufig ältere Menschen betroffen, die Aufgrund eines fortschreitenden Verlaufs von chronischen Erkrankungen starke Einschränkungen der Funktionsfähigkeit erleben. Dies sind beispielsweise Einschränkung der Mobilität im Bereich der Fortbewegung, des Transfers, der Koordination oder der Feinmotorik. Als Folge daraus entstehen Risiken, wie z. B. Sturzgefahr, chronische Schmerzen oder erhöhte Anfälligkeit für Infektionskrankheiten. Abgesehen von körperlichen Einschränkungen steigt das Risiko einer Verminderung der kognitiven Fähigkeiten stark an. Hier sind vor allem die Entwicklung von demenziellen Erkrankungen zu nennen. Solche Einschränkungen können sich hinderlich auf die Durchführung sämtlicher Aktivitäten des Lebens, wie z. B. Körperpflege, Ernährung oder soziale Interaktion auswirken. Neben den gesundheitlichen Problemen kommt der individuellen Lebenssituation eine große Bedeutung zu. Besonders unterstützungsbedürftig sind Menschen, die allein Leben und deren soziales Netzwerk beschränkt ist. Dies kann darin begründet sein, dass viele Beziehungen verloren gegangen sind oder An- und Zugehörige räumlich weit entfernt wohnen.

Im Sinne einer Lebensweltorientierung sind bei der Beratung zu technischen Unterstützungssystemen immer auch individuelle Deutungs- und Handlungsmuster der Betroffenen zu berücksichtigen (vgl. Goll et al. 2015). Hierzu müssen Beratende versuchen, die subjektive Perspektive von hilfsbedürftigen Personen einzunehmen und diese im Beratungsprozess ebenso in den Blick zu nehmen wie objektive Lebenslagen (z. B. Gesundheitssituation, Wohnsituation, soziales Umfeld).

5.2.2 Typische Probleme im Beratungsprozess

Obwohl in Deutschland inzwischen diverse Anlaufstellen und Möglichkeiten zur Beratung etabliert sind, werden diese nicht immer in Anspruch genommen. Welche Gründe mögen hierfür anzuführen sein?

Zunächst kann festgehalten werden, dass viele Beratungsangebote in der Bevölkerung nicht bekannt sind oder nicht wahrgenommen werden, obwohl die Anbieter große Anstrengungen zur Öffentlichkeitsarbeit unternehmen. Offensichtlich kommt die Inanspruchnahme von professioneller Beratung für manche ältere Menschen einem Eingeständnis gleich, auf Hilfe angewiesen zu sein weshalb diese Beratungsangebote möglichst lange vermieden werden (Nitschke et al. 2018). Darüber hinaus besteht anscheinend die Sorge, von der sozialen Umwelt stigmatisiert zu werden bzw. Autonomie und Einfluss auf Entscheidungsprozesse im persönlichen Umfeld zu verlieren. Bezogen auf die Beratung durch Expertinnen und Experten besteht die Sorge, dass der Berater als Experte mit hohem Fachwissen die Deutungshoheit über die eigene Problemlage erlangen könnte. Die Beratenden sollten sich deshalb der strukturellen Asymmetrie bewusst sein und diese im Beratungsprozess reflektieren.

Die zu bearbeitenden Problemfelder können auf sehr unterschiedlichen Ursachen beruhen. Dazu gehören z. B. Familien- oder Ehekonflikte, bei denen die beteiligten Akteure unterschiedliche Interessen verfolgen. Nicht selten geht es darum, den eigenen Willen durchzusetzen und nicht immer geht es um die Suche nach der besten Lösung für den Betroffenen. Finanzielle Unstimmigkeiten verbunden mit mangelndem Vertrauen und Gefühlen von Verletztheit spielen hierbei oftmals eine große Rolle. Familiäre Einflussnahme in den Beratungsprozess kann demzufolge zu erheblichen Spannungen führen. Betroffene sehen sich z. B. von Angehörigen unter Druck gesetzt, technische Unterstützungsangebote in Anspruch zu nehmen, und empfinden ein Gefühl der Bevormundung oder Überwachung (Nitschke et al. 2018).

Bei der Beratung von kognitiv eingeschränkten Personen besteht die große Herausforderung die Bedürfnisse des Betroffenen realistisch einschätzen zu können. Ohne die konstruktive Unterstützung von Angehörigen kann sich das sehr schwierig gestalten. Auf der anderen Seite kann es vorkommen, dass Ratsuchende die beratende Person versuchen für sich zu vereinnahmen (»Pflegeberaterin als letzte Rettung«). Beratende könnten so dazu genötigt werden, Lösungen zu präsentieren, die ohne die aktive Mithilfe der Betroffenen jedoch kaum umsetzbar sind. Damit verbunden sind unrealistische Erwartungen oder Forderungen von Familienangehörigen. Die Berater sehen sich ihrerseits mit dem Problem konfrontiert, dass sie bezüglich gesetzlicher Rahmenbedingungen sowie der Verfügbarkeit, der Zuverlässigkeit, des Datenschutzes und der Finanzierung für bestimmte Leistungen keine verbindlichen Aussagen treffen können. In seltenen Fällen kann dies in distanzloses oder grenzüberschreitendes Verhalten von Ratsuchenden münden. Auslöser für solche Konflikte können auch Schwierigkeiten in der Verständigung sein, die sowohl auf sprachliche als auch kulturelle Barrieren zurückzuführen sind. Letztendlich zeigen sich dann eventuell unterschiedliche Zielvorstellungen von Klientin und Pflegeberaterin, die großes Verhandlungsgeschick und Einfühlungsvermögen erfordern (GKV-Spitzenverband 2018).

5.3 Aufgaben und Instrumente im Beratungsprozess

Ein strukturierter Beratungsprozess ist wichtig, um Betroffene und ihre Angehörigen in ihrer Entscheidungsfindung zu unterstützen und die damit verbundenen

Aushandlungsprozesse zu moderieren. Neben grundlegenden Anforderungen an die Beratung (z. B. in Bezug auf ältere Menschen als Klienten) sind dabei auch technikspezifische Aspekte zu berücksichtigen. Dass das in der Praxis nicht immer funktioniert, zeigt der hohe Anteil an nicht genutzten Hilfsmitteln: Schätzungen gehen davon aus, dass ca. 30–50% der Hilfsmittel von den Betroffenen gar nicht genutzt werden. Dem können eine ausreichende Information, eine bedarfsgerechte Auswahl von Hilfsmitteln unter Einbeziehung der Betroffenen sowie eine aktive Unterstützung nach der Bereitstellung von Hilfsmitteln entgegenwirken (vgl. Federici et al. 2016).

Eine gute Orientierung zu typischen Aufgaben und Herausforderungen im Beratungsprozess bietet der von der Hochschule Hannover entwickelte »Beratungsleitfaden zu ELSI-Themen in der Beratung zu altersgerechten Assistenzsystemen« (Goll et al. 2015). Dieser schlägt eine Orientierung des Beratungsprozesses in sechs Phasen vor, die je nach konkreter Beratungssituation im Ablauf variieren können (Auftragsklärung, Erkundungsphase, Informationsphase, Reflexionsphase, Entscheidungsphase, Evaluationsphase). Im Folgenden wird auf ausgewählte Aufgaben und mögliche Instrumente, die dabei genutzt werden können, eingegangen.

5.3.1 Fallklärung

Ein zentraler Bestandteil der Beratung ist die Fallklärung. Welche Probleme schränken die Alltagsbewältigung der betroffenen Person ein, was sind individuelle Teilhabewünsche? Welche Aspekte belasten pflegende An- und Zugehörige? Neben den sich aus den Lebensbedingungen (Wohnsituation, Funktionseinschränkungen, etc.) ergebenden »objektiven« Anforderungen sind dabei auch deren subjektive Bedeutung für die Betroffenen (Haltungen, Wünsche, Präferenzen, Befürchtungen) zu beachten.

Ansätze zur Fallklärung orientieren sich typischerweise am bio-psycho-sozialen Modell der Internationalen Klassifikation für Funktionsfähigkeit, Behinderung und Gesundheit (ICF) der WHO, welches Funktionsfähigkeit und Behinderung als Ergebnis der Wechselwirkungen zwischen dem Menschen mit einem Gesundheitsproblem und den Umwelt- und personenbezogenen Kontextfaktoren beschreibt. Die ICF bietet damit ein umfassendes Instrumentarium zur individuellen Einschätzung des Unterstützungs- und Hilfsmittelbedarfs dar. Trotz der hohen Bedeutung der Hilfsmittelauswahl sind Forschungsarbeiten dazu jedoch kaum verfügbar. Ein auf der ICF aufbauendes evidenz-basiertes Modell für die Fallklärung und die Hilfsmittelauswahl ist das »Matching Person and Technology Model« (MTP), welches das Ziel hat, eine möglichst gute Übereinstimmung zwischen einem Hilfsmittel und den Zielen einer Person und ihren Umweltbedingungen zu erreichen. Das MTP-Modell definiert dazu ein Prozessmodell und sechs aufeinander abgestimmte Assessmentinstrumente, die zum Teil auch in einer validierten deutschen Übersetzung vorliegen (Bruckmann et al. 2015) und in der Ergotherapie eingesetzt werden. Das Modell kann auch für Beratungen im Kontext der Pflege eine gute Ausgangsbasis sein, die Assessment-Instrumente sind allerdings für die meisten typischen Beratungskontexte zu komplex.

In einem weiteren Beratungsleitfaden stellen Goll et al. (2015) einen »Instrumentenkoffer« mit sieben einfachen Instrumenten zur Unterstützung der Beratung vor (Auftragsklärung, Analyse sozialer Aspekte zum technischen Unterstützungsbedarf, Ermittlung ethischer Spannungsfelder, Haltungen zu datenschutzrechtlichen Fragen, Umgang mit Ambivalenzen, Entscheidungsfindung, Evaluation). Eine zusätzliche Checkliste ordnet die Instrumente den verschiedenen Phasen des Beratungsprozesses zu. Auch wenn die Instrumente nicht validiert sind und vordringlich zur Betrachtung ethischer, rechtlicher und sozialer Aspekte entwickelt wurden, bieten sie eine gute Ausgangsbasis für die Strukturierung des Beratungsprozesses, auf die bei der Entwicklung von Beratungsangeboten aufgebaut werden kann.

5.3.2 Technikauswahl und -bewertung

Die Kenntnis verfügbarer technischer Hilfsmittel sowie von deren Anwendungsmöglichkeiten, Potenzialen und Grenzen, Kosten und Bezugsmöglichkeiten sind eine wesentliche Voraussetzung für die Beratung von Klienten. Einen entsprechenden Überblick zu gewinnen und zu behalten, ist allerdings nicht einfach. Hilfreiche Technik kann aus verschiedenen Bereichen kommen. Während »Hilfsmittel« im engeren Sinne typischerweise vom Sanitätsfachhandel vertrieben werden, können Systeme zur Anpassung des Wohnumfelds (z. B. aktive Beleuchtungssteuerung) in Baumärkten vertrieben werden und Kommunikationshilfen (z. B. Mobile Geräte) im Elektronikfachhandel erhältlich sein. Hilfreiche Apps wiederum werden meist nur über die App-Stores von Apple und Google vertrieben. Die aktive Suche nach technischen Unterstützungslösungen für ein konkretes Problemfeld kann daher aufwändig sein.

Von großer Bedeutung ist deshalb eine regelmäßige Information über Produktneuerungen. Für Beratende sind Messen und Fachkongresse sowie der Austausch unter Kolleginnen und Kollegen die wichtigsten Informationsquellen (vgl. Klobucnik et al. 2017). Eine umfassende Übersicht über Hilfsmittel für Menschen mit Behinderung und Pflegebedürftigkeit bietet das entsprechende Portal von REHADAT[73]. Produkte, die prinzipiell unter die Leistungspflicht der Gesetzlichen Kranken- oder Pflegeversicherung fallen, werden im GKV-Hilfsmittel- und Pflegehilfsmittelverzeichnis[74] aufgelistet. Das Portal »Wegweiser Alter +Technik«[75] des FZI Forschungszentrums Informatik bietet eine Übersicht über innovative Hilfsmittel zur Unterstützung der Selbständigkeit im Alter. Darüber hinaus gibt es spezifische Produktkataloge für bestimmte Anwendungsfelder, so z. B. zur Unterstützung von Menschen mit Demenz[76] oder für Menschen mit Sehbehinderung. Das Portal »Bridging Apps«[77] wiederum bietet eine Auflistung von Apps zur Unterstützung von Menschen mit Behinderung.

---

73 Siehe https://www.rehadat-hilfsmittel.de
74 Siehe https://www.rehadat-gkv.de/
75 Siehe https://wegweiseralterundtechnik.de
76 siehe z. B. http://atdementia.org.uk und den Produktkatalog von Demenz Support unter https://www.demenz-support.de/publikationen/dessatwork
77 Siehe https://www.bridgingapps.org/

Eine Problematik besteht darin, dass Beratende nicht zu allen identifizierten Produkten auf direkte oder indirekte Nutzungserfahrungen zugreifen können. Zu wenigen der Produkte sind wissenschaftliche Studien zur Effektivität der Hilfsmittel verfügbar. Für Produkte, die für gängige Anwendungsfälle zur Empfehlung in Frage kommen, ist es daher sinnvoll, Produkte vor der Beratung selbst zu testen. Testprodukte können darüber hinaus dann auch zur Demonstrationszwecken (s. unten) verwendet werden. Zum Teil stellen Hersteller dazu kostenlose Muster bereit. Darüber hinaus ist bei der Empfehlung von neuen Hilfsmitteln eine Evaluation z. B. durch Nachbefragung von beratenen Klienten sehr hilfreich, um etwas über die tatsächliche Anwendung zu erfahren. Hierzu sollte im Beratungsprozess eine entsprechende Einwilligung der Klienten eingeholt werden.

5.4 Aufbau von Beratungsstrukturen

5.4.1 Positionierung von Beratungsangeboten

Die Beratung zu technischen Unterstützungssystemen für Pflegebedürftige und ihre An- und Zugehörigen kann im Rahmen bestehender Beratungsangebote (z. B. in Pflege- oder Wohnberatungsstellen) erfolgen. Es kann aber auch sinnvoll sein, spezifische Beratungsangebote zu etablieren (siehe dazu auch die Praxisbeispiele in Abschnitt 5). Typische Konstellationen sind z. B. Beratungsstellen in kommunaler Trägerschaft (z. B. als Teil von Seniorenbüros) oder Beratungsangebote von Sozialunternehmen. Darüber hinaus kann Beratung auch durch Kranken- und Pflegekassen (§ 7 SGB XI), ambulante Pflegedienste oder Hausärzte erfolgen. Dabei ist eine klare Positionierung und Abgrenzung von Beratungsangeboten wichtig. Zum einen, um Bürgerinnen und Bürger nicht mit einem »Beratungsdschungel« zu verwirren, zum anderen, um die Entwicklung von Konkurrenzsituationen zwischen verschiedenen Beratungsangeboten zu vermeiden. Zu klären ist etwa, ob eine Beratungsstelle alle Bürgerinnen und Bürger beraten soll (oder z. B. nur zu Problemlagen älterer Menschen), ob spezifisch digitale Hilfsmittel betrachtet werden oder auch »basale« Hilfsmittel und Wohnraumanpassungen, ob auch zu nicht-technischen Unterstützungsmöglichkeiten beraten wird. Darüber hinaus ist zu beachten, welche Interessen Beratungseinrichtungen vertreten. Idealerweise arbeiten verschiedene Beratungsstellen in einer Region eng zusammen und verweisen bei Bedarf aufeinander. Hierbei können eine gemeinsame institutionelle Verankerung und räumliche Nähe von Beratungsangeboten (z. B. Pflegestützpunkt, Wohnberatungsstelle und Technikberatung) hilfreich sein. Eine Hürde in Beratungsangeboten in öffentlicher Hand (z. B. in Kommunen) kann das damit verbundene Neutralitätsgebot darstellen, welche die Unterstützung bei der Planung, Beschaffung und Inbetriebnahme von Unterstützungssysteme durch Empfehlung erfahrener Dienstleister erschwert. Aus Perspektive der Ratsuchenden ist besonders darauf zu achten, die Beratungsangebote möglichst barrierearm und niederschwellig anzubieten. Bürokratische Hürden oder das Gefühl »etwas kaufen zu müssen« können Ratsuchende abschrecken.

5.4.2 Vorbereitung und Ressourcen

Für den Aufbau von Beratungsstrukturen sind umfassende Vorbereitungsmaßnahmen zu bedenken, die in der Regel mehrere Monate Vorbereitungszeit in Anspruch nehmen. Für die Beratung werden Mitarbeitende benötigt, die sowohl über Beratungskompetenzen als auch über umfassende Kenntnisse zu technischen Unterstützungssystemen verfügen. Das Beratungsangebot und der Beratungsprozess müssen konzipiert werden. Dabei muss auch geklärt werden, ob das Beratungsangebot als Komm-Struktur geplant wird oder ob auch eine zugehende Beratung (z. B. in Hausbesuchen) vorgesehen ist. Insbesondere für Maßnahmen, die das Wohnumfeld betreffen, kann auf eine zugehende Beratung kaum verzichtet werden. Beratungsstellen sollten über barrierefrei zugängliche Räumlichkeiten verfügen, die vertrauliche Beratungsgespräche ermöglichen und für berufstätige Angehörige auch außerhalb gewöhnlicher Büroarbeitszeiten (z. B. abends) erreichbar sein. Einen Teil der Beratung machen typischerweise »vorsorgende« Beratungsgespräche ohne konkreten Unterstützungsbedarf aus, hierfür sind allgemeine Informationsmaterialien wie Produktbroschüren sinnvoll. Diese Art der Beratung kann auch im Rahmen von präventiven Hausbesuchen erfolgen, bei denen unter anderem eine Bedarfserhebung zu Assistenzsystemen erfolgen kann (Blotenberg et al. 2020). Es hat sich als sehr hilfreich erwiesen, Produkte auch demonstrieren zu können, wofür sich entsprechende Produktkoffer oder ggf. Musterwohnungen bewährt haben.

Einen großen Teil der Arbeit von Beratenden machen typischerweise auch Netzwerkarbeit und Öffentlichkeitsarbeit aus, etwa um das Beratungsangebot bekannt zu machen, für die Thematik zu sensibilisieren oder um die Verfügbarkeit von Produkten und Dienstleistungen in der Region zu verbessern. Typische Multiplikatoren sind Hausärzte, Seniorenverbände und Wohnungsunternehmen und der lokale Fachhandel. Viele Beratungsstellen rekrutieren und qualifizieren auch ehrenamtliche »Technikberater« oder »Technikberaterinnen« zur Unterstützung. Diese können zum einen Sensibilisierungsmaßnahmen und zum anderen Unterstützungsangebote zur Technikaneignung (z. B. Schulungen) übernehmen.

5.5 Beispiele aus der Praxis

In Deutschland gibt es ein breites Spektrum an Beratungsangeboten für ältere Menschen mit Unterstützungsbedarf und ihre An- und Zugehörigen. In Pflegestützpunkten, kommunalen Seniorenbüros oder in den Wohnberatungsstellen, die von Kommunen, Wohlfahrtsverbänden oder gemeinnützigen Vereinen angeboten werden, können Betroffene häufig auch Informationen und Beratung zu technischen Unterstützungssystemen erhalten. Dabei zeigen sich aber große Unterschiede in Bezug auf die Bekanntheit neuer technischer Lösungen und der Beratungskompetenz dazu (▶ Teil IV, Kap. 5.1). Daher wurden in meist lokalen (Modell-) Projekten verschiedene Strategien für verbesserte Beratungsangebote konzipiert und umgesetzt, von denen einige im Folgenden als Praxisbeispiele vorgestellt werden.

Spezifische kommunale Beratungsangebote: Im Rahmen eines vom Bundesministerium für Bildung und Forschung (BMBF) geförderten Projektes wurden von 2014 an insgesamt 22 kommunale Beratungsstellen mit dem Schwerpunkt »besser leben im Alter durch Technik« aufgebaut und evaluiert. Ziel dieser Einrichtungen ist die Verbesserung des Wissenstransfers zu technischen Assistenzsystemen für ein möglichst selbstständiges Leben im Alter oder bei Einschränkungen der Funktionsfähigkeit. Im Rahmen dieses Projektes wurde auch die oben vorgestellte Produktdatenbank »Wegweiser Alter und Technik« implementiert. Die Evaluation der kommunalen Beratungsstellen im Rahmen des Projektes (vgl. Röll et al. 2016) zeigt, dass solche Beratungsstellen neben der direkten Beratung von Betroffenen auch indirekte Effekte auf das Versorgungsumfeld haben, wie etwa eine höhere Sensibilisierung von Multiplikatoren und Akteuren des regionalen Gesundheitswesens oder eine bessere Bekanntheit und Verfügbarkeit von Produkten im lokalen Fachhandel.

Praxisbeispiel

Eine Vorreiterin solcher kommunaler Beratungsangebote ist die »Beratungsstelle Alter + Technik« des Schwarzwald-Baar-Kreises, in welcher schon seit 2011 Bürgerinnen und Bürger zu technischen Hilfsmitteln beraten werden (vgl. Porsch et al. 2013). Im Laufe der Zeit wurde das Angebot um eine Musterwohnung, in der am Markt verfügbare Produkte ausprobiert werden können, sowie Informationsangebote durch ehrenamtliche »Senioren-Wohnumfeldberater« erweitert. Inzwischen wurde das Angebot auf zwei weitere Landkreise ausgedehnt und wird über ein interkommunales Beratungszentrum koordiniert.

Sensibilisierung und Befähigung innerhalb bestehender Versorgungsstrukturen: Eine Herausforderung beim Aufbau zusätzlicher spezifischer Beratungsstellen ist deren Abgrenzung zu und Vernetzung mit bestehenden Beratungsangeboten, um Doppelstrukturen zu vermeiden und Betroffene nicht mit einem »Beratungsdschungel« zu konfrontieren. Ein alternativer Ansatz zum Aufbau neuer Angebote ist daher die Sensibilisierung, Qualifikation und Vernetzung bestehender Akteure. Diese können damit befähigt werden, Bürgerinnen und Bürger bei einem bedarfsgerechten Technikeinsatz zu beraten und zu begleiten. Hilfreich sind dafür Informationsmaterialien und Beratungshilfen, wie z. B. nach Bedarfsfeldern strukturierte Produktkataloge und eine Auswahl von Demonstrationsgeräten, um Technik zugänglich und erfahrbar zu machen. Entsprechende Aktivitäten müssen nicht unbedingt von den Kommunen angestoßen werden, denen häufig Ressourcen für entsprechende Innovationsprojekte fehlen, sondern können auch von gemeinnützigen Organisationen getragen werden.

Praxisbeispiel

Ein Beispiel für einen solchen Ansatz stellt das Projekt »Eine Kommune macht sich technikfit« in Böblingen dar (vgl. Radzey und Seiler 2017). Im Rahmen des Projektes wurden Sensibilisierungsmaßnahmen sowie Schulungen von Schlüsselpersonen in der Kommune durchgeführt. Daneben wurden Informationsmaterialien und ein »Produktkoffer« mit Demonstrationsgeräten entwickelt. Zur Integration in das bestehende Hilfesystem wurden Anbieter sozialer Dienstleistungen mit weiteren Akteuren wie Hausärzten, Apotheken, Sanitätshäusern und Handwerkern unter der Koordination eines bereits etablierten, von einem gemeinnützigen Verein getragenen Netzwerks verbunden. Über das Netzwerk wurde ein klar definierter Zugangsweg für Bürgerinnen und Bürger zum Beratungsangebot etabliert.

Beratung durch Senioren als ehrenamtliche »Technikbotschafter«: Gerade technikdistanzierte ältere Menschen fühlen sich mit ihren Schwierigkeiten im Umgang mit digitalen Technologien von jüngeren Beratungspersonen häufig nicht verstanden. Technikaffine ältere Ehrenamtliche als Wissensvermittler oder Beratende können dem entgegenwirken, indem sie als Vorbild und Rollenmodell agieren und so neue Zielgruppen für technikbezogene Angebote erschließen (vgl. Doh et al. 2015). Darüber stellen solche Angebote sowohl für die Ehrenamtlichen als auch für die Ratsuchenden zusätzliche Gelegenheiten zur Begegnung und sozialer Interaktion dar. Internet- oder Smartphone »Stammtische« für ältere Menschen sind in vielen Kommunen etabliert. Insofern ist es naheliegend, ähnliche Strukturen auch für die Technikberatung zu initiieren. Derartige Angebote stehen aber vor der Herausforderung, auch eine entsprechende Beratungsnachfrage zu generieren, da die Sensibilisierung in der Bevölkerung zu technischen Assistenzsystemen im Kontext der Pflege nach wie vor relativ gering ist (vgl. Doh et al. 2015).

Praxisbeispiel

Vom Sozialverband VdK Saar wurden im Rahmen der vom BMBF in Kooperation mit der BAGSO von 2013 bis 2014 geförderten Maßnahme »Senioren Technik Botschafter« die »AAL-Lotsen« als ehrenamtliches Beratungsangebot von Senioren für Senioren initiiert und ist seitdem als regelmäßiges Betreuungsangebot nachhaltig implementiert[78]. Der VdK führt Schulungen für

---

78 siehe https://www.vdk.de/saarland/pages/ehrenamt/66634/AAL-Lotsen

die ehrenamtlichen Beraterinnen und Berater durch und macht das Angebot über seine Kreisverbände zugänglich.

Technikberatung im Rahmen präventiver Hausbesuche: Beratungsangebote für ältere Menschen und ihre An- und Zugehörigen sind meist als »Komm«-Strukturen realisiert. Diese können wegen mangelnder Bekanntheit, fehlenden Transportmöglichkeiten oder anderer Barrieren ihre Zielgruppen allerdings nur zum Teil erreichen. In jüngerer Zeit haben sich daher verstärkt proaktive Angebote wie präventive Hausbesuche als geeigneter Weg herausgestellt, Beratungsangebote zugänglich zu machen. Präventiv beratene ältere Menschen fühlen sich »mehrheitlich besser informiert, sensibilisiert, entlastet und befähigt, sich im Bedarfsfall selbst weiterhelfen zu können« (Gebert et al. 2018). Präventive Hausbesuche sind daher naheliegend zur Integration von Technik als Beratungsgegenstand.

5.6 Fazit

Zu den Aufgaben von Pflegenden gehört, Menschen mit Pflegebedarf und ihre An- und Zugehörigen darin zu unterstützen die Aktivitäten des täglichen Lebens möglichst selbstbestimmt und nach den individuellen Bedürfnissen zu gestalten. Dabei spielt eine bedarfsgerechte Versorgung mit technischen Hilfsmitteln schon heute und zukünftig vermehrt eine wichtige Rolle. Es kann davon ausgegangen werden, dass die Beratung zu technischen Unterstützungsmöglichkeiten auch jenseits von speziellen Beratungsstellen in der alltäglichen Pflegearbeit an Bedeutung gewinnen wird. Alle Akteure, die sich in Hilfenetzen zur Stabilisierung häuslicher Pflegearrangements engagieren, werden vermehrt mit Fragen zur Nutzung von technischen Assistenzsystemen konfrontiert. Die Unterstützung beschränkt sich eben nicht nur auf die Beratung zur Auswahl und Anschaffung von Produkten, die üblicherweise von Beratungsstellen unterstützt wird, sondern ist darüber hinaus im Bereich der alltäglichen Anwendung der Produkte besonders wichtig. Wie die Erfahrung zeigt, werden Produkte nur dann in der Regelversorgung akzeptiert, wenn sich diese einfach und zuverlässig anwenden lassen und darüber hinaus einen subjektiv wahrnehmbaren Benefit für den Nutzer darstellen. Deshalb sind Pflegende und andere Unterstützer aus professionellen und nicht-professionellen Bereichen gefordert, sich mit technischen Assistenzsystemen auseinander zu setzen und spezifische Beratungskompetenzen hierzu zu entwickeln. Um dies flächendeckend zu ermöglichen, bedarf es sinnvoller Fort- und Weiterbildungskonzepte differenziert nach Auftrag und Kompetenzen der einzelnen Akteure. Verschiedene Bildungseinrichtungen, wie z. B. die Hochschule Furtwangen, haben bereits solche Weiterbildungsmaßnahmen konzipiert und erfolgreich durchgeführt. Das Interesse von Pflegenden wächst in letzter Zeit deutlich, allerdings fehlt es momentan noch an einer angemessenen Unterstützung durch die Einrichtungen im Gesundheits- und Sozialwesen, weshalb viele Angebote dann doch nicht angenommen werden. Für die Zukunft ist hier ein stärkeres Engagement von Kostenträgern und Leistungserbringern sowie politischer Akteure (insb. auf kommunaler Ebene) zu wünschen.

Literatur

Apfelbaum, B., Efker, N., & Schatz, T. (2016). Technikberatung für ältere Menschen und Angehörige. Freiburg: Lambertus-Verlag, 2016

BMG, Bundesministerium für Gesundheit (2017). ePflege. Informations- und Kommunikationstechnologie für die Pflege. Online verfügbar unter: https://www.dip.de/fileadmin/data/pdf/projekte/BMG_ePflege_Abschlussbericht_final.pdf

Blotenberg, B., Hejna, U., Büscher, A. et al. (2020). Präventive Hausbesuche – ein Konzept für die Zukunft? Ein Scoping-Review über das innovative Versorgungsmodell präventiver Hausbesuche. In: *Präventive Gesundheitsförderung* 15, 226–235 (2020). https://doi.org/10.1007/s11553-019-00753-0

Bruckmann N., Cordes A., Ly Cam L., Paland S., Schlegel J., Signoroni J. (2015): MPT & ATD PA Matching Person and Technology Model (MTP-Modell) und Assistive Technology Device Predisposition Assessment (ATD PA): Ein klientenzentrierter Wegweiser für die Hilfsmittelberatung und -versorgung in Deutschland. Indstein: Schulz-Kirchner

Doh, M., Schmidt, L. I., Herbolsheimer, F., Jokisch, M. R., Schoch, J., Dutt, A. J., Rupprecht, F. & Wahl, H.-W. (2015): Neue Technologien im Alter. Ergebnisbericht zum Forschungsprojekt »FUTA« – Förderliche und hinderliche Faktoren im Umgang mit neuen Informations- und Kommunikations-Technologien im Alter. Universität Heidelberg. Online verfügbar unter: www.psychologie.uni-heidelberg.de/ae/apa/forschung/futa.html

Federici, S., Meloni, F., & Borsci, S. (2016). The abandonment of assistive technology in Italy: a survey of National Health Service users. *European journal of physical and rehabilitation medicine*, 52(4), 516

Garay, S., Storch, L., & Teubner, C. (2019): Deutschsprachige Pflege-Apps–Wie das aktuelle Angebotsspektrum im Internet ist. In: ZQP (Hrsg.): ZQP Report Pflege und digitale Technik, 36-42. Online verfügbar unter https://www.zqp.de/wp-content/uploads/ZQP-Report-Technik-Pflege.pdf

Gebert, A.; Weidner, F.; Brünett, M.; Ehling, C.; Seifert, K.; Sachs, S. (2018): Abschlussbericht des Modellvorhabens »PräSenZ« in Baden-Württemberg. Köln: Deutsches Institut für Angewandte Pflegeforschung e. V. (DIP). Online verfügbar unter https://www.dip.de/fileadmin/data/pdf/projekte/Pr%C3%A4SenZ-DIP-Projektbericht_Endfassung_Druckversion_final.pdf

GKV-Spitzenverband (Hrsg.) (2018): Problemlösen in der Pflegeberatung – ein Ansatz zur Stärkung der Pflegeberatung nach § 7a SGB XI. Schriftenreihe Modellprogramm zur Weiterentwicklung der Pflegeversicherung, Band 14

Goll, S., Nitschke, M. & Witte, M. (2015): Beratungsleitfaden zu ELSI-Themen in der Beratung zu altersgerechten Assistenzsystemen. Hochschule Hannover, 2015

Kim, K. I., Gollamudi, S. S., & Steinhubl, S. (2017). Digital technology to enable aging in place. Experimental gerontology, 88, 25-31

Klobucnik, T., Weber, D., Steinle, J., Winter, M. H. J., & König, P. (2017). Bedeutung technischer Assistenzsysteme in der Pflegeberatung und ambulanten Versorgung. In: Kunze/Kricheldorff (Hrsg.): Assistive Systeme und Technologien zur Förderung der Teilhabe für Menschen mit Hilfebedarf : Ergebnisse aus dem Projektverbund ZAFH-AAL. Pabst, Lengerich, S. 133–151

Kunze, C. (2018): Technische Assistenzsysteme in der Sozialwirtschaft –aus der Forschung in die digitale Praxis? In: Helmut Kreidenweis (Hrsg.): Digitaler Wandel in der Sozialwirtschaft. Baden-Baden: Nomos, 2018. S. 163-177

Meyer, S. (2016): Technische Unterstützung im Alter – Was ist möglich, was ist sinnvoll? Expertise zum siebten Altenbericht der Bundesregierung. Deutsches Zentrum für Altersfragen. Online verfügbar unter https://nbn-resolving.org/urn:nbn:de:0168-ssoar-49980-9

Nitschke, M., Schlindwein, D., Hagen, H., & Goll, S. (2018). Herausforderungen in der Beratung älterer Menschen im Kontext altersgerechter Assistenzsysteme. In: Weidner & Karafilidis (Hrsg.): Technische Unterstützungssysteme, die die Menschen wirklich wollen, S. 381

Porsch, K., Reichelt, C., Rashid, A. (2013): »Alter & Technik« Pilotprojekt des Landes Baden-Württemberg im Schwarzwald-Baar-Kreis. In: 6. Deutscher AAL Kongress. Tagungsband. Berlin: VDE Verlag, S. 83–86

Radzey, B., Seiler, M. (2017): »Kommunen machen sich technikfit. Empfehlungen und Anregungen zur Förderung des Einsatzes technischer Hilfen im Alter«. Online verfügbar unter: https://www.demenz-support.de/Repository/technikfit_digital_03112017.pdf

Röll, N., Stephan, R., Saurer, B. R., Stork, W., Kunze, C. & König, P. (2016). Beratung zu technischen Hilfen im Alter Erfahrungen aus dem Projekt »Wegweiser: Besser Leben im Alter durch Technik ». Zukunft Lebensräume. Frankfurt: VDE Verlag

Rösler, U., Schmidt, K., Merda, M., Melzer, M. (2018). Digitalisierung in der Pflege. Wie intelligente Technologien die Arbeit professionell Pflegender verändern. In: Geschäftsstelle der Initiative Neue Qualität der Arbeit (Hrsg.): Pflege 4.0. Online verfügbar unter: https://www.inqa.de/SharedDocs/PDFs/DE/Publikationen/pflege-4.0.pdf?__blob=publicationFile&v=2

Saborowski, M. & Kollak, I. (2015). »How do you care for technology?«-Care professionals' experiences with assistive technology in care of the elderly. Technological Forecasting and Social Change, 93, 133–140

Steinle, J., Weber, D., Klobucnik, T., König, P., Winter,M. (2017). AAL in der Qualifizierungspraxis von Pflege und Medizin. In: Kunze/Kricheldorff (Hrsg.): Assistive Systeme und Technologien zur Förderung der Teilhabe für Menschen mit Hilfebedarf : Ergebnisse aus dem Projektverbund ZAFH-AAL. Pabst, Lengerich, S. 115–131

Teil V Couragiert nach vorne blicken: Vision und Ausblick

1 Gestern, heute, morgen: Neue Technologien in der Pflege

Anne Meißner & Christophe Kunze

1.1 Die neuen Technologien in der Pflege sind schon da

Techniknutzung in der Pflege ist keine Zukunftsmusik. Die Beiträge dieses Bandes zeigen auf, dass die Digitalisierung und die Technisierung den pflegerischen Berufsalltag schon lange erreicht haben. Die Technisierung betrifft dabei alle Versorgungskontexte: Veränderungen ergeben sich in der stationären Aktupflege (▶ Teil II, Kap. 2) ebenso wie in der ambulanten Intensivpflege (▶ Teil II, Kap. 3) oder in der häuslichen Versorgung älterer Menschen (▶ Teil II, Kap. 4; ▶ Teil II, Kap. 1). Technische Systeme werden dabei nicht nur von professionell Pflegenden, sondern auch von informell Pflegenden und Gepflegten genutzt. Dabei kann Technik in sehr unterschiedlichen Formen auftreten: Softwarelösungen beschränken sich längst nicht mehr nur auf die elektronische Dokumentation, sondern dienen z. B. zur Unterstützung von Überleitungsprozessen (▶ Teil II, Kap. 5; ▶ Teil II, Kap. 6) oder zur Datenanalyse für die klinische Entscheidungsfindung (▶ Teil II, Kap. 7). Ebenso von Bedeutung für die Pflege sind technische Assistenzsysteme und mobile Geräte, etwa zur Aktivierung von Menschen mit Demenz (▶ Teil II, Kap. 1) oder zur Erkennung pflegerisch relevanter Situationen (▶ Teil II, Kap. 2; ▶ Teil II, Kap. 4). Alle diese Beispiele zeigen: Digitale Technologien werden heute schon in der Praxis eingesetzt und können Mehrwerte in der pflegerischen Versorgung schaffen. Innovationen können sich dabei über viele Jahre in allmählichen Prozessen entwickeln, wie z. B. im Bereich der häuslichen Monitoring-Systeme (▶ Teil II, Kap. 4). Sie können aber in einigen Feldern auch in kurzer Zeit zu disruptiven Veränderungen führen, wie z. B. im Fall von digitalen Vermittlungsplattformen (▶ Teil II, Kap. 5).

1.2 Der Wandel setzt sich fort ...

Der Digitalisierung wird zwar gerade besonders viel Aufmerksamkeit geschenkt, aber sie ist keine Modeerscheinung, die demnächst irgendwann vorbei ist. Für die digitale Transformation gilt vielmehr: Nichts ist so beständig wie der Wandel. Während einige technologische Veränderungen wie Smartphones oder

Sprachassistenten in den Alltagsgebrauch übergegangen sind und kaum noch auffallen, ziehen am Horizont schon neue Technologien auf und werfen ihre Schatten voraus – am eindrücklichsten vielleicht die Robotik (▶ Teil II, Kap. 2) und die Künstliche Intelligenz (▶ Teil III, Kap. 1). Der US-amerikanische Schriftsteller Norman Mailer sagte in diesem Zusammenhang einmal treffend »Was man heute als Science-Fiction beginnt, wird man morgen vielleicht als Reportage zu Ende schreiben müssen.«

Die öffentliche Wahrnehmung fokussiert häufig auf die (vermeintlichen) Potenziale neuer Technologien und deren hypothetischen Anwendungen. Die Dynamik des Wandels führt dabei teilweise zu verzerrten Wahrnehmungen und Fehleinschätzungen in Bezug auf die Komplexität von Veränderungsprozessen (▶ Teil III, Kap. 3). In vielen Bereichen steht die Pflege in diesem Wandlungsprozess noch ganz am Anfang. Die COVID-19-Pandemie hat hierbei einerseits als Beschleuniger gewirkt, etwa wenn es um die Nutzung von Videointeraktion in Zeiten von Kontaktbeschränkungen geht, und anderseits Nachholbedarfe deutlich offengelegt, etwa in Bezug auf fehlende Infrastruktur (z. B. Internetzugang in Pflegeheimen) oder mangelnde Kompetenzen aller Beteiligten. Mit den neuen Möglichkeiten sind dazu vielfältige neue Herausforderungen oder Aufgabenbereiche verbunden (▶ Teil IV, Kap. 3, ▶ Teil IV, Kap. 4; ▶ Teil IV, Kap. 5). Einige haben bereits Eingang in Pflege und Versorgung gefunden, andere sind noch zu erschließen.

1.3 ... und verändert die Pflege(arbeit).

Sicher ist, dass der Einsatz von Technik jede Interaktion verändert. Auch in der Pflege ist allgemein anerkannt, dass technische Systeme die pflegerische Intervention im Besonderen und die Versorgungsbeziehung im Allgemeinen verändern. Und auch, wenn weltweit in diesem Zusammenhang Tausende Studien in den letzten Jahren durchgeführt wurden, ist an vielen Stellen gleichwohl unklar, unter welchen Voraussetzungen technische Systeme bei welcher Gruppe von Beteiligten in welchem Zusammenhang (voraussichtlich) Nutzen bringen werden. Es fehlen aussagekräftige Theorien, die handlungsleitend die Versorgungspraxis gestalten.

Technische Systeme werden bereits heute zielführend in der pflegerischen Versorgungspraxis eingesetzt. Gleichwohl ist nicht alles, was technisch machbar ist und als Lösung angeboten wird, auch sinnvoll und hilfreich. Einige technische Lösungen können sogar kontraproduktiv für die Erfüllung des Pflegeauftrags sein. Technik ist nicht wertneutral und daher immer auch unter Einbeziehung des konkreten Versorgungskontextes aus ethischer Perspektive zu betrachten und zu bewerten (▶ Teil IV, Kap. 1; ▶ Teil IV, Kap. 2). Für alle Anwendungsfelder gilt: damit neue technische Lösungen ihre Potenziale zur Unterstützung und Erfüllung des Versorgungsauftrags entfalten können, sind individuell angepasste Versorgungskonzepte (▶ Teil II, Kap. 2; ▶ Teil II, Kap. 3) erforderlich. Dabei muss die Komplexität pflegerischer Interventionen berücksichtigt werden. Der Einsatz technischer Systeme in der pflegerischen Versorgung erweitert die interaktiven Komponenten und erhöht die Komplexität weiter (▶ Teil I, Kap. 4). Die Gestaltung solcher pflegerischen Versorgungsprozessen ist Aufgabe der beruflichen Pflege. Technikgestützte Versorgungsprozesse bedingen in der Regel auch angepasste Strukturen und Unterstützungsprozesse auf organisationaler Ebene (▶ Teil II, Kap. 4). Dies umfasst die Identifikation und Bewertung geeigneter technischer Systeme ebenso wie die Entwicklung von Richtlinien (z. B. Verfahrensanweisungen) für deren Einsatz oder dafür nötige Qualifizierungskonzepte.

1.4 Fokus Versorgungsauftrag

Aus pflegerischer Sicht gilt, dass technische Systeme den Versorgungsauftrag zu unterstützen haben. Ansonsten sind sie unnötig bis hin zu kontraproduktiv. Sie dienen diesem Auftrag, indem Sie die pflegebedürftige Person, Zugehörige oder beruflich Pflegende dabei unterstützen, pflegerische Leistungen auszuführen. Der Einsatz technischer Systeme kann dazu führen, dass hilfe- oder pflegebedürftige Menschen mithilfe der Technik länger selbständig und möglicherweise (länger) zuhause wohnen bleiben können. Neben einer nachgewiesenen Wirksamkeit und einer hohen Akzeptanz ist es erforderlich, den Einsatz technischer Systeme aus Bedarfs- bzw. Bedürfnissicht zu betrachten. Dabei ist zu klären, wer den Bedarf nach einem technischen System identifiziert und festlegt, ob es eine Alternative auf menschlicher Basis gibt und wer im Bedarfsfall letztlich für oder wider Technik entscheidet. Da technische Systeme nicht günstig sind, wird es zukünftig auch eine Frage der Finanzierung und damit von Gerechtigkeit sein. Die New York Times formulierte dazu übrigens bereits im Frühjahr 2019, dass menschlicher Kontakt in der Zukunft ein Luxusgut sein mag[79]. Dieser Aspekt soll nicht weiter vertieft werden, sondern dient dazu zu verdeutlichen, dass noch viele Fragen rund um den Versorgungsauftrag offen sind.

1.5 Es wäre noch so viel mehr zu sagen

Das Anwendungsfeld Technik in der Pflege entwickelt sich dynamisch. Fast täglich ergänzen neue Praxisberichte und Forschungsergebnisse, etwa aus dem vom

---

79 https://www.nytimes.com/2019/03/23/sunday-review/human-contact-luxury-screens.html

Bundesministerium für Bildung und Forschung geförderten Forschungscluster »Zukunft der Pflege«[80], unsere Wissensbasis. Dieses Buch kann die große Bandbreite der Themen und Fragen, die mit der Digitalisierung in der Pflege zusammenhängen, nicht vollständig abdecken. Es wäre noch so viel mehr zu schreiben, zu diskutieren und zu entdecken. In diesem Buch ist uns das leider nicht möglich. Im Folgenden möchten wir deshalb beispielhaft auf weitere relevante Themen zu Neuen Technologien in der Pflege, die an anderer Stelle zu behandeln sind, hinweisen:

- Im Teil II »Den Pflegealltag mit Technik gestalten – Einsatzfelder heute« haben wir exemplarisch einige Praxisbeispiele vorgestellt. Hier hätten wir auch eine andere Auswahl treffen können. Wünschenswert wären daneben Anwendungsbeispiele zur Nutzung von Apps in der pflegerischen Versorgung gewesen, Erfahrungen zu innovativen Ansätzen zur Pflegedokumentation (wie z. B. Sprachdokumentation oder Künstliche Intelligenz), oder auch Beispiele zur Nutzung von Robotersystemen für die Frühmobilisation. Und selbst damit wäre das breite Spektrum möglicher Techniknutzungsformen in der Pflege allenfalls umrissen.
- Als Beispiele für wichtige zukünftige Technologien haben wir Robotik und Künstliche Intelligenz vorgestellt. Weitere, sich dynamisch entwickelnde Technologien mit Anwendungspotenzial in der Pflege sind z. B. Virtual Reality (VR) und Augmented Reality (AR) oder auch das Internet der Dinge oder (engl.) Internet of Things (IoT). So werden zurzeit z. B. die Potenziale von VR-Anwendungen für das simulationsbasierte Lernen in der Pflegeausbildung untersucht, ebenso wie die Möglichkeiten und Grenzen von AR-Brillen zur Prozessunterstützung und zur technikunterstützten Dokumentation in der Pflege. In der klinischen Versorgung hält VR gerade Einzug im Kontext Schmerzreduktion oder wird zur Steigerung der Lebensqualität z. B. im Rahmen von Palliative Care untersucht.
- Ein Themenfeld, das vor allem aus Perspektive des Pflegemanagements wichtig ist, wird in diesem Band gar nicht behandelt: Dies ist die Organisationsentwicklung und -pädagogik im Kontext der Digitalisierung. Diese stellt viele Pflegeinstitutionen vor große Herausforderungen. Digitalisierung bedeutet für Unternehmen der Sozialwirtschaft in der Regel zunächst die Entwicklung einer offenen Haltung und veränderungsfreundlichen Unternehmenskultur, die strategische Planung von Veränderungsprozessen und den Aufbau der nötigen Infrastruktur. Der bestmögliche Weg dahin, zu erwartende Stolpersteine und damit verbundene Fragen wie Antworten gilt es an anderer Stelle zu bearbeiten.
- Ein anderes Themenfeld, das wir in diesem Buch nicht in einem Beitrag behandelt haben, ist das Feld der sog. digitalen Kompetenzen. Denn Qualifizierungsbedarfe und dazugehörige Maßnahmen im Kontext der digitalen Transformation sind von zunehmender Relevanz. Einigkeit herrscht drüber, dass digitale Kompetenzen systematisch zu vermitteln sind, damit Pflegende in die-

---

80 siehe https://www.cluster-zukunft-der-pflege.de/

sem Kontext wissen, verstehen, handeln können. Gleichwohl bleiben Bildungsprozesse hinter der rasanten Technikentwicklung zurück. National wie international wird das Thema seit Jahren breit diskutiert. Der Diskurs dazu würde das Spektrum dieses Buches allerdings überschreiten und den Fokus auf den Bereich der Bildung verlagern. Das ist nicht unsere Intention. Vielmehr stellen wir mit diesem Buch eine Grundlage bereit, die in Aus-, Fort- und Weiterbildung eingesetzt werden kann, um digitale Kompetenzen zu erlangen und zu vermitteln.

Die genannten Beispiele zeigen: Es ließen sich zweifelsohne ein oder mehrere weitere Bände zu neuen Technologien in der Pflege mit spannenden und informativen Beiträgen füllen. Und auch in fünf Jahren werden wir uns weiterhin intensiv mit Digitalisierung und neuen Technologien in der Pflege auseinandersetzen (müssen).

1.6 Was uns wichtig ist

Das vorliegende Buch will ein Einstieg in eine aktive Auseinandersetzung mit dem Thema neue Technologien in der Pflege sein. Unabhängig von möglichen anderen Anwendungsfällen, Technologiefeldern und weiten fachlichen Fragen ragen durch die Beiträge einige zentrale Botschaften und Erkenntnisse heraus, die uns wichtig sind. Diese möchten wir hier abschließend noch einmal hervorheben:

- Technik hat Potenzial für die Verbesserung der pflegerischen Versorgung. Dieses Potenzial anzuerkennen, zu verstehen und in der Versorgungspraxis zu erschließen, ist eine Aufgabe von Pflegenden, um Ihren Versorgungsauftrag bestmöglich zu erfüllen.
- Gleichzeitig sind dem Potenzial technischer Systeme Grenzen gesetzt. Grenzen sind allerdings weniger technischer, sondern vor allem sozialer, organisatorischer, kultureller oder ethischer Natur. Potenziale von Technik richtig einzuschätzen, Grenzen zu erkennen und aktiv zu ziehen – auch das sind Aufgaben für Pflegende.
- Hierzu bedarf es einer kritischen, offenen Haltung. Eine grundsätzlich ablehnende Haltung (z. B. Annahme einer grundsätzlichen Entmenschlichung durch Technikeinsatz) ist ebenso wenig förderlich wie eine einseitige technikeuphorische Haltung (Technik als »Heilsbringer«).
- Als Ausgangsbasis für die Auseinandersetzung mit dem Technikeinsatz in der Pflege braucht es zunächst ein Verständnis von gutem Leben einerseits und guter Pflege andererseits als Rahmen. Eine Vision dazu, wie wir zukünftig unsere Alten und Kranken unter Einbezug technischer Systeme versorgen wollen, ist erforderlich[81]. Denn solange wir keine konkrete Vorstellung davon ha-

ben, wohin wir eigentlich möchten, ist unklar, wie Technik uns auf diesem Weg unterstützen kann.
- Damit lebensdienliche Technik in Pflege und Versorgung zum Tragen kommen kann, sind Technikgestaltung, Implementierung von technikgestützten Versorgungsprozessen und Technikeinsatz auf einer umfassenden Einbindung von Betroffenen, pflegenden An-/Zugehörigen, beruflich Pflegenden und weiteren Beteiligten aufzubauen.
- In der Implementierung und Anwendung technischer Systeme ist eine interprofessionelle Zusammenarbeit daneben nicht nur erforderlich, sondern ausdrücklich geboten. Schließlich macht ein individueller Hilfe- und Pflegebedarf nicht an beruflichen oder organisationalen Grenzen Halt. Vielmehr begleitet Technik den sich verändernden Prozess individueller Hilfe- und Pflegeabhängigkeit in unterschiedlichen Settings und Situationen. Technisierung ist im Kontext grundlegender Ziele und Veränderungsprozesse zu verstehen: Technikeinsatz sollte die Kernprozesse der Pflege unterstützen, um so Bedingungen für gute Pflege zu schaffen. Gleichzeitig sollte Techniknutzung die Qualität der Arbeit in der Pflege im Blick haben und z. B. nicht durch »Zeitersparnis« zu einer noch stärkeren Verdichtung von Pflegearbeit führen. Ebenso sollte Technik dazu beitragen, Betroffene in einer selbstbestimmten Lebensweise und aktiven Teilhabe zu befähigen.
- Ein reflektierter Technikeinsatz und eine zielführende Gestaltung pflegerischer Versorgung mit Technik erfordert technikbezogene Kompetenzen. Dies umfasst allgemeine digitale ebenso wie pflegespezifische Kompetenzen. Hierzu braucht es entsprechende Aus-, Fort- und Weiterbildungsangebote ebenso wie die Bereitschaft von Leistungsanbietern, ihre Mitarbeitenden entsprechend zu qualifizieren.

Wir begreifen die Digitalisierung als Chance für Pflege und Versorgung. Neue Technologien können einen Beitrag leisten, diese für alle Betroffenen und Beteiligten besser zu gestalten. Eine wesentliche Voraussetzung neben anderen ist, dass Pflegende sich aktiv mit digitalen Technologien auseinandersetzen und in ihrer Arbeit darauf hinwirken, dass Technik im Sinne des Versorgungsauftrags gestaltet, implementiert und genutzt wird.

---

81 Auf internationaler Ebene (jp-demographic.eu) wird derzeit ein interdisziplinäres Projekt durchgeführt, das solch eine Vision im Kontext »Alter und Technik« entwickelt (Meißner im Druck)

Verzeichnis der Autorinnen und Autoren

Thomas Althammer ist Geschäftsführer der Althammer & Kill GmbH & Co. KG und berät mit seinem gut 30-köpfigen Team Organisationen im Bundesgebiet zu den Themen Datenschutz, Informationssicherheit und Compliance. Seit Mitte der 90er Jahre hat der ausgebildete Wirtschaftsinformatiker an der Entwicklung und Implementierung von IT-Systemen im Gesundheitswesen mitgewirkt und war für zahlreiche Unternehmen der Branche beratend tätig. Er engagiert sich im Fachverband FINSOZ e. V. als Leiter der IT-Compliance-Arbeitsgruppe und ist Lehrbeauftragter an der Kath. Universität Eichstätt-Ingolstadt.

David Czudnochowski ist Soziologe und als wissenschaftlicher Mitarbeiter am Centre for Security Society (CSS) der Albert-Ludwigs-Universität Freiburg tätig. In seiner Forschung befasste er sich unter anderem mit wissens- und techniksoziologischen Fragestellungen im Bereich der Spezialisierten Ambulanten Palliativversorgung. Gegenwärtig promoviert er über die Vermittlung von Erfahrungswissen im Polizeiberuf am Institut für Soziologie der Albert-Ludwigs-Universität Freiburg.

Johanna Feuchtinger ist promovierte Pflegewissenschaftlerin und Leiterin der Stabsstelle Qualität und Entwicklung in der Pflege im Universitätsklinikum Freiburg. Sie ist Konsortialführerin des Pflegepraxiszentrums (PPZ) Freiburg. Im PPZ-Freiburg, einem vom BMBF geförderten Projekt im Rahmen des Clusters Zukunft der Pflege, werden technische Lösungen, welche für Patientinnen und Patienten und Pflegende im Krankenhaus einen Vorteil bieten, erprobt und wissenschaftlich evaluiert. Daneben werden Inhalte zum Einsatz von Technik in der Pflege in der Aus-, Fort- und Weiterbildung bearbeitet sowie der Wissenstransfer auf unterschiedlichen Ebenen initiiert.

Anna Hegedüs, ist wissenschaftliche Mitarbeiterin im Forschungsteam »Ageing at Home« der Careum Hochschule Gesundheit in Zürich. Sie ist Pflegewissenschaftlerin und Doktorandin der Graduiertenschule »Partizipation als Ziel von Pflege und Therapie« der Internationalen Graduiertenakademie der Universität Halle – Wittenberg (D). Sie hat mehrjährige Erfahrung in der Forschung und Entwicklung in den Bereichen Pflege, Alter, Leben zu Hause, Partizipation und Technikunterstützung. Außerdem engagiert sie sich im Vorstand des Schweizer Netzwerks für Case Management und ist Autorin diverser wissenschaftlicher und Fachpublikationen.

Stephanie Herzog ist Rechtsanwältin bei Peter & Partner in Würselen. 2003 promovierte sie zur Pflichtteilsentziehung, arbeitete zunächst hauptsächlich als Dozentin, bevor sie sich als Fachanwältin für Erbrecht schwerpunktmäßig der Arbeit in ihrer eigenen Kanzlei widmete. Sie begleitet als Mitglied im Gesetzgebungsausschuss Erbrecht im Deutschen Anwaltverein e. V. zahlreiche Gesetzgebungsvorhaben; 2013 verfasste sie maßgeblich die Initiativstellungnahme des Deutschen Anwaltvereins zum digitalen Nachlass mit. Sie hält zahlreiche Vorträge im Erbrecht und zum digitalen Nachlass und hat eine Vielzahl von Veröffentlichungen u. a. in führenden Kommentaren zum BGB in diesem Bereich veröffentlicht.

Dirk Hunstein ist Krankenpfleger, Pflegewissenschaftler und geschäftsführender Gesellschafter der epaCC GmbH. Nach Abschluss seines Studiums zum Dipl. Pflegewirt (FH) war er für zwei Jahre der Projektkoordinator einer Studie im Auftrag des Bundesministeriums für Gesundheit (»Pflegezeitstudie«). An der Universität Witten/Herdecke wurde er mit seiner Arbeit »Entwicklung und Testung eines Screeninginstruments (epaAC)« zum Dr. rer. medic. promoviert. Daraus entstand die Pflegeprozesslösung »ergebnisorientiertes PflegeAssessment« mit ihren verschiedenen Basisassessments. Sein derzeitiger Forschungsschwerpunkt ist die Entwicklung von Prognosemodellen mittels maschinellen Lernens auf Basis von Daten aus der Routinedokumentation. Daneben ist er als Gutachter und Lehrbeauftragter für verschiedene Verbände und Hochschulen sowie als Autor tätig.

Thomas Klie, ist Leiter der Institute AGP Sozialforschung und Zentrum für zivilgesellschaftliche Entwicklung. Er ist Professor für öffentliches Recht und Verwaltungswissenschaften an der Evangelischen Hochschule Freiburg. Seit 2010 ist er Privatdozent an der Alpen-Adria Universität Klagenfurt/Wien. Nebenberuflich ist er als Rechtsanwalt tätig. Er war Mitglied der Siebten Altenberichtskommission und Vorsitzender der Zweiten Engagementberichtskommission der Bundesregierung.

Peter König, ist Professor für Pflege- und Rehabilitationsmanagement in der Fakultät Gesundheit, Sicherheit, Gesellschaft an der Hochschule Furtwangen (HFU). Neben einer jahrzehntelangen Berufstätigkeit als Gesundheits- und Krankenpfleger, Pflegedienstleiter, DRG-Beauftragter und QM-Beauftragter in verschiedenen Kliniken studierte er Pflegemanagement an der Katholischen Hochschule Freiburg und Pflegewissenschaft an der Philosophisch-Theologischen Hochschule Vallendar, an der er 2014 in Pflegewissenschaft promoviert wurde. Er ist Vorstand des Instituts Mensch, Technik, Teilhabe (IMTT) und stellvertr. Vorsitzender der Ehikkommission an der HFU. Seine Forschungsschwerpunkte liegen in den Bereichen Technikeinsatz in der Pflege. Evidenzbasierte Pflege, Klassifikation und Terminologie und Pflegekonzepte bei Demenz.

Jennifer Kuhlberg ist gelernte Gesundheits- und Kinderkrankenpflegerin. Nach dem Studium der Soziologie und Psychologie (B. A.) widmete sie sich im Forschungsprojekt situCare hauptsächlich der Konzeption und Umsetzung einer Homepage zur Vermittlung palliativen Wissens und war an der Implementierung einer TeleCare-Anwendung in einem SAPV-Team beteiligt.

Christophe Kunze ist seit 2011 Professor für Assistive Gesundheitstechnologien in der Fakultät Gesundheit, Sicherheit, Gesellschaft an der Hochschule Furtwangen (HFU). Nach seinem Studium der Elektrotechnik und Informationstechnik arbeitete er als wiss. Mitarbeiter an der Universität Karlsruhe (heute Karsruhe Institut für Technologie, KIT) und promovierte dort 2006 zu vernetzten mobilen Sensoren im Telemonitoring. Von 2006–2011 leitete er den Forschungsbereich Embedded Systems and Sensors Engineering und das Forschungsfeld »Ambient Assisted Living« am FZI Forschungszentrum Informatik in Karlsruhe. Während dieser Zeit gründete er mit Kollegen das Softwareunternehmen nubedian GmbH als Spin-Off des FZI mit. Er ist Vorstand des Instituts Mensch, Technik, Teilhabe (IMTT) an der HFU mit einem Forschungsschwerpunkt in den Anwendungsfeldern Technik und Pflege, Digital Health und digitale Teilhabe.

Ulrike Lindwedel ist Pflege- und Gesundheitswissenschaftlerin an der Fakultät Gesundheit, Sicherheit und Gesellschaft der Hochschule Furtwangen. Sie ist Gründungsmitglied des transdisziplinären Instituts Mensch, Technik und Teilhabe (IMTT) und untersucht dort unter anderem den Einfluss von assistiven Technologien auf das Belastungserleben von professionell Pflegenden in verschiedenen Bereichen des Gesundheitswesens. Sie ist Fachkraft für Palliative Care und pädiatrische Palliative Care und Doktorandin der Pflegewissenschaften an der Universität Osnabrück.

Arne Manzeschke, Professor für Anthropologie und Ethik für Gesundheitsberufe an der Evangelischen Hochschule Nürnberg und Leiter der Fachstelle für Ethik und Anthropologie im Gesundheitswesen. Nach dem Studium der Theologie und Philosophie an den Universitäten München, Tübingen und Erlangen wurde er 1995 zum Dr. theol. promoviert. Anschließend arbeitete er als Pfarrer der Evangelisch-Lutherischen Kirche in Bayern. Nach Stationen an den Universitäten Erlangen, Bayreuth und München (LMU) und der Habilitation und Venia Legendi 2007 für das Fach Systematische Theologie/Ethik hat er 2012 mit Kollegen im Rahmen eines BMBF-geförderten Forschungsprojekts ein Modell zur Ethischen Evaluation sozio-technischer Arrangements (MEESTAR) entwickelt, das in der Praxis auf große Resonanz stößt. Fortgeführt werden diese Forschungen im BMBF-geförderten Cluster zur Integrierten Forschung. Er ist seit 2018 Präsident der Societas Ethica, der Europäischen Forschungsgesellschaft für Ethik, seit 2018 Sprecher des Fachausschusses Medizintechnik und Gesellschaft der Deutschen Gesellschaft für Biomedizinische Technik (DGBMT). Seine Forschungsschwerpunkte liegen im Bereich der Technik-, Medizin- und Wirtschaftsethik.

Anne Meißner ist Krankenschwester und Pflegewissenschafterlin. Nach Ausbildung an der Med. Hochschule Hannover und jahrelanger beruflicher Tätigkeit als Krankenschwester wechselte sie nach Abschluss ihres Masterstudiums für knapp eine Dekade in die Wirtschaft. Zuletzt leitete sie dort als Vizepräsidentin Produktmanagement ein Team, um hilfreiche Prozesssoftware für das Sozialwesen zu entwickeln. Sie promovierte berufsbegleitend an der Universität Witten/Herdecke im Kontext Pflege und IT. Noch vor Erlangung ihres Doktorgrades wechselte sie 2015 in Lehre und Forschung. Heute ist sie Professorin für Pflege und Versorgungsorganisation an der Universität Hildesheim. Sie engagiert sich seit Jahren auf nationaler wie internationaler Ebene im Kontext Pflege & Technik. So ist sie bspw. Sprecherin der Sektion »Entwicklung und Folgen von Technik in der Pflege« der Deutschen Gesellschaft für Pflegewissenschaft. Aktuell ist sie vom BMBF als Nationale Expertin für Deutschland und als Projektleiterin in der Joint Programming Initiative »More Years Better Lives« für den Fast-Track-Prozess »Ageing and Technologies in Care | Creating a vision of care in times of digitization« berufen.

Katja Michael, ist Referentin im Geschäftsfeld Altenhilfe bei der BruderhausDiakonie Stiftung Gustav Werner und Haus am Berg in Reutlingen. Dort ist sie verantwortlich für die Entwicklung innovativer Wohnangebote und Dienstleistungen für Menschen mit Unterstützungsbedarf. Im Rahmen ihrer Tätigkeit betreut sie insbesondere die Erprobung und den Einsatz von altersgerechten Assistenzsystemen in Kooperation mit Technikpartnern. Sie ist zertifiziert im Projektmanagement und war als Teilprojektleitung bei einem Organisationentwicklungs- und Softwareeinführungsprojekt der BruderhausDiakonie beteiligt.

Christine Moeller-Bruker, obliegt die wissenschaftliche Geschäftsführung und Projektleitung bei AGP Sozialforschung. Ihre Forschungsschwerpunkte liegen thematisch in den Feldern Palliative Care und Pflege, Teilhabe bei Behinderung sowie Case Management. Methodisch fokussieren sie die qualitative Sozialforschung. Christine Moeller-Bruker hat Soziale Arbeit in Freiburg i. Br. und La Paz (Bolivien) studiert; in Wien hat sie promoviert. Sie ist Case Managerin (DGCC), freie Mitarbeiterin im Wilhelminen-Hospiz in Niebüll und Lehrbeauftrage an mehreren Hochschulen.

Verena Münch, Dipl.-Pflegewirtin, ist Leiterin des Geschäftsfelds Altenhilfe bei der BruderhausDiakonie – Stiftung Gustav Werner und Haus am Berg in Reutlingen. In dieser Funktion ist sie in verschiedenen Projekten auch für die Erprobung und Einführung neuer Technologien in der pflegerischen Versorgung sowie die Entwicklung neuer Versorgungsangebote verantwortlich.

Lara Nonnenmacher, absolvierte nach ihrem Bachelorstudium der Psychologie an der Universität Fribourg den Master mit Schwerpunkt Klinische Psychologie und Gesundheitspsychologie an der Universität Zürich und schloss diesen im März 2019 erfolgreich ab. Seit April 2019 wirkt sie im Forschungsteam der Careum Hochschule Gesundheit als wissenschaftliche Mitarbeiterin in den Bereichen Alter, Technikunterstützung und Vereinbarkeit von Pflege und Erwerbstätigkeit mit. Neben ihrer Begeisterung für wissenschaftliches Arbeiten hat sie eine Leidenschaft für Sport und Bewegung. In ihrer Freizeit engagiert sie sich für den

Behindertensport und leitet Sportgruppen für Kinder mit kognitiver Beeinträchtigung und für Erwachsene mit visueller Einschränkung.

Ulrich Otto ist Erziehungswissenschaftler und Sozialgerontologe. Nach seiner Promotion und Habilitation an der Universität Tübingen war er von 2001–2008 Prof. für Sozialmanagement in pädagogischen Handlungsfeldern an der Universität Jena. Von 2009–2014 war er als Forschungsprofessor an der FHS St. Gallen tätig und baute dort das Kompetenzzentrum Generationen auf. Von 2014–2020 leitete er das Forschungsinstitut Careum Forschung in Zürich. Er war viele Jahre Vorstandsmitglied in der Deutschen Gesellschaft für Gerontologie und Geriatrie (DGGG). Seine Forschungsschwerpunkte umfassen Koproduktion im Welfare Mix, Altersforschung (soziale Gerontologie), soziale Netzwerk- und Unterstützungsforschung, innovative Wohnpflegeformen, gemeinschaftliche Wohnformen, Zusammenwirken sozialer und technischer Assistenz für Ältere.

Julia Petersen, Gesundheits- und Kinderkrankenpflegerin, studierte »Pflege Dual« an der Evangelischen Hochschule Nürnberg mit dem Abschluss Bachelor of Science. Sie arbeitete in der ambulanten Kinderintensivpflege und absolvierte die Weiterbildung »Pflegefachkraft für außerklinische Beatmung«. Es folgten das Masterstudium »Gesundheits- und Pflegewissenschaften« an der Martin-Luther-Universität Halle-Wittenberg, der Lehrgang zur »Ethikberaterin im Gesundheitswesen« und die Tätigkeit als Studiengangskoordinatorin für die Studiengänge »Pflege Dual« und »Health: Angewandte Pflegewissenschaften« an der Evangelischen Hochschule Nürnberg. Seit 2016 arbeitet sie als wissenschaftliche Mitarbeiterin am Institut für Pflegeforschung, Gerontologie und Ethik der Evangelischen Hochschule Nürnberg in verschiedenen Forschungsprojekten mit dem Themenschwerpunkt Ethik in der Gesundheitsversorgung. Sie ist gewähltes Mitglied in der Bundesarbeitsgemeinschaft »Pflegeforschung und Qualitätsmanagement« des Deutschen Berufsverbandes für Pflegeberufe (DBFK).

Johanna Pfeil, studierte Soziologie und Betriebswirtschaftslehre (B. A.) an der Albert-Ludwigs-Universität Freiburg. Sie ist als wissenschaftliche Mitarbeiterin bei AGP Sozialforschung im FIVE – Forschungs- und Innovationsverbund an der Evangelischen Hochschule in Freiburg tätig. Ihre Arbeitsschwerpunkte liegen in qualitativen Forschungsmethoden sowie in der Auseinandersetzung mit ethischen und sozialen Implikationen des Techikeinsatzes in der Pflege.

Beate Radzey, leitet seit kurzem den neu gegründeten Unternehmensbereich LANDaufwärts – Wohn- und Sorgekonzepte mit Zukunft der Vinzenz von Paul gGmbH. Davor war sie langjährige wissenschaftliche Mitarbeiterin der Demenz Support Stuttgart gGmbH. Ihr Arbeitsschwerpunkt ist seit vielen Jahren Forschung zu und Entwicklung von bedarfsgerechten Wohn- und Versorgungssettings insbesondere für Ältere mit kognitiven Beeinträchtigungen. In diesem Kontext untersuchte sie in mehreren Forschungsprojekten, inwieweit neue Technologien und Medien eine wertvolle Unterstützung bei der Begleitung dieses Personenkreises sein können. Zu diesem Thema hat sie eine Reihe von Fachartikeln veröffentlicht.

Björn Sellemann ist Pflegewissenschaftler, Medizin- und Pflegeinformatiker. Nach seiner Ausbildung zum Krankenpfleger hat er Pflegewissenschaft an der HS Osnabrück studiert. 2010 erfolgte die berufsbegleitende Promotion zum Dr. rer. medic. am Institut für Medizinische Informatik, Biometrie und Epidemiologie der Universität Duisburg-Essen zum Thema Data Mining Verfahren in der Wissensdomäne Pflege. Vor seinem Ruf im Jahr 2017 als Professor für Nutzerorientierte Gesundheitstelematik und assistive Technologien an den Fachbereich Gesundheit der FH Münster, war er als wiss. Mitarbeiter der Forschungsgruppe Informatik im Gesundheitswesen an der HS Osnabrück und als AG-Leiter am Institut für Medizinische Informatik an der Universitätsmedizin Göttingen beschäftigt. Seit Jahren engagiert er sich in verschiedenen wiss. Gremien und ist u. a. gegenwärtig Leiter der GMDS-AG »Informationsverarbeitung in der Pflege und seit 2014 Mitglied im conhIT bzw. DMEA-Kongressbeirat.

Sven Ziegler ist Projektkoordinator im Pflegepraxiszentrum (PPZ) Freiburg am Universitätsklinikum Freiburg. Seit 2013 arbeitet der ausgebildete Krankenpfleger und Gesundheitswissenschaftler in unterschiedlichen wissenschaftlichen Projekten zur Thematik des Technikeinsatzes in der Pflege. Im PPZ-Freiburg, einem vom BMBF geförderten Projekt im Rahmen des Clusters Zukunft der Pflege, werden Hilfsmittel, welche für Patientinnen und Patienten und Pflegende im Krankenhaus einen Vorteil bieten, getestet. Daneben werden Inhalte zum Einsatz von Technik in der Pflege in der Aus-, Fort- und Weiterbildung bearbeitet sowie der Wissenstransfer auf unterschiedlichen Ebenen initiiert.

Stichwortverzeichnis

A

Advanced Care Planning 272
Akutpflege 60
Akzeptanz 30, 74, 93, 102, 184, 211
Ambient Assisted Living 60
ambulante Versorgung 97
Autonomie 238

B

Beratungsprozess 284
Beratungsstrukturen 288
Bettsensorik 62
Big Data 147, 165, 245
Biografiearbeit
– technikgestützte 52

C

COVID-19 16

D

Datenqualität 173
Datenschutz 244 f.
Datenschutz-Grundverordnung 253, 255
Datensparsamkeit 259
Datenverfügbarkeit 132
Deep Learning 166
Dekubitusprophylaxe 62
Demenz 39, 41, 67
DGSVO 253
Digitale Nachlass 262
Digitale Plattformen 116
Digitaler Wandel 25
Digitalisierung 13
disruptive Innovation 114, 198
Distance-Caregiving 85
DSGVO 255

E

Entlassungsmanagement 121, 137

Entscheidungsfindung 146, 151
Erinnerungspflege 50
– technikgestützte 51
Ethik 211
ethische Angemessenheit 214, 217
ethische Aspekte 235
Ethische Aspekte 174
Exergames 48

G

Gesundheitliche Versorgungsplanung am Lebensende 272
gute Pflege 221

H

Häusliche Monitoringsysteme 99
Hype 198, 200

I

Innovation
– disruptive 13
Interaktionsarbeit 28
Interoperabilität 132
IT-Sicherheit 248

K

Kompetenzen
– digitale 32
Künstliche Intelligenz 147, 163 f.

L

Lärmbelastung 70

M

maschinelles Lernen 165
MEESTAR 219, 235
Messengerdienste 13

N

Nachhaltigkeit 204
NASSS-Framework 73, 204
Netzwerkeffekt 114
Nutzungsverhalten 214

O

Operationalisierung 154
Orientierungsgabe 68
Ortungstechnologien 235

P

Pflege auf Distanz 85
Pflegedokumentation 132, 146
Pflegefachsprache 133
pflegerisches Handeln 28, 186
Pflegeüberleitung 131
Plattformökonomie 113
Privacy by Default 256
Privacy by Design 246, 256
Privatsphäre 246

R

Rehabilitation 48
Roboter 180

S

SARS-CoV-2 16
Sensitivität 169
Sensoren 182
Serious Games 46, 55
Serviceroboter 183
Spezifität 169
Spiele
– digitale 44

T

Technikaneignung 24
Technikberatung 24, 280
Technikeinsatz 74, 100, 103, 225, 235
Technikgestaltung 33
Technisierung 13
Technologien 13
Technology Hype Cycle 201
Telecare 81
Telematikinfrastruktur 139
Telepräsenz 82
Tracing-App 16
Trackingtechnologien 235
Trainingsprogramme 48

V

Veränderungsprozesse 14, 203
Versorgungsangebote 106
Versorgungsauftrag 14
Versorgungsdienstleistung
– technikgestützte 108 f.
Videokommunikation 81

W

Wandering 226
Wirksamkeit 31
Wohlbefinden 41
Würde 14

Z

Zeitvertreib
– digitaler 45